全国高职高专临床医学专业"器官系统化课程"规划教材

（供临床医学、预防医学及口腔医学等专业用）

U0202898

循环系统疾病

主　　编　赵　冰

副 主 编　张赢予　胡清伟　彭杰成　宋思源

编　　委（以姓氏笔画为序）

　　　　　杜　林（长春医学高等专科学校）

　　　　　宋思源（楚雄医药高等专科学校）

　　　　　张　艺（遵义医学高等专科学校）

　　　　　张赢予（长春医学高等专科学校）

　　　　　周　源（重庆医药高等专科学校）

　　　　　赵　冰（长春医学高等专科学校）

　　　　　胡清伟（重庆医药高等专科学校）

　　　　　侯彦华（重庆医药高等专科学校）

　　　　　彭杰成（安庆市第一人民医院）

中国健康传媒集团

中国医药科技出版社

内容提要

本教材是"全国高职高专临床医学专业'器官系统化课程'规划教材"之一，内容包括循环系统解剖结构、循环系统生理功能、循环系统常见疾病的病理、循环系统常用药物、循环系统疾病诊治等重要组成部分，从全新的视角解读疾病、诊治疾病。

本教材为书网融合教材，即纸质教材有机融合电子教材、教学配套资源（PPT 等），题库系统、数字化教学服务（在线教学、在线作业、在线考试）。

本教材可供高职高专院校临床医学、预防医学及口腔医学等专业教学使用。

图书在版编目（CIP）数据

循环系统疾病/赵冰主编. —北京：中国医药科技出版社，2019.1

全国高职高专临床医学专业"器官系统化课程"规划教材

ISBN 978 - 7 - 5214 - 0610 - 8

Ⅰ.①心… Ⅱ.①赵… Ⅲ.①心脏血管疾病 - 诊疗 - 高等职业教育 - 教材 Ⅳ.①R54

中国版本图书馆 CIP 数据核字（2018）第 275891 号

美术编辑 陈君杞
版式设计 友全图文

出版 中国医药科技出版社
地址 北京市海淀区文慧园北路甲 22 号
邮编 100082
电话 发行：010 - 62227427 邮购：010 - 62236938
网址 www.cmstp.com
规格 889 × 1194mm $\frac{1}{16}$
印张 22 ¾
字数 486 千字
版次 2019 年 1 月第 1 版
印次 2023 年 7 月第 2 次印刷
印刷 三河市万龙印装有限公司
经销 全国各地新华书店
书号 ISBN 978 - 7 - 5214 - 0610 - 8
定价 **88.00 元**

数字化教材编委会

主　　编　赵　冰

副 主 编　张赢予　胡清伟　彭杰成　宋思源

编　　委（以姓氏笔画为序）

杜　林（长春医学高等专科学校）

宋思源（楚雄医药高等专科学校）

张　艺（遵义医学高等专科学校）

张赢予（长春医学高等专科学校）

周　源（重庆医药高等专科学校）

赵　冰（长春医学高等专科学校）

胡清伟（重庆医药高等专科学校）

侯彦华（重庆医药高等专科学校）

彭杰成（安庆市第一人民医院）

出版说明

为深入贯彻落实国务院办公厅《关于深化医教协同进一步推进医学教学改革与发展的意见》（〔2017〕63 号）《国家中长期教育改革发展规划纲要（2010－2020 年）》和《教育部关于全面提高高等职业教育教学质量的若干意见》等文件精神，推动整合医学器官系统化课程改革，推进信息技术与职业教育融合，对接岗位需求，使教材内容与形式及呈现方式更加切合现代职业教育需求，以培养高素质技术技能型人才，在教育部、国家药品监督管理局的支持下，中国医药科技出版社组织全国十余所高职高专院校近100 名专家、教师历时 1 年精心编撰了"全国高职高专临床医学专业'器官系统化课程'规划教材"，该套教材即将付梓出版。

本套教材按器官系统化纵向整合，全套共计 13 门，主要供临床医学、预防医学、口腔医学等专业教学使用。

本套教材定位清晰、特色鲜明，主要体现在以下方面。

一、整合课程，强调医学知识的整体性

本套教材为"器官系统化课程"规划教材，即人文社科与专业有机衔接，基础与临床结合，临床与预防结合。在内容设置上，实现基础医学知识与临床医学知识纵向贯通，在保持器官系统基础医学与临床医学完整性与科学性的基础上，减少低效的知识重复，培养学生从基础到临床的综合知识结构和以器官系统为主线的综合临床思维，实现医学生"早临床、多临床、反复临床"的目标。

二、定位准确，体现教改精神及职教特色

教材编写专业定位准确，职教特色鲜明，各学科的知识系统、实用。以高职高专临床医学专业的人才培养目标为导向，以职业能力的培养为根本，突出了"能力本位"和"就业导向"的特色，以满足岗位需要、学教需要、社会需要，满足培养高素质综合型人才的需要。

三、适应行业发展，与时俱进构建教材内容

教材内容紧密结合新时代行业要求和社会用人需求，与国家执业助理医师资格考试紧密对接，吸收临床医学发展的新知识、新技术、新方法，适当拓展知识面，为学生后续发展奠定了必要的基础。

四、遵循教材规律，注重"三基""五性"

遵循教材编写的规律，坚持理论知识"必需、够用"为度的原则，体现"三基""五性""三特

定"。结合高职高专教育模式发展中的多样性，在充分体现科学性、思想性、先进性的基础上，体现教材的器官系统化整合特色。

五、创新编写模式，增强教材可读性

体现"器官系统化整合"特色，编写模式上以案例导入引出正文内容，章下设置"学习目标""知识链接""考点提示"等模块，以培养学生理论联系实际以及分析问题和解决问题的能力，增强了教材的实用性和可读性，从而培养学生学习的积极性和主动性。

六、书网融合，使教与学更便捷、更轻松

全套教材为书网融合教材，即纸质教材与数字教材、配套教学资源、题库系统、数字化教学服务有机融合。通过"一书一码"的强关联，为读者提供全免费增值服务。按教材封底的提示激活教材后，读者可通过电脑、手机阅读电子教材和配套课程资源（PPT等），并可在线进行同步练习，实时反馈答案和解析。同时，读者也可以直接扫描书中二维码，阅读与教材内容关联的课程资源（"扫码学一学"，轻松学习PPT课件；"扫码练一练"，随时做题检测学习效果），从而丰富学习体验，使学习更便捷。教师可通过电脑在线创建课程，与学生互动，开展布置和批改作业、在线组织考试、讨论与答疑等教学活动，学生通过电脑、手机均可实现在线作业、在线考试，提升学习效率，使教与学更轻松。

编写出版本套高质量教材，得到了全国知名专家的精心指导和各有关院校领导与编者的大力支持，重庆医药高等专科学校在器官系统化课程改革实践中所积累的宝贵经验对本套教材的编写出版做出了重要的贡献，在此一并表示衷心感谢。出版发行本套教材，希望受到广大师生欢迎，并在教学中积极使用本套教材和提出宝贵意见，以便修订完善，共同打造精品教材，为促进我国高职高专临床医学专业教育教学改革和人才培养做出积极贡献。

中国医药科技出版社
2019 年 1 月

全国高职高专临床医学专业"器官系统化课程"规划教材

建设指导委员会

张爱荣（安庆医药高等专科学校）

罗　彬（重庆医药高等专科学校）

赵　冰（长春医学高等专科学校）

胡忠亚（安庆医药高等专科学校）

侯　枭（重庆医药高等专科学校）

郭　兵（重庆医药高等专科学校）

贺　伟（长春医学高等专科学校）

徐仁良（安庆医药高等专科学校附属医院）

凌　斌（重庆医药高等专科学校）

黄　琼（重庆医药高等专科学校）

崔　伟（长春医学高等专科学校）

谭　丽（重庆医药高等专科学校）

谭业辉（吉林大学第一医院）

前　言

2015 年 9 月 8 日《国务院办公厅关于推进分级诊疗制度建设的指导意见》中指出，到 2020 年，分级诊疗服务能力全面提升，保障机制逐步健全，布局合理、规模适当、层级优化、职责明晰、功能完善、富有效率的医疗服务体系基本构建，基层首诊、双向转诊、急慢分治、上下联动的分级诊疗模式逐步形成，基本建立符合国情的分级诊疗制度。

教育部最新修订临床医学专业教学标准明确提出，高职高专院校培养的是掌握临床医学和公共卫生服务的基本知识、基本理论和基本技能，具备常见病和多发病的诊治和预防能力、急危重症的初步判断和处理能力、基本公共卫生服务和健康促进能力，面向基层医疗卫生机构的全科医师、乡村医生等职业人群，能够从事居民基本医疗和基本公共卫生服务等工作的高素质实用型医学专门人才。

面对国家卫生行业的发展需要及教育部提出的相关要求，加强全科医学教育，提高基层卫生机构的医疗水平和质量，具有重要的现实意义。本教材遵循医学教育规律和医学人才成长规律，是以专业培养目标为导向、以职业技能的培养为根本、多学科相互渗透融合的课程体系，体现了临床实践，具有科学性和先进性，符合全科医学人才培养要求，更加体现了岗位需要、社会需要、学教需要。

本教材为系列教改教材之一，打破了传统模式，适应"器官系统化课程改革"，编写力求简明扼要、系统科学。本教材内容安排合理，包括循环系统解剖结构、循环系统生理功能、循环系统常见疾病的病理、循环系统的常用药物、循环系统疾病诊治等重要组成部分，从全新的视角解读疾病、诊治疾病。

基于上述情况，编者收集大量与教材内容有关的文献资料与临床经验，编写中注重与国家执业助理医师资格考试相接轨，并引用"案例导入"及"知识链接"模块拓宽学生思维，提高学生临床思维能力，以更好地适应岗位需求。但由于编写时间仓促、编者水平有限，在一定程度上存在不足之处在所难免，敬请专家和学者们批评指正。

编　者
2018 年 11 月

目　录

第二篇 循环系统疾病诊治

第一篇

循环系统
疾病基础

第一章 循环系统解剖结构

  循环系统包括心血管系统和淋巴系统，是一套连续、封闭的管道系统，遍布全身。心血管系统由心脏、动脉、毛细血管和静脉组成，心血管内充满血液，在心脏的作用下，周而复始地定向流动着。淋巴系统由淋巴管道、淋巴器官和淋巴组织组成，淋巴管道内充满淋巴，以盲端起始，其末端注入心血管系的静脉。淋巴系统的主要功能是辅助静脉回流。

  循环系统的主要功能是运输物质。首先，将消化系统吸收的营养物质、呼吸系统摄入的氧，运送至全身各处，供组织细胞代谢所需，同时将各器官、组织和细胞的代谢产物（如二氧化碳和尿素等）运送至肺、肾和皮肤等器官并排出体外。此外，循环系统运输内分泌系统分泌的激素至相应的靶器官和靶细胞，参与机体的生理调节；运输淋巴系统产生的淋巴细胞及抗体，参与机体免疫反应。因此，循环系统对维持机体内环境的相对稳定有着重要作用。

扫码"学一学"

第一节　心血管系统

案例导入

　　患者，女，61 岁，因"无明显诱因突然出现中上腹疼痛 6 小时"就诊于某医院。查体：P 75 次/分，R 18 次/分，BP 160/95 mmHg，T 37℃。巩膜轻度黄染，颈静脉无怒张，未触及浅表淋巴结。腹部平坦，右上腹压痛（－），无反跳痛，肝、脾肋下未触及，Murphy 征阳性，移动性浊音（－），肠鸣音 3 次/分，肝、肾区无叩痛。腹部 B 超提示脂肪肝，胆囊结石。诊断：慢性胆囊炎；胆囊结石。予手背静脉网注射青霉素治疗。

　　请思考：

　　药物需经过哪些途径到达胆囊？

一、心血管系统的组成

心血管系统由心脏、动脉、毛细血管和静脉组成。

1. 心脏　是心血管系统的动力器官。心脏有节律地收缩与舒张，推动血液在血管内周而复始地流动。心脏内部借房间隔和室间隔分隔为互不相通的左、右半心，每半心又分为上方的心房和下方的心室，故心脏有四个腔：左心房、左心室、右心房和右心室。左半心内为含氧多、含二氧化碳少的鲜红的动脉血，右半心内为含二氧化碳多、含氧少的暗红色的静脉血。

2. 动脉　是运送血液离心的血管。动脉由心室出发，经反复分支，管径逐渐变细，管壁逐渐变薄，由大动脉逐渐移行为中动脉、小动脉和毛细血管。动脉血管特征：管壁厚，管腔小而圆，血压高，血流快。

3. 毛细血管　是介于微动脉与微静脉之间的微细管道，常彼此吻合成网，遍布于除了上皮、软骨、角膜、晶状体、毛发、指甲和牙釉质以外的全身各处。毛细血管特征：数量多，管壁薄，通透性大，血流缓慢，是血液与组织细胞进行物质交换和气体交换的场所。

4. 静脉　是引导血液回心的管道。静脉始于毛细血管，在回心过程中不断接纳属支，管径逐渐变粗，由微静脉、小静脉、中静脉逐渐汇合成大静脉，最终注入心房。静脉血管特征：管壁薄，管腔大而不规则，血压低，血流慢，可有静脉瓣以防止血液逆流。

二、血液循环

血液由心室射出，经动脉、毛细血管和静脉返回心房，这种周而复始地循环流动称为血液循环。根据循环途径的不同，血液循环可分为体循环和肺循环两部分（图 1-1，图 1-2）。体循环和肺循环相互连续、同时进行。

1. 体循环　左心室收缩时，血液由左心室射出，沿主动脉及各级分支到达全身各部的毛细血管，血液在此与周围组织和细胞进行物质交换，即组织细胞摄取氧和营养物质，并释放二氧化碳等代谢产物入血，使动脉血变为静脉血，经各级静脉属支，最后汇合成上、下腔静脉及心壁的冠状窦，汇入右心房，此循环路径称体循环或大循环。体循环的特点：

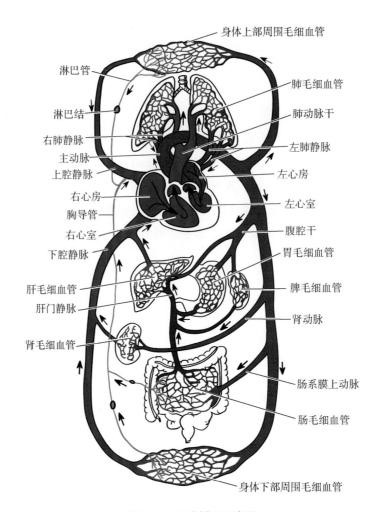

图 1 - 1   血液循环示意图

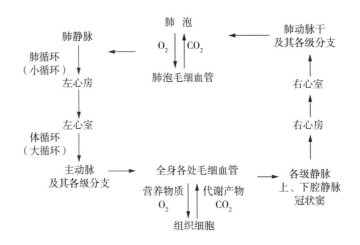

图 1 - 2   血液循环流程图

循环路径长，流经范围广，主要功能是进行物质交换。

2. 肺循环   右心室收缩时，血液由右心室射出，沿肺动脉干及各级分支到达肺泡的毛细血管网，血液在此进行气体交换，即吸入氧，排出二氧化碳，使静脉血变为动脉血，经肺静脉属支汇入左、右肺静脉，最后回到左心房，此循环路径称肺循环或小循环。肺循环的特点：循环路径短，只通过肺，主要功能是进行气体交换。

血液循环的动力主要来源于心脏搏动，此外，动、静脉管壁的弹性回缩和周围骨骼肌的收缩均会对血管造成压力，形成血液循环的动力。

三、血管吻合和侧支循环

人体血管除动脉、毛细血管和静脉互相连通外，在动脉与动脉、静脉与静脉、动脉与静脉之间，都可借血管支彼此直接连通，形成血管吻合。这些吻合对调节血流量，保证器官的血液供应有着重要作用。

1. 动脉间吻合　人体的许多部位或器官中两条动脉干之间借交通支相连（图 1-3a）。如脑底动脉之间形成大脑动脉环；在经常活动容易受压的部位，邻近的多条动脉分支常吻合成动脉网，如关节的动脉网；在经常改变形态的器官，动脉末端或其分支吻合形成动脉弓，如胃小弯动脉弓、掌深弓、掌浅弓等。这些吻合的功能是缩短循环时间和调节血流量。

2. 静脉间吻合　静脉间吻合比动脉丰富，除具有和动脉相似的吻合形式，在体表浅静脉之间吻合成静脉弓（网）外，在体内深静脉之间吻合形成静脉丛，尤其在器官周围或脏器壁内，如食道静脉丛、直肠静脉丛等。保证在脏器扩大或受压时血流通畅。

3. 动静脉吻合　是小动脉与小静脉之间借交通支彼此吻合，如指尖、趾端、消化道黏膜、外生殖器勃起组织和甲状腺等处。这种吻合具有缩短循环途径、调节局部血流量和体温的作用。

4. 侧支吻合　有的血管主干在行程中发出与其平行的侧副管，它与同一主干远侧端发出的侧副管吻合相通，形成侧支吻合。当主干阻塞时，侧副管逐渐增粗，代替主干向阻塞远端供血，这种通过侧支吻合建立的循环被称为侧支循环（图 1-3b）。在病理状态下，侧支循环的建立对保证器官的血液供应有重要意义。

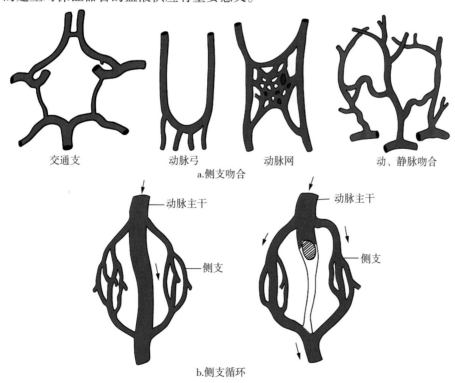

交通支　　　动脉弓　　　动脉网　　　动、静脉吻合

a.侧支吻合

动脉主干　　　　　动脉主干

侧支　　　　　侧支

b.侧支循环

图 1-3　侧支吻合与侧支循环

5. 终动脉　体内少数器官内的动脉与相邻动脉之间无吻合，这种动脉称为终动脉，如视网膜中央动脉。终动脉阻塞可导致供血区的组织缺血，甚至坏死。如果某一动脉与邻近动脉虽有吻合，但当该动脉阻塞后，邻近动脉不足以代偿其血液供应，这种动脉称功能性终动脉，如脑、肾和脾内的部分动脉分支。

四、心脏

（一）心脏的位置

心脏是血液循环的动力器官，为中空的肌性器官，位于胸腔中纵隔内，外面覆以心包，约 2/3 在前正中线的左侧，1/3 位于前正中线右侧（图 1-4）。上方与出入心脏的大血管相连，下方为膈；两侧与纵隔胸膜和肺相邻；前面大部分被肺和胸膜遮盖，仅小部分借心包与胸骨体下部和左侧 4~6 肋软骨相邻，此区称为心包裸区，为临床抢救患者时心内注射的部位；后面邻左主支气管、食管、胸主动脉和迷走神经等，平对 5~8 胸椎体。

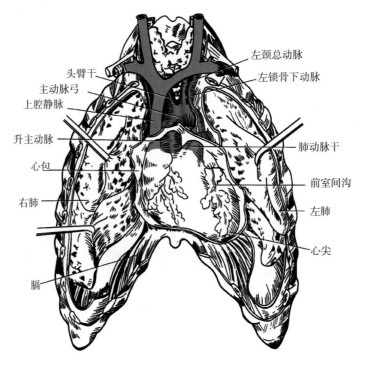

图 1-4　心脏的位置

（二）心脏的外形

心脏呈前后略扁的圆锥体，稍大于本人的拳头。我国成年男性正常心脏重（284±50）g，成年女性心脏重（258±49）g。心脏有一尖、一底、两面、三缘和四沟（图 1-5，图 1-6）。心脏有时可以反位，称为右位心，通常同时伴有腹腔内脏器官的反位。

1. 一尖　心尖钝圆、游离，由左心室构成，朝向左前下方，在左锁骨中线与第 5 肋间隙交点的内侧 1~2 cm 处，可触及其搏动。

2. 一底　心底朝向右后上方，大部分由左心房、小部分由右心房构成。心底部与出入心脏的大血管相连；上、下腔静脉分别从上、下方汇入右心房；左右两对肺静脉分别从两侧汇入左心房。

3. 两面 前面又称胸肋面,朝向胸骨和肋软骨,大部分由右心房和右心室构成,小部分由左心耳和左心室构成。胸肋面上部有起于右心室的肺动脉干,行于左上方;起于左心室的升主动脉,位于肺动脉干后方,行于右上方。下面又称膈面,与膈相贴,朝向下后,近乎水平位,大部分由左心室构成,小部分由右心室构成。

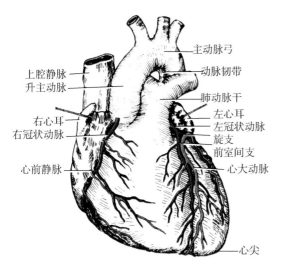

图1-5 心的外形和血管(前面)　　图1-6 心的外形和血管(后面)

4. 三缘 右缘垂直向下,由右心房构成;左缘钝圆,斜向左下,介于胸肋面与肺面之间,主要由左心室及小部分左心耳构成;下缘接近水平位,介于膈面与胸肋面之间,由右心室和心尖构成。

5. 四沟 心表面有4条沟,可作为4个心腔在心表面的分界。在心表面靠近心底处,有几乎呈冠状位、环绕心脏一圈的冠状沟,它是心房和心室的心表面分界。从冠状沟向下到心尖右侧有2条浅沟,在胸肋面的称前室间沟,膈面的称后室间沟,为左、右心室在心表面的分界。前、后室间沟的下端交汇于心尖右侧的凹陷称心尖切迹。冠状沟和前、后室间沟内充填有脂肪和心的血管。在心底,右心房与右上、下肺静脉交界处有一浅沟称房间沟,是左、右心房在心表面的分界线。后房间沟、后室间沟和冠状沟相交处称房室交点,是心表面的一个重要标志,其深面有重要的血管和神经等结构。

(三)心腔结构

心脏被房间隔和室间隔分为左、右两半,左、右两半心又各分为上方的心房和下方的心室,同侧心房和心室借房室口相通。

1. 右心房 位于心脏的右上部(图1-7a),为最靠右侧的腔,壁薄而腔大,收纳上、下腔静脉及冠状窦汇入的静脉血。右心可分为前方的固有心房和后方的腔静脉窦两部分。固有心房构成右心房的前部,其内面有许多近乎平行的肌束,称为梳状肌。右房向左前方突出的部分称右心耳,是确认右心房的心表面标志。右心耳的内面梳状肌发达,当血流淤滞时,易在此形成血栓。腔静脉窦位于右心房的后部,内壁光滑,右心房有三个入口,上方有上腔静脉口,下方有下腔静脉口,在下腔静脉口与右房室口之间有冠状窦口,分别收集上半身(心脏除外)、下半身和心壁的静脉血回心。右心房内侧壁后部为房间隔,其右侧面中下部有一卵圆形浅凹,称为卵圆窝,是胚胎时期卵圆孔闭合后的遗迹,此处薄弱,是房间隔缺损的好发部位，也是从右心房进入左心房心导管穿刺的理想部位。房间隔前上部的右心房内侧壁，由主动脉窦向右心房凸起而形成的主动脉隆凸，为心导管术的重要标志。右心房的出口为右房室口，右心房的血液经此流入右心室。

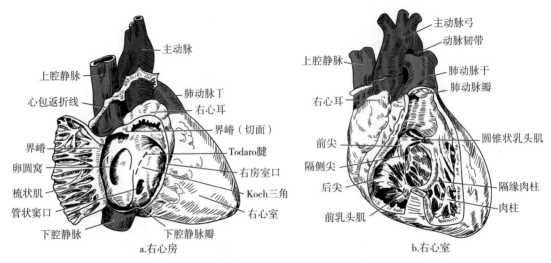

图 1-7 右心房与右心室

2. 右心室 位于右心房的左前下方（图 1-7b），构成胸肋面的大部分，右心室壁较薄，约为左心室壁厚的 1/3，担负肺循环射血功能。右心室壁内面交错排列的肌隆起称肉柱，其中基部附着于室壁、尖端突入心腔呈锥形的肌肉隆起称乳头肌。右心室乳头肌分前、后、膈侧三群。右心室腔被一弓形的肌性隆起（室上嵴）分成后下方的流入道和前上方的流出道两部分。右心室的入口即右房室口，口周缘的纤维环上，附着有三个呈三角形的瓣膜，称三尖瓣，又称右房室瓣（图 1-8a）。瓣膜的底附着于纤维环上，游离缘垂入室腔，并借腱索与室壁的乳头肌相连。在室间隔下部有横行的隔缘肉柱，又称节制索，有防止心室过度扩张的功能。当右心室收缩时，由于三尖瓣环缩小以及血液推动，使三个瓣膜互相靠拢紧闭，因乳头肌的收缩、腱索的牵拉，使瓣膜不至于翻向右心房，从而防止血液反流回心房。三尖瓣环、三尖瓣、腱索和乳头肌在结构和功能上作为一个整体，称三尖瓣复合体，以保障右半心内血液的单向流动。右心室流出道又称动脉圆锥或漏斗部，其出口为肺动脉口，在口周缘的纤维环上，附着有三个半月形的瓣膜，称肺动脉瓣（图 1-8b）。瓣膜与动脉壁形成三个开口向上的袋状结构。当右心室收缩时，血流冲开肺动脉瓣进入肺动脉干；当右心室舒张时，反流的血液充盈袋状结构，使三个瓣膜相互靠拢，封闭肺动脉口，阻止血液反流回右心室。

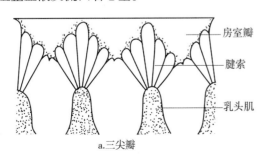
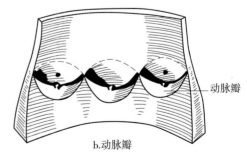

图 1-8 心瓣膜模式图

3. 左心房 位于右心房的左后方（图 1 - 9），为最靠后的腔，构成心底的大部分，收纳肺循环回心的动脉血。左心房前方有升主动脉和肺动脉，后方隔着心包与食管毗邻。左心房向右前方突出的部分称为左心耳，内壁有梳状肌，在心功能障碍时，血流缓慢，左心耳内易形成血栓。左心房有四个入口，左肺静脉上、下开口和右肺静脉上、下开口。出口为左房室口，血流经此口流入左心室。

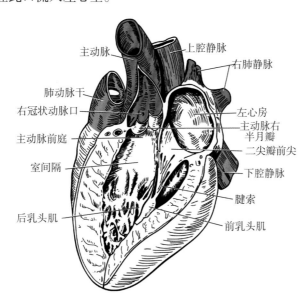

图 1 - 9　左心房与左心室

4. 左心室 位于右心室的左后方（图 1 - 9），为最靠左侧的腔，室腔近似圆锥形，壁厚 9 ~ 12 mm，约为右室壁的 3 倍，担负体循环射血功能。左心室的入口即左房室口，其口周缘的纤维环上附着有二个近似三角形的瓣膜，称为二尖瓣，又称左房室瓣。与右房室口的结构和功能一样，二尖瓣环、二尖瓣、腱索和乳头肌在结构和功能上是一个整体，称二尖瓣复合体，以保障左半心内血液的单向流动。左心室的流出道又称主动脉前庭，其出口为主动脉口，在口周缘的纤维环上附着有三个半月形的瓣膜称主动脉瓣，其结构和功能同肺动脉瓣。

（四）心脏的构造

1. 心壁 主要由心内膜、心肌膜和心外膜构成。心内膜是被覆于心腔内面的一层光滑的薄膜，与血管的内膜相连续，并在房室口和动脉口处双层折叠形成心瓣膜。心肌膜是构成心壁的主要部分，包括心房肌和心室肌两部分，心房肌较薄，心室肌较厚，左心室肌最厚。心房肌与心室肌附着于心纤维骨骼，被其分开而不连续，故心房肌和心室肌不可同时收缩。心外膜被覆于心肌层和大血管根部的表面，即浆膜性心包的脏层。

2. 心间隔 包括房间隔和室间隔。房间隔又名房中隔，分隔左、右心房，由两层心内膜夹少量心肌细胞和结缔组织构成，连接左、右心房肌，故左、右心房同时舒缩。房间隔的侧面中下部有卵圆窝，是其最薄弱处。室间隔又名室中隔，位于左、右心室之间，连接左、右心室肌，故左、右心室同时舒缩。室间隔可以分为肌部和膜部两部分：肌部占据室间隔的大部分，由肌组织被覆心内膜构成，厚约 2 cm；膜部位于心房与心室交界部位，是室间隔缺损的好发部位。

3. 心纤维骨骼 围绕在房室口、肺动脉口和主动脉口周围，由致密结缔组织构成。纤维骨骼供心瓣膜、心房肌和心室肌附着，在心肌运动中起支持和稳定作用。主要包括左纤维三角、右纤维三角、4个纤维环（肺动脉瓣环、主动脉瓣环、二尖瓣环、三尖瓣环）和室间隔膜部等（图1-10）。

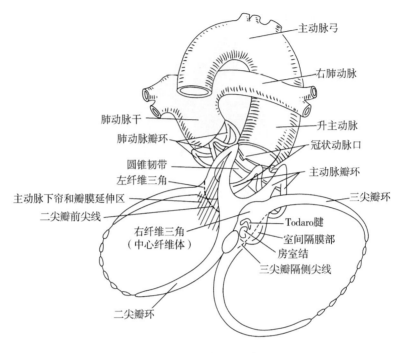

图1-10 心纤维骨骼

📖 **知识链接**

先天性心脏病是指胎儿时期心脏和大血管发育异常，又称先天性心脏畸形。常见的类型有房间隔缺损（多为卵圆孔未闭）、室间隔缺损、动脉导管未闭和法洛（Fallot）四联症等。法洛四联症是指肺动脉狭窄、室间隔缺损、主动脉骑跨及右室肥厚四种畸形并存。

（五）心传导系统

心肌细胞按形态和功能可以分为普通心肌细胞和特殊心肌细胞。普通心肌细胞是构成心房壁和心室壁的主要部分，主要功能是收缩；特殊心肌细胞具有自律性和传导性，主要功能是产生和传导冲动，维持心的节律性搏动。心传导系统主要有窦房结、结间束、房室交界区、房室束、左右束支及浦肯野纤维网等（图1-11）。

1. 窦房结 位于上腔静脉与右心房交界处的心外膜深面，呈长梭形（或半月形），是心的正常起搏点。窦房结长轴与界沟大致平行，中央有窦房结动脉穿过。窦房结自发性、节律性兴奋，一方面传到心房肌，使心房收缩；另一方面传到房室结。

2. 结间束 窦房结产生的冲动如何传至左、右心房和房室结，长期以来一直未定论。国外有学者认为窦房结和房室结之间有结间束相连，左、右心房之间也有房间束连接，但迄今尚无充分的形态学证据，通常认为结间束的途径有3条：前结间束、中结间束、后结间束。

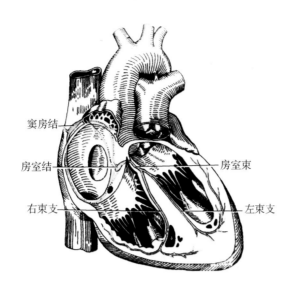

图 1-11 心传导系统

3. 房室交界区 又称房室结区，是心传导系统在心房与心室互相连接部位的特化心肌结构，位于房室隔内，范围基本与 Koch 三角一致。房室交界区包括：房室结、房室结的心房扩展部和房室束近侧部。房室结呈扁椭圆形，位于右侧房间隔下部、冠状窦口的前上方的心内膜深面，主要功能是将窦房结传来的冲动，短暂延搁后再传向心室，以保证心房收缩后心室再开始收缩。

4. 房室束 又称希氏（His）束，从房室结发出后，下降至室间隔肌部上缘分为左束支和右束支。

5. 左、右束支 分别沿室间隔左、右侧心内膜深面下行至左、右心室内，左束支在下行中又分为前支和后支，分别分布到左心室的前壁和后壁。左、右束支在心内膜深面分为许多细小的分支，交织成网，形成浦肯野纤维网，与普通心肌细胞相连。

（六）心脏的血管

1. 动脉 供给心脏营养的是左、右冠状动脉（图 1-5，图 1-6），自升主动脉根部发出。

（1）右冠状动脉 起于主动脉右窦，经右心耳与肺动脉干之间，沿冠状沟向右下行，绕过心右缘至后室间沟与冠状沟交界处分为两支：左室后支分布于左心室后壁；后室间支沿后室间沟下行，终于后室间沟下部，与前室间支末梢吻合。右冠状动脉分布于右心房、右心室、左心室后壁小部分、室间隔后 1/3、窦房结和房室结。

（2）左冠状动脉 起于主动脉左窦，经左心耳与肺动脉干起始部之间，向左前方行至冠状沟分为两支：前室间支又称前降支，沿前室间沟下行，绕过心尖切迹终于后室间沟下 1/3 部，分布于左心室前壁、室间隔前 2/3 和右心室前壁的一部分；旋支沿冠状沟向左行，分布于左心房、左心室的侧壁和后壁。左冠状动脉分布到左心房、左心室、室间隔前 2/3 和右心室前壁的小部分。

2. 静脉 心脏的静脉大多数与动脉伴行，最后大部分汇入冠状窦，再经冠状窦口注入右心房（图 1-5，图 1-6）。冠状窦的主要属支有心大静脉、心中静脉和心小静脉。

（1）心大静脉 在前室间沟中伴前室间支上行，沿冠状沟至冠状窦的左侧汇入。收纳左心室前壁、左心室侧壁、右心室前壁小部分、室间隔前部及左心房前外侧壁的静脉血。

（2）心中静脉　起于心尖，沿后室间沟与后室间支伴行，上行汇入冠状窦。收纳左心室后壁、右心室后壁、室间隔后部及心尖部的静脉血。

（3）心小静脉　起于心右缘，上行至右冠状沟内，伴右冠状动脉向左注入冠状窦。收纳右心室前、后壁的静脉血。

（七）心包

心包（图1-12）为包裹心脏和出入心脏大血管根部的纤维浆膜囊，分为内、外两层，即浆膜心包和纤维心包。

1. 纤维心包　为外层坚韧的纤维结缔组织囊，上方与出入心脏的大血管外膜相移行，下方与膈中心腱愈合。

2. 浆膜心包　为内层薄而光滑的浆膜囊，分为脏、壁两层。脏层包于心肌的表面，即心外膜；壁层衬贴在纤维心包内面。脏、壁两层心包在出入心脏的大血管根部相互移行，共同围成的腔隙称心包腔，内含少量浆液，有润滑作用，可减少心脏搏动时的摩擦。

3. 心包窦　为心包腔内脏、壁两层浆膜心包返折处的间隙。包括：①心包横窦，为心包腔内位于主动脉、肺动脉后方与上腔静脉、左心房前壁之间的间隙。②心包斜窦，为左心房后壁、左右肺静脉、下腔静脉与心包后壁之间的间隙。③心包前下窦，位于心包腔的前下部，为心包前壁与膈之间的转折间隙。心包前下窦为心包穿刺比较安全的部位。

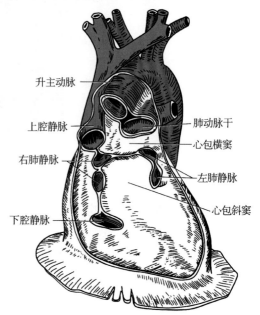

图1-12　心包

（升主动脉、上腔静脉、右肺静脉、下腔静脉、肺动脉干、心包横窦、左肺静脉、心包斜窦）

（八）心脏的体表投影

心脏外形的体表投影一般采用4点及其连接表示（图1-13）。

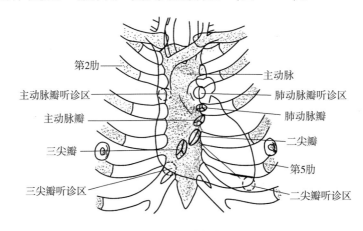

（第2肋、主动脉瓣听诊区、主动脉瓣、三尖瓣、三尖瓣听诊区、主动脉、肺动脉瓣听诊区、肺动脉瓣、二尖瓣、第5肋、二尖瓣听诊区）

图1-13　心的体表投影

1. 左上点　在左侧第2肋软骨下缘，距胸骨左缘约1.2 cm。

2. 右上点　在右侧第3肋软骨上缘，距胸骨右缘约1 cm。

3. 右下点 在右侧第 6 胸肋关节处。

4. 左下点 在左侧第 5 肋间与左锁骨中线交点的内侧 1～2 cm。

五、肺循环的血管

1. 肺循环的动脉 肺动脉干（图 1-5，图 1-6）位于心包内，为一粗短的动脉干，由右心室发出，在主动脉的前方向左后上方斜行至主动脉弓的下方，分为左、右肺动脉。左肺动脉稍短，经胸主动脉的前方横行，达左肺门处分为两支入左肺上、下叶；右肺动脉较长，经升主动脉、上腔静脉的后方横行，达右肺门处分为三支入右肺上、中、下叶。在肺动脉干分叉处稍左侧与主动脉弓下缘之间，连有动脉韧带，是胚胎时期动脉导管闭锁后的遗迹，动脉导管若在出生后 6 个月尚未闭锁，称为动脉导管未闭，是常见的先天性心脏病。

2. 肺循环的静脉 肺静脉分左、右肺静脉（图 1-6），各有上、下两条，均起始于肺泡毛细血管网的静脉端，在肺内经其属支反复汇合而成，出肺门后注入左心房。肺静脉将含氧量高的血液输送到左心房。

六、体循环的动脉

体循环动脉的分布规律：①人体左右对称，动脉亦呈左右对称性分布；②人体各大局部常有 1～2 条动脉主干（如头颈、躯干、上下肢）；③动脉常与静脉、神经伴行，构成血管神经束，分布于身体的安全隐蔽处、屈侧、深部；④动脉以最短距离分支到达所分布的器官；⑤动脉管径的大小与器官大小及功能相适应；⑥胸、腹、盆部的动脉有壁支和脏支之分。

（一）主动脉

主动脉（图 1-14）是体循环的动脉主干，根据其行程可分为升主动脉、主动脉弓和降主动脉三部分。

1. 升主动脉 起自左心室主动脉口，向右前上方斜行，达右侧第 2 胸肋关节平面续为主动脉弓。升主动脉位于心包内，其根部发出左、右冠状动脉，分布于心脏。

2. 主动脉弓 位于胸骨柄的后方，弓形弯向左后方，至第 4 胸椎体下缘，移行为降主动脉。主动脉弓凸侧向上发出三个分支，由右向左依次为头臂干、左颈总动脉和左锁骨下动脉。头臂干向右上斜行至右胸锁关节的后方分为右锁骨下动脉和右颈总动脉。

主动脉弓壁外膜下有压力感受器。当血压升高时，可反射性地引起心跳减慢，血管扩张，血压下降。主动脉弓下方靠近

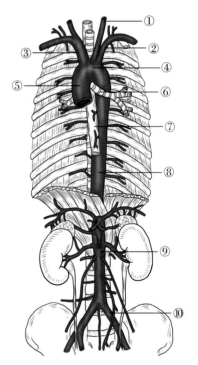

①左颈总动脉
②左锁骨下动脉
③头臂干
④主动脉弓
⑤升主动脉
⑥左主支气管
⑦食管
⑧胸主动脉
⑨腹主动脉
⑩髂总动脉

图 1-14 主动脉及主要分支

动脉韧带处有 2～3 个粟粒样小体，称主动脉小球，属化学感受器，可感受血液中氧分压、

二氧化碳分压的高低和氢离子浓度的变化，当血液中氧分压降低或二氧化碳分压升高时，可反射性地引起呼吸加深、加快。

3. 降主动脉 为最长的一段，上接主动脉弓，沿胸椎体前面下降，穿膈的主动脉裂孔后，沿腰椎体前面下降至第4腰椎体下缘高度，分为左、右髂总动脉。髂总动脉沿腰大肌内侧下行至骶髂关节处，分为髂内动脉和髂外动脉。降主动脉以膈的主动脉裂孔为界，分为胸主动脉和腹主动脉。

全身各局部动脉主干的分布概况：①颈总动脉分布于头颈部；②锁骨下动脉分布于上肢、脑、颈、肩和胸壁等；③胸主动脉主要分布于除心脏外的胸部；④腹主动脉分布于腹部；⑤髂内动脉分布于盆部；⑥髂外动脉分布于下肢及腹壁等。

（二）颈总动脉

颈总动脉是头颈部动脉的主干。左颈总动脉起自主动脉弓，右颈总动脉起自头臂干。颈总动脉与颈内静脉和迷走神经共同被包于血管神经鞘内，沿食管、气管和喉的外侧上行，至甲状软骨上缘高度分为颈外动脉和颈内动脉。

在颈总动脉末端和颈内动脉起始处的膨大部称为颈动脉窦，窦壁外膜内有压力感受器，当血压增高时，反射性地引起心跳减慢和末梢血管扩张，使血压降低。在颈总动脉分叉处的后方有一扁椭圆形小体，称颈动脉小球，是化学感受器，可感受血液中氧分压、二氧化碳分压的高低和氢离子浓度的变化，通过神经系统的调节，反射性地引起呼吸加深、加快。

1. 颈外动脉 分布于颈部、头面部和脑膜等处（图1-15）。其主要分支如下。

（1）甲状腺上动脉 在颈外动脉的起始部发出，向前下行，分布于甲状腺和喉。

（2）舌动脉 在平舌骨大角处发自于颈外动脉，行于舌内。

（3）面动脉 约平下颌角处起始，经下颌下腺深面向前行，在咬肌止点前缘与下颌体下缘交界处至面部，再经口角、鼻翼外侧到达内眦，改称为内眦动脉。面动脉分布于腭扁桃体、下颌下腺和面部等处。

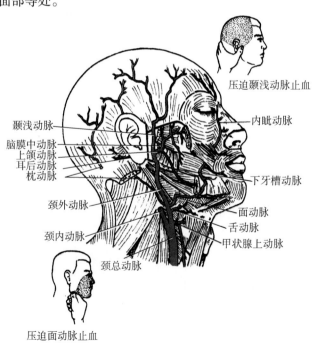

图1-15　颈外动脉及其分支

（4）颞浅动脉　经外耳门前方上行，分支分布于腮腺和额、颞、顶部软组织。

（5）上颌动脉　经下颌颈深面入颞下窝，分支分布于外耳道、鼓室、口腔、鼻腔和硬脑膜等处。其中分布于硬脑膜的分支称脑膜中动脉，向上经棘孔入颅腔，分前、后两支，前支经过翼点内面，颞部骨折时易受损伤，引起硬膜外血肿。

此外，颈外动脉还发出枕动脉、耳后动脉和咽升动脉等分支。

2. 颈内动脉　颈部无分支，在咽的外侧垂直上行，经颈动脉管入颅腔，分支分布于脑和视器等处。

> **📖 知识链接**
>
> ### 头颈部动脉的体表投影、搏动点及指压止血
>
> **颈总动脉**　自下颌角与乳突尖连线的中点向下至胸锁关节画一连线，以甲状软骨上缘为界，分别是颈总动脉和颈外动脉的体表投影。在环状软骨外侧可触及颈总动脉搏动，向后内压于第6颈椎横突，可使一侧头部止血。
>
> **面动脉**　在咬肌前缘与下颌体下缘交界处可触及其搏动，当面部出血时，可在此处压迫止血。
>
> **颞浅动脉**　在外耳道前方的颧弓根部可触及其搏动，当额、颞、顶部出血时，可在此处压迫止血。
>
> **锁骨下动脉**　自胸锁关节到锁骨中点引一条凸向上的弧线，最高点在锁骨上1.2 cm，即为锁骨下动脉的体表投影。在锁骨上窝中点向下压迫该动脉于第1肋上，可使肩和上肢止血。

（三）锁骨下动脉

锁骨下动脉（图1-16）左侧起自主动脉弓，右侧起自头臂干。经胸廓上口，呈向上凸的弓状向外，在颈根部穿斜角肌间隙，至第1肋外侧缘移行为腋动脉，后者为上肢的动脉主干。锁骨下动脉分支分布于脑、颈、肩和胸壁等处，其主要分支如下。

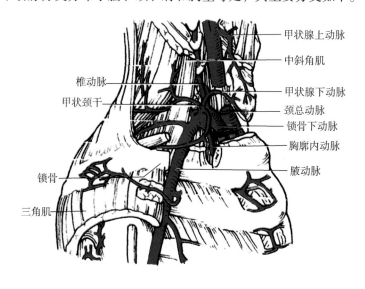

甲状腺上动脉
中斜角肌
椎动脉
甲状颈干
甲状腺下动脉
颈总动脉
锁骨下动脉
胸廓内动脉
腋动脉
锁骨
三角肌

图1-16　锁骨下动脉

1. 椎动脉 自锁骨下动脉的上缘发出，向上经第6至第1颈椎横突孔及枕骨大孔入颅腔，分布到脑和脊髓。

2. 胸廓内动脉 起自锁骨下动脉的下方，椎动脉起点相对侧，向下进入胸腔，沿胸骨外缘1cm处的肋软骨后面下降，分支分布于胸前壁、心包、膈和乳房等处。其终支穿膈后移行为腹壁上动脉，分布于腹直肌等处，并与腹壁下动脉吻合。

3. 甲状颈干 为一粗短的动脉干，其主要分支有甲状腺下动脉，向上内横过颈总动脉后方，分布到甲状腺等处，并与甲状腺上动脉吻合。

（四）上肢的动脉

上肢的动脉（图1-17）包括腋动脉、肱动脉、桡动脉、尺动脉、掌浅弓和掌深弓。

1. 腋动脉 是锁骨下动脉的直接延续，经腋窝深部至背阔肌下缘处移行于肱动脉。腋动脉的主要分支有胸上动脉、胸肩峰动脉、胸外侧动脉、肩胛下动脉、旋肱前动脉和旋肱后动脉等，分布到肩肌、胸肌、背阔肌、肩关节和乳房等。

2. 肱动脉 是腋动脉的直接延续，沿肱二头肌内侧缘下降与正中神经伴行，向下至肘窝分为桡动脉和尺动脉。在肘窝稍上方的肱二头肌腱内侧，可触到肱动脉的搏动，也是测量血压时的听诊部位。当前臂和手部出血时，在臂中部用指压法将此动脉压向肱骨可以暂时止血。肱动脉的主要分支为肱深动脉，伴桡神经沿桡神经沟下行，分布于肱三头肌和肱骨。肱动脉还发出尺侧上副动脉、尺侧下副动脉、肱骨滋养动脉和肌支。

3. 桡动脉 在肘窝处起自肱动脉，沿肱桡肌与旋前圆肌和桡侧腕屈肌之间下行，在腕部绕桡骨茎突至手背，穿第1掌骨间隙至手掌，终支与尺动脉掌深支相互吻合形成掌深弓。桡动脉（图1-17，图1-18）的主要分支如下。

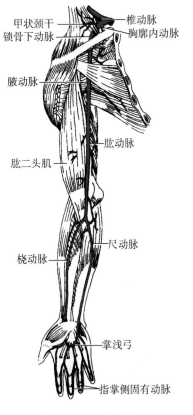

图1-17 上肢动脉

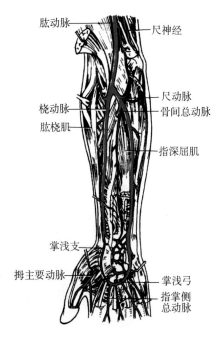

图1-18 桡动脉和尺动脉

（1）掌浅支　在桡腕关节处发出，下行至手掌，与尺动脉的终支吻合成掌浅弓。

（2）拇主要动脉　手掌深部发出，分为3支，分布于拇指两侧缘和示指桡侧缘。

4. 尺动脉　在肘窝处起自肱动脉，斜向内下方，在尺侧腕屈肌与指浅屈肌之间下行，经豌豆骨外侧至手掌，终支与桡动脉掌浅支吻合形成掌浅弓。尺动脉（图1-18，图1-19）的主要分支如下。

（1）骨间总动脉　在肘窝下方发出，分布于前臂肌和尺、桡骨。

（2）掌深支　穿小鱼际肌与桡动脉的终支吻合形成掌深弓。

5. 掌浅弓　位于手掌指浅屈肌腱的浅面，自弓的凸侧发出分支，分布于2~5指的掌面（图1-19a）。

6. 掌深弓　位于手掌指浅屈肌腱的深面，自弓的凸侧发出分支，与掌浅弓的分支吻合（图1-19b）。

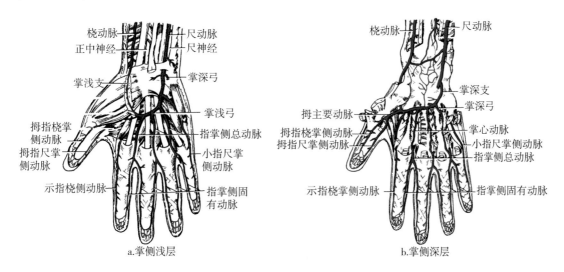

图 1-19　手的动脉

（五）胸主动脉

胸主动脉（图1-20）是胸部动脉的主干，分为壁支和脏支，分布于除心脏外的胸部。

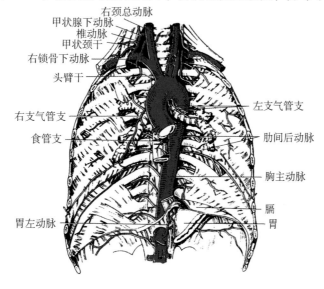

图 1-20　胸主动脉及其分支

1. 壁支 较粗大，主要分支包括：9 对肋间后动脉，位于第 3 肋间隙以下，沿肋沟走形，分布于胸壁、腹壁上部、背部和脊髓等处；1 对肋下动脉，分布于第 12 肋的下方，供应该区域血液；1 对膈上动脉，分布于膈上面的后部。

2. 脏支 较细小，主要分支有支气管动脉、食管动脉和心包支，分别分布于气管、支气管、食管和心包。

（六）腹主动脉

腹主动脉（图 1-21）是腹部动脉主干，分为脏支和壁支。壁支较细小，脏支较粗大。脏支又分为成对脏支和不成对脏支。

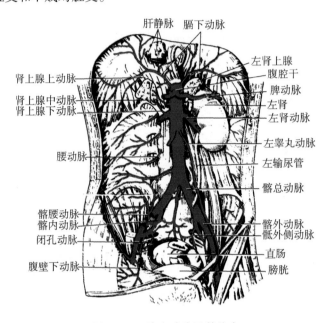

图 1-21 腹主动脉及其分支

1. 壁支 主要有 4 对腰动脉、膈下动脉和骶正中动脉，分布于腹后壁和脊髓等处。膈下动脉还分出肾上腺上动脉至肾上腺。

2. 成对脏支 分布于腹腔成对脏器，有 3 对。

（1）肾上腺中动脉 约平第 1 腰椎的高度起于腹主动脉，分布于肾上腺。

（2）肾动脉 较粗大，平 1~2 腰椎椎间盘的高度起于腹主动脉，横行向外经肾门入肾，并分出肾上腺下动脉至肾上腺。

（3）睾丸动脉 细而长，约在肾动脉起始处稍下方起于腹主动脉，分布于睾丸及附睾。女性为卵巢动脉，分布于卵巢和输卵管壶腹部。

3. 不成对脏支 分布于腹腔不成对脏器，有 3 支：腹腔干分布于十二指肠大乳头平面以上的腹腔内消化器官和脾；肠系膜上动脉分布于十二指肠大乳头平面以下至结肠左曲以上的肠道和胰头；肠系膜下动脉分布于结肠左曲以下至直肠上部的消化管。

（1）腹腔干 为一短干，在主动脉裂孔稍下方起于腹主动脉，随后分为胃左动脉、肝总动脉和脾动脉 3 支（图 1-22，图 1-23）。

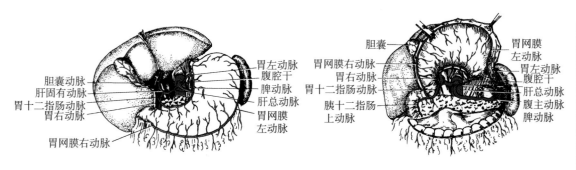

图 1 - 22 腹腔干及其分支（胃前面）　　　　图 1 - 23 腹腔干及其分支（胃后面）

1）胃左动脉　沿胃小弯向右行，分布于食管腹段、贲门和胃小弯附近的胃壁，并与胃右动脉吻合。

2）肝总动脉　向右走行，随后分为两支：①肝固有动脉，行于肝十二指肠韧带内。分出胃右动脉分布于胃小弯附近的胃壁；达肝门附近分为左支、右支和胆囊动脉，分别分布于肝和胆囊。②胃十二指肠动脉，又分出胃网膜右动脉和胰十二指肠动脉，前者分布于胃大弯的胃壁和大网膜，后者分布于胰头和十二指肠。

3）脾动脉　沿胰的上缘左行，沿途分出胰支、胃网膜左动脉、胃短动脉、胃后动脉，分别分布于胰、大网膜、胃大弯和胃底的胃壁；其终支经脾门入脾。

（2）肠系膜上动脉　在腹腔干的稍下方，约平第 1 腰椎高度发自腹主动脉，向下进入小肠系膜根内。肠系膜上动脉（图 1 - 24）主要分支如下。

1）空肠动脉和回肠动脉　有 13 ~ 18 支，由肠系膜上动脉左壁发出，分布于空肠和回肠。

2）回结肠动脉　由肠系膜上动脉右壁发出，分布于回盲部，还发出阑尾动脉分布于阑尾。

3）右结肠动脉　在回结肠动脉上方发出，分布于升结肠。

4）中结肠动脉　在右结肠动脉上方发出，分布于横结肠。

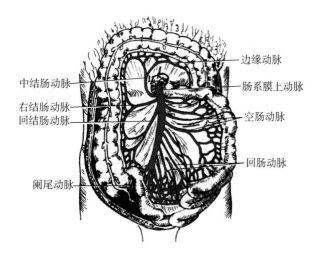

图 1 - 24 肠系膜上动脉及其分支

（3）肠系膜下动脉　约平第 3 腰椎高度发自腹主动脉，向左下行。肠系膜下动脉（图 1 - 25）分支如下。

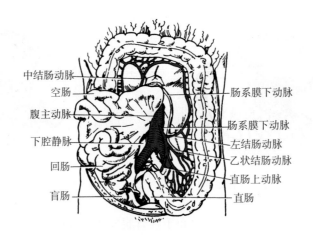

图 1 - 25 肠系膜下动脉及其分支

1）左结肠动脉 分布于降结肠。

2）乙状结肠动脉 分布于乙状结肠。

3）直肠上动脉 分布于直肠上部。

（七）髂总动脉

髂总动脉（图 1 - 26，图 1 - 27）约平第 4 腰椎下缘处发自腹主动脉，沿腰大肌内侧下降至骶髂关节处，分为髂内动脉和髂外动脉。

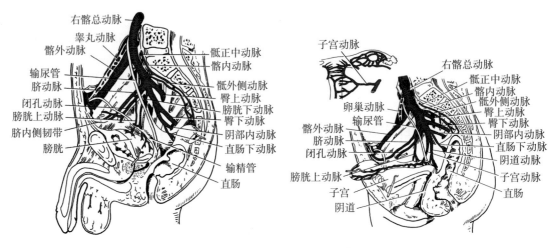

图 1 - 26 男性盆腔的动脉　　　　　图 1 - 27 女性盆腔的动脉

1. 髂内动脉 是盆部动脉的主干，为一短干，下行入骨盆腔，分为脏支和壁支。

（1）壁支 分布于盆壁、臀部及股内侧部。壁支的主要分支如下。

1）臀上动脉 经梨状肌上孔穿出至臀部，分布于臀中、小肌。

2）臀下动脉 经梨状肌下孔穿出至臀部，分布于臀大肌。

3）闭孔动脉 穿闭孔膜至大腿的内侧，分布于大腿内侧群肌和髋关节。

（2）脏支 分布于盆腔脏器和外生殖器。脏支的主要分支如下。

1）脐动脉 是胎儿时期的动脉干，出生后其远侧端闭锁形成脐内侧韧带，近侧端管腔未闭与髂内动脉起始段相连，发出 3 条膀胱上动脉，分布于膀胱的上、中部。

2）膀胱下动脉 分布于膀胱底、前列腺和精囊等。该动脉在女性分布于膀胱和阴道。

3）直肠下动脉　分布于直肠下部、前列腺等处。

4）阴部内动脉　穿梨状肌下孔出盆腔，经坐骨小孔、坐骨肛门窝达会阴部，发出肛动脉、会阴动脉和阴茎（蒂）动脉等分支，分布于肛门、会阴部和外生殖器。

5）子宫动脉　在宫颈外侧约 2 cm 处，跨过输尿管前方，行于子宫阔韧带内，分布于子宫、阴道、输卵管和卵巢。

2. 髂外动脉　沿腰大肌内侧缘下降，经腹股沟韧带中点深面达股前部，移行为股动脉，后者为下肢动脉主干。髂外动脉在腹股沟韧带上方发出腹壁下动脉，经腹股沟管深环内侧，斜向内上方进入腹直肌鞘内，分布于腹直肌，并与腹壁上动脉吻合。

下肢的动脉包括股动脉、腘动脉、胫后动脉、胫前动脉等。

（1）股动脉　是髂外动脉的直接延续，在股三角内下行，经收肌管，出收肌腱裂孔至腘窝，移行为腘动脉。股动脉（图 1-28）的主要分支是股深动脉，后者又分为旋股内侧动脉、旋股外侧动脉和 3 支穿动脉等，分别分布于股内收肌、股前群肌、股后群肌和髋关节。股动脉还发出腹壁浅动脉、旋髂浅动脉和阴部外动脉。

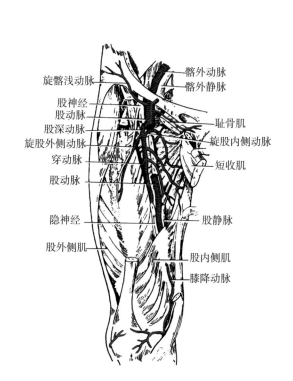

图 1-28　股动脉及其分支

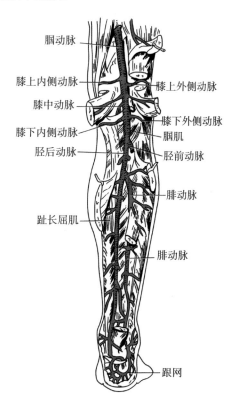

图 1-29　腘动脉和胫后动脉及其分支

（2）腘动脉　在腘窝深部下行，至腘窝下部分为胫前动脉和胫后动脉。腘动脉（图 1-29）分布于膝关节及附近的肌肉。

（3）胫后动脉　为腘动脉向下的延续，沿小腿后群浅、深层肌间下行，腓动脉为胫后动脉的重要分支。胫后动脉（图 1-29）经内踝后方至足底，分为足底内侧动脉和足底外侧动脉（图 1-30）。足底外侧动脉与足背动脉的分支间吻合形成足底弓。胫后动脉的分支主要分布于小腿后群肌、小腿外侧群肌、足底和足趾。

（4）胫前动脉　向前穿过骨间膜，在小腿前群肌之间下行，分支分布于小腿前群肌。

胫前动脉至踝关节前方移行为足背动脉（图1-31），分布于足背和趾背。

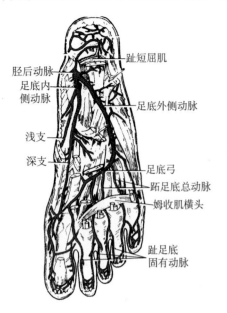

图1-30　足底动脉

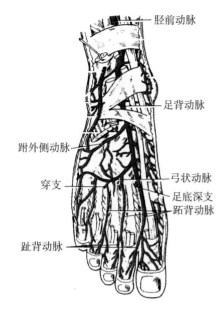

图1-31　足背动脉

📖 知识链接

上肢动脉和下肢动脉的体表投影、搏动点及指压止血

腋动脉和肱动脉　上肢外展90°，掌心向上，自锁骨中点至肱骨内、外上髁中点稍下方引一线，以背阔肌下缘为界，分别为腋动脉和肱动脉的体表投影。在肘窝上方，肱二头肌的内侧，可触及肱动脉搏动，向外后方压于肱骨，可使手和前臂止血。

桡动脉　自肱骨内、外上髁中点稍下方至桡骨茎突的连线为桡动脉的体表投影。在桡骨茎突与桡侧腕屈肌腱之间，可触及其搏动，为常用的摸脉点。当手部出血时，在腕横纹两端同时压迫桡、尺动脉，可以止血。

指掌侧固有动脉　在手指根部两侧压向指骨，可使手指止血。

股动脉　大腿外展外旋，自腹股沟中点至股骨内侧髁上方连一线，该线的上2/3为股动脉的投影。在腹股沟中点稍下方可触及其搏动，并向深部压迫，可使下肢止血。

胫前动脉和足背动脉　起自胫骨粗隆与腓骨头连线中点，经足背内、外踝中点，至第1跖骨间隙近侧部的连线，以踝关节平面为界，分别为胫前动脉和足背动脉的体表投影。在足背内外踝连线中点稍下方可触及其搏动，并向下压迫可减轻足背出血。

胫后动脉　自腘窝稍下方至内踝和跟结节中点的连线，为胫后动脉的体表投影。在内踝与跟结节间可触及其搏动，并向深部压迫可减轻足底出血。

体循环的动脉及主要分支如下（表1-1）。

表1-1 体循环的动脉及主要分支

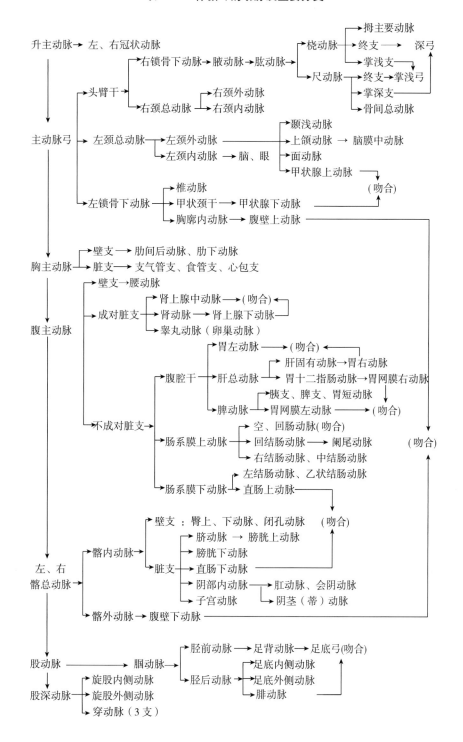

七、体循环的静脉

体循环静脉的特点 ①静脉内血液压力低、流速慢，血管管壁薄、弹性小、管腔大、数量多，总容积约为动脉的2倍。②有浅、深静脉之分：浅静脉位于皮下浅筋膜内，又称皮下静脉，无动脉伴行，最后注入深静脉，是临床上输液、采血和插入导管的常用静脉；深静脉位于深筋膜深面，与同名动脉伴行，又称伴行静脉，引流范围与伴行动脉基本一致。③静脉间吻合比较丰富：浅静脉多吻合成静脉网；深静脉则在器官周围吻合成静脉丛；浅、深静脉之间借交通支吻合,以保证血液回流畅通。④静脉内常有静脉瓣(图1-32),可阻止血液逆流,以四肢多见,且下肢多于上肢。⑤结构特殊的静脉:硬脑膜窦和板障静脉。硬脑膜窦位于颅内,无平滑肌,无瓣膜,所以外伤时难以止血。板障静脉位于板障内,壁薄无瓣膜,借导血管连接头皮静脉和硬脑膜窦。

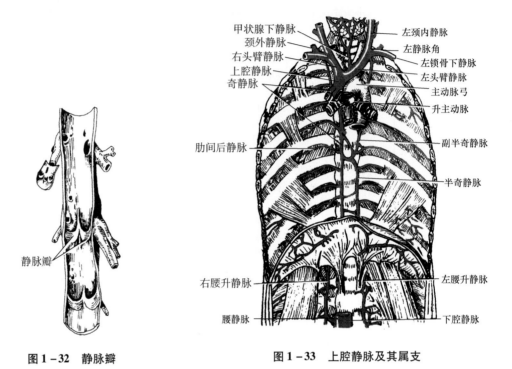

图1-32 静脉瓣

图1-33 上腔静脉及其属支

体循环的静脉分为心静脉系、上腔静脉系和下腔静脉系(包括门静脉系)三部分。心静脉系收集返回心脏本身的静脉血(详见心脏的血管)。上腔静脉系收集头、颈、上肢、胸壁、部分腹壁以及部分胸腔脏器回流的静脉血。下腔静脉系收集腹部、盆部及下肢回流的静脉血。

(一)上腔静脉系

上腔静脉系(图1-33)包括上腔静脉及其属支,收集头部、颈部、上肢及胸部(心脏和肺除外)等上半身的静脉血。

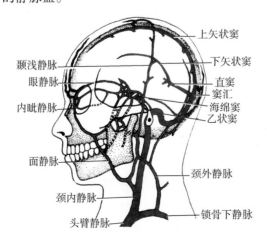

图1-34 头颈部的静脉

1. 头颈部的静脉　包括颈内静脉、颈外静脉及其属支（图1-34）。

（1）颈内静脉　与颅内乙状窦在颈静脉孔处相续，伴颈内动脉和颈总动脉下行，最后与锁骨下静脉汇合成头臂静脉。颈内静脉的颅内属支收集脑、脑膜、颅骨、视器和前庭蜗器的静脉血；颅外属支主要收集面部和颈部的大部分静脉血。颈内静脉外伤时，由于管腔不能闭锁和胸腔负压对血液的吸引，可导致空气栓塞。

颈内静脉重要的颅外属支　①下颌后静脉，由颞浅静脉和上颌静脉在腮腺内汇合而成，向下分为前、后两支，前支汇入面静脉，后支与耳后静脉和枕静脉汇合成颈外静脉，收集面侧部和颞区的静脉血；②面静脉，起自内眦静脉，与面动脉伴行，至舌骨大角平面注入颈内静脉，收集面前部的静脉血。面静脉特点：在口角以上部分无静脉瓣，并通过眼上静脉、眼下静脉与颅内的海绵窦相交通。面部发生化脓性感染时，若处理不当，细菌可随血液逆流进入颅内引起感染。因此，将两侧口角至鼻根的三角区称为"危险三角"。

（2）颈外静脉　是颈部最大的浅静脉，由耳后静脉、枕静脉和下颌后静脉的后支在下颌角处汇合而成，沿胸锁乳突肌的表面垂直下行，在锁骨上方穿深筋膜注入锁骨下静脉或静脉角，收集头皮和面部的静脉血。颈外静脉的体表投影：相当于同侧下颌角与锁骨中点的连线。

（3）颈前静脉　起于颏下方的浅静脉，沿颈前正中线两侧下行，注入颈外静脉末端或锁骨下静脉。左、右颈前静脉在胸骨柄上方常吻合成颈静脉弓。

2. 锁骨下静脉　在第一肋的外缘续于腋静脉，伴锁骨下动脉向内侧行至胸锁关节的后方，与颈内静脉汇合成头臂静脉，汇合处夹角称静脉角，有淋巴导管注入。锁骨下静脉的属支有颈外静脉和腋静脉。锁骨下静脉因与颈深筋膜等结构相愈合，故管壁破裂不易回缩，若不慎空气进入，可导致空气栓塞。

3. 上肢的静脉　主干为锁骨下静脉，向内侧行至第1肋处移行为腋静脉。上肢静脉分上肢深静脉和上肢浅静脉（图1-35）。

（1）上肢深静脉　与同名动脉伴行，且多为两条，包括腋静脉、肱静脉、桡静脉、尺静脉等。

（2）上肢浅静脉　是临床取血、输液和注射药物的常用静脉，最后都注入深静脉。主要有：①头静脉，起自手背静脉网的桡侧，沿前臂下部的桡侧、前臂上部和肘部的前面及肱二头肌外侧沟上行，穿深筋膜注入腋静脉或锁骨下静脉；②贵要静脉，起自手背静脉网的尺侧，沿前臂尺侧上行，在肘窝处接受肘正中静脉，经肱二头肌内侧沟至臂中点平面，穿深筋膜注入肱静脉或腋静脉；③肘正中静脉，在肘窝处连于头静脉和贵要静脉之间；④前臂正中静脉，起自手掌静脉丛，沿前臂前面上行，注入肘正中静脉。前臂正中静脉有时分叉，分别注入头静脉和贵要静脉，此时不存在肘正中静脉。

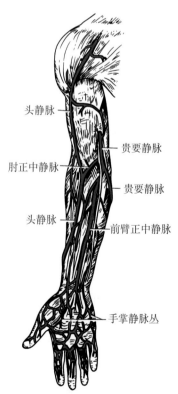

头静脉
贵要静脉
肘正中静脉
贵要静脉
头静脉
前臂正中静脉
手掌静脉丛

图1-35　上肢浅静脉

浅静脉穿刺术

1. 目的　适用于静脉给药、补液、输血、抽血检查等。

2. 部位选择　①体表易见或能摸清的浅静脉，且应尽量避开关节和静脉瓣穿刺。②一次性给药或抽血检查时，可选择肘正中静脉或大隐静脉。③静脉输液时，成人常选用手背静脉和足背静脉；婴幼儿多选用头皮静脉和颈外静脉。

3. 技巧　①应先从远端穿刺，逐次移向近端，以增加浅静脉的使用次数。②在欲穿刺部位的向心端扎止血带，使静脉充盈，便于穿刺。③针尖向心刺入有利于药液流动。

4. 穿经结构　依次为皮肤、皮下组织和静脉壁。

4. 胸部的静脉　收集胸部脏器（心脏除外）的静脉血。

（1）头臂静脉　由颈内静脉和锁骨下静脉在胸锁关节后方汇合而成。左头臂静脉比右头臂静脉长，左、右头臂静脉在右侧第1胸肋连结处后方汇合成上腔静脉。头臂静脉还汇集椎静脉、胸廓内静脉、甲状腺下静脉等属支。

（2）上腔静脉　由左、右头臂静脉汇合而成，沿升主动脉右侧下行，并有奇静脉汇入，平右侧第3胸肋关节下缘穿纤维心包注入右心房。

（3）奇静脉　在右膈脚处起于右腰升静脉，沿胸椎体右前方上行，在第4胸椎体高度，向前跨过右肺根的上面，注入上腔静脉。奇静脉沿途收集右肋间后静脉、食管静脉、支气管静脉、半奇静脉和椎静脉丛的血液。奇静脉是沟通上、下腔静脉系的重要交通之一，当上腔静脉或下腔静脉阻塞时，该通道是重要的侧副循环途径。主要属支有：①半奇静脉，起于左腰升静脉，沿途汇集左下部肋间后静脉和副半奇静脉，在第8胸椎体高度注入奇静脉；②副半奇静脉，收集左上部肋间后静脉。

（4）椎静脉丛　位于脊柱周围，纵贯其全长，分为椎内静脉丛和椎外静脉丛，静脉间相互吻合，且无瓣膜，血液可双向流动。椎内静脉丛位于椎骨骨膜与硬脊膜之间，向上与颅内硬脑膜窦相交通。椎外静脉丛位于椎体前方、椎弓的后方，分别与盆部、腹部、胸部、颈部的静脉相互吻合。椎静脉丛是沟通上、下腔静脉系和颅内、外静脉的重要交通。

（二）下腔静脉系

下腔静脉系（图1-36）包括下腔静脉及其属支。

下腔静脉由左、右髂总静脉在4~5腰椎体平面汇合而成，沿腹主动脉右侧上行，经膈的腔静脉孔，穿过胸腔内纤维心包，注入右心房。下腔静脉系收集下肢、盆部和腹部的静脉血。

髂总静脉在骶髂关节前方由髂内静脉和髂外静脉汇合而成。髂外静脉为股静脉在腹股沟韧带后方的直接延续，其属支为腹壁下静脉、旋髂深静脉。

1. 盆部的静脉　包括髂内静脉及其属支。

髂内静脉的属支分脏支和壁支，并与同名动脉伴行，其收集范围与伴行动脉的分布范围基本相同。

（1）脏支　主要有直肠下静脉、膀胱静脉、阴部内静脉和女性的子宫静脉等，分别起于直肠静脉丛、膀胱静脉丛和子宫静脉丛。

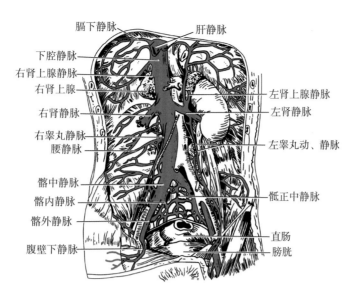

图 1 - 36　下腔静脉及其属支

（2）壁支　主要有臀上静脉、臀下静脉、闭孔静脉等。

2. 下肢的静脉　主干是股静脉，向上移行为髂外静脉。下肢静脉也有深、浅之分。

（1）下肢的深静脉　与同名动脉伴行，包括股静脉、腘静脉、胫前静脉、胫后静脉等。

（2）下肢的浅静脉　主要有：①大隐静脉（图 1 - 37），是全身最长的静脉，起于足背静脉弓内侧，经内踝前方，沿小腿内侧、膝关节内后方、大腿内侧上行，在耻骨结节外下方 3 ~ 4 cm 处穿深筋膜，注入股静脉。在注入之前还收集旋髂浅静脉、腹壁浅静脉、阴部外静脉、股内侧浅静脉、股外侧浅静脉 5 个属支的血液。②小隐静脉（图 1 - 38），起于足背静脉弓外侧，经外踝后方，沿小腿后面上行至腘窝下角处，穿过深筋膜注入腘静脉。

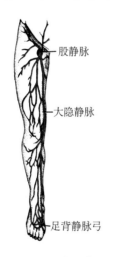

图 1 - 37　大隐静脉

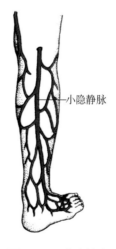

图 1 - 38　小隐静脉

3. 腹部的静脉　直接或间接注入下腔静脉。腹部静脉的属支分壁支和脏支。

（1）壁支　主要有 4 对腰静脉，与同名动脉伴行，直接注入下腔静脉。

（2）成对脏支　①左、右肾静脉，与同名动脉伴行，直接注入下腔静脉。②左、右肾上腺静脉，右侧直接注入下腔静脉，左侧向下注入左肾静脉。③左、右睾丸（卵巢）静脉，右侧直接注入下腔静脉，左侧向上注入左肾静脉。

（3）不成对脏支　包括肝静脉及其属支（肝门静脉）。腹腔不成对脏器（肝脏除外）的静脉，先汇合成肝门静脉，经肝门入肝后反复分支，最后汇集成肝静脉，再注入下腔静脉。

1）肝静脉　收集腹腔所有不成对脏器的静脉血，即收集肝门静脉和肝自身的静脉血。肝静脉有 2~3 支，包埋于肝实质内，在腔静脉沟上端出肝，注入下腔静脉。

2）肝门静脉　收集腹腔不成对脏器（肝脏除外）的静脉血，其属支包括脾静脉、肠系膜上静脉、肠系膜下静脉、胃左右静脉和附脐静脉等。肝门静脉（图1-39）是由肠系膜上静脉和脾静脉在胰头和胰体交界处的后方汇合而成，向上经肝十二指肠韧带至肝门，分左、右支入肝，最终注入肝血窦。

肝门静脉的特点　①起止两端均连毛细血管；②腔内的静脉血中富含肠道来的营养物质；③腔内无瓣膜，血液可逆流；④肝门静脉的属支与上、下腔静脉之间有丰富的吻合，也是沟通上、下腔静脉系的重要交通。

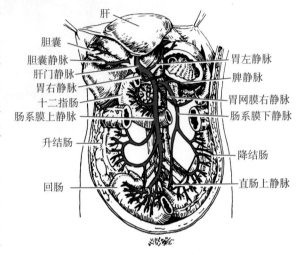

图1-39　肝门静脉及其属支

肝门静脉的重要吻合及交通关系（图1-40）包括：①食管静脉丛，位于食管腹段壁内，上端借食管静脉汇入奇静脉、半奇静脉，下端经胃左静脉汇入肝门静脉，构成肝门静脉与上腔静脉之间的交通。②直肠静脉丛，位于直肠下段壁内，上端经直肠上静脉汇入肝门静脉，下端借直肠下静脉、肛门静脉汇入髂内静脉，构成肝门静脉与下腔静脉之间的交通。③脐周静脉网，位于脐周皮下，上下端借胸壁和腹壁的静脉分别注入腋静脉和股静脉，

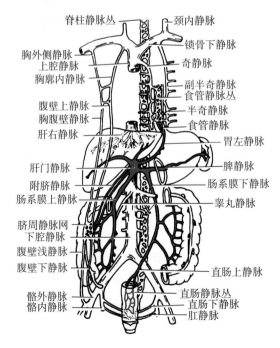

图1-40　肝门静脉与上、下腔静脉之间的交通（模式图）

向内经附脐静脉汇入肝门静脉，构成肝门静脉与上、下腔静脉之间的交通。④椎内、外静脉丛，位于脊柱周围，经肝门静脉系的小静脉注入上、下腔静脉系的肋间后静脉和腰静脉，构成肝门静脉系与上、下腔静脉系之间的交通。

正常情况下，上述交通血流少，吻合支细小。当肝门静脉血流受阻时（如肝门静脉高压），血流可经上述交通建立侧支循环，通过上、下腔静脉回流入心。此时，可引起上述交通的静脉曲张，甚至破裂，出现呕血、便血。当肝门静脉系的侧支失代偿时，出现淤血而引起消化功能下降、脾肿大、腹水等。

体循环的静脉及主要属支如下（表 1-2）。

表 1-2　体循环的静脉及主要属支

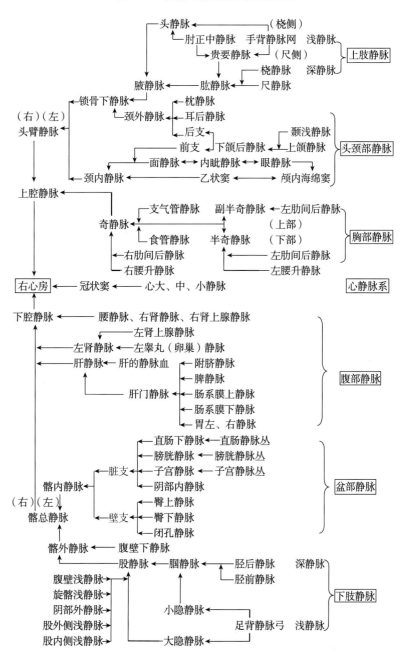

扫码"学一学"

第二节　淋巴系统

👉**案例导入**

　　患者，女，52 岁，因"右侧乳房发现一肿块 3 个月"就诊于某医院。查体：右侧乳房肿胀，皮肤出现橘皮样改变，可触及 3 cm × 4.5 cm 肿块，表面不光滑，质硬，与周围组织分界不清楚，无压痛，活动不良。右侧腋窝可触及 2 个较硬的淋巴结，无触痛，取材进行病理检查，结果显示为乳腺癌。

　　请思考：

　　乳腺癌细胞是如何转移到腋窝淋巴结的？

一、概述

　　淋巴系统（图 1-41）由淋巴管道、淋巴器官和淋巴组织组成。淋巴管道包括毛细淋巴管、淋巴管、淋巴干、淋巴导管。淋巴器官包括淋巴结、脾、胸腺和扁桃体等。淋巴器官具有产生淋巴细胞、过滤淋巴液、参与免疫应答等功能。淋巴组织除了参与淋巴器官的构成外，还分布于消化道、呼吸道等的黏膜。淋巴系统不仅可协助静脉引导体液回心，而且有重要的防御和免疫功能。

　　血液中的部分成分经毛细血管滤出后进入组织间隙形成组织液。组织液与组织细胞进行物质交换后，大部分透过毛细血管壁，随血液回流；小部分则进入毛细淋巴管，形成淋巴液。淋巴液为无色透明液体，沿各级淋巴管道回流，途经多级淋巴结的过滤，最后在静脉角处汇入头臂静脉。在安静状态下，每小时约有 120 ml 淋巴流入血液，每天回流的淋巴相当于全身血浆总量。淋巴流动缓慢，流速是静脉 10%。远近相邻两对瓣膜之间的淋巴管段构成"淋巴管泵"，通过平滑肌的收缩和瓣膜的开闭，推动淋巴向心流动。

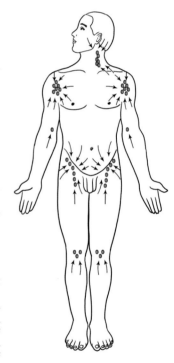

图 1-41　全身淋巴的流注关系

二、淋巴管道

　　1. 毛细淋巴管　以膨大的盲端始于组织间隙，相互吻合成网，汇合成淋巴管，除上皮、软骨、角膜、晶状体、脑和脊髓外，遍布全身。毛细淋巴管由单层内皮细胞构成，内皮细胞间隙较大，基膜不完整，通透性大。一些不易透过毛细血管的大分子物质，如蛋白质、异物、细菌、癌细胞等，易进入毛细淋巴管，经淋巴循环蔓延扩散。

　　2. 淋巴管　由毛细淋巴管汇合而成，在向心流动过程中，注入淋巴结。淋巴管管壁结构与静脉相似，外形呈串珠状，管内有众多的瓣膜，可防止淋巴液逆流。淋巴管有浅、深之分，浅淋巴管位于浅筋膜内，与浅静脉伴行，深淋巴管位于深筋膜深面，与血管神经伴行。浅、深淋巴管之间有广泛的交通。

3. 淋巴干 浅、深淋巴管经过一系列淋巴结后，由最后一群淋巴结的输出淋巴管汇合构成淋巴干。全身共有9条淋巴干。

（1）左、右颈干 主要收集左、右头颈部淋巴。

（2）左、右锁骨下干 主要收集双上肢和小部分胸壁的淋巴。

（3）左、右支气管纵隔干 主要收集胸腔脏器和部分胸腹壁的淋巴。

（4）左、右腰干 主要收集双下肢、盆部、腹腔内成对脏器和部分腹壁的淋巴。

（5）肠干 仅1条，主要收集腹腔内不成对脏器的淋巴。肠干内的淋巴，因富含肠道吸收的脂类物质而呈乳糜状，故又称乳糜。

4. 淋巴导管 全身有两条淋巴导管，即胸导管和右淋巴导管（图1-42）。由淋巴干汇合而成，最后分别注入左、右静脉角。

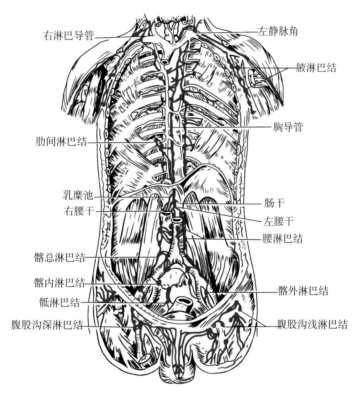

图 1-42 胸导管和右淋巴导管

（1）胸导管 是人体最大的淋巴管，长30~40 cm，由左腰干、右腰干和肠干在第1腰椎前方汇合而成，起始端膨大称乳糜池。胸导管向上穿主动脉裂孔入胸腔，沿脊柱右前方上行至第5胸椎高度，沿脊柱与食管之间向左斜行，上行至左颈根部，接受左颈干、左锁骨下干和左支气管纵隔干的淋巴，在左静脉角处汇入左头臂静脉。胸导管收集腹部、盆部、双下肢、左半胸、左上肢和左侧头颈部的淋巴，即全身3/4部位的淋巴。

（2）右淋巴导管 长约1.5 cm，由右颈干、右锁骨下干和右支气管纵隔干汇合而成，在右静脉角处注入右头臂静脉。右淋巴导管收集右半胸、右上肢和右侧头颈部的淋巴，即全身1/4部位的淋巴。

三、淋巴组织

淋巴组织包括弥散淋巴组织和淋巴小结。

1. 弥散淋巴组织　主要位于消化道和呼吸道黏膜固有层。

2. 淋巴小结　包括小肠黏膜固有层的孤立淋巴滤泡和集合淋巴滤泡以及阑尾壁内的淋巴小结等。

四、淋巴器官

1. 淋巴结　为大小不等椭圆形或圆形小体，质地柔软，色灰红。淋巴结（图1-43）的一侧隆凸，有数条输入淋巴管汇入，另一侧凹陷，称淋巴结门，有1~2条输出淋巴管、血管及神经出入。一个淋巴结的输出淋巴管可同时是另一个淋巴结的输入淋巴管。淋巴结分为浅、深淋巴结，常沿血管成群分布于身体相对较隐蔽的部位。淋巴结有滤过淋巴、产生淋巴细胞、参与免疫反应的功能。

淋巴结接受某一器官或某一局部回流的淋巴。当局部感染或肿瘤时，细菌或癌细胞可经淋巴管进入淋巴结，导致淋巴结肿大。反之，当机体某一群淋巴发生肿大时，可根据淋巴结群接受淋巴的范围，推断病变部位。

2. 脾　是人体最大的淋巴器官，具有滤血、储血、造血、清除衰老红细胞和参与免疫反应的功能。脾（图1-44）位于左季肋区，与9~11肋相对，长轴与第10肋一致，正常情况下在左肋弓下不能触及。

脾为扁椭圆形的实质器官，呈暗红色，质软而脆，当左季肋区遭受暴力打击时易发生破裂。脾分膈面和脏面，上缘和下缘。膈面光滑隆凸，与膈相贴；脏面凹陷，中央处为脾门，有血管、神经和淋巴管出入；上缘锐利，朝向前上方，有2~3个深陷的脾切迹，是临床上脾肿大的触诊标志；下缘钝圆，朝向后下方。

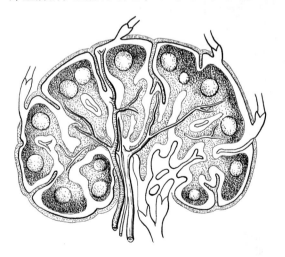
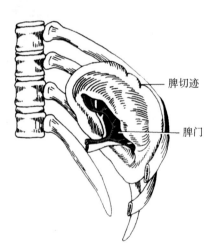

脾切迹

脾门

图1-43　淋巴结　　　　　　　　图1-44　脾的位置和形态

3. 胸腺　是中枢淋巴器官，位于胸骨柄后方、上纵隔前部，呈上宽下窄条状，质地柔软，色灰红，分为不对称的左、右两叶。新生儿及婴幼儿的胸腺相对较大，青春期后逐渐萎缩退化，被结缔组织代替。胸腺为T淋巴细胞早期发育的场所，不直接参与免疫反应，但对人体免疫功能的建立有重要作用。胸腺分泌胸腺激素，产生和培育T淋巴细胞，并输送到淋巴组织和周围淋巴器官。

五、人体各部主要的淋巴结

淋巴结多成群集聚，是连于淋巴管向心回流中的淋巴器官，沿血管排列分布，位于关节的屈侧和体腔的隐蔽部位。淋巴结可分为浅、深两种，浅淋巴结位于浅筋膜内，深淋巴结位于深筋膜深面，收纳一定器官或部位的淋巴。局部炎症或肿瘤可引起相应部位淋巴结的肿大或疼痛，故了解淋巴结的位置、收纳范围和汇流去向，对某些疾病的诊断和治疗有重要意义。

（一）头颈部淋巴结

头颈部淋巴结（图1-45）主要分布于头、颈交界处和颈内、外静脉的周围。

1. 头部淋巴结 位于头、颈交界处，主要引流头面部淋巴，有颏下淋巴结、下颌下淋巴结、腮腺淋巴结、耳后淋巴结和枕淋巴结，汇入颈外侧淋巴结。下颌下淋巴结位于下颌下腺附近，收纳面部口腔的淋巴。

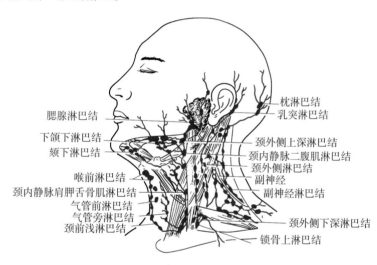

图1-45 头颈部的淋巴管和淋巴结

2. 颈部淋巴结 主要有颈外侧淋巴结，分为浅、深两群：①颈外侧浅淋巴结，位于胸锁乳突肌浅面，沿颈外静脉排列，收纳颈部浅层及头部的淋巴，汇入颈外侧深淋巴结。②颈外侧深淋巴结，位于胸锁乳突肌深面，沿颈内静脉排列，其中位于锁骨上方部分的颈外侧深淋巴结称为锁骨上淋巴结。颈外侧淋巴结收集头颈部、胸壁上部及乳房上部的淋巴，其输出淋巴管汇合成颈干，右侧颈干注入右淋巴导管，左侧颈干注入胸导管。

（二）上肢淋巴结

上肢淋巴结除有腋淋巴结和肘部浅淋巴结外，在上臂、前臂和手部均有淋巴结，上肢的淋巴都最终注入腋淋巴结。

1. 肘部浅淋巴结 位于肱骨内上髁上方的皮下，又叫滑车上淋巴结。

2. 腋淋巴结 位于腋窝内，按位置分为外侧淋巴结、胸肌淋巴结、肩胛下淋巴结、中央淋巴结和尖淋巴结5群，主要收纳上肢、乳房、胸前外侧壁和肩部等处的淋巴，其输出淋巴管汇合成锁骨下干，左侧的锁骨下干注入胸导管，右侧的锁骨下干注入右淋巴导管。

乳腺癌细胞常转移到腋淋巴结（图1-46）。

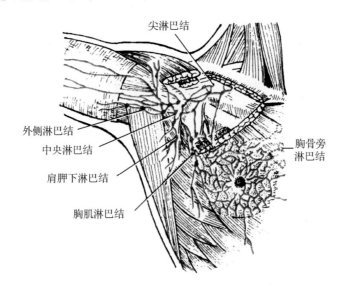

图1-46 腋淋巴结和乳房的淋巴管

（三）胸部淋巴结

胸部淋巴结分为胸壁淋巴结和胸腔脏器的淋巴结（图1-47）。

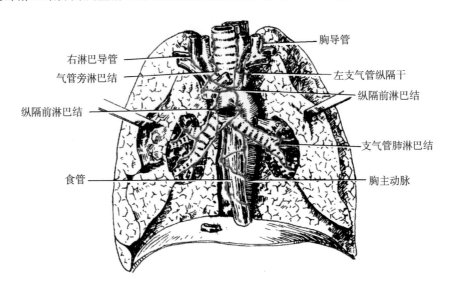

图1-47 胸腔器官的淋巴结

1. 胸壁淋巴结 沿胸廓内血管排列，收纳胸前壁、腹前壁上部和乳房内侧部等处的淋巴，其输出管注入支气管纵隔干。膈上淋巴结位于膈的胸腔面，引流膈、壁胸膜、心包和肝上面的淋巴，其输出管注入胸骨旁淋巴结和纵隔前、后淋巴结。

2. 胸腔脏器的淋巴结 ①支气管肺淋巴结：位于肺门处，又称肺门淋巴结，引流肺、支气管和胸膜脏层等淋巴，其输出管注入气管支气管淋巴结。②气管支气管淋巴结：位于气管叉上、下方，其输出管注入气管旁淋巴结，气管旁淋巴结的输出管汇合成支气管纵隔干。左、右支气管纵隔干分别注入胸导管和右淋巴导管。

（四）腹部淋巴结

腹部淋巴结包括腰淋巴结、腹腔淋巴结、肠系膜上淋巴结和肠系膜下淋巴结。

1. 腰淋巴结 沿腹主动脉和下腔静脉排列，收纳腹后壁、腹腔成对器官的淋巴以及髂总淋巴结的输出管。腰淋巴结的输出淋巴管汇合成左、右腰干。

2. 腹腔淋巴结 位于腹腔干周围，收纳腹腔干分布区域内的淋巴，其输出淋巴管汇合成肠干。

3. 肠系膜上、下淋巴结 分别位于肠系膜上、下动脉根部的周围，收纳同名动脉分布区域内的淋巴（图1-48）。

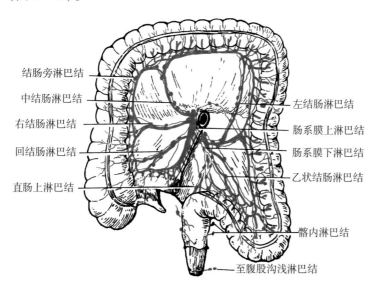

结肠旁淋巴结
中结肠淋巴结
右结肠淋巴结
回结肠淋巴结
直肠上淋巴结
左结肠淋巴结
肠系膜上淋巴结
肠系膜下淋巴结
乙状结肠淋巴结
髂内淋巴结
至腹股沟浅淋巴结

图1-48 肠系膜上、下淋巴结

（五）盆部淋巴结

盆部淋巴结主要有髂总淋巴结、髂内淋巴结和髂外淋巴结，沿同名血管排列，收集同名动脉分布区域的淋巴，最后髂总淋巴结的输出淋巴管注入腰淋巴结。

（六）下肢淋巴结

下肢淋巴结包括腹股沟淋巴结和腘淋巴结，下肢的淋巴最终注入腹股沟深淋巴结。

1. 腘淋巴结 位于腘窝内，收纳足外侧缘、小腿后外侧部的浅淋巴和足、小腿的深淋巴，汇入腹股沟深淋巴结。

2. 腹股沟淋巴结 分为浅、深淋巴结。①腹股沟浅淋巴结：分为上、下两组，分别沿腹股沟韧带下方和大隐静脉末端排列，收纳腹前壁下部、臀部、会阴、外生殖器浅层和下肢（除足外侧缘、小腿后外侧部外）的大部分浅淋巴，其输出淋巴管注入腹股沟深淋巴结或髂外淋巴结。②腹股沟深淋巴结：位于股静脉根部周围，收集腹股沟浅淋巴结和腘淋巴结的淋巴，其输出淋巴管注入髂外淋巴结。

本章小结

循环系统的概况

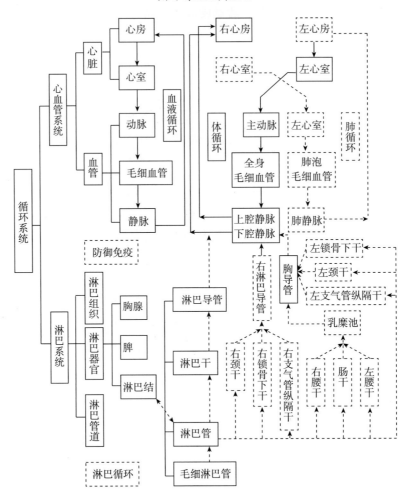

目标检测

一、选择题

【A1/A2 型题】

1. 关于心血管系统，下列说法正确的是
   A. 静脉是由心室发出的血管
   B. 动脉是由心房发出的血管
   C. 动脉内血液向心流动
   D. 肺静脉内流动的是动脉血
   E. 静脉内血液离心流动

2. 体循环终于
   A. 右心房
   B. 右心室
   C. 左心房
   D. 左心室
   E. 冠状窦

扫码"练一练"

3. 心脏外形特点包括

    A. 2 个面、3 个缘、4 条沟　　　　　B. 2 个面、2 个缘、4 条沟

    C. 2 个面、3 个缘、2 条沟　　　　　D. 3 个面、3 个缘、3 条沟

    E. 3 个面、2 个缘、4 条沟

4. 以下瓣膜位于右心室入口处的是

    A. 主动脉瓣　　　　　　　　　　　B. 肺动脉瓣

    C. 二尖瓣　　　　　　　　　　　　D. 三尖瓣

    E. 下腔静脉瓣

5. 以下发出左、右冠状动脉的是

    A. 升主动脉　　　　　　　　　　　B. 主动脉弓

    C. 降主动脉　　　　　　　　　　　D. 胸主动脉

    E. 腹主动脉

6. 心脏的正常传导路径为

    A. 窦房结→结间束→房室结→房室束→左右束支→浦肯野纤维

    B. 房室结→房室束→结间束→窦房结→左右束支→浦肯野纤维

    C. 心房肌→窦房结→房室结→结间束→左右束支→浦肯野纤维

    D. 窦房结→心房肌→房室结→结间束→左右束支→浦肯野纤维

    E. 以上都不对

7. 关于颈总动脉，下列说法正确的是

    A. 发自主动脉弓

    B. 其末端和颈内动脉起始部壁内有化学感受器

    C. 沿食管、气管、和喉的外侧上行

    D. 至环状软骨上缘分为颈内动脉和颈外动脉

    E. 在颈血管鞘内位于颈内静脉和迷走神经的后方

8. 以下血管直接发自腹主动脉的是

    A. 肝固有动脉　　　　　　　　　　B. 胃右动脉

    C. 脾动脉　　　　　　　　　　　　D. 肾上腺中动脉

    E. 肾上腺下动脉

9. 以下静脉缺乏静脉瓣的是

    A. 面静脉　　　　　　　　　　　　B. 头静脉

    C. 贵要静脉　　　　　　　　　　　D. 大隐静脉

    E. 小隐静脉

10. 关于大隐静脉，下列说法正确的是

    A. 行经内踝后方

    B. 注入股静脉

    C. 右腓浅神经与之伴行

    D. 起自足底静脉

    E. 小隐静脉为其属支

【X 型题】

11. 关于心脏的外形，下列叙述错误的有
    A. 心右缘呈垂直位，由右心室形成
    B. 心尖圆钝，由右心室形成
    C. 心下面平坦大部分由左心室形成
    D. 心左缘下份的大部由左心室形成
    E. 心前面圆隆，大部由右心室形成

12. 直视左心腔内可见
    A. 乳头肌　　　　　　　　　B. 二尖瓣
    C. 腱索　　　　　　　　　　D. 房室束及其分支
    E. 主动脉口及主动脉瓣

13. 左冠状动脉前室间支发生阻塞时，心肌梗死部位可发生在
    A. 室间隔的前2/3　　　　　B. 右心房
    C. 左心室前壁　　　　　　　D. 左心室后壁
    E. 左心室侧壁

14. 心的位置为
    A. 胸腔中纵隔内　　　　　　B. 心包腔内
    C. 前方平对胸骨体和2~6肋软骨　　D. 上连接出入心的大血管
    E. 后方平对5~8胸椎

15. 以下动脉，与颅内供血有关的是
    A. 颞浅动脉　　　　　　　　B. 上颌动脉
    C. 颈内动脉　　　　　　　　D. 椎动脉
    E. 腋动脉

16. 下列关于腹腔干的叙述，正确的有
    A. 分支有左右肾动脉
    B. 其脾动脉支沿途分布到胰腺
    C. 其胃左动脉支分支有胃短动脉
    D. 胃左动脉有分支分布到食管腹段
    E. 肝固有动脉是肝总动脉的分支

17. 下列关于静脉的叙述，正确的有
    A. 浅静脉是位于浅筋膜内的静脉　　B. 全身静脉均有静脉瓣
    C. 静脉比动脉管腔大、管壁薄　　　D. 是内含静脉血的血管
    E. 体循环的静脉最终均注入右心房

18. 下列静脉直接汇入下腔静脉的是
    A. 肝静脉　　　　　　　　　B. 左睾丸静脉
    C. 肝门静脉　　　　　　　　D. 肾静脉
    E. 右肾上腺静脉

19. 肝门静脉系与上、下腔静脉系之间的吻合部位在

    A. 膀胱静脉丛   B. 食管静脉丛

    C. 直肠静脉丛   D. 蔓状静脉丛

    E. 脐周静脉网

20. 关于淋巴干，下列说法正确的是

    A. 收集不成对脏器淋巴的腰干   B. 共有 9 条

    C. 收集成对脏器淋巴的肠干   D. 收集头颈部淋巴的左右颈干

    E. 由淋巴管汇合而成

二、简答题

1. 简述体循环和肺循环的途径及特点。

2. 全身的淋巴管共合成几条淋巴干？各收集哪些部位的淋巴？

（张　艺）

第二章 循环系统组织结构

学习目标

1. **掌握** 心壁的结构特点；中动脉壁的结构特点；淋巴结、脾的结构及功能。
2. **熟悉** 大、小动脉壁的结构特点与功能；毛细血管的分类、结构特点与功能；微循环的特点；主要的免疫细胞；淋巴器官的组成；淋巴组织的结构及功能。
3. **了解** 微循环的概念；静脉壁的结构特点；免疫系统的组成和功能；胸腺的结构及功能。
4. 具备运用循环系统组织知识进行心血管疾病预防宣传的能力。
5. 具有尊重和保护患者权利的素质以及预防医疗事故发生的意识。

第一节 心血管系统

👉案例导入

患者，男，54岁。心前区突然剧烈闷痛，伴大汗，急症入院，检查心率110次/分，出现室性期前收缩，血压80/50 mmHg，心电图提示ST段抬高。

临床诊断：冠心病、急性前壁心肌梗死。

请思考：

1. 心脏的血液来源于哪些动脉，分别供应心脏的哪些部位？
2. 本例心肌梗死患者是阻塞了哪一条动脉所致？

心脏的节律性收缩和舒张对血液的驱动作用称为心脏的泵功能（pump function）或泵血功能，是心脏的主要功能。心脏收缩时将血液射入动脉，并通过动脉系统将血液分配到全身各组织；心脏舒张时则通过静脉系统使血液回流到心脏，为下一次射血做准备。正常成年人安静时，心脏每分钟可泵出血液 5~6 L。

一、心脏

心脏（heart）的壁很厚，主要由心肌构成。由于心脏的节律性收缩和舒张，使血液在血管内循环不息，保证各器官和组织得到充分的血液供应。心脏还具有内分泌功能。

（一）心壁的结构特点

心脏是中空的肌性器官，心壁从内向外依次由心内膜、心肌膜和心外膜三层构成。

1. 心内膜（endocardium） 由内皮、内皮下层和心内膜下层组成。心内膜的表面为内皮，为单层扁平上皮，与出入心脏的大血管内皮相连续；内皮下为内皮下层，由薄层结缔组织和少量平滑肌构成；内皮下层和心肌膜之间为心内膜下层，由疏松结缔组织构成，其中含有血管、神经及心传导系统的分支——浦肯野纤维。

2. 心肌膜（myocardium） 主要由心肌（图 2-1）构成。心房肌较薄，心室肌较厚，左心室壁最厚。心肌纤维呈螺旋状排列，大致可分为内纵行、中环行和外斜行 3 层。心肌纤维多集合成束，其间夹有数量不等的疏松结缔组织和极为丰富的毛细血管。

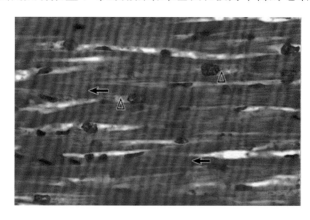

图 2-1　心肌

在心房肌和心室肌之间，由致密结缔组织构成心脏的支架，也是心肌和心瓣膜的附着处，称心骨骼（cardiac skeleton）。因此，心房肌和心室肌的肌纤维互不连续，分别附着在房室交界处的纤维环上。有些心房肌纤维含膜包分泌颗粒，称心房特殊颗粒，内含心房利钠尿多肽或称心钠素，这种激素具有很强的排钠、利尿、扩张血管和降低血压的作用。

3. 心外膜（epicardium） 即心包脏层，为浆膜。由表层的间皮和间皮深面的薄层结缔组织组成，内有血管、神经和少量脂肪组织。

考点提示

心壁由内向外的构成。

4. 心瓣膜（cardiac valve） 是心内膜向心腔内突出而形成的薄片状结构，由内皮和内皮下层构成，附于纤维环上，包括二尖瓣、三尖瓣、主动脉瓣和肺动脉瓣。心瓣膜的功能是阻止血液逆流。

（二）心脏的传导系统

心脏传导系统由特殊分化的心肌纤维构成，包括窦房结、房室结、房室束、左右束支和浦肯野纤维，其功能是产生冲动并传导到心脏的各部，使心房肌和心室肌按一定的节律收缩。窦房结位于右心房心外膜深面，其余的部分均分布在心内膜下层。组成心脏传导系统的心肌纤维有以下三种细胞。

1. 起搏细胞（pacemaker cell） 又称 P 细胞，位于窦房结和房室结的中央。细胞较小，呈多边形或梭形，包埋在一团较致密的结缔组织中；细胞间无闰盘，细胞器较少，糖原较多，染色浅。P 细胞是心肌兴奋的起搏点。

2. 移行细胞（transitional cell） 主要存在于窦房结和房室结的周边及房室束。细胞细长，比心肌纤维细而短，胞质内含的肌原纤维较 P 细胞略多。移行细胞的结构介于起搏细胞和心肌纤维之间，起传导冲动的作用。

3. 浦肯野纤维（Purkinje fiber） 又称束细胞，位于心室的心内膜下层，组成房室束及其分支。细胞比心肌纤维短而宽，中央有 1~2 个核，胞质中有丰富的线粒体和糖原，肌原纤维较少，位于细胞周边，细胞间有较发达的闰盘。束细胞与心室肌纤维相连，将冲动传到心室各处（图 2-2）。

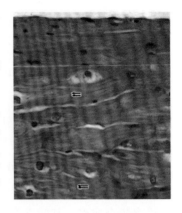

图 2-2 浦肯野纤维

二、动脉

根据管径的粗细，动脉分为大动脉、中动脉、小动脉和微动脉四种。动脉的管壁具有共同的基本结构，由内向外可分为内膜、中膜和外膜三层。四种动脉管壁的结构相互移行，其间无明显的界限，以中膜的变化最为显著。

（一）中动脉

除大动脉外，凡在解剖学上有名称的动脉都属于中动脉（medium sized artery）。中动脉管径 1~10 mm，管壁含有大量平滑肌，又称肌性动脉（muscular artery）。动脉管壁的结构特征以中动脉最为典型。

1. 内膜（tunica intima） 位于管壁的最内层，内膜表面衬有内皮，内皮外为薄层结缔组织构成的内皮下层，含少量纵行平滑肌。内皮下层外围是由一层弹性蛋白组成的内弹性膜（internal elastic membrane），中动脉的内弹性膜明显。内膜和中膜分界清楚。在血管横断面上，由于血管收缩，内弹性膜呈波纹状（图 2-3）。

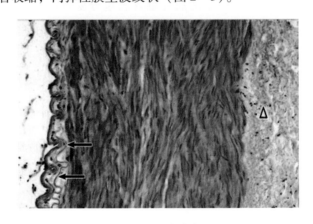

图 2-3 中动脉

→示内弹性膜，△示外弹性膜

2. 中膜（tunica media） 较厚，主要由 10~40 层环行平滑肌纤维组成，平滑肌纤维之间有一些弹性纤维和胶原纤维。

3. 外膜（tunica adventitia） 厚度与中膜相近，由结缔组织构成。多数中动脉的外膜和中膜交界处有外弹性膜（external elastic membrane）。

血管生物学

血管不仅是血液流通的管道，还具有内分泌、合成和分泌生物活性物质、参与代谢和免疫等功能。这些功能由内皮细胞和平滑肌完成。

（二）大动脉

大动脉（large artery）包括主动脉、肺动脉、锁骨下动脉和颈总动脉等。大动脉管径大于 10 mm，主要结构特点是管壁有多层弹性膜和大量弹性纤维，平滑肌较少，故又称弹性动脉（elastic artery）（图 2-4）。

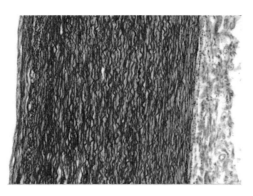

图 2-4　大动脉

1. 内膜　由内皮和内皮下层构成，内皮下层较厚，含胶原纤维和少量平滑肌。内皮下层的最外侧有多层内弹性膜，由于内弹性膜和中膜的弹性膜相连，故内膜和中膜无明显分界。

2. 中膜　很厚，由发达的弹性膜和平滑肌纤维组成。成人有 40~70 层弹性膜，各层弹性膜由弹性纤维相连。弹性膜之间有散在的环行平滑肌、少量胶原纤维和弹性纤维。

3. 外膜　较薄，由结缔组织构成，没有明显的外弹性膜，内含营养血管、神经和淋巴管。

（三）小动脉和微动脉

1. 小动脉（small artery）　管径 0.3~1.0 mm，属肌性动脉。较大的小动脉，内膜有明显的内弹性膜，中膜有几层平滑肌纤维，外膜厚度与中膜相近，结构与中动脉相似。一般没有外弹性膜（图 2-5）。

2. 微动脉（arteriole）　管径小于 0.3 mm，内皮下层非常薄，无内弹性膜，中膜由 1~2 层环行平滑肌组成，外膜较薄（图 2-6）。

小动脉和微动脉的舒缩，能显著地调节器官和组织的血流量和维持正常血压。正常血压的维持在相当大程度上取决于外周阻力，而外周阻力的变化主要在于小动脉和微动脉平滑肌的收缩程度。大动脉、中动脉、小动脉和微动脉的结构比较见表 2-1。

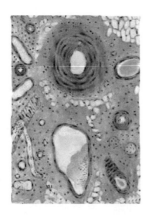
图 2 - 5   小动脉和小静脉

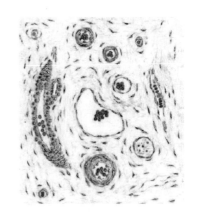
图 2 - 6   微动脉和微静脉

表 2 - 1   不同管径动脉的结构比较

名称	大动脉	中动脉	小动脉	微动脉
管径	>10 mm	1～10 mm	0.3～1.0 mm	<0.3 mm
内膜	有内皮，内皮下层较厚，内弹性膜发达，与中膜无明显分界	有内皮，内皮下层薄，内弹性膜明显，常呈波纹状	有内皮，内皮下层极薄，内弹性膜明显	有内皮，无内皮下层，内弹性膜不明显
中膜	主要为40～70层有孔弹性膜	主要为10～40层环行平滑肌	3～9层平滑肌	1～2层环行平滑肌
外膜	较薄，由结缔组织构成，有营养血管、神经等	稍薄，由结缔组织构成，外弹性膜明显，有营养血管、神经等	薄，少量结缔组织，营养血管为毛细血管	很薄，少血管

三、毛细血管

毛细血管（capillary）是管径最细、管壁最薄、数量最多、分布最广的血管。连接于动脉和静脉之间，有许多分支并互相吻合成网，是进行物质交换的部位。各器官和组织内毛细血管网的疏密程度差别很大，代谢旺盛的组织和器官如骨骼肌、心肌、肺、肾脏等，毛细血管网很密；代谢活动较低的组织如骨、肌腱和韧带等，毛细血管网则较稀疏。

（一）毛细血管的结构

毛细血管管径为6～8 μm，但血窦较大，直径可达40 μm。毛细血管管壁主要由内皮细胞和基膜构成。内皮细胞呈扁平梭形，沿血管长轴排列，相邻细胞间互相嵌合，附着于基膜上，毛细血管周围有少量结缔组织。内皮细胞和基膜之间，散在有一种扁平而有突起的周细胞（pericyte），突起紧贴在内皮细胞基底面。周细胞的功能尚不确定，有人认为可能是未分化的细胞，在血管生长或再生时能分化为内皮细胞、平滑肌细胞或成纤维细胞，也可能有机械支持作用。

（二）毛细血管的分类

光镜下，各种组织和器官中的毛细血管结构相似；在电镜下，根据内皮细胞的结构特点，毛细血管可分为三类（图2-7）。

1. 连续毛细血管（continuous capillary）   特点是内皮细胞间有紧密连接，基底面有完整的基膜，胞质内有许多吞饮小泡。连续毛细血管主要分布在肌组织和结缔组织和中枢

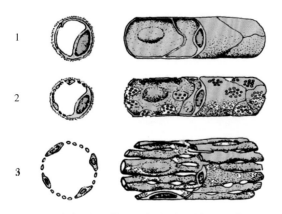

1.连续毛细血管　2.有孔毛细血管　3.血窦

图 2 - 7　毛细血管模式图

神经系统等处。

2. 有孔毛细血管（fenestrated capillary） 特点是内皮细胞不含核的部分很薄，有许多贯穿胞质的内皮窗孔，孔的直径一般为 60 ~ 80 nm，有些毛细血管的孔被一层隔膜封闭，中、小分子物质通过内皮窗孔

考点提示

在电镜下，毛细血管的分类。

进行交换。内皮细胞基底面有连续的基膜，相邻细胞间常有细胞连接。有孔毛细血管主要存在于胃肠黏膜、某些内分泌腺和肾血管球等处。

3. 窦状毛细血管（sinusoidal capillary） 或称血窦（sinusoid），管腔较大、形状不规则。内皮细胞间隙较宽，大分子物质可经此出入；有或无窗孔，基膜不连续，甚至缺失。血窦主要分布于肝脏、脾、骨髓及某些内分泌腺内。

（三）毛细血管的功能

毛细血管是血液和组织之间进行物质交换的部位。人体毛细血管的总面积很大，体重 60 kg 的人，毛细血管的总面积可达 6000 m²。毛细血管管壁很薄，并与周围的细胞相距很近，血流缓慢，有利于血液和周围细胞进行物质交换。

四、静脉

静脉（vein）由小到大逐级汇合，管径逐渐增粗，管壁也逐渐增厚。静脉根据管径的大小可分为大静脉、中静脉、小静脉和微静脉四种。静脉管壁大致也可分为内膜、中膜和外膜。静脉与伴行的动脉相比，其结构特点是：①管腔较大，管壁薄；②管壁三层膜之间无明显分界；③管壁结缔组织成分较多，而平滑肌和弹性纤维较少，在切片中管壁常呈塌陷状，管腔变扁或呈不规则形；④管径在 2 mm 以上的静脉常有静脉瓣，瓣膜由内膜向管腔突出而形成，有防止血液逆流的作用。

（一）大静脉

大静脉（large vein） 管径在 10 mm 以上，管壁内膜较薄；中膜由几层排列稀疏的平滑肌组成，很不发达；外膜较厚，由结缔组织构成，内有较多纵行排列的平滑肌束（图 2 - 8）。

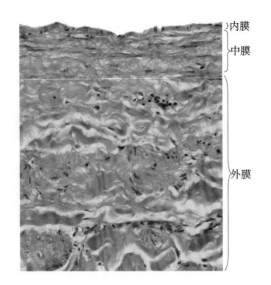

内膜

中膜

外膜

图 2 - 8　大静脉

（二）中静脉

除大静脉外，凡在解剖学上命名的静脉均属中静脉（medium - sized vein）。中静脉管径在 2~9 mm，内膜薄，无内弹性膜或不明显。中膜由稀疏的环行平滑肌束和少量的结缔组织构成。外膜由结缔组织构成，无外弹性膜，一般比中膜厚（图 2 - 9）。

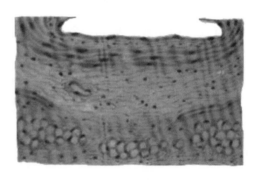

图 2 - 9　中静脉

（三）小静脉和微静脉

1. 小静脉（small vein）　管径 200 μm 以上，较大小静脉的中膜有一至数层平滑肌，外膜也渐增厚（图 2 - 5）。

2. 微静脉（venule）　管径为 50 ~ 200 μm，管腔不规则，平滑肌分散而不连续，外膜薄（图 2 - 6）。

知识链接

休克

休克系各种强烈致病因素作用于机体，使循环功能急剧减退，组织器官微循环灌流严重不足，以至重要生命器官功能、代谢严重障碍的全身危重病理过程。

五、微循环

微循环（microcirculation）是指微动脉与微静脉之间微细血管中的血液循环，是血液循环的基本功能单位。不同组织中微循环血管的组成各有特点，但一般由微动脉、毛细血管前微动脉和中间微动脉、真毛细血管、直捷通路、动静脉吻合、微静脉组成（图2-10）。

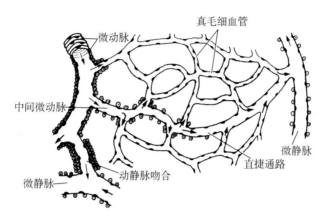

图 2 - 10　微循环模式图

1. 微动脉　管壁平滑肌的微缩在微循环中起"总闸门"的作用。

2. 毛细血管前微动脉和中间微动脉　毛细血管前微动脉是微动脉的分支，中间微动脉为毛细血管前微动脉的分支。

3. 真毛细血管　为中间微动脉的分支相互吻合形成的毛细血管网。其行程迂回曲折，血流缓慢，是进行物质交换的主要部位。在真毛细血管的起始处，有少许环形平滑肌组成的毛细血管前括约肌，是调节微循环的分闸门。

4. 直捷通路　是中间微动脉的延伸部分，结构与毛细血管相似，但管径略粗。在组织处于功能活跃时，毛细血管前括约肌开放，大部分血液流经真毛细血管，血液与组织之间进行充分的物质交换。在组织处于静息状态时，微循环的血流大部分由微动脉经中间微动脉和直捷通路快速流入微静脉，只有小部分血液流经真毛细血管。

5. 动静脉吻合　由微动脉发出的侧支直接与微静脉相通的血管称动静脉吻合。动静脉吻合管壁较厚，有发达的纵行平滑肌和丰富的血管运动神经末梢。动静脉吻合收缩时，血液由微动脉流入毛细血管；动静脉吻合松弛时，微动脉血液经此直接流入微静脉。动静脉吻合在体温调节中发挥重要作用。

第二节　淋巴系统

人体除中枢神经系统、软骨、骨髓、胸腺和牙等处无淋巴管分布外，其余的组织和器官均有淋巴管。

毛细淋巴管以盲端起于组织内，互相吻合成网，组织液进入毛细淋巴管则称淋巴液。毛细淋巴管的管腔大而不规则，管壁薄，仅由内皮和极薄的结缔组织构成，基膜不连续，内皮细胞间隙较大，故通透性大，易于大分子物质进出。淋巴管和淋巴导管的结构与静脉相似。

一、免疫系统的组成和功能

免疫系统（immune system）主要由淋巴器官、淋巴组织和免疫细胞等组成，是机体保护自身的防御性结构。免疫系统识别自我和非自我抗原物质，发生免疫应答反应。

免疫系统的功能主要有：①识别和清除侵入机体的微生物、异体细胞和大分子物质（抗原）；②监护机体内部的稳定性，识别并清除表面抗原发生变化的细胞（如肿瘤细胞和病毒感染的细胞等）。

二、主要的免疫细胞

（一）淋巴细胞

淋巴细胞（lymphocyte）是构成免疫系统的主要细胞，主要执行免疫功能。淋巴细胞种类繁多，分工极细。各种淋巴细胞的形态相似，不易区分，用免疫细胞化学等技术才能鉴别。根据细胞的发生来源、表面标志、形态结构和功能表现的不同，一般将淋巴细胞分为T细胞、B细胞和NK细胞三类。

1. 胸腺依赖淋巴细胞（thymus dependent lymphocyte）　简称T细胞，产生于胸腺，是淋巴细胞中数量最多、功能最复杂的一类。T细胞体积较小，胞质很少，细胞表面有特异性抗原受体。T细胞一般可分为三个亚群：①辅助性T细胞，能识别抗原，分泌多种淋巴因子。②抑制性T细胞，分泌的抑制因子可抑制或减弱免疫应答。③细胞毒性T细胞，能特异性地杀伤靶细胞，参与细胞免疫。

2. 骨髓依赖淋巴细胞（bone marrow dependent lymphocyte）　简称B细胞，产生于骨髓。B细胞受抗原刺激后增殖分化形成大量浆细胞，分泌抗体，从而清除相应的抗原，参与体液免疫。

3. 自然杀伤细胞（natural killer cell）　简称NK细胞，产生于骨髓。它不依赖于抗体的存在，也不需抗原的刺激，能直接杀伤某些肿瘤细胞和病毒感染的细胞。

（二）巨噬细胞和单核-吞噬细胞系统

巨噬细胞是由血液单核细胞穿出血管后分化形成的。单核-吞噬细胞系统（mononuclear phagocytic system，MPS）是指机体内除粒细胞以外，分散于全身各处的具有吞噬功能的吞噬细胞系统，包括结缔组织的巨噬细胞、肺的尘细胞、神经组织的小胶质细胞等。MPS具有捕捉、加工、呈递抗原和分泌多种生物活性物质等功能，参与机体免疫反应。

（三）抗原呈递细胞

抗原呈递细胞（antigen presenting cell）是免疫应答起始阶段的重要辅佐细胞，能捕捉、加工、处理抗原。抗原呈递细胞有多种类型，主要有巨噬细胞和树突状细胞等。

三、淋巴组织

淋巴组织（lymphoid tissue）由大量淋巴细胞和网状组织共同组成。主要分布在消化管和呼吸道的黏膜内，有抵御外来病菌和异物侵入机体的作用。淋巴组织一般分为弥散淋巴组织和淋巴小结。

弥散淋巴组织（diffuse lymphoid tissue）主要由 T 细胞组成，与周围组织没有明显的分界。抗原刺激可使弥散淋巴组织扩大，并出现淋巴小结。

淋巴小结（lymphoid nodule）又称淋巴滤泡（lymphoid follicle），主要由 B 细胞密集而成，边界清楚，呈圆形或椭圆形。淋巴小结受抗原刺激后增大，并产生生发中心。生发中心位于淋巴小结中央，染色浅，细胞分裂相多。在抗原刺激下，淋巴小结增大、增多，是体液免疫应答的重要标志。

四、淋巴器官

淋巴器官是以淋巴组织为主要成分构成的器官。淋巴器官依据发生的时间和功能不同可分为中枢淋巴器官和周围淋巴器官两类。淋巴器官具有产生淋巴细胞、滤过淋巴、参与免疫反应等功能。

中枢淋巴器官包括胸腺和骨髓，是造血干细胞增殖、分化成为 T 细胞和 B 细胞的场所。周围淋巴器官包括淋巴结、脾和扁桃体等，接受中枢淋巴器官输入的淋巴细胞，是进行免疫应答的主要场所。

（一）胸腺

胸腺（thymus）位于胸骨柄后方的上纵隔前部，分为不对称的左、右两叶，呈锥体形，色灰红，质地柔软。胸腺是中枢淋巴器官，结构随年龄而明显改变。新生儿及幼儿的胸腺相对较大，自青春期后逐渐萎缩退化，被脂肪组织代替。

1. 胸腺的组织结构 胸腺表面覆盖有结缔组织构成的被膜。被膜随结缔组织伸入胸腺实质，构成小叶间隔或胸腺隔，将胸腺实质分隔成许多胸腺小叶（thymus lobule）（图 2 - 10）。每一胸腺小叶又分为周边的皮质和中央的髓质，各小叶的髓质相互连接。皮质内胸腺细胞密集，着色深；髓质内胸腺细胞较疏，着色较浅。

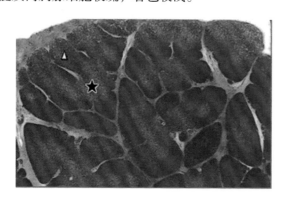

图 2 - 10　人胸腺光镜像（低倍）
★示胸腺小叶

（1）皮质　位于小叶周边，由胸腺上皮细胞、密集的胸腺细胞和巨噬细胞等构成，着色深。胸腺上皮细胞主要分泌胸腺素（thymosin）和胸腺生成素（thymopoietin），并参与构成胸腺内外环境的屏障，可诱导胸腺细胞的发育和分化。胸腺内的淋巴细胞又称胸腺细胞（thymocyte），是 T 细胞的前身，主要分布在胸腺皮质内，占胸腺淋巴细胞总数的 85% ~ 90%，由胸腺内的淋巴干细胞增殖分化而成。皮质浅层的淋巴细胞较大而幼稚，近髓质处的淋巴细胞较小而成熟。

（2）髓质　由大量胸腺上皮细胞和少量的胸腺细胞、巨噬细胞等构成，染色较浅。髓质内常见胸腺小体（thymic corpuscle）（图2-11），呈圆形或卵圆形，大小不等，由数层至十几层胸腺上皮细胞呈同心圆状包绕排列而成，是胸腺的重要特征性结构。关于胸腺小体的功能尚不清楚。

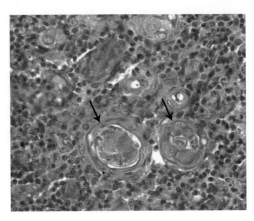

图2-11　胸腺小叶髓质（高倍）

→示胸腺小体

（3）血-胸腺屏障　胸腺皮质的毛细血管及其周围的结构具有屏障作用，称为血-胸腺屏障（blood-thymus barrier）（图2-12）。血-胸腺屏障能阻止血液中大分子抗原物质进入胸腺皮质内，从而使胸腺皮质的T细胞发育免受外源性抗原的刺激。血-胸腺屏障主要由下列五层构成：①连续毛细血管内皮和内皮间的紧密连接；②完整的内皮基膜；③血管周隙，其中含有巨噬细胞；④上皮基膜；⑤单层连续的上皮细胞。

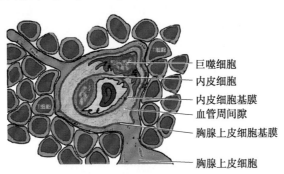

图2-12　血-胸腺屏障模式图

2. 胸腺的功能

（1）分泌激素　胸腺能分泌胸腺素和胸腺生成素，以构成T细胞增殖、分化的微环境。

（2）培育T细胞　胸腺是T细胞发育、成熟的重要器官。

（二）淋巴结

淋巴结（lymph node）是主要的周围淋巴器官，位于淋巴回流的通路上，与淋巴管相连，成群分布。淋巴结呈卵圆形或豆形，在淋巴结凸侧有数条输入淋巴管穿入；一侧凹陷为淋巴结门，有1~2条输出淋巴管穿出，神经和血管也由此进出。

1. 淋巴结的结构　淋巴结表面覆盖结缔组织构成的被膜。被膜和淋巴结门处的结缔组织随神经、血管伸入淋巴结内，形成小梁（trabecula），构成淋巴结的支架。在小梁之间为不同类型的淋巴组织和淋巴窦。淋巴结的实质可分为皮质和髓质两部分（图2-13）。

（1）皮质 位于被膜下方，由浅层皮质、副皮质区和皮质淋巴窦组成（图2-14）。

1）浅层皮质（superfacial cortex） 又称周围皮质，是邻近被膜处的淋巴组织，主要结构为淋巴小结。淋巴小结主要由B细胞密集而成，边界清楚，呈圆形或椭圆形，是B细胞增殖的场所。淋巴小结受抗原刺激后，在其中央部分出现浅色区，称生发中心（germinal center），可分为暗区和明区（图2-13，图2-14）。暗区位于生发中心的基部，主要由大淋巴细胞组成，细胞呈强嗜碱性，染色深。明区位于生发中心的外侧，主要为中淋巴细胞，染色较浅。生发中心周围有一层密集的小淋巴细胞，靠近被膜处常聚集成帽状结构，称小结帽。

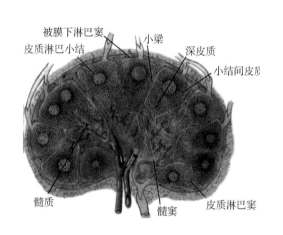

图2-13 淋巴结结构模式图

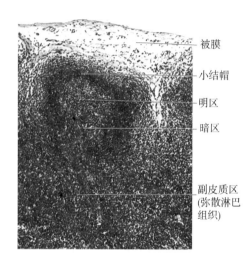

图2-14 淋巴组织光镜像（低倍）

2）副皮质区（paracortex zone） 又称深层皮质单位或胸腺依赖区，位于皮质深层，为弥散淋巴组织，主要由T细胞构成。在副皮质区可见毛细血管后微静脉，是血液中淋巴细胞进入胸腺依赖区的重要通道。

3）皮质淋巴窦（cortical sinus） 位于被膜的深面和小梁周围，包括被膜下淋巴窦和小梁周窦，主要为被膜下淋巴窦。被膜下淋巴窦与输入淋巴管相通。窦壁由内皮细胞组成，淋巴窦内附有许多巨噬细胞，淋巴液在淋巴窦内流动缓慢，有利于巨噬细胞清除异物。

（2）髓质 位于淋巴结中央，由髓索（medullary cord）和髓窦（medullary sinus）组成。髓索即淋巴索，由密集的淋巴组织构成，互相连接成网，其内主要含B细胞。髓窦与皮质淋巴窦结构相同，位于髓索与髓索之间及髓索与小梁之间。流入髓窦的淋巴液经滤过，最后汇入输出淋巴管。

2. 淋巴结的主要功能

（1）滤过淋巴液 当细菌、病毒等抗原物质流入淋巴窦后，由于流速缓慢，在淋巴窦内的巨噬细胞可以及时吞噬、清除它们，从而起滤过淋巴液的作用。

（2）进行免疫应答 淋巴结是重要的免疫器官。细菌、病毒等抗原物质进入淋巴结后，巨噬细胞可以识别、捕捉、吞噬、处理和呈递抗原给 T 细胞和 B 细胞，T 细胞和 B 细胞在抗原的刺激下淋巴母细胞化，分别参与机体的细胞免疫和体液免疫。

📖 知识链接

中枢淋巴器官和周围淋巴器官的区别

（1）中枢淋巴器官起源于内胚层上皮性网状细胞，包括胸腺和骨髓。周围淋巴器官起源于中胚层网状细胞和网状纤维，包括淋巴结、脾和扁桃体。

（2）中枢淋巴器官发生较早，退化也较早；周围淋巴器官发生晚，退化也晚。

（3）中枢淋巴器官内淋巴细胞的培育不受抗原刺激的影响；周围淋巴器官内淋巴细胞的增殖和分化与抗原刺激有关。

（4）中枢淋巴器官是培育 T 细胞和 B 细胞的场所；周围淋巴器官是免疫应答发生的场所。

（三）脾

脾（spleen）（图 2 - 15）是人体最大的周围淋巴器官，位于血液循环的通路上。

1. 脾的结构　脾的表面覆盖一层较厚的结缔组织构成的被膜，被膜结缔组织伸入实质形成网状支架，称为小梁。脾实质分为白髓、边缘区和红髓三部分。脾内只有血窦，没有淋巴窦。

（1）白髓（white pulp）　由密集淋巴组织组成，包括动脉周围淋巴鞘（periarterial lymphatic sheath）和淋巴小结两部分。动脉周围淋巴鞘为弥散的淋巴组织，分布于中央动脉周围，主要含大量 T 细胞，此区相当于淋巴结内的副皮质区，属脾的胸腺依赖区。脾的淋巴小结又称脾小体（splenic corpuscle），位于动脉周围淋巴鞘和边缘

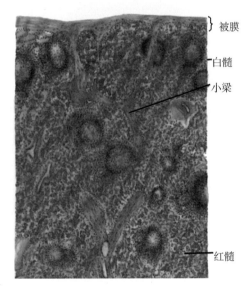

图 2 - 15　脾（低倍）

区之间，结构与淋巴结的淋巴小结相同，主要由大量 B 细胞构成。

（2）边缘区（marginal zone）　位于白髓和红髓交界处，含有 T 细胞和 B 细胞，并有较多的巨噬细胞。边缘区内有一些微小动脉直接开口于边缘窦，是血液及淋巴细胞进入淋巴组织的重要通道，也是脾内捕获抗原、识别抗原和引起免疫应答的重要部位。

（3）红髓（red pulp）　占脾实质的 2/3，位于白髓和边缘区的周围、被膜下方和小梁的周围。红髓由脾索和脾窦组成，因含有大量红细胞，在脾新鲜切面呈红色。脾索（splenic cord）是含血细胞的条索状组织，互相连接成网，内含 T 细胞、B 细胞等，是滤血的主要部位。脾窦（splenic sinus）为血窦，位于脾索之间，窦腔大而不规则。窦壁内皮细胞呈杆状，细胞之间有裂隙，基膜不完整，有利于血细胞自由地进出。

2. 脾的功能

（1）滤血　脾内滤血的主要部位在脾索和边缘区，当血液流经脾时，脾内的巨噬细胞

可吞噬、清除血液中的异物、细菌、病毒和衰老死亡的血细胞。

（2）造血　胚胎早期，脾能产生各种血细胞，具有造血功能。成年后，脾内仍含有少量造血干细胞，当严重失血或某些病理状态时，脾即可恢复造血功能。

（3）储血　脾可储存约 40 ml 浓缩血液，主要储于血窦内。当机体需血时，脾可借平滑肌的收缩，将其储存的血液输入血循环。

（4）参与免疫应答　脾内的 T 细胞和 B 细胞可分别参与细胞免疫和体液免疫。脾是体内产生抗体最多的器官。

（四）扁桃体

扁桃体属于周围淋巴器官，位于消化道和呼吸道入口的交汇处，包括腭扁桃体、咽扁桃体和舌扁桃体，其中以腭扁桃体最重要。

腭扁桃体（图 2-16）位于腭扁桃体窝内，呈椭圆形，内侧面朝向咽腔，表面覆盖黏膜，外侧面与咽壁连接。黏膜表面为复层扁平上皮，上皮向深面凹陷，形成 10~20 个隐窝，隐窝周围的固有层内有大量弥散的淋巴组织及淋巴小结，淋巴小结的生发中心较明显，弥散淋巴组织内可有毛细血管后微静脉。隐窝深部的上皮内含有 T 细胞、B 细胞、浆细胞和巨噬细胞等。腭扁桃体深部为结缔组织被膜，与其他组织无明显的分界。

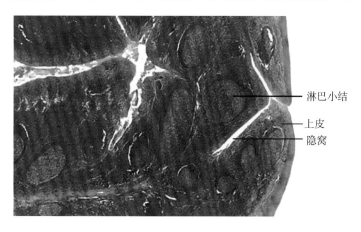

淋巴小结

上皮

隐窝

图 2-16　腭扁桃体（低倍）

腭扁桃体经常与抗原相接触，是诱发免疫应答的重要部位，对机体有防御和保护作用，同时也易受病菌侵袭，常引起炎症。

✚ 健康教育

过敏反应

过敏反应又称变态反应，是由于免疫应答过于强烈所致，是异常的免疫应答，可引起生理功能紊乱或组织损伤。为预防过敏反应的发生，人体应避免接触过敏原，忌食过敏的食物，不使用过敏的药物，应用青霉素制剂前做皮肤过敏试验。

本章小结

　　心壁由内向外依次为心内膜、心肌膜和心外膜三层构成。动脉管壁的一般结构由内向外分为内膜、中膜和外膜三层。在电镜下，毛细血管可分为连续毛细血管、有孔毛细血管和窦状毛细血管三类。静脉管壁也可分为内膜、中膜和外膜。免疫系统主要由淋巴器官、淋巴组织和免疫细胞等组成。淋巴组织由大量淋巴细胞和网状结缔组织共同组成。胸腺实质主要由胸腺上皮细胞和胸腺细胞组成。淋巴结实质分为皮质和髓质两部分，皮质由浅层皮质、副皮质区和皮质淋巴窦构成；髓质由髓索和髓窦构成。淋巴结功能是滤过淋巴液和进行免疫应答。

目标检测

一、选择题

【A1／A2 型题】

1. 心壁的结构特点是
    A. 心外膜表面是单层立方上皮　　　　B. 心房、心室肌相连为一体
    C. 心内膜、心外膜均为浆膜　　　　　D. 三层内均有 Purkinje 纤维
    E. 心肌纤维间的毛细血管丰富

2. 下列对心肌膜的论述错误的是
    A. 主要由心肌纤维组成　　　　　　　B. 心肌纤维间有少量的结缔组织
    C. 心房、心室肌互不连通　　　　　　D. 心房、心室的心肌膜厚度相近
    E. 心肌纤维的血液循环丰富

3. 参与心壁中膜构成的主要结构是
    A. 平滑肌　　　　　　　　　　　　　B. 弹性纤维
    C. 心肌纤维　　　　　　　　　　　　D. Purkinje 纤维
    E. 肌原纤维

4. 动脉中膜内不含
    A. 成纤维细胞　　　　　　　　　　　B. 平滑肌
    C. 营养血管　　　　　　　　　　　　D. 胶原纤维
    E. 弹性纤维

5. 管壁三层结构区分最清楚的血管是
    A. 大动脉　　　　　　　　　　　　　B. 中动脉
    C. 小动脉　　　　　　　　　　　　　D. 毛细血管
    E. 静脉

6. 中动脉的结构特点是
    A. 肌层为 3~4 层平滑肌
    B. 中膜含大量弹性纤维
    C. 内弹性膜与中膜的弹性纤维间无明显分界

扫码"练一练"

D. 外膜较薄，由间皮覆盖

E. 内弹性膜明显，中膜无成纤维细胞

7. 管壁有较厚平滑肌的血管是

　　A. 大动脉　　　　　　　　　B. 中动脉

　　C. 小动脉　　　　　　　　　D. 毛细血管

　　E. 静脉

8. 中动脉的内膜由哪几层组成

　　A. 内皮、内弹性膜、内膜下层　　B. 内皮、内皮下层

　　C. 内皮、内弹性膜　　　　　　　D. 内皮、内皮下层、内弹性膜

　　E. 内皮、基膜

9. 关于大动脉管壁的结构，下列叙述正确的是

　　A. 中膜主要由平滑肌构成　　　B. 中膜主要由弹性膜组成

　　C. 中膜与内膜分界明显　　　　D. 中膜与外膜分界明显

　　E. 外膜较厚

10. 下列血管中，管壁含有较厚弹性膜的是

　　A. 大动脉　　　　　　　　　B. 中动脉

　　C. 小动脉　　　　　　　　　D. 毛细血管

　　E. 静脉

11. 与动脉相比，以下关于静脉特点说法错误的是

　　A. 三层膜分界明显　　　　　B. 血容量比动脉大

　　C. 管壁较薄、弹性小　　　　D. 血液回流主要靠管道内的压力差

　　E. 管壁结构差异大

12. 下列血管中，管壁结构最薄的是

　　A. 大动脉　　　　　　　　　B. 中动脉

　　C. 小动脉　　　　　　　　　D. 毛细血管

　　E. 静脉

13. 心瓣膜的基部有

　　A. 心肌纤维　　　　　　　　B. 平滑肌纤维

　　C. Purkinje 纤维　　　　　　D. 疏松结缔组织

　　E. 脂肪组织

14. 心外膜下含有

　　A. 房室结　　　　　　　　　B. 房室束

　　C. 左右束支　　　　　　　　D. 窦房结

　　E. Purkinje 纤维

15. 毛细血管的一般结构是

　　A. 1~2层扁平的内皮细胞附着基膜上，其外包有囊细胞

　　B. 1~2层扁平的内皮细胞附着基膜上，其外包有周细胞

　　C. 1~2层扁平的内皮细胞附着基膜上，其外可包有周细胞

　　D. 1~2层扁平的内皮细胞附着基膜上，其外包有卫星细胞

　　E. 扁平的内皮细胞和周细胞相间存在于基膜上

16. 关于小动脉的结构，下列说法正确的是
    A. 与小静脉相似，只是管壁较厚，管腔较小
    B. 与小静脉相似，只是管壁较薄，管腔较大
    C. 与中动脉相似，但各层均变薄
    D. 与中静脉相似，三层结构区别不明显
    E. 与大动脉相似，三层结构分层不明显

17. 毛细血管可分为
    A. 连续毛细血管、血窦
    B. 连续毛细血管、有孔毛细血管、血窦
    C. 有孔毛细血管、血窦
    D. 连续毛细血管、有孔毛细血管
    E. 以上都不对

18. 毛细血管的结构是
    A. 内皮、内皮外网状纤维缠绕
    B. 内皮、周细胞
    C. 内皮、基膜、周细胞
    D. 内皮、基膜
    E. 内皮、结缔组织

19. 下列关于连续毛细血管内皮结构的叙述，不正确的是
    A. 内皮细胞含核部分较厚、凸向管腔、其他部分薄
    B. 胞质中有许多吞饮小泡
    C. 内皮细胞间有间隙，也有紧密连接
    D. 内皮细胞基部有基膜和周细胞
    E. 内皮细胞杆状、核凸向管腔、外有不连续基膜

20. 关于毛细血管周细胞的描述，下列说法错误的是
    A. 位于内皮细胞外
    B. 有薄层基膜包裹
    C. 细胞扁而有突起
    D. 能分化为平滑肌细胞和结缔组织细胞
    E. 具有吞噬功能

【X型题】

21. 大动脉的结构特点是
    A. 内皮下层较厚
    B. 内膜与中膜界限清楚
    C. 中膜也很厚
    D. 外膜更厚，使其有很大强度
    E. 被称为弹性动脉

22. 关于小动脉的描述，下列说法正确的是
    A. 管径在 0.3 mm 以下
    B. 管壁可分三层
    C. 有几层环行平滑肌
    D. 有内弹性膜
    E. 有外弹性膜

23. 关于微动脉的描述，下列说法正确的是
    A. 小动脉的分支
    B. 可见内弹性膜
    C. 中膜有 1~2 层平滑肌
    D. 可见外弹性膜
    E. 是微循环的起始

24. 下列属于动脉管壁结构和功能的是
    A. 大动脉的弹性使血流保持连续性
    B. 中动脉管壁舒缩可调节各器官血流量

C. 小动脉舒缩影响血流外周阻力和血压变化

D. 中间微动脉介于小动脉和微动脉之间

E. 微动脉起控制微循环总闸门的作用

25. 下列有关血管壁上的营养血管是说法，正确的是

A. 见于血管壁的内膜　　　　B. 不是所有血管壁都有营养血管

C. 它的走向是由血管腔到外膜　D. 起营养血管壁的作用

E. 可见于血管壁的各层

26. 关于大静脉的描述，下列说法正确的是

A. 内膜厚、有平滑肌　　　　B. 中膜厚、平滑肌少

C. 外膜薄、无平滑肌　　　　D. 无内、外弹性膜

E. 有静脉瓣

27. 构成心传导系统的细胞有

A. 传导细胞　　　　　　　　B. 起搏细胞

C. 移行细胞　　　　　　　　D. 束细胞

E. 周细胞

28. 下列属于连续毛细血管特点的是

A. 内皮细胞含核的部分较厚　B. 细胞内含有许多吞饮小泡

C. 细胞间有缝隙　　　　　　D. 内皮细胞间有细胞连接

E. 内皮细胞外有基膜

29. 下列属于有孔毛细血管特点的是

A. 内皮上有孔　　　　　　　B. 内皮细胞间有细胞连接

C. 基膜完整　　　　　　　　D. 内皮细胞胞质有吞饮小泡

E. 分布于肺、肌组织

30. 下列属于血窦结构特点的是

A. 管腔大而不规则　　　　　B. 内皮细胞之间间隙大

C. 内皮细胞有孔　　　　　　D. 基膜不连续或无

E. 有一层环行平滑肌

二、简答题

1. 简述心壁的结构。

2. 简述心脏传导系统的组成、分布和功能。

3. 简述大动脉管壁的结构特点与功能。

4. 简述大动脉、中动脉、小动脉、微动脉的结构特点及其功能。

5. 简述微循环的组成和功能。

6. 简述毛细血管进行物质交换的形态学基础。

7. 简述电镜下毛细血管的分类、结构特点及其分布。

（侯彦华）

第三章 循环系统生理功能

扫码"学一学"

案例导入

患者，男，50岁。主诉：反复头晕、头痛3年，加重2天。

病史： 患者3年前无诱因头昏、头痛，到医院门诊测得血压为160/92 mmHg，经服用某降压药一段时间后上述症状减轻，以后间断服用。2天前因工作紧张，头昏、头痛明显加重。家族中无类似患者。体格检查：体温36℃，脉搏76次/分，呼吸18次/分，血压180/106 mmHg，神清，面红，体形较胖，自主体位，双肺呼吸音清，心律齐，无心脏杂音。辅助检查：心电图、血常规、小便常规、肝功能、血糖均正常。总胆固醇（TC）6.8 mmol/L，甘油三酯（TG）2.5 mmol/L，高密度脂蛋白（HDL）0.6 mmol/L。

诊断： 高血压病、血脂异常。

请思考：

1. 正常血压与高血压的判断标准是什么？

2. 机体在正常情况下是怎样调节血压的？

3. 引起或加重高血压的因素有哪些？应如何预防？

4. 高血压有哪些危害？

循环系统（circulation system）是个相对封闭的管道系统，包括起主要作用的心血管系统（cardiovascular system）和起辅助作用的淋巴系统（lymphatic system）。心血管系统由心脏、血管和存在于心腔与血管内的血液组成，血管部分又由动脉、毛细血管和静脉组成。在整个生命活动过程中，心脏不停地跳动，推动血液在心血管系统内循环流动，称为血液循环（blood circulation）。血液循环的主要功能是完成体内的物质运输：运送细胞新陈代谢

所需的营养物质和 O_2 到全身，以及运送代谢产物和 CO_2 到排泄器官。此外，由内分泌细胞分泌的各种激素及生物活性物质也通过血液循环运送到相应的靶细胞，实现机体的体液调节；机体内环境理化特性相对稳定的维持以及血液防卫免疫功能的实现全依赖于血液的循环流动。循环功能一旦发生障碍，机体的新陈代谢便不能正常进行，一些重要器官将受到严重损害，甚至危及生命。淋巴系统由淋巴管和淋巴器官组成，外周淋巴管收集部分组织液，淋巴液沿淋巴管向心流动汇入静脉。

循环系统的活动受神经和体液因素的调节，且与呼吸、泌尿、消化、神经和内分泌等多个系统相互协调，从而使机体能很好地适应内、外环境的变化。

第一节　心脏的生理功能

心脏的节律性收缩和舒张对血液的驱动作用称为心脏的泵功能（pump function）或泵血功能，是心脏的主要功能。心脏收缩时将血液射入动脉，并通过动脉系统将血液分配到全身各组织；心脏舒张时血液则通过静脉系统回流到心脏，为下一次射血做准备。正常成年人安静时，心脏每分钟可泵出血液 5~6 L。

一、心率和心动周期

心脏的一次收缩和舒张构成一个机械活动周期，称为心动周期（cardiac cycle）（图 3 - 1），即一次心跳。每分钟心跳的次数称为心率（heart rate）。在一个心动周期中，心房和心室的机械活动都可分为收缩期（systole）和舒张期（diastole）。由于心室在心脏泵血活动中起主要作用，故心动周期通常是指心室的活动周期。

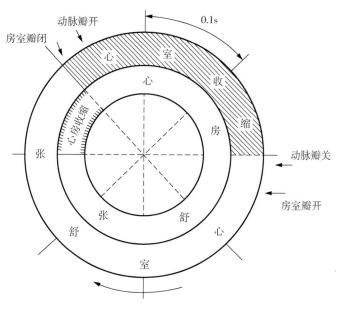

（一个周期为 0.8 s，每 1/8 为 0.1 s）

图 3 - 1　心动周期中心房和心室活动顺序及时间关系

正常成年人安静时心率为 60~100 次/分，平均为 75 次/分。心率可因年龄、性别及其他因素而有较大差异。儿童心率较快，新生儿可达 130 次/分，心率随着年龄增长而逐渐减慢，至青春期接近于成人水平。成人中，女性心率较男性稍快；长期从事体育活动或体力劳动者心率较慢；安静或睡眠时的心率较慢，运动或情绪激动时心率加快。临床上，成年人安静时心率超过 100 次/分，称为心动过速；心率低于 60 次/分，称为心动过缓。

心动周期的长度与心率成反比关系。如果正常成年人的心率为 75 次/分，则每个心动周期持续 0.8 秒。如图 3-1 所示，在心房的活动周期中，先是左、右心房收缩，持续约 0.1 秒，继而心房舒张，持续约 0.7 秒；在心室的活动周期中，也是左、右心室先收缩，持续约 0.3 秒，随后心室舒张，持续约 0.5 秒。当心房收缩时，心室仍处于舒张状态；心房收缩结束后不久，心室开始收缩。心室舒张期的前 0.4 秒期间，心房也处于舒张状态，这一时期称为全心舒张期。在一个心动周期中，心房和心室的活动按一定的次序和时程先后进行，左、右两个心房的活动是同步的，左、右两个心室的活动也是同步的，心房和心室的收缩期都短于各自的舒张期。心率加快时，心动周期缩短，收缩期和舒张期都相应缩短，但舒张期缩短的程度更大，这对心脏的持久活动是不利的。

二、心脏的泵血过程

左、右心室的泵血过程相似，而且几乎同时进行。现以左心室为例，说明一个心动周期中心室射血和充盈的过程（图 3-2），以便了解心脏泵血的机制。

对心室活动周期而言，心房收缩期实际上是前一周期的舒张末期。心房收缩前，心脏处于全心舒张期，此时半月瓣关闭，房室瓣开启，血液从静脉经心房流入心室，使心脏不断充盈。在全心舒张期内，回流入心室的血液量约占心室总充盈量的 70%。全心舒张期之后是心房收缩期，历时 0.1 秒。心房壁较薄，收缩力不强，由心房收缩推动进入心室的血液通常只占心室总充盈量的 25% 左右。心房收缩时，心房内压和心室内压都轻度升高，但由于大静脉进入心房入口处的环形肌也收缩，再加上血液向前的惯性，所以虽然静脉和心房交接处没有瓣膜，心房内的血液很少会反流入大静脉。

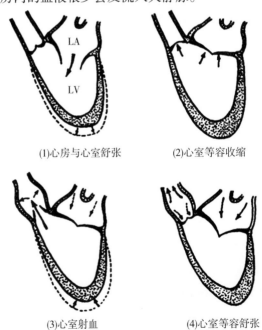

(1)心房与心室舒张   (2)心室等容收缩

(3)心室射血   (4)心室等容舒张

图 3-2 心脏的射血与充盈

（一）心室收缩与射血过程

心室收缩期可分为等容收缩期和射血期，而射血期又可分为快速射血期和减慢射血期。

1. 等容收缩期　心房收缩完毕进入舒张期后，心室开始收缩，室内压迅速增高，当室内压超过房内压时，心室内的血液推动房室瓣使其关闭；此时，室内压仍低于主动脉血压，主动脉瓣仍处于关闭状态；这样，心室腔处于关闭状态，无血液进出心室，心室肌收缩只产生张力而无缩短。由于心室肌的强烈收缩，血液又具有不可压缩性，心室内的压力急剧升高，心室容积不变，故称等容收缩期（period of isovolumic contraction），此期持续约0.05 s。等容收缩期长短与心肌收缩力强弱及主动脉血压高低有关。心肌收缩力增强或主动脉血压降低时，等容收缩期缩短；反之，等容收缩期缩延长。此期特点是：房室瓣和主动脉瓣均处于关闭状态；室内压上升速率最快；血液存留于心室内。

2. 快速射血期　等容收缩期末，心肌的持续收缩使室内压继续升高，当超过主动脉压时，血液冲开主动脉瓣由心室射入动脉。此期室内压随着心室肌的强烈收缩而继续升高至峰值，心室容积随着血液的射出而明显减小，射血速度很快，称为快速射血期（rapid ejection phase），历时约 0.10 s。其特点是：房室瓣关闭，主动脉瓣开放；室内压继续上升达峰值；射血量大（约占总射血量的2/3）。

3. 减慢射血期　快速射血期后，因大量血液进入主动脉，主动脉内压力上升；同时，由于心室内血液减少，心室收缩强度减弱，导致射血速度减慢，称为减慢射血期（reduced ejection phase），历时约 0.15 s。其特点是：房室瓣关闭，主动脉瓣开放；室内压逐渐下降，心室容积缩至最小；射血量小（约占总射血量的1/3）。在减慢射血期内，室内压已略低于主动脉压，但由于心室肌的收缩，心室内血液具有较高的动能，在惯性作用下，继续流入主动脉。

（二）心室舒张与充盈过程

1. 等容舒张期　减慢射血期结束后，心室开始舒张，室内压迅速下降，当室内压低于主动脉血压时，主动脉内血液反流，推动主动脉瓣使其关闭，此时室内压仍然高于房内压，房室瓣仍处于关闭状态，心室再次形成密闭的腔。这时，心室继续舒张，室内压进一步下降。因此期无血液进出心室，心室容积不变，故称为等容舒张期（period of isovolumic relaxation）。该期从主动脉瓣关闭到房室瓣开放为止，历时0.06～0.08 s。其特点是：房室瓣和主动脉瓣均处于关闭状态；室内压下降速率最快。

2. 快速充盈期　随着心室舒张，室内压进一步下降，当室内压低于房内压时，血液顺压力差冲开房室瓣快速流入心室，心室容积迅速增大，称为快速充盈期（rapid filling phase），历时约 0.11 s。此时心房也处于舒张状态，心房内的血液向心室内快速流动，主要是由于心室舒张时，室内压下降形成的"抽吸"作用。大静脉内的血液也经心房流入心室。因此，心室的收缩和舒张，不仅有利于射血，而且有利于静脉血液向心房回流和心室的充盈。其特点是：房室瓣开放，主动脉瓣关闭；室内压下降达最低值；此期是心室充盈的主要阶段，进入心室的血液量约占心室总充盈量的 2/3。

3. 减慢充盈期 快速充盈期之后，随着心室内血量的增多，心室与心房和大静脉间的压力梯度逐渐减小，血液流向心室的速度减慢，称减慢充盈期（reduced filling period），历时约 0.22 s。其特点是：房室瓣开放，主动脉瓣关闭；全心处于舒张状态，大静脉内的血液经心房缓缓流入心室，心室容积逐渐增大；充盈量少。接着进入下一心动周期，心房开始收缩。

4. 心房收缩期 心室舒张末，心房开始收缩，房内压升高，心房内血液被挤入心室，使心室的血液充盈量进一步增加，称为心房收缩期，此期持续约 0.1 s。其特点是：房室瓣开放，主动脉瓣关闭；心室容积最大；占总充盈量的 10%~30%。故临床上心房纤颤患者虽心室充盈量有所减少，但对心脏静息状态下的泵血功能影响不大。心室充盈过程到此完成，并立即开始下一次心室收缩与射血的过程。

综上所述，左心室肌的收缩和舒张引起左心室内压的升降，造成左心房与左心室之间、左心室与主动脉之间形成压力差；而压力差是瓣膜启闭的决定因素和血液在心房、心室及主动脉之间流动的主要动力。瓣膜的启闭又决定了血液只能是单向流动，即从左心房流向左心室，再从左心室流向主动脉。

> **考点提示**
>
> 心率和心动周期的概念；心率的正常值；心脏泵血的过程和机制。

可见，心动周期中心室的收缩与舒张是主要变化，它引起心动周期中心腔内压力、瓣膜、血流和容积的改变（表 3-1），决定了心脏的充盈和射血的交替进行（图 3-3）。

表 3-1 心动周期中心腔内压力、瓣膜、血流、容积的变化

心动周期分期	心房、心室、动脉血压力比较	房室瓣	动脉瓣	血流方向	心室容积
房缩期	房内压 > 室内压 < 动脉血压	开	关	心房→心室	增大
等容收缩期	房内压 < 室内压 < 动脉血压	关	关	血存于心室	不变
射血期	房内压 < 室内压 > 动脉血压	关	开	心室→动脉	减小
等容舒张期	房内压 < 室内压 < 动脉血压	关	关	血存于静脉	不变
充盈期	房内压 > 室内压 < 动脉血压	开	关	心房→心室	增大

右心室的泵血过程与左心室基本相同，但由于肺动脉压约为主动脉压的 1/6，因此，在心动周期中右心室内压的变化幅度要比左心室的小得多。

三、心脏泵血功能的评价

心脏的主要功能是不断地泵出血液以适应机体新陈代谢的需要。因此，在临床医疗实践中，往往需要对心脏的泵血功能进行客观地评价。心脏在单位时间内泵出的血量是衡量心脏功能的基本指标。

（一）每搏输出量与射血分数

1. 每搏输出量 指一侧心室一次收缩时射入动脉的血量，简称搏出量（stroke volume），相当于心室舒张期末容量与收缩期末容量之差。正常成人在安静状态下，左心室舒张末期容积（end diastolic volume，EDV）约为 125 ml，收缩末期容积（end systolic volume，ESV）约为 55 ml，搏出量为 70 ml（60~80 ml）。可见，心室在每次射血时，

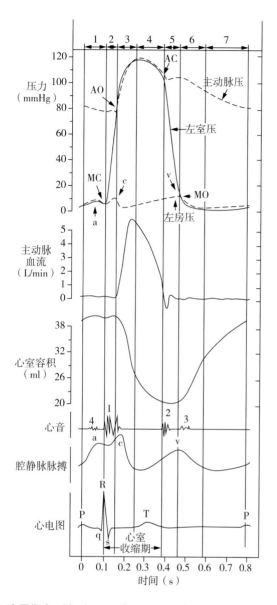

图 3 - 3　心动周期各时相中，心脏（左心）内压力、容积和瓣膜等变化

1. 心房收缩期；2. 等容收缩期；3. 快速射血期；4. 减慢射血期；5. 等容舒张期；6. 快速充盈期；7. 减慢充盈期

AO 和 AC：分别表示主动脉瓣开启和关闭；MC 和 MO：分别表示二尖瓣关闭和开启

a、c、v 为左室压和腔静脉脉搏曲线中呈现的三个正向波

并未将心室内充盈的血液全部射出。

2. 射血分数　搏出量占心室舒张期末容积的百分比称为射血分数（ejection fraction，EF），健康成年人的射血分数为 55% ~ 65%。在正常情况下，搏出量与心室舒张末期容积是相适应的，即当心室舒张末期容积增加时，搏出量也相应增加，故射血分数基本保持不变。在心室功能减退、心室异常扩大的情况下，搏出量可能与正常人相比没有明显区别，但心室舒张末期容积增大，因此射血分数明显下降。可见，与搏出量相比，射血分数能更准确地反映心脏的泵血功能，对早期发现心脏泵血功能异常具有重要意义。

（二）每分输出量与心指数

1. 每分输出量　指一侧心室每分钟射出的血量，简称心输出量（cardiac output）或心排出量，它等于搏出量与心率的乘积，左右两心室的心输出量基本相等。心输出量与机体新陈代谢水平相适应，可因性别、年龄及其他生理情况而不同。正常成人安静状态下，搏出量为 60 ~ 80 ml，按心率 75 次/分计算，心输出量为 4.5 ~ 6.0 L/min，平均 5.0 L/min 左右。女性比同体重男性的心输出量约低 10%。青年人心输出量高于老年人。成年人在剧烈运动时心输出量可达 25 ~ 35 L/min；而在麻醉情况下则可降低到 2.5 L/min 左右。

2. 心指数　对不同身材的个体测量心功能时，若用心输出量作为指标进行比较，是不全面的。因为身材矮小和身材高大的机体具有不同的耗氧量和能量代谢水平，故心输出量也就不同。调查资料表明，人在安静时的心输出量和基础代谢率一样，并不与体重成正比，而是与体表面积成正比。以每平方米体表面积计算的心输出量（L/min）称为心指数（cardiac index）。我国成年人中等身材的体表面积为 1.6 ~ 1.7 m^2，安静和空腹情况下心输出量为 4.5 ~ 6.0 L/min，因此静息心指数为 3.0 ~ 3.5 L/(min·m^2)。心指数可以因代谢、年龄不同而异，一般静息心指数在 10 岁左右时最大，可达 4 L/(min·m^2) 以上，以后随年龄增长逐渐下降，到 80 岁时，静息心指数降到接近于 2 L/(min·m^2)；运动、妊娠、情绪激动、进食等情况下，心指数均有不同程度的增高。

（三）心脏做功量

心脏做功是维持心输出量和血液流动的前提。心脏做功所释放的能量一方面将血液由心脏输送到动脉，并使动脉压升到一定的高度，即转化为压强能，这是心脏做功的主要部分；另一方面使血液以较快的流速向前流动，即转化为血流的动能，这部分能量在整个心脏做功中占的比例很小，可忽略不计。

心室收缩一次所做的功，称为搏出功（stroke work）。肌肉做功可用其收缩时产生的张力与缩短距离的乘积表示。心室射血时，张力与缩短距离的变化转化为压力与容积的变化。因此，心室所做的功应为射血期心室内压与搏出量的乘积。心室舒张期末，心室尚未收缩时，左心室内已存在由血液充盈所形成的充盈压。由于充盈压不是来自心室的收缩，在计算搏出功时应该从左心室内压中减去。

$$心室每搏功 = 搏出量 × （射血期左心室内压 - 左心室充盈压）$$

在实际应用中，可以用平均主动脉压代替射血期左心室内压，用平均左心房压（约 6 mmHg）代替左心室充盈压。因此，每搏功可写为：搏出量 ×（平均主动脉压 - 平均左心房压）。左、右心室搏出量基本相等，但肺动脉平均压仅为主动脉平均压的 1/6，故右心室做功量只有左心室做功的 1/6。

心室每分钟做的功称为每分功，它是搏出功与心率的乘积。

心脏做功与动脉血压有密切地关系。心脏向动脉内射血要克服动脉血压形成的阻力，动脉血压越高，阻力越大，在搏出量不变时，动脉血压升高可使心肌收缩增强和心脏做功增加。所以，用心脏做功作为评价心脏泵血功能的指标比单纯地心输出量更全面、更精确。

四、影响心脏泵血功能的因素

如前所述，心脏的泵血功能可用心输出量表示，搏出量和心率是决定心输出量的两大基本因素，因此，凡能改变搏出量和心率的因素均能影响心输出量。

（一）影响搏出量的因素

搏出量的多少取决于心肌收缩的强度和速度。心肌收缩力越强，速度越快，搏出量就越多。凡是能影响心肌收缩强度和速度的因素都能影响搏出量，而搏出量的调节正是通过改变心肌收缩的强度和速度来实现的。前负荷、后负荷和心肌收缩能力的改变均能影响搏出量。

1. 前负荷　在完整心脏，心室肌的前负荷就是其舒张末期的充盈量（压），舒张末期充盈量的多少决定了心室肌收缩前的初长度，而初长度可影响心肌的收缩功能。在动物实验中，维持动脉压于一个稳定水平，逐渐改变左心室舒张末期的充盈压，同时测算左心室射血的搏出功，以前者为横坐标、后者为纵坐标，绘成的坐标图，称为心室功能曲线（ventricular function curve）或称为 Starling 曲线（图 3-4）。心室功能曲线反映了左心室舒张末期容积或充盈压与心室搏功的关系。在一定范围内，心室每搏功随心室舒张末期压力的增加而增加。当心室舒张末期的充盈压增高到 12~15 mmHg 时，心室的前负荷是最适前负荷，这时心室肌细胞的长度为最适初长度。心肌收缩强度因初长度变化而发生相应变化的现象称为心肌细胞的异长自身调节（heterometric autoregulation），其机制在于粗、细肌丝之间相互重叠程度的变化。早在 1914~1918 年，生理学家 Starling 在哺乳动物身上就观察到肌纤维初长度对心脏功能的影响，因此，异长自身调节也称为 Starling 机制。在充盈压超过最适前负荷后，心室功能曲线逐渐平坦，但不出现明显的下降支。这是因为心肌细胞外的间质内含有大量的胶原纤维，形成胶原纤维网架，使心肌伸展性较小，对抗被拉长的力量较大。另外，心室壁由多层肌纤维组成，肌纤维有多种趋势和排列方向，因此，心室肌不能被任意拉长。所以，当心室肌长度达到最适初长度后，心肌长度便不再随充盈压的增加而增加，心室的收缩强度（搏出功）也就不会随之而明显减小。只有在发生严重病理变化的心室，其功能曲线才会出现降支。

心室充盈量是静脉回心血量和心脏射血后心室内余血量之和，正常情况下，射血后心室内余血量基本不变。搏出量很大程度上决定于静脉回心血量。异长自身调节的生理意义在于对搏出量进行精细调节，使心室射血量和静脉回心血量相平衡。

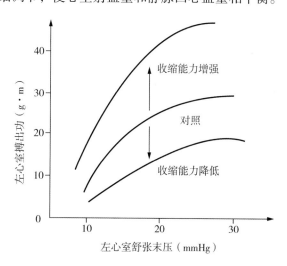

图 3-4　心室功能曲线

2. 后负荷　指肌肉开始收缩时才遇到的负荷或阻力。肌肉收缩时产生的张力用于克服后负荷，当张力大小等于后负荷时，肌肉开始缩短，随后负荷增大，肌肉必须产生更大的张力才能克服这种阻力而开始缩短。对于心室射血来说，心室肌收缩时必须克服来自大动脉血压的阻力，冲开动脉瓣，才能将血液射入动脉。因此，大动脉血压是心室收缩射血时所承受的后负荷。心室收缩时，在左室内压未超过主动脉压前，心室肌不能缩短，表现为等容收缩，心室肌张力增加，室内压急剧上升，当左室内压超过主动脉压时，心室肌才能缩短使心室射血。在心肌的前负荷和心肌收缩能力不变的情况下，大动脉血压升高，即后负荷增大，使动脉瓣开放推迟，导致等容收缩期延长，射血期缩短，再加上射血期心肌纤维缩短速度和程度均减小，则搏出量暂时减少。但是，在整体条件下，当动脉血压突然增高时，因搏出量的减少必然会造成射血末期心室内的余血量增多，如果此时静脉回心血量不变，将使心舒末期的容积增加，心肌初长度增加，通过心肌异长自身调节的作用，心室肌收缩强度增大，搏出量可逐步恢复到原有水平。若动脉血压持续保持较高水平，机体将通过增加心肌收缩力来维持适当的心输出量，这种心输出量的维持以增加心肌收缩力为代价，久之将会出现心室壁增厚等病理变化，最后可因失代偿而出现心功能不全。当动脉血压降低时，若其他条件不变，则心输出量将增加。可见，动脉血压降低，有利于心室射血。因此，对后负荷增大引起的心力衰竭患者，临床上用舒血管药物降低后负荷来提高心输出量，以改善心脏功能。

3. 心肌收缩能力 是指心肌细胞不依赖于前、后负荷而能改变收缩强度和速度的一种内在特性。兴奋-收缩耦联过程中，横桥活化的数量和ATP酶的活性是影响心肌收缩能力的主要因素。在一定初长度的条件下，粗、细肌丝的重叠提供了一定数量可连接的横桥，活化的横桥增多，心肌细胞的收缩能力增强，搏出量即增大；反之，搏出量则减少。这种心肌收缩能力的改变与心肌初长度无关，在心肌初长度不变的条件下，心肌本身收缩活动的强度和速度可引起每搏输出量的改变，这种调节方式称为每搏输出量的等长自身调节。在心肌保持同一初长度的情况下，每搏输出量与心肌收缩能力的大小呈正比。人体的心肌收缩能力受神经和体液等因素影响。如运动时，交感神经活动增强，肾上腺素和去甲肾上腺素分泌增多，使心肌收缩能力增强，每搏输出量增多；副交感神经活动增强时，则引起相反效应。经常进行体育锻炼的人心肌较发达，从而心肌收缩力增强，每搏输出量增加；某些心脏疾病（如心肌炎）患者，由于心肌收缩能力下降，心脏不能有效泵血，容易发生心力衰竭。

（二）心率对心输血量的影响

心输出量是搏出量与心率的乘积。在一定范围内，心率加快，则心输出量增加。心率加快时，心动周期缩短，主要为心舒期的缩短。如果心率过快（超过180次/分），则心舒期明显缩短，心室内血液充盈量不足，搏出量和心输出量反而降低；反之，若心率太慢，低于40次/分，心室舒张期尽管很长，但心室充盈有一定限度，再延长心室舒张时间也不能相应增加充盈量和搏出量。可见，心率最适宜时，心输出量最大；心率过快或过慢，心输出量都会减少。

心率受自主神经的控制，交感神经活动增强时，心率增快；副交感神经活动增强时，心率减慢。影响心率的体液因素主要有循环血液中的肾上腺素、去甲肾上腺

考点提示

每搏输出量、每分输出量、射血分数的概念和意义；影响心输出量的因素。

素和甲状腺素，这些体液因素可使心率增快。此外，心率受体温的影响，体温每升高1℃心率将增加12~18次/分。这些改变心率的因素，都会导致心输出量的改变。

（三）心脏泵血功能的储备

心输出量随机体代谢的需要而增加的能力称为心脏泵血功能储备，简称心力储备（cardiac reserve），包括心率储备和搏出量储备，体育锻炼对心力储备也有明显影响。健康成人静息状态下的心输出量约为5 L/min，而强体力劳动时可达25~30 L/min，为静息时的5~6倍。心脏每分钟能射出的最大血量称为最大心输出量，可反映心脏的心力储备能力。

1. 心率储备 一般情况下，增加心率储备是提高心输出量的主要途径。心率的最大变化约为静息时心率的2倍，在剧烈活动时可增快至180~200次/分。充分增加心率储备可使心输出量增加2~2.5倍。此时，虽然心率增快很多，但不会因心舒期缩短而使心输出量减少。这是由于剧烈运动或重体力劳动时，静脉回流速度加快、心室充盈速度增大、心肌收缩力量增强的缘故。

2. 搏出量储备 搏出量是心室舒张末期容积和收缩末期容积之差。若舒张末期容积更大，而收缩期容积更小，则搏出量会更多，这就是搏出量储备，它分为舒张期储备和收缩期储备。

（1）舒张期储备 一般心室舒张期末时容积为145 ml，由于心肌伸展性很小，心室容积最大只能达到160 ml，因此，舒张期储备只有15 ml左右。

（2）收缩期储备 一般心室射血期末，心室内余血约75 ml。当心室做最大程度收缩时，提高射血分数，可使心室内余血减少到不足20 ml。因此，充分动用收缩期储备，可以使搏出量增加55~65 ml。

3. 体育锻炼对心力储备的影响 心力储备反映心脏泵血功能的潜力，是判断能够胜任劳动强度的一个指标。心力储备小者，能够胜任的运动强度小；心力储备大者，能够胜任的运动强度大。健康人有相当大的心力储备，最大心输出量一般可达静息时的5~6倍。经常体育锻炼的人，可使心肌纤维变粗，收缩能力增强，心脏射血能力增强，最大心输出量可达35 L/min以上，为静息时的8倍，对急性缺氧的耐受性提高，神经调节更加灵敏、有效，搏出量储备和心率储备都能得到提高。缺乏体育锻炼或患有心脏病者，心力储备下降，虽然静息时心输出量能够满足代谢需要，但是当活动增加时，心输出量却不能相应增加，会出现心慌、气喘、头晕、目眩等症状。

五、心音

心动周期中，由心肌的收缩与舒张、瓣膜的启闭、血流撞击心室壁和大动脉管壁等因素引起的机械振动，经周围组织传到胸壁，可用听诊器在胸壁表面听到，此声音称为心音（heart sound）。通常用听诊器很容易听到第一心音和第二心音，在某些健康儿童和青年人可听到第三心音，40岁以上的健康人可能出现第四心音。若将这些机械振动通过换能器转换成电信号并记录下来，便得到心音图。心音图可记录到每一心动周期中4个心音。

1. 第一心音 发生在心室收缩期，标志着心室收缩的开始，在左锁骨中线与第5肋间隙交界稍内侧（心尖部）听得最清楚。特点是音调较低，持续时间较长。它的产生与心室肌收缩、房室瓣关闭、心室射血冲击主动脉根部等原因引起的振动有关。其中房室瓣关闭引起的振动是第一心音产生的主要原因。第一心音的强弱可反映心室肌的收缩强弱和房室瓣的功能状态。

2. 第二心音 发生在心室舒张期，标志着心室舒张的开始，在第2肋间与胸骨左（或右）缘交界处听得最清楚。特点是音调较高，持续时间较短。它的产生与心室开始舒张、室内压迅速下降引起的室壁振动以及主动脉瓣和肺动脉瓣的关闭有关，其中动脉瓣关闭的振动是第二心音产生的主要原因。第二心音的强弱可反映动脉血压的高低和动脉瓣的功能状态。第一心音开始至第二心音开始之间的间隔为心室收缩期，第二心音开始与后一心动周期的第一心音开始之间的间隔为心室舒张期。

3. 第三心音 发生在心室快速充盈期末，此时，因心室已部分充盈，血流速度突然变慢，引起心室壁和瓣膜振动而产生，亦称舒张早期音。特点是音调低、时间短。在青年和儿童可听到，尤其在运动后引起静脉回心血量增加时明显。

4. 第四心音 是心房收缩时血液进入心室引起的振动，故又称心房音。在部分老年人和心室舒张末期压力增高的患者可能听到。

听取心音可了解心率及心律、心肌收缩力、心瓣膜的功能状态是否正常等。心瓣膜关闭不全或狭窄时，均可使血液产生涡流而发生杂音。因此，心音听诊在某些心脏疾病的诊断中有重要意义。

 知识链接

心脏杂音

　　心脏杂音是指在正常心音之外，血液在心脏或血管内产生湍流所致的异常声音。若发生在第一心音与第二心音之间的收缩期，称为收缩期杂音；发生在第二心音与下一个第一心音之间的舒张期，称为舒张期杂音；杂音甚至可以在收缩期与舒张期内连续听到，称为连续性杂音。心脏杂音分为生理性（功能性）和病理性（器质性）。生理性杂音多发生在正常青少年，均为收缩期杂音，多在三级以下，声音呈柔和吹风样，妊娠、贫血、发热等时也可出现功能性杂音；而病理性杂音主要是由心瓣膜本身的器质性病变或心脏及其附近的大血管有先天性畸形引起，心缩期和心舒期均可产生，多为粗糙或隆隆样声音。如二尖瓣狭窄时可在心尖区听到舒张期隆隆样杂音；二尖瓣关闭不全时可在心尖区听到收缩期吹风样杂音。因此，临床上通过听取杂音可帮助诊断某些心血管疾病。

六、心电图

　　每一个心动周期中，由窦房结发出的兴奋，沿心内兴奋的传导途径依次传向心房和心室，引起整个心脏的兴奋。在正常人体内，这种生物电变化通过心脏周围的导电组织和体液传导到全身体表。这样体表各部位在每一个心动周期中也都发生有规律的电变化。用心电图机在体表记录出来的心脏电变化曲线，就是体表心电图，即平常所说的心电图（electrocardiogram，ECG）。心电图可反映心肌细胞的生物电活动，但不是单个心肌细胞的电位图，而是整个心脏兴奋的发生、传导和恢复过程中电变化的综合。

1. 心电图的导联 心电图机中两个电极与体表一定部位的连接方式，称为导联。将两电极置于人体表面不同的两点，用导线与心电图机连接构成电路，即可描记出心电图波形。在临床心电图中，为了便于对不同患者或同一患者不同时期的心电图进行比较，对电极的安放部位和导线的连接方式做了严格的规定。目前，临床上常用的导联包括标准导联（Ⅰ、Ⅱ、Ⅲ），加压单极肢导联（aVR、aVL、aVF）及胸导联（V_1、V_2、V_3、V_4、V_5、V_6）3种。标准导联为双极导联，描记的心电图波形反映双极下的相对电位差；加压单极肢导联和胸导联则属于单极导联，能直接反映电极下的心肌电变化。

2. 正常心电图的波形及意义 心电图记录纸上印有 1 mm 间隔的横竖线，横向小格表示时间，由于心电图记录纸通常以 25 mm/s 速度移动，故横向每一小格表示 0.04 秒；竖向小格表示电压，每一小格表示 0.1 mV。

每个导联的心电图波形各有特点，但基本波形都包括有 P 波、QRS 波群和 T 波，有时在 T 波之后，还会出现一个小的 U 波。

（1）P 波 反映左、右两心房的去极化过程，在心电图上最早出现。P 波的起点标志心房兴奋的开始，终点表示左、右心房已全部兴奋。P 波波形小而圆钝，历时 0.08～0.11 秒，波幅不超过 0.25 mV。当心房肥厚时，P 波时间和波幅超过正常。

（2）QRS 复合波 代表左、右两心室去极化过程的电位变化。典型的 QRS 波群，包括三个紧密相连的电位波动：第一个向下波为 Q 波，以后是高而尖峭的向上的 R 波，最后是一个向下的 S 波。但在不同导联中，这三个波不一定都出现。正常 QRS 波群历时 0.06～0.10 秒，代表心室肌兴奋扩布所需的时间，各波波幅在不同导联中变化较大。在心室肥厚或心室内兴奋传导异常时，QRS 波群将发生改变。

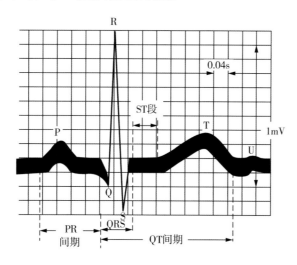

图 3-5 正常人体心电图模式图

（3）T 波 反映心室复极化过程的电位变化。波幅一般为 0.1～0.8 mV，在 R 波较高的导联中，T 波不应低于 R 波的 1/10。T 波历时 0.05～0.25 秒。T 波的方向与 QRS 复合波的主波方向相同。当心肌损伤、心肌缺血或血液中离子浓度发生变化时，T 波将发生改变。

（4）PR 间期（或 PQ 间期） 是指从 P 波开始到 QRS 复合波开始之间的时间，代表窦房结产生的兴奋经由心房、房室交界和房室束到达心室，并引起心室开始兴奋所需的时间，故也称房室传导时间。PR 间期正常一般为 0.12～0.20 秒。心率越快，PR 间期越短；

在房室传导阻滞时，PR 间期延长。

（5）QT 间期　是指从 QRS 复合波开始到 T 波结束之间的时间，代表心室肌由开始去极化到复极化结束总共所需时间。正常成人一般为 0.36～0.44 秒。QT 间期延长，常见于心肌炎、心功能不全以及血液中 Ca^{2+} 过低时。

（6）ST 段　是指从 QRS 复合波结束到 T 波开始之间的时间。正常 ST 段与基线平齐，代表心室肌完全进入去极化状态，心室各部分之间没有电位差存在。在心肌缺血和急性心肌梗死等情况下，可出现 ST 段的异常偏移基线。

第二节　血管生理

血管是运输血液的管道系统，其主要功能是运输血液、形成和维持血压、调节组织器官血流量和实现血液与组织细胞间的物质交换等。

一、各类血管的功能特点

在血液循环中，由心室射出的血液流经动脉、毛细血管和静脉，返回心房。在体循环中，血液由左心室射出，经主动脉的各分支分配到各个器官，经毛细血管、器官静脉，最后由上、下腔静脉返回右心房；在肺循环中，血液由右心室射出，经肺动脉、肺组织毛细血管，最后经肺静脉返回左心房。根据不同血管的生理功能，可将血管分为以下几类。

1. 弹性贮器血管　指主动脉、肺动脉主干及其发出的最大分支。这些血管管壁厚，富含弹性纤维，具有良好的弹性和可扩张性。当左心室射血时，一方面推动动脉内血液向前流动，另一方面主动脉内压力升高，使主动脉被动扩张，容积增大。这样，左心室射出的血液在射血期内只有一部分流向外周，大部分则储存在大动脉内；当左心室舒张、主动脉瓣关闭后，被扩张的大动脉则发生弹性回缩，将射血期内储存在大动脉内的血液继续推向外周，故心室的间断射血，并没有影响到整个血管系统血液的连续流动。大动脉的这种作用，称为弹性贮器作用。

2. 分配血管　指从弹性贮器血管以后到小动脉前的中等动脉。血管管壁主要由平滑肌组成，收缩性较好，其功能是将血液输送到各器官组织，所以这类血管称为分配血管。

3. 阻力血管　小动脉和微动脉的管径小，尤其是微动脉管壁富含平滑肌，通过平滑肌舒缩活动可使血管口径发生明显的变化，从而改变血流的阻力，进而影响血管所在组织、器官的血流量，故称为阻力血管。

4. 交换血管　指毛细血管，这类血管口径小、数量多、管壁薄，只由一层内皮细胞构成，外面有一层基膜，通透性很高，是血液和组织液进行物质交换的场所。

5. 容量血管　静脉与同级的动脉比较，管壁薄、口径粗、数量多、容量大，而且可扩张性较大，较小的压力可使其容积发生较大的变化。在安静情况下，循环血量的 60%～70% 容纳在静脉中，故把这类血管称为容量血管。

二、血流量、血流阻力和血压

血液循环是机体维持"稳态"的重要保证。血液在血管内流动，既是一种物理现象，又是一种生物现象。它的流动符合流体力学的一般规律，要涉及血流量、血流阻力和血压等问题。但又因血液是非理想的液体，所以血流动力学又有自身的特点。

（一）血流量

血液在血管内流动时，单位时间内流过血管某一截面的血量称为血流量，也称容积速度，其单位通常以 ml/min 或 L/min 来表示。正常人的总血流量与心排血量相等，约为 5 L/min。单位时间内的血流量（Q）与血管两端的压力差（ΔP）成正比，与血管的阻力成反比，可表示为：$Q = \Delta P/R$。

1. 泊肃叶（Poiseuilli）定律　液体在管道内流动时，单位时间内液体的流量（Q）与管道两端的压力差（ΔP）以及管道半径（r）的 4 次方成正比，与管道的长度（L）成反比。可表示为：

$$Q = \pi \Delta P r^4 / 8 \eta L = \Delta P/R$$

2. 血流方式　血液在血管内流动时有层流和湍流两种方式。在层流的情况下，液体每个质点的流动方向都一致，与血管的长轴平行；但各质点的流速不相同，在血管轴的流速快，而贴近周围的流速慢。也就是说，液体的流动具有层次，这种速度的差异是由液体分子之间及液体分子与管壁之间的摩擦所造成的。在血流速度过快或流程中遇到障碍或狭窄时，血流的层流就被扰乱而产生漩涡，形成湍流。此时，血液的成分在血管内向各个方向流动，并呈漩涡状流动，这样就使血液的总阻力增加，消耗的能量增加。

（二）血流阻力

血液在血管内流动时所遇到的阻力，称为血流阻力。血流阻力是由血液流动时的摩擦而产生。由于能量的不断消耗，血液在血管内流动时压力逐渐降低，涡流比层流消耗的能量多。

在血管系统中，若测得血管两端的压力差和血流量，根据泊肃叶定律便可写出血流阻力的方程式：$R = 8 \eta L/\pi r^4$，这一算式表示，血流阻力（R）与血管的长度（L）和血液的黏滞度（η）成正比，与血管半径（r）的 4 次方成反比。由于血管长度变化很小，因此血流阻力主要由血管口径和黏滞度决定。对于某一器官来说，如果血液黏滞度不变，则器官的血流量主要取决于该器官的阻力血管的口径。机体对循环血流量的调节，就是通过控制各器官阻力血管的口径来调节各器官之间血流分配的。

（三）血压

血压（blood pressure）是血管内流动的血液对单位面积血管壁的侧压力，包括动脉血压、毛细血管血压和静脉血压。血压的计量单位通常用毫米汞柱（mmHg）表示。

在整个体循环中，血压具有以下几个特征：①整个血管系统存在着压力差，即动脉血压＞毛细血管血压＞静脉血压，这个压力差是推动血液流动的基本动力。②一个心动周期中，动脉血压呈周期性波动，于心缩期升高、心舒期下降。毛细血管和静脉血管距离心脏远，血压比较稳定，没有周期性变化。③血液从大动脉流向心房的过程中，由于克服血流阻力而不断消耗能量，血压逐渐下降，其中流经阻力血管（小动脉和微动脉）时血压降落幅度最大，到腔静脉时血压几乎接近于零（图 3－6）。

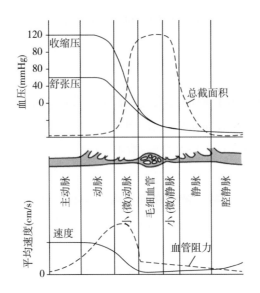

图 3 - 6　血液流经体循环时血压、总截面积、速度和阻力变化的示意图

血管总截面积从主动脉处 4.5 cm^2 增加到毛细血管处 4500 cm^2；

血管阻力在小（微）动脉处为最高

三、动脉血压和动脉脉搏

（一）动脉血压

1. 动脉血压（arterial blood pressure）　是指动脉血管内的血液对单位面积动脉管壁的侧压力。心室收缩时，动脉血压升高达到的最高值，称为收缩压（systolic pressure）。心室舒张时，动脉血压下降到的最低值，称为舒张压（diastolic pressure）。收缩压和舒张压的差值称为脉压差，简称脉压（pulse pressure）。一个心动周期中每一个瞬间动脉血压的平均值，称为平均动脉压（mean arterial pressure），约等于舒张压加 1/3 脉压。

2. 动脉血压的正常值　一般所说的动脉血压是指主动脉血压。因为在大动脉中血压降落很小，故通常将在上臂测得的肱动脉血压代表主动脉血压。健康人安静时收缩压为 100 ~ 120 mmHg，舒张压为 60 ~ 80 mmHg，脉搏压为 30 ~ 40 mmHg，平均动脉压约 100 mmHg。动脉血压的高低受遗传、个体差异、性别、年龄和机体功能状态等因素的影响。

目前我国采用国际上统一标准，若长期持续存在收缩压≥140 mmHg 和（或）舒张压≥90 mmHg 称为高血压；若长期持续存在收缩压＜90 mmHg 和（或）舒张压＜60 mmHg 称为低血压（表 3 - 2）。

表 3 - 2　血压水平的定义和分类（JNC7）

血压分类	收缩压（mmHg）	舒张压（mmHg）
正常血压	＜120	＜80
高血压前期	120 ~ 139	80 ~ 89
高血压		
1 期高血压	140 ~ 159	90 ~ 99
2 期高血压	≥160	≥100

一定高度的动脉血压是维持各器官，特别是脑、心脏、肾脏等重要器官血流量的主要因素。如果动脉血压过低，可致各器官血流量减少，因缺血、缺氧造成严重后果；动脉血压过高，则因心室肌后负荷长期过重，可致心室肥厚，甚至发生心力衰竭，同时，长期高血压容易损伤血管壁，造成脑出血和脑梗死等严重后果。因此，动脉血压保持相对稳定，对保证重要器官的血液供应、减轻心血管的负荷具有重要的生理意义。

📖 **知识链接**

原发性高血压的预防

近年原发性高血压发病率增高，在诸多发病因素中，社会心理和饮食两方面因素不容忽视。社会因素使人们长期心理紧张，导致交感缩血管中枢紧张性增高，交感缩血管神经传出冲动增多，使小动脉收缩导致外周阻力增加，动脉血压升高。高盐饮食导致循环血量明显增加；高脂饮食将导致血液黏滞度增高，使血流阻力增大，动脉血压升高。对于原发性高血压的预防，在社会心理因素方面要注意生理平衡的调整和心理平衡的调适，以排除其对心血管活动的影响；在饮食方面要有合理的饮食习惯，降低循环血量和血液黏滞度，此为原发性高血压有效的预防措施。

3. 动脉血压的形成　在循环系统有足够血液充盈的前提条件下，心脏射血和外周阻力是形成动脉血压的基本因素。在每个心动周期中，左心室每次收缩克服阻力向主动脉内射出 60～80 ml 血液。由于外周阻力及动脉的可扩张性，在心缩期约 1/3 血液流至外周，其余 2/3 被暂时储存在大动脉内，使大动脉进一步扩张，动脉血压也就随之升高，形成收缩压。这样，心室收缩时释放的能量中有一部分以势能的形式储存在弹性储器血管的管壁中（图 3-7）。心室舒张时，射血停止，被扩张的弹性储器血管发生弹性回缩，将心缩期储存的那部分血液继续推向外周，使血液能连续流动，同时血压逐渐下降，形成舒张压。

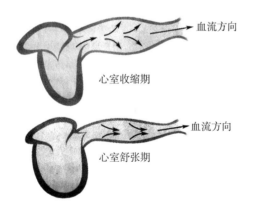

图 3-7　主动脉弹性的作用

由此可见，大动脉的弹性储器作用，一方面使左心室的间断射血变为动脉内的连续血流；另一方面，大动脉管壁在心缩期的扩张作用，使收缩压不致过高，在心舒期的回缩作用，使舒张压不致过低，起缓冲动脉血压的作用。因此，大动脉的弹性储器功能在动脉血压形成中具有重要作用。

4. 影响动脉血压的因素　凡是参与动脉血压形成的因素发生改变，都能影响动脉血压。

（1）每搏输出量　如果每搏输出量增加，心缩期中大动脉内血量增多并使管壁扩张，故收缩压升高。由于收缩压升高，使血流速度加快，流向外周的血量增多，到舒张期末，大动脉内存留的血量和每搏输出量与之前相比增加并不多，故舒张压升高不如收缩压升高明显，脉压增大；反之，当每搏输出量减少时，收缩压降低明显，脉压减小。可见，在一般情况下，收缩压的高低主要反映每搏输出量的多少。

（2）心率　其他因素不变时，心率加快使心动周期缩短，心舒期比心缩期缩短更明显，在心舒期流至外周的血液比心缩期更少，心舒期末大动脉内存留的血量比心缩期更多，故舒张压明显升高，收缩压升高不明显，脉压减小。相反，心率减慢时，舒张压较收缩压降低更显著，脉压增大。

（3）外周阻力　如果其他因素不变而外周阻力增大，则心舒期中血液向外周流动的速度减慢，心舒期末存留在大动脉中的血量增多，故舒张压升高。在心缩期，由于动脉血压增高，血流速度加快，心缩期末存留在大动脉的血量增多没有心舒期明显，因此，收缩压的升高不如舒张压升高明显，脉压减小；反之，当外周阻力减小时，舒张压降低更明显，脉压增大。可见，在一般情况下，舒张压的高低主要反映外周阻力的大小。

（4）大动脉的弹性储器作用　如前所述，大动脉的弹性储器功能有缓冲血压的作用。老年人的大动脉管壁硬化，大动脉的弹性储器作用减弱，使收缩压升高而舒张压降低，脉压增大。如果老年人伴有小动脉硬化所致的外周阻力增加，舒张压也升高，但升高幅度不如收缩压明显。

（5）循环血量和血管容量的比例　循环血量和血管容量保持适当的比例，维持血管系统足够的充盈度，产生一定的体循环平均充盈压，这是形成动脉血压的前提。当机体失血后，循环血量减少，而血管容量改变不大，体循环平均充盈压降低，使动脉血压降低；药物过敏或细菌毒素等作用，使循环血量不变而外周血管扩张，血管容量增大，动脉血压也会下降。

上述影响动脉血压的各种因素，都是分析单一因素发生变化时对动脉血压的影响，实际上，在完整机体内，动脉血压的变化往往是多种因素相互作用的综合结果。

（二）动脉脉搏

在每个心动周期中，动脉血压发生周期性的波动。这种周期性的压力变化可引起动脉血管发生搏动，称为动脉脉搏（arterial pulse）。用手指可触到身体浅表部位的脉搏。正常情况下，脉搏的频率与心跳的频率是一致的，为 60～100 次／分。动脉脉搏沿着动脉管壁传播，其传播的速度远比血流速度快。一般情况下，动脉管壁的可扩张性愈大，脉搏波的传播速度就愈慢。主动脉的传播速度最慢，为 3～5 m/s；大动脉段为 7～10 m/s；小动脉为 15～35 m/s。老年人主动脉管壁的可扩张性减小，脉搏波的传播速度可达 10 m/s。由于小动脉和微动脉对血流的阻力很大，故在微动脉段以后，脉搏波动即明显减弱；到毛细血管，脉搏已基本消失。

四、静脉血压和静脉血流

静脉血管在功能上不仅是血液流回心脏的通道，也起着血液储存库的作用。

（一）静脉血压

当体循环血液到达微静脉时，血压已降至 15～20 mmHg，故静脉血压无收缩压和舒张压之分。

1. 外周静脉压 是指各器官静脉的血压。通常以机体平卧时肘静脉压表示，正常为 $5 \sim 14 \ cmH_2O$。当心功能减弱时，静脉回流减慢，血液滞留在外周静脉，外周静脉压增高。

2. 中心静脉压（central venous pressure，CVP） 指右心房和胸腔内大静脉的血压，正常值为 $4 \sim 12 \ cmH_2O$。中心静脉压的高低取决于心脏射血能力和静脉回心血量之间的相互关系。心脏射血能力减弱或静脉回流增多，则中心静脉压升高；反之，中心静脉压降低。可见，中心静脉压是反映心血管功能的一项重要指标，测定中心静脉压可了解心脏的泵血功能及控制输液的速度和量。如果中心静脉压偏低或有下降趋势，常提示输液量不足；如果中心静脉压高于正常并有进行性升高的趋势，则提示输液过快或心脏射血功能不全。当心脏射血功能减弱而使中心静脉压升高时，静脉回流将会减慢，较多的血液滞留在外周静脉内，故外周静脉压也升高。

（二）静脉回心血量及其影响因素

静脉回心血量主要取决于外周静脉压与中心静脉压之差，凡能改变这个压力差的因素，都能影响静脉回心血量。

1. 体循环平均充盈压 是反映血管系统充盈程度的指标。血管系统内血液充盈程度愈高，则静脉回心血量愈多。当血量增加或容量血管收缩时，体循环平均充盈压升高，静脉回心血量增多；反之，静脉回心血量减少。

2. 心脏收缩力 当心脏收缩力增强时，搏出量增多，心舒期室内压较低，对心房和大静脉内血液的抽吸力量增大，静脉回心血量增加；反之，静脉回心血量减少。如右心衰竭时，回心血量减少，血液淤积在右心房和大静脉内，患者可出现颈静脉怒张、肝充血肿大、下肢水肿等体征。左心衰竭时，左心房压和肺静脉压升高，造成肺淤血甚至水肿。

3. 重力和体位 由于静脉管壁薄、易扩张且血压较低，因此，静脉血压和静脉血流易受重力和体位的影响。人体在平卧时，身体静脉血管的位置与心脏处在相同的水平，故重力对静脉血压和静脉血流的影响很小。当人体从卧位或持久下蹲位变为直立位时，心脏水平以下的静脉充盈扩张，容量增大，故回心血量减少，心输出量减少，动脉血压降低，导致脑和视网膜的供血减少而出现头晕、眼花等现象。长期卧床的患者，静脉管壁的紧张性降低，神经系统的调节能力减弱，上述症状较明显，甚至发生晕厥。

4. 骨骼肌的挤压作用 骨骼肌收缩时，对肌肉间的静脉产生挤压，使外周静脉压升高，静脉回流加快。因静脉瓣的存在，静脉内的血液只能向心脏方向流动而不发生倒流，这样，骨骼肌和静脉瓣组成"肌肉泵"。例如步行时，下肢肌肉进行节律性舒缩活动，肌肉泵能减少血液在下肢静脉内存留和降低下肢静脉压。长期站立不动时，肌肉泵的作用不能充分发挥，易引起下肢静脉淤血，重者可导致下肢静脉曲张。

5. 呼吸运动 对静脉回流起着"呼吸泵"的作用。吸气时，胸腔容积加大，胸膜腔负压增大，胸腔内的大静脉和右心房受牵拉而扩张，中心静脉压降低，回心血量增加；呼气时，静脉回心血量相应减少。需要指出，呼吸运动对肺循环静脉回流的影响和对体循环的影响不同。吸气时，因肺的扩张，肺部的血管容积增大，储留较多的血液，故回流至左心房的血量减少；呼气时的情况则相反。

五、微循环

微循环（microcirculation，MC）是指微动脉和微静脉之间的血液循环。微循环的最基本功能是进行血液与组织之间的物质交换，其次是调节组织器官血流量、参与维持动脉血压和影响毛细血管内外体液的分布。

（一）微循环的血流通路与功能

各器官、组织微循环的组成不同。典型的微循环由微动脉、后微动脉、毛细血管前括约肌、真毛细血管、通血毛细血管、动-静脉吻合支和微静脉等组成。血液经微动脉流向微静脉有以下3条通路（图3-8、表3-3）。

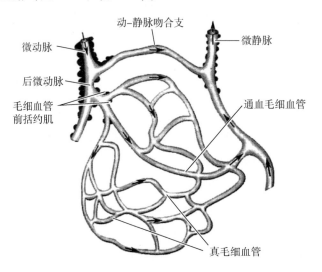

图3-8 肠系膜微循环模式图

1. 迂回通路 指血液经微动脉→后微动脉→毛细血管前括约肌→真毛细血管网→微静脉的通路。这条通路中，真毛细血管处于开放与关闭的交替状态。真毛细血管管壁薄，数量多，相互交织成网，迂回曲折，血流缓慢，是血液与组织细胞进行物质交换的主要场所，故又称为营养通路。

2. 直捷通路 指血液经微动脉→后微动脉→通血毛细血管→微静脉的通路。这类通路在骨骼肌较多，经常处于开放状态。该通路短而直，阻力小，血流速度快，很少进行物质交换，其主要功能是使部分血液迅速通过微循环经静脉流回到心脏，从而保证回心血量。

3. 动-静脉短路 指血液经微动脉→动-静脉吻合支→微静脉的通路。这类通路在皮肤中较多，一般情况下，该通路经常处于关闭状态。它不与组织进行物质交换，其主要功能是参与体温调节。当环境温度升高时，动-静脉吻合支开放增多，局部血流量增多，有利于皮肤散热、调节体温。动-静脉吻合支的开放增多，在一定程度上减少了血液与组织之间的物质交换，能引起组织相对缺氧。如感染性休克或中毒性休克时，由于动-静脉吻合支的大量开放，加重了组织的缺氧，从而使病情恶化。

表 3-3 三条微循环血流通路的血流特点和生理意义

血流通路	血流特点	生理意义
迂回通路	真毛细血管交替开放、数量多、管壁薄、血流缓慢	物质交换的主要场所
直捷通路	通血毛细血管经常开放、血流速度较快	保证血液迅速回流
动-静脉短路	动-静脉吻合支经常关闭、管壁厚、平时无血流通过	调节体温

（二）微循环的调节

微循环血流量主要受微动脉（总闸门）、毛细血管前括约肌（分闸门）和微静脉（后闸门）舒缩活动的影响。

1. 神经体液调节 微动脉和微静脉的舒缩活动受交感缩血管神经和肾上腺素、去甲肾上腺素、血管紧张素等神经体液因素的调节。当交感-肾上腺髓质系统兴奋时，微动脉和微静脉均收缩，微循环的血液灌注量和流出量均减少。

2. 局部代谢产物的调节 后微动脉和毛细血管前括约肌主要受缺氧和局部代谢产物的调节。安静状态时，组织代谢水平低，组织中代谢产物积聚较少，后微动脉和毛细血管前括约肌收缩，真毛细血管网关闭；一段时间后，局部组织代谢产物积聚和氧分压降低，导致后微动脉和毛细血管前括约肌舒张及真毛细血管开放，代谢产物被血流带走，后微动脉和毛细血管前括约肌又收缩，使真毛细血管网再次关闭。如此周而复始，后微动脉和毛细血管前括约肌在安静时每分钟交替性收缩和舒张 5~10 次，并保持约 20% 的真毛细血管处于开放状态。

六、组织液、淋巴液的生成与回流

组织液存在于组织细胞间隙内，绝大部分呈胶冻状，不能自由流动，极小一部分呈液态，可自由流动。组织液是组织细胞直接所处的环境，组织细胞通过细胞膜和组织液发生物质交换，组织液与血液之间则通过毛细血管壁进行物质交换。因此，组织细胞和血液之间的物质交换需通过组织液作为中介。组织液是由血浆经毛细血管壁滤过产生，除蛋白质外，其他成分与血浆基本相同。

（一）组织液的生成与回流

组织液既可通过血浆滤过毛细血管壁而生成，又可通过毛细血管壁重吸收而回流。促使液体由毛细血管内向血管外滤过的力量是毛细血管血压和组织液胶体渗透压，而将液体从血管外重吸收入毛细血管内的力量是血浆胶体渗透压和组织液静水压。滤过的力量与重吸收的力量之差，称为有效滤过压（图 3-9）。有效滤过压可表示为：有效滤过压 =（毛细血管血压 + 组织液胶体渗透压）-（血浆胶体渗透压 + 组织液静水压）

毛细血管动脉端血压约 30 mmHg，静脉端血压较低约 12 mmHg，血浆胶体渗透压约 25 mmHg，组织液胶体渗透压约 15 mmHg，组织液静水压约为 10 mmHg。根据上述公式计算，毛细血管动脉端的有效滤过压为 10 mmHg，毛细血管内液体滤过生成组织液；毛细血管静脉端的有效滤过压为 -8 mmHg，大部分组织液又回流入毛细血管，剩余小部分的组织液进入毛细淋巴管生成淋巴液，再经淋巴系统回流入血液。

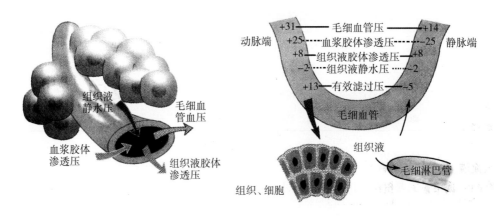

图 3 - 9　组织液生成与回流示意图

（二）影响组织液生成与回流的因素

在正常情况下，组织液生成与回流保持动态平衡。如果组织液生成过多或回流减少，组织间隙中液体潴留增多，便形成水肿。有效滤过压、毛细血管壁的通透性和淋巴回流均可影响组织液的生成与回流。

1. 毛细血管血压　当毛细血管血压升高而其他因素不变时，有效滤过压升高，组织液生成增多而回流减少。如右心衰竭时，静脉回流受阻，毛细血管血压升高，组织液生成增加，引起全身水肿；炎症时，局部血管扩张，毛细血管内血量增加，毛细血管血压升高而发生局部水肿。

2. 血浆胶体渗透压　某些肝脏或肾脏疾病，由于血浆蛋白合成减少或随尿排出增多，使血浆胶体渗透压降低，有效滤过压增大，组织液生成增多，引起水肿。

3. 毛细血管壁通透性　在过敏反应或烧伤时，毛细血管壁通透性增高，部分血浆蛋白渗出血管，使病变部位组织液胶体渗透压升高，有效滤过压增大，组织液生成增多而发生水肿。

4. 淋巴回流　正常情况下，小部分组织液经淋巴管回流入血。当肿瘤压迫或丝虫病时，可阻塞淋巴管，使淋巴回流受阻，引起水肿。

（三）淋巴液的生成和回流

组织液进入淋巴管即成为淋巴液。毛细淋巴管起始端呈盲端，其通透性大于毛细血管，相邻内皮细胞的边缘像瓦片般互相覆盖，形成向管腔内开启的单向活瓣（图 3 - 10）。因此，组织液及其中的微粒在压力差的作用下通过活瓣进入毛细淋巴管而不会倒流。正常成人安静时每天生成 2 ~ 4 L 淋巴液，淋巴液经淋巴系统回流入静脉。

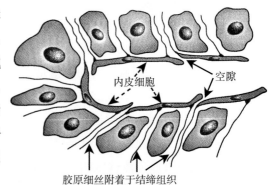

图 3 - 10　毛细淋巴管起始端结构

淋巴回流具有重要的生理意义。①回收蛋白质是淋巴回流最重要的功能。组织液中的蛋白质通过毛细淋巴管运回血液，每天可回收蛋白质 75 ~ 100 g，这对维持血管内外胶体渗透压及水平衡具有重要生理意义。②调节血浆与组织液之间液体平衡。组织液的一部分通过淋巴循环回流入血液，淋巴回流在组织液与血浆之间的液体平衡中起着调节作用。③运输脂肪等营养物质。食物中的脂肪、脂溶性维生素等经小肠吸收后，其中80%～90%通过淋巴循环运回血液。④防御和免疫功能。淋巴液途经淋巴结时，淋巴结内的巨噬细胞能清除由组织进入淋巴液中的细菌及其他异物，淋巴结所产生的淋巴细胞和浆细胞参与免疫反应。

第三节　心血管活动的调节

在不同的生理情况下，各器官组织的代谢水平不同，对血流量的需求也不同。机体主要通过神经调节、体液调节，改变心输出量和各器官的血流量，使各组织器官的血流量与自身的代谢需要相适应，从而保证其功能活动的正常进行。

一、神经调节

心血管活动受自主神经系统的紧张性活动控制，副交感神经系统主要调节心脏活动，而交感神经系统对心脏和血管的活动都有重要的调节作用。神经系统对心血管活动的调节是通过各种心血管反射实现的。

（一）心脏的神经支配

心脏接受交感神经和迷走神经双重支配（图3－11），心交感神经兴奋增强心脏的活动，而心迷走神经兴奋抑制心脏的活动，两者既对立又统一地调节心脏的功能活动。

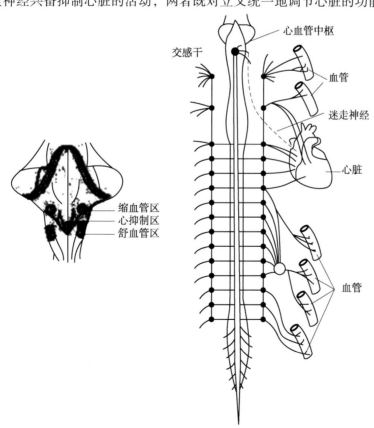

图3－11　心血管中枢和神经支配示意图

1. 心交感神经及其作用　　心交感神经的节前神经元的胞体位于 $1 \sim 5$ 胸段脊髓的中间外侧柱，其轴突末梢释放的乙酰胆碱可激活节后神经元膜中的 N_1 型胆碱能受体（简称 N_1 受体）。心交感神经的节后神经元胞体位于星状神经节和颈交感神经节内，其轴突组成心上神经、心中神经、心下神经和心脏神经丛，支配心脏的各个部分，包括窦房结、房室结、房室束、心房肌和心室肌。心交感神经节后纤维末梢释放去甲肾上腺素，作用于心肌细胞膜中的 β 肾上腺素能受体（简称 β 受体，包括 β_1 受体和 β_2 受体，以 β_1 受体为主），使心肌细胞膜对 Na^+ 和 Ca^{2+} 的通透性增高，对 K^+ 的通透性降低，从而导致心肌收缩力增强、心率加快和传导速度加快。心交感神经对心脏的抑制作用可被 β_1 受体阻断剂美托洛尔阻断。

2. 心迷走神经及其作用　　支配心脏的副交感神经节前纤维行走于迷走神经干中，节前神经元的胞体位于延髓的迷走神经背核和疑核。心迷走神经纤维和心交感神经纤维一起组成心脏神经丛。节前神经元的末梢释放乙酰胆碱，作用于心内神经节节后神经元胞体膜上的 N_1 受体。心迷走神经的节后纤维主要支配窦房结、心房肌、房室交界、房室束及其分支。心迷走神经节后纤维末梢也释放乙酰胆碱，作用于心肌细胞膜的 M 型胆碱能受体（简称 M 受体），引起心肌细胞膜对 K^+ 的通透性增加而对 Ca^{2+} 的通透性降低，导致心率减慢和房室传导速度减慢，心肌收缩力减弱，心输出量减少。迷走神经对心脏的抑制作用可被 M 受体阻断剂阿托品阻断。

心迷走神经和心交感神经对心脏的作用是相互拮抗的。在一般情况下，心迷走神经的活动占优势；当机体处于运动或情绪激动时，心交感神经的活动占优势。

（二）血管的神经支配

除真毛细血管外，其他血管壁上均有平滑肌分布，大多数血管平滑肌受自主神经系统的调节。引起血管平滑肌收缩的神经纤维称为缩血管神经纤维，引起血管平滑肌舒张的神经纤维称为舒血管神经纤维，两者统称为血管运动神经纤维。

1. 缩血管神经纤维　　均为交感神经纤维，因此也称交感缩血管神经纤维。其节前神经元位于胸、腰段脊髓灰质的中间外侧柱，末梢释放乙酰胆碱，作用于椎旁神经节和椎前神经节内的节后神经元胞体，引起节后神经元兴奋，节后神经纤维末梢释放的递质为去甲肾上腺素。血管平滑肌细胞有 α_1 和 β_2 两类肾上腺素能受体，去甲肾上腺素与 α_1 受体结合可引起血管平滑肌收缩，与 β_2 受体结合则引起血管平滑肌舒张。去甲肾上腺素与 α_1 受体结合的能力较 β_2 受体强，故交感缩血管纤维兴奋的主要效应是引起血管收缩。

机体内多数血管只接受交感缩血管神经纤维的单一支配。在安静状态下，交感缩血管神经纤维持续地发放低频率的冲动，称为交感缩血管紧张。这种紧张性活动使血管平滑肌保持一定程度的收缩状态。交感缩血管神经紧张性增强时血管收缩，而交感缩血管神经紧张性减弱时血管舒张。生理状况下，交感缩血管神经纤维的放电频率在数秒 1 次至每秒 $8 \sim 10$ 次的范围内变动，这一变动范围可使血管口径在很大范围内发生变化，从而能有效调节器官的血流阻力和血流量。

在不同器官及不同管径的血管中，交感缩血管神经纤维的分布密度是不同的，皮肤血管的神经纤维分布最密，骨骼肌和内脏的血管次之，冠状动脉和脑血管的神经纤维分布最少。交感缩血管神经纤维在同一器官中各类血管的支配密度也不同，在动脉的分布密度高于静脉，在微动脉分布的密度最大。在毛细血管前括约肌中，交感缩血管神经分布极少，其舒缩活动主要受局部组织代谢产物浓度的调节。

交感缩血管神经纤维兴奋时，总外周阻力增加，动脉血压升高。当支配某一器官的交感缩血管神经纤维兴奋时，该器官的血流阻力增高，血流量减少。由于微动脉的交感缩血管神经纤维密度高于微静脉，交感缩血管神经纤维兴奋时，毛细血管前阻力和后阻力的比值将增大，可使毛细血管血压降低，组织液的生成减少而重吸收增加。交感缩血管神经纤维兴奋还能引起容量血管收缩，器官内的血容量减少，静脉回心血量增加。

2. 舒血管神经纤维　体内有一部分血管除受交感缩血管神经纤维支配外，还受舒血管纤维支配。舒血管的神经纤维有交感和副交感两种。

（1）交感舒血管神经纤维　主要支配骨骼肌血管，其节后纤维末梢释放乙酰胆碱，作用于血管平滑肌膜上的 M 受体，可引起骨骼肌血管舒张，血流量增加，其效应可被 M 受体阻断剂阿托品所阻断。交感舒血管神经纤维在平时没有紧张性活动，只有在情绪激动或做剧烈运动等情况下时发放冲动，使骨骼肌血管舒张，体内其他器官的血管则因交感缩血管神经的活动加强而发生收缩，体内血液发生重新分配，从而使运动中的骨骼肌得到充足的血液供应。

（2）副交感舒血管神经纤维　少数器官如脑膜、唾液腺、胃肠外分泌腺和外生殖器的血管平滑肌，除接受交感缩血管神经纤维支配外，还接受副交感舒血管神经纤维的支配，其节后纤维末梢释放的递质为乙酰胆碱，与血管平滑肌的 M 受体结合可引起血管舒张和局部血流量增加。副交感舒血管神经的活动只调节局部器官血流量，而对循环系统总的外周阻力影响很小。

（三）心血管中枢

心血管中枢是指中枢神经系统中与控制心血管活动有关的神经元集中的部位。控制心血管活动的神经元广泛分布在中枢神经系统从脊髓到大脑皮层的各个水平，它们虽然功能不同，但是相互联系，使心血管系统的活动协调一致，以适应整个机体的活动。

1. 脊髓　脊髓胸腰段中间外侧柱有支配心脏和血管的交感节前神经节，脊髓骶段还有支配血管的副交感节前神经元，它们的活动主要受高位心血管中枢活动的控制，是中枢调控心血管活动的最后传出通路。脊髓交感节前神经元能完成某些原始的心血管反射，维持一定的血管张力，但调节能力低，且不够完善。

2. 延髓　是调节心血管活动的最基本的中枢。这一概念最早是在 16 世纪 70 年代被提出的。动物实验显示，在延髓上缘横断脑干，动脉血压并无明显的变化；而在延髓和脊髓之间横断，动脉血压迅速下降至 40 mmHg。可见，心血管正常的紧张性活动不是起源于脊髓，而是起源于延髓，只要保留延髓及其以上中枢部分的完整，血压就能接近正常水平，并完成一定的心血管反射。在完整动物，选择性破坏延髓背侧或延髓腹内侧部分，心血管紧张性活动也不受影响，说明延髓腹外侧区可能是调控心血管活动的关键部位。

延髓心血管中枢包括四个功能部位。①缩血管区：包括心交感神经中枢和交感缩血管中枢。这些中枢神经元平时都有紧张性活动，分别称为心交感紧张和交感缩血管紧张；②心抑制区：指心迷走中枢，平时有紧张性活动，称为心迷走紧张；③舒血管区：该区的神经元在兴奋时可以抑制缩血管区神经元的活动，导致血管舒张；④传入神经接替站：指延髓孤束核通过中继来自各方面的信息而参与心血管活动的调节。孤束核一方面接受来自颈动脉窦和主动脉弓压力感受器、颈动脉体和主动脉体化学感受器、心肺感受器、骨骼肌感受器和肾脏等内脏感受器的传入，以及来自下丘脑、小脑、脑干其他区域等处与心血管调节有关核团的纤维投射；另一方面，其发出的纤维投射到心迷走中枢、交感缩血管中枢和下丘脑室旁核等区域，继而影响心血管活动。

3. 延髓以上的心血管中枢 在延髓以上的脑干部分及小脑和大脑中，都存在与心血管活动相关的神经元，它们对心血管活动和机体其他功能进行复杂的整合。例如，下丘脑在机体的体温调节、摄食、水平衡和情绪反应等功能活动的整合中起着重要作用，在这些反应中都包含有相应的心血管活动的变化。又如，在机体处于紧张和恐惧等状态时，通过各级中枢的整合作用，出现心率加快、心肌收缩能力增强、血压升高以及其他内脏活动的变化，进而使各种功能在整体水平上相互协调。

（四）心血管反射

心血管系统的活动能随着机体功能状态的不同而发生相应的变化，主要是通过各种心血管反射来实现的。

1. 颈动脉窦和主动脉弓压力感受性反射 当动脉血压升高时，可引起压力感受性反射，其反射效应是使心率减慢、心输出量减少、血管舒张、外周血管阻力降低，血压下降，因此这一反射也被称为减压反射（depressor reflex）。

（1）反射弧的组成 在颈动脉窦和主动脉弓血管壁的外膜下，有丰富的对牵张刺激敏感的感觉神经末梢，膨大呈椭圆形，称为压力感受器（图3-12）。颈动脉窦和主动脉弓压力感受器的适宜刺激并不是动脉血压本身，而是血液对动脉管壁的机械牵张刺激。当动脉血压升高时，动脉管壁被牵张的程度就增大，压力感受器发放的传入神经冲动增加。在一定范围内，压力感受器的传入冲动频率与动脉管壁被动扩张的程度成正比。颈动脉窦压力感受器的传入神经是窦神经，主动脉弓压力感受器的传入神经是主动脉神经。它们分别加入舌咽神经和迷走神经进入延髓，到达延髓孤束核，然后投射到心迷走中枢、心交感中枢

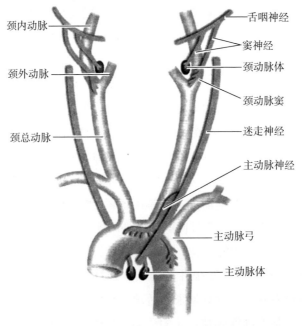

图3-12 颈动脉窦与主动脉弓的压力感受器和化学感受器

和交感缩血管中枢，并与延髓以上其他中枢部位的神经元发生联系。传出神经分别是心迷走神经、心交感神经和交感缩血管神经。效应器为心脏和血管。

（2）反射过程和效应　当动脉血压突然升高时，颈动脉窦和主动脉弓压力感受器所受到的牵张刺激增强，沿窦神经和主动脉神经传入延髓的冲动频率增加，使心迷走中枢的紧张性增加，而心交感中枢和交感缩血管中枢的紧张性降低，经心迷走神经传至心脏的冲动增加，引起心率减慢、心肌收缩力减弱、心输出量减少；由交感缩血管神经传至血管的冲动频率降低，引起血管舒张、外周阻力减小。心输出量减少，外周阻力减小，动脉血压回降至正常水平。相反，如果动脉血压突然降低，如由卧位或蹲位突然变为站立位时，压力感受器所受到的牵张刺激减弱，传入冲动的频率降低，使心交感中枢和交感缩血管中枢紧张性增加，心迷走中枢紧张性降低，则引起心率加快、心肌收缩力增强，心输出量增多，外周阻力增大而使血压回升（图3-13）。

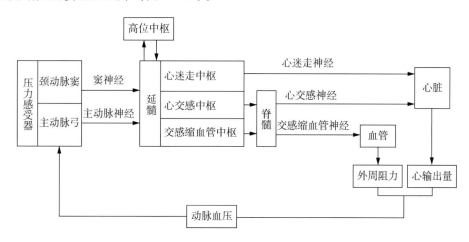

图3-13　压力感受性反射示意图

将动物颈总动脉与颈动脉窦阻断，对颈动脉窦进行人工灌流实验，改变颈动脉窦的灌注压，同时监测体循环动脉血压。实验结果表明，当灌注压在60～180 mmHg范围内变化时，动脉血压随灌注压的升高而降低；当灌注压在100 mmHg即正常平均动脉压水平左右升高时，动脉血压下降速度最快；当灌注压超过180 mmHg时动脉血压不再随之降低；当灌注压低于60 mmHg时动脉血压也不再随之升高。该实验说明，当动脉血压在正常平均动脉压水平左右发生变动时，压力感受性反射最为敏感，监测纠正血压变化的能力最强；动脉血压偏离正常水平越远，压力感受性反射监测纠正血压变化的能力就越弱。当动脉血压超过180 mmHg或低于60 mmHg时，压力感受性反射失去了监测、纠正血压变化的能力。

（3）生理意义　压力感受性反射是一个典型的负反馈调节机制。压力感受器对动脉血压的急骤变化最为敏感，当心输出量、外周阻力、血量或环境条件等突然变化时，其对动脉血压进行快速的调节，使动脉血压不至于发生较大的波动而保持相对稳定。可见颈动脉窦和主动脉弓压力感受性反射的重要意义在于维持正常动脉血压的相对稳定。

> **考点提示**
>
> 颈动脉窦和主动脉弓压力感受性反射的过程及生理意义。

2. 颈动脉体和主动脉体化学感受性反射　在颈总动脉分叉处和主动脉弓区域有颈动脉体和主动脉体化学感受器。当动脉血液中O_2分压降低、CO_2分压升高、H^+浓度升高时，可刺激化学感受器，其冲动分别由窦神经和迷走神经传入延髓孤束核，其主要作用是兴奋呼吸中枢，使呼吸加深、加快，而对心血管的活动影响较小。只有在低氧、窒息、失血、动脉血压过低和酸中毒等情况下才明显调节心血管的活动，此时的主要意义是将体内血液重新分配，保证心、脑等重要器官的供血。

3. 心肺感受器反射 在心房、心室壁和肺循环大血管壁内存在对机械牵拉和化学刺激敏感的感受器，称为心肺感受器，其传入神经纤维走行于迷走神经干内。在生理状态下，心房壁的牵拉刺激主要是由血容量增多引起，故心房壁的牵张感受器又称容量感受器。大多数心肺感受器受到刺激时引起的效应是使交感神经的紧张性减弱、心迷走神经的紧张性加强，导致心率减慢、心输出量减少、总外周阻力减小，动脉血压下降。在动物实验中观察到，心肺感受器兴奋时，肾交感神经活动的抑制特别明显，使肾血流量增加，肾排水和排钠增多，表明心肺感受器引起的反射对血量的调节具有重要意义。

4. 其他心血管反射 机体某些系统或部位的感受器受到刺激时，也可以产生不同程度的心血管反射。例如刺激躯体传入神经，或肺、胃、肠、膀胱等器官受到扩张性刺激，均可引起心率减慢和外周血管舒张等效应。脑缺血可以引起交感缩血管中枢的紧张性增强，外周血管强烈收缩，动脉血压升高，称为脑缺血反应。

二、体液调节

心血管活动的体液调节，是指血液和组织液中一些化学物质对心血管活动的调节。这些体液因素有些是通过血液循环运输，广泛作用于心血管系统，称为全身性体液调节；有些则在组织中产生，对局部组织的血流起调节作用，称为局部性体液调节。

（一）肾上腺素和去甲肾上腺素

肾上腺素（epinephrine，E）和去甲肾上腺素（norepinephrine，NE）的化学结构都属于儿茶酚胺。循环血液中的肾上腺素和去甲肾上腺素主要来自肾上腺髓质的分泌。肾上腺髓质释放的儿茶酚胺中，肾上腺素约占80%，去甲肾上腺素约占20%。肾上腺素能神经末梢释放的去甲肾上腺素也有一小部分进入血液循环。肾上腺素和去甲肾上腺素对心脏和血管的作用有许多共同点，但由于和不同肾上腺素能受体的结合能力不同，它们对心脏和血管的作用也不尽相同。

1. 心血管系统的受体及效应 肾上腺素和去甲肾上腺素通过与心血管系统细胞膜上肾上腺素能受体结合而发挥调节作用，这些受体主要包括 α_1、β_1 和 β_2 三种。皮肤黏膜血管和腹腔内脏血管平滑肌主要以 α_1 受体为主；心肌细胞膜主要是 β_1 受体；骨骼肌、肝脏和冠状动脉血管平滑肌 α_1 和 β_2 两种受体都有，但以 β_2 受体为主。α_1 受体激动时血管收缩；β_2 受体激动时血管舒张；β_1 受体激动时引起心脏兴奋效应，使心肌收缩力增强、心率加快。

2. 肾上腺素和去甲肾上腺素对心血管系统的作用 肾上腺素与上述三种肾上腺素能受体的亲和力都很强。与心肌细胞膜 β_1 受体结合，引起心脏兴奋效应，表现为心率加快、心肌收缩力增强、心输出量增多，临床上常作为强心药使用。肾上腺素对血管具有双重效应，与血管平滑肌 α_1 受体结合，使皮肤、肾、胃肠道的血管收缩；而骨骼肌、冠状血管和肝脏血管平滑肌细胞膜上 β_2 受体占优势，与其结合表现为血管舒张。由于小剂量的肾上腺素以兴奋 β_2 受体效应为主，引起血管舒张；大剂量时兴奋 α_1 受体使血管收缩，故生理浓度的肾上腺素对总外周阻力的影响不大。因此，肾上腺素对血管的调节作用表现在使全身器官的血流重新分配，特别是心肌和骨骼肌的血流量明显增加。

去甲肾上腺素主要与 α_1 受体结合，也能与 β_1 受体结合，但与 β_2 受体的亲和力较弱。静脉注射去甲肾上腺素，与心肌细胞 β_1 受体结合，增强心肌收缩力，使心率加快，心输出量增多；与血管平滑肌 α_1 受体结合，使除冠状动脉以外的全身小动脉强烈收缩，引起外周阻力明显增大而动脉血压升高，故临床上常作为升压药使用。在完整机体内，静脉注射去甲肾上腺素后，由于动脉血压升高，刺激颈动脉窦和主动脉弓压力感受器，通过压力感受器反射对心脏的效应超过了去甲肾上腺素对心脏的直接效应，因而心率反而减慢。

正常安静时，肾上腺髓质分泌的肾上腺素和去甲肾上腺素较少，但在运动、情绪激动、窒息、疼痛、失血等情况下分泌量增多，有利于促进血液循环，以适应机体的各种需要。

（二）肾素－血管紧张素－醛固酮系统

肾素（renin）是由肾脏的球旁细胞合成和分泌的一种酸性蛋白酶，可以将血浆中来自肝脏的血管紧张素原水解为血管紧张素Ⅰ（10 肽）。血管紧张素Ⅰ在血浆和组织（主要是肺循环血管内皮表面）中血管紧张素Ⅰ转换酶的作用下，生成血管紧张素Ⅱ（8 肽）。血管紧张素Ⅱ在血浆和组织中血管紧张素酶A的作用下水解成血管紧张素Ⅲ（7 肽）。

血管紧张素Ⅰ作用不明显。血管紧张素Ⅱ的主要作用有：①兴奋血管平滑肌细胞膜上的血管紧张素Ⅱ受体，使全身微动脉收缩，外周阻力增大，静脉收缩，回心血量增加，心输出量增多，故动脉血压升高；②作用于中枢神经系统，使交感缩血管中枢的紧张性增强，同时刺激机体产生渴觉并导致饮水；③使交感神经末梢释放去甲肾上腺素增多；④刺激肾上腺皮质球状带细胞合成和释放醛固酮，从而促进肾脏对钠和水的重吸收，使血容量增加。血管紧张素Ⅲ的缩血管效应仅为血管紧张素Ⅱ的 10% ~ 20%，但其刺激肾上腺皮质球状带合成和释放醛固酮的作用较强。由于肾素、血管紧张素和醛固酮三者关系密切，故将其称为肾素－血管紧张素－醛固酮系统（简称 RAAS）。该系统在调节血量和血管收缩等方面发挥作用，故对维持动脉血压的长期稳定具有重要意义。

正常状态下，血液中仅含微量血管紧张素。当机体大量失血时，血压迅速下降，肾血流量减少，可刺激肾球旁细胞分泌大量的肾素，通过加强肾素－血管紧张素－醛固酮系统的活动，从而促使血压回升和血容量增加。

（三）血管升压素

血管升压素（vasopressin，VP）是下丘脑视上核和室旁核的神经元合成的，经下丘脑－垂体束运送至神经垂体储存，当机体需要时释放入血液。血管升压素的主要作用有：①促进集合管上皮细胞对水的重吸收而使尿量减少；②作用于血管平滑肌的相应受体，引起血管收缩、外周阻力增大，动脉血压升高。在正常情况下，生理浓度的血管升压素主要促进肾集合管对水的重吸收而引起抗利尿效应，故又称之为抗利尿激素（antidiuretic hormone，ADH）。当机体失血或失液等病理情况下，血液中的血管升压素的浓度明显升高，引起血管广泛收缩而发挥升压效应。可见，血管升压素对保持体内细胞外液容量和动脉血压的稳定具有重要意义。

（四）心房钠尿肽

心房钠尿肽（atrial natriuretic，ANP）是由心房肌细胞合成和释放的一种多肽。当循环血量增加、回心血量增多时，可使心房壁受到牵拉刺激，引起心房钠尿肽释放增多。心房钠尿肽的主要作用有：①使肾入球小动脉舒张、出球小动脉收缩，肾毛细血管血流量增多，肾小球毛细血管血压升高，有效滤过压增大，原尿生成增多；抑制肾集合管对 Na^+ 和水的重吸收；对抗血管升压素和醛固酮对水和 Na^+ 的重吸收作用，因而具有很强的排 Na^+ 和排水作用。②刺激心脏感受器，经迷走神经传入中枢，可以使心交感神经紧张性降低，心脏活动减弱；与血管平滑肌上的相应的受体结合后，通过阻滞 Ca^{2+} 通道和增强钙泵活动使血管舒张。③通过抑制血管紧张素的活性而引起血管舒张，故有很强的降压作用。

生理和病理情况下，血管升压素、醛固酮和心房钠尿肽相互协同，在维持循环血量和血压的相对稳定中都发挥重要的作用。

（五）其他体液因素

1. 血管内皮生成的血管活性物质 血管内皮细胞可以合成并释放多种血管活性物质，引起血管平滑肌舒张或收缩。血管内皮生成的舒血管物质主要有前列环素和内皮舒张因子。前列环素通过降低平滑肌细胞内的 Ca^{2+} 浓度使血管舒张。目前认为内皮舒张因子就是一氧化氮。一氧化氮激活血管平滑肌细胞内的鸟苷酸环化酶，使 cGMP 浓度升高，游离 Ca^{2+} 浓度降低，引起血管舒张；同时，它还可以减弱缩血管物质对血管平滑肌的收缩效应。血管内皮细胞也可产生多种缩血管物质，如内皮素与血管平滑肌上的特异受体结合后，促进肌浆网释放 Ca^{2+}，从而加强血管平滑肌的收缩。

2. 激肽释放酶和激肽系统 激肽释放酶是体内的一类蛋白酶，能水解激肽原生成激肽。激肽具有较强的舒血管作用，可参与对血压和局部组织血流量的调节。激肽释放酶分两类：一类存在于血浆中，称为血浆激肽释放酶，能水解血浆中的高分子激肽原生成缓激肽；另一类存在于肾、唾液腺、胰腺、汗腺以及胃肠黏膜等组织中，称为组织激肽释放酶，能水解血浆中的低分子激肽原生成赖氨酰缓激肽，也称为血管舒张素。赖氨酰缓激肽可在氨基肽酶作用下脱去赖氨酸成为缓激肽，其主要作用是促进血管平滑肌舒张和增大毛细血管的通透性。缓激肽可在激肽酶作用下水解失活。缓激肽和血管舒张素是目前已知最强的舒血管活性物质，能使局部组织的血流量增加。血液循环中的激肽也参与动脉血压的调节，引起全身血管舒张，外周阻力减小，血压降低。

3. 前列腺素 是一类活性强、种类多、功能复杂的脂肪酸衍生物，存在于全身各种组织中，不同类型的前列腺素对血管平滑肌的作用不同，多数前列腺素具有舒血管作用，参与调节局部组织血流量。

4. 组胺 由组氨酸在脱羧酶的作用下产生。许多组织特别是皮肤、肺和肠黏膜等的肥大细胞中含有大量组胺。当组织受到损伤、发生炎症和过敏反应时，都可释放组胺。组胺有强烈的舒血管作用，并能使毛细血管和微静脉管壁通透性增加，引起局部组织水肿。

三、社会心理因素对心血管活动的影响

心血管系统不仅受神经、体液因素的调节，也常受到社会心理因素的影响。如害羞时面部血管扩张，愤怒时血压升高，情绪激动时心跳加速等。目前已证实，许多心血管系统疾病的发生发展都与社会心理因素有着密切的关系。如长期巨大的工作生活压力、极度紧张的工作氛围等，如果没有得到良好的心理和生理调节，持续的紧张刺激可引起机体发生

一系列心理和生理应激反应，表现为交感神经兴奋，肾上腺髓质和皮质激素分泌增多，动脉血压升高，导致原发性高血压的发病率明显增加。据统计，在有吸烟、酗酒等不良习惯的人群中，冠心病、高血压、猝死的发病率明显高于无此类不良习惯的人群。目前，心血管疾病的发病率位于各类疾病之首，也是死亡的主要原因，这说明社会心理性因素对心血管系统的影响与心血管疾病的发生、发展及防治有着密切的联系，作为医务工作者，应予以高度重视。

第四节　器官循环

体内各器官的血流量与其动静脉血压之差成正比，与其血流阻力成反比。由于各器官的结构功能不同，其血液循环也各有特点。本节主要叙述冠脉循环、肺循环和脑循环。

一、冠脉循环

（一）冠脉循环的解剖特点

心肌的血液供应来自左、右冠状动脉，其主干行走于心脏的表面，小分支以垂直于心脏表面的方向穿入心肌，并在心内膜下分支形成毛细血管网，这种结构特征使冠状动脉分支在心肌收缩时受到压迫而影响心肌的血液供应。左冠状动脉主要供应左心室的前部，右冠状动脉主要供应左心室后部和右心室。左冠状动脉血液最后主要由冠状窦口回流入右心房，右冠状动脉血液多由细小的心前静脉直接流入右心房。心肌的毛细血管网分布极为丰富，毛细血管数目与心肌纤维数目的比例为 1 : 1。在心肌横截面上，每平方毫米有 2500 ~ 3000 根毛细血管，使心肌能迅速与血液之间进行物质交换。当心肌肥厚时，心肌纤维直径增大，但毛细血管数目并不相应增加，容易发生供血不足。由于冠状动脉侧支较细小，血流量少，在冠状动脉突然阻塞时不易及时建立有效的侧支循环，易造成心肌梗死。如果阻塞形成缓慢，侧支逐渐扩张，可建立新的有效侧支循环，起到代偿作用。

（二）冠脉循环的生理特点

1. 灌注压高、血流量大　由于冠状动脉直接开口于主动脉根部，冠脉循环途径短，因而冠脉血管血压较高、血流速度快、血流量大。在安静状态下，每 100 g 心肌组织冠脉血流量为 60 ~ 80 ml/min，总的冠脉血流量为 200 ~ 250 ml/min，占心输出量的 4% ~ 5%。当心脏活动加强时，冠状动脉扩张，血流量增加。冠状动脉达到最大舒张状态时，其血流量可增加到安静时的 4 ~ 5 倍。

2. 耗氧量大、摄氧率高　心肌耗氧量大、摄氧率高，流经冠脉的动脉血中 65% ~ 70% 的氧被心肌摄取，因此，冠脉血管动、静脉血中的氧分压差很大，氧的储备较少。当剧烈运动时，心肌耗氧量显著增加，心肌提高从血液中摄取氧的能力较小，此时主要依赖扩张冠脉血管来增加其血流量和氧的供应量。心肌对缺血、缺氧非常敏感，冠状动脉阻塞易引起心肌缺血坏死。

3. 血流量受心肌收缩的影响大　由于冠状动脉分支大部分深入心肌组织之间，心肌的节律性收缩舒张对冠脉血流量产生显著的影响。心肌收缩时，冠状动脉受压，冠脉血流尤其是左冠状动脉的血流减少；在等容收缩期，心肌强烈收缩，左冠状动脉血流急剧减少，甚至发生倒流；在心室射血期，主动脉压升高，冠状动脉血压也随着升高，冠脉血流量增加；到减慢射血期，冠脉血流量又减少；心肌舒张时，对冠脉血管的压迫解除，冠脉血流量迅速增加；在舒张早期达到最高峰，然后逐渐回降（图 3 – 14）。一般情况下，左心室在收缩期血流量只有舒张期的 20% ~ 30%。当心肌收缩增强时，收缩期冠脉血流量所占比例更小。当体循环外周阻力增大时，动脉舒张压增高，冠脉血流量增加；当心律增加时，由于心舒期明显缩短，冠脉血流量则减少。可见，动脉舒张压的高低和心舒期的长短是影响冠脉血流量的重要因素。在某些病理状态（如主动脉瓣关闭不全）时，常因动脉舒张压过低而发生心肌供血不足。右心室壁比左心室薄弱，心肌收缩时对冠脉血流量的影响不如左心室明显，在安静状态下，右心室收缩期和舒张期的冠脉血流量相差不大，或略多于后者。

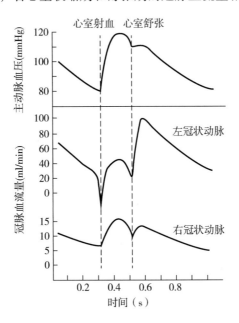

图 3 – 14 一个心动周期中左、右冠状动脉血流变化情况

（三）冠脉血流量的调节

冠脉血流量主要受心肌代谢水平的调节，同时也受自主神经的调节，但自主神经的调节作用相对次要。

1. 心肌代谢水平的影响 心肌收缩的能量来源几乎仅依靠有氧代谢。实验证明，冠脉血流量和心肌代谢水平成正比，在切断心脏神经支配和没有激素作用的情况下，这种关系依然存在。心肌代谢增强时，冠脉血流量可突然增至原来血流量的 5 倍或以上。在肌肉运动、精神紧张等情况下，心肌代谢增强，耗氧量增加，局部组织中氧分压降低，ATP 分解为 ADP 和 AMP，存在于冠脉血管周围间质细胞中的 $5'$ – 核苷酸酶可将 AMP 分解而产生腺苷。腺苷具有强烈的舒张小动脉作用。腺苷生成后在几秒钟内即被破坏，因此不会引起其他器官的血管舒张。心肌的其他代谢产物，如 H^+、CO_2、乳酸、缓激肽等，也具有舒张冠脉的作用。

2. 神经调节 冠状动脉受迷走神经和交感神经支配。迷走神经兴奋引起冠脉血管舒张，但同时使心率减慢、心肌代谢水平降低，这些因素可抵消迷走神经对冠状动脉的直接舒张作用。交感神经兴奋对冠脉血管的直接效应是收缩，但交感神经兴奋又使心脏活动加强，耗氧量增加，代谢产物增加，从而使冠脉舒张。因此，在整体情况下，冠脉血流量主要由心肌的代谢水平来调节，神经因素对冠脉血流量的影响较小。

3. 体液调节 肾上腺素和去甲肾上腺素可通过增强心肌的代谢活动和耗氧量使冠脉舒张，冠脉血流量增加；也可直接作用于冠脉血管 α_1 或 β_2 受体，引起冠脉血管的收缩或舒张。甲状腺激素增多时，心肌代谢增强，可使冠脉扩张，血流量增多。大剂量的血管升压素和血管紧张素都可使冠脉收缩，冠脉血流量减少。

二、脑循环

脑的血液供应来自颈内动脉和椎动脉，在脑底部连成脑底动脉环（Willis 环），由此分出分支，供应脑的各部分。脑静脉血先汇入硬脑膜静脉窦，再经颈内静脉注入腔静脉。脑血管可根据局部的需要来调节血流量的大小，以保证脑细胞活动所需营养物质的供应，并排出代谢产物。

（一）脑循环的特点

1. 血流量大、耗氧量多 脑的重量仅占体重的 2%，但安静状态下脑血流量约为 750 ml/min，相当于心输出量的 15%。脑组织的代谢水平高，耗氧量大，在安静情况下，整个脑的耗氧量约占全身耗氧量的 20%。脑组织细胞对缺血、缺氧很敏感，对缺氧的耐受力极低，如果脑供血停止 3~10 秒，将会引起意识丧失，缺血超过 5 分钟，将会引起永久性脑损伤。

2. 血流量变化小 脑位于骨性的颅腔内，容积固定。由于脑组织不可压缩，故脑血管舒缩程度受到很大的限制，血流量的变化较小。

3. 存在血 – 脑屏障和血 – 脑脊液屏障 在毛细血管血液和脑组织之间存在限制某些物质扩散的屏障，称为血 – 脑屏障。另外，在血液和脑脊液之间也存在类似的屏障，称为血 – 脑脊液屏障。血液中的 O_2 和 CO_2 等脂溶性物质、某些麻醉药物以及水溶性物质，如葡萄糖和氨基酸等，均容易通过血 – 脑屏障和血 – 脑脊液屏障，而甘露醇、蔗糖和许多离子则不易通过。这两种屏障的存在，对于保持脑组织内环境的相对稳定和防止血液中的有害物质侵入脑内具有重要的生理意义。临床用药时，应考虑到上述两种屏障的存在。

（二）脑血流量的调节

1. 自身调节 脑血流量与脑动、静脉之间的压力差成正比，与脑血管阻力成反比。正常情况下，颈内静脉压接近右心房压，且变化不大，脑血管的阻力变化也很小，故影响脑血流量的主要因素是颈动脉压。当平均动脉压在 60~140 mmHg 范围内变化时，脑血管可通过自身调节使脑血流量保持相对稳定。但当平均动脉压低于 60 mmHg 时，脑血流量将显著减少，引起脑的功能障碍；反之，当平均动脉压超过 140 mmHg 时，脑血流量显著增加，可因毛细血管血压过高而引起脑水肿。

2. 体液调节 脑血管的舒缩活动主要受局部化学因素的影响。当动脉血液中 CO_2 分压升高时，CO_2 进入脑组织，使细胞外液 H^+ 浓度升高而引起脑血管舒张，血流量增加。过度通气时，CO_2 呼出过多，动脉血 CO_2 分压过低，脑血流量显著减少，可引起头晕等症状。血液中 O_2 分压降低时，也能使脑血管舒张。目前认为，CO_2 分压升高引起脑血管舒张可能需要 NO 作为中介，而低氧的舒血管效应则依赖 NO、腺苷的生成和 ATP 依赖性钾通道的激活。此外，当脑的代谢活动增强时，H^+、K^+、腺苷等代谢产物增多，引起脑血管舒张，血流量增多。

3. 神经调节 脑血管接受交感缩血管纤维和副交感舒血管纤维支配，但神经对脑血管的调节作用很小。若刺激或切断支配脑血管的交感或副交感神经，脑血流量均无明显的变化。在多种心血管反射中，脑血流量也无明显变化。

（三）脑脊液的生成与吸收

脑脊液存在于脑室系统、脑周围的脑池和蛛网膜下腔内，相当于脑和脊髓的组织液和淋巴液。成人脑脊液总量约150 ml，主要由脑室脉络丛上皮细胞和室管膜细胞分泌，亦含有少量来自软脑膜血管和脑毛细血管滤出的液体。脑脊液主要通过蛛网膜绒毛进入硬膜静脉窦的血液。人体每天生成与吸收的脑脊液量约800 ml。正常人取卧位时，脑脊液压平均为10 mmHg。当脑脊液的吸收发生障碍时，脑脊液压升高，可影响脑血流和脑的功能。

脑脊液的功能：①作为脑和血液之间进行物质交换的媒介；②回收蛋白质；③保护作用，当脑受到外力冲击时，可因脑脊液的缓冲而大大减少脑的震荡，在脑脊液的浮力作用下使脑的重量减轻到仅50 g左右，有效减轻了脑对颅底部神经及血管的压迫。

三、肺循环

肺循环的功能是使静脉血在流经肺泡时与肺泡进行气体交换并变成动脉血。肺循环与体循环中的支气管血管在末梢处有吻合支相沟通，有一部分支气管静脉血可经过这些吻合支进入肺静脉和左心房，使动脉血中掺入1%～2%的静脉血。

（一）肺循环的生理特点

1. 血流阻力小、血压低 与体循环血管相比，肺动脉及其分支短而粗，管壁薄，可扩张性较大，且肺循环的全部血管都被胸腔负压所包绕，故肺循环血流阻力小、血压低。在安静状态下，肺循环平均动脉压约为13 mmHg，毛细血管平均压约为7 mmHg，低于血浆胶体渗透压（25 mmHg），有效滤过压为负值，使肺泡间隙内基本上没有组织液生成，肺泡膜和毛细血管壁紧密相贴，有利于肺泡和血液之间的气体交换。当发生左心衰竭时，肺静脉压和肺毛细血管压升高，可引起肺淤血和肺水肿。

2. 血容量大、变动范围大 平静呼吸时，肺血容量占全身血量的9%，约为450 ml。由于肺组织和肺血管的可扩张性大，故肺血容量的变化范围较大，有"贮血库"的作用。肺容量在用力呼气时可减少到约200 ml，而在深吸气时可增加到1000 ml左右。当机体失血时，肺循环可将一部分血液转移至体循环，发挥代偿作用。在呼吸周期中，肺循环血流可发生周期性变化，并对左心室搏出量和动脉血压发生影响。

（二）肺循环血流量的调节

1. 肺泡气氧分压的调节 肺泡气氧分压对肺血管的舒缩活动有明显的影响。当一部分肺泡因通气不足而氧分压降低时，其周围的肺血管收缩，使这部分肺组织的血流阻力增大，血流量减少，而使通气好、氧分压高的肺组织血流量增加，提高肺换气效率。长期居住在高海拔地区的人，吸入气氧分压较低，引起肺动脉广泛收缩，肺血流阻力加大，肺动脉血压升高，使右心室负荷长期加重而可能导致右心室肥厚。

2. 神经调节 肺循环血管受交感神经和迷走神经支配。刺激交感神经直接引起肺血管收缩和血流阻力增大；但在整体情况下，因体循环的血管收缩，将一部分血液挤入肺循环，肺循环血容量增加。刺激迷走神经可使肺血管轻度舒张，血流阻力稍下降。

3. 体液调节　肾上腺素、去甲肾上腺素、血管紧张素Ⅱ、组胺、5-羟色胺等都能使肺血管收缩；而前列环素、乙酰胆碱等则可引起肺血管舒张。

本章小结

心脏泵血过程中，室内压上升速度最快的是等容收缩期，室内压下降速度最快的是等容舒张期。心室射血是间断的，但弹性贮器血管（大动脉）的作用可使心室的间断射血变为血管内持续的血液流动，同时能够缓冲血压的波动。在生理学中，通常心脏和大动脉称为循环系统的"中心"部分，而将小血管称为"外周"部分，因此，右心房和胸腔内大静脉的血压被称为中心静脉压，而小动脉、小静脉形成的血流阻力被称为外周阻力。

目标检测

一、选择题

扫码"练一练"

【A1/A2 型题】

1. 血液循环的主要功能是
   A. 保证新陈代谢正常进行　　B. 实现机体的体液调节
   C. 实现血液防御功能　　D. 维持机体内环境等特性相对恒定
   E. 以上都是

2. 下列叙述哪项不是影响心输出量的因素
   A. 心肌收缩力　　B. 心室舒张末期充盈量
   C. 心率　　D. 大动脉管壁弹性
   E. 动脉血压

3. 一个心动周期中，收缩期与舒张期的关系是
   A. 房缩期长于室缩期
   B. 心室的收缩期长于舒张期
   C. 心室的收缩期与舒张期相等
   D. 心动周期中的舒张期长于收缩期
   E. 心室的舒张期长于心房的舒张期

4. 下列选项中，促使静脉血回流增加的因素是
   A. 心脏泵血功能加强　　B. 血容量增加
   C. 骨骼肌的活动加强　　D. 呼吸运动加强
   E. 以上都是

5. 在一个心动周期中，心室内压上升最快的时期是
   A. 等容收缩期　　B. 射血期
   C. 房缩期　　D. 等容舒张期
   E. 充盈期

6. 第一心音发生在

    A．房缩期，标志着心房收缩的开始

    B．房舒期，标志着心房舒张的开始

    C．室缩期，标志着心室收缩的开始

    D．房舒期，标志着心室舒张的开始

    E．室缩期末，标志着心室收缩的终结

7. 射血分数是每搏输出量占下列哪项的百分数

    A．心输出量   B．每分回心血量

    C．心室收缩期末容量   D．心室舒张期末期容量

    E．体表面积

8. 下列哪项可使射血分数加大

    A．动脉血压升高   B．静脉注射乙酰胆碱

    C．迷走神经兴奋   D．心脏射血能力减弱

    E．心交感神经兴奋

9. 下列哪项可使搏出量加大

    A．心率在一定范围内减慢   B．心舒张期缩短

    C．应用钙离子通道阻滞剂   D．血液氢离子浓度升高

    E．人由卧位突然变直立位

10. 下列哪项可引起心输出量减少

    A．妊娠   B．贫血

    C．焦虑   D．应激反应

    E．低血钙或酸中毒

【X型题】

11. 在心动周期中，房内压<室内压<动脉压的时期是

    A．等容收缩期   B．射血期

    C．等容舒张期   D．充盈期

    E．全心舒张期

12. 下列选项中，在一定范围内与心输出量呈正变关系的是

    A．心率   B．心室肌后负荷

    C．动脉血压   D．静脉回心血量

    E．心舒末期容积

13. 影响冠状动脉循环流量的主要因素是

    A．心室肌收缩力强弱   B．心室舒张期长短

    C．脉压的大小   D．主动脉舒张压高低

    E．主动脉收缩压高低

14. 淋巴循环的意义在于

    A．回收蛋白质   B．防御屏障作用

    C．维持水平衡   D．运输脂肪及脂溶性维生素

    E．维持血管内外胶体渗透压的平衡

15. 下列属于大动脉管壁的弹性作用的有
    A. 缓冲收缩压
    B. 维持舒张压
    C. 推动血液连续流动
    D. 使脉压加大
    E. 使脉压减小

16. 下述因素可引起收缩压升高的是
    A. 搏出量增加
    B. 心率加快
    C. 外周阻力增加
    D. 大动脉管壁弹性降低
    E. 静脉回心血量增加

17. 下列可影响组织液生成的因素有
    A. 毛细血管血压
    B. 血浆胶体渗透压
    C. 组织液静水压
    D. 组织液胶体渗透压
    E. 毛细血管通透性

18. 单纯大动脉弹性减退，对血压的影响是
    A. 收缩压升高
    B. 舒张压降低
    C. 舒张压升高
    D. 脉压增大
    E. 脉压不变

19. 主动脉瓣处于开放状态的时期有
    A. 等容收缩期
    B. 快速射血期
    C. 减慢射血期
    D. 等容舒张期
    E. 心室充盈期

20. 主动脉瓣处于关闭状态的时期有
    A. 等容舒张期
    B. 快速充盈期
    C. 减慢充盈期
    D. 心房收缩期
    E. 等容收缩期

二、简答题

1. 影响心输出量的因素有哪些？
2. 何为中心静脉压？说出其正常值和临床上测定中心静脉压的意义。
3. 动脉血压是如何形成的？
4. 微循环的血流通路及其主要功能是什么？
5. 运用所学知识，解释有的人从卧位或蹲位突然站立时可出现头晕、眼发黑但片刻即可恢复的现象。
6. 组织液是如何生成与回流的？
7. 正常人的动脉血压是怎样维持相对稳定的？
8. 简述心脏的神经支配及其主要作用。

（侯彦华）

第四章 循环系统常见疾病的病理

学习目标

1. **掌握** 风湿小体、绒毛心、动脉粥样硬化、冠心病、心绞痛、心肌梗死、高血压病、休克、心力衰竭的概念；动脉粥样硬化的基本病变、病变分期及继发改变；冠心病的病理变化；原发性高血压的病变分期及病理变化；风湿病的基本病理变化，风湿性心内膜炎的病理变化及后果。休克时各期微循环变化的特征。

2. **熟悉** 动脉粥样硬化的病因及发病机制；冠心病的病理临床联系；原发性高血压的病理临床联系；慢性心瓣膜病的血流动力学改变；休克的原因、分类、发生机制及临床表现；心力衰竭的临床表现和病理学基础。

3. **了解** 冠心病的病因及发病机制；原发性高血压的病因及发病机制；心力衰竭的病因、诱因、发病机制及代偿反应。

4. 能够正确运用临床病理思维方法对心血管系统疾病进行病理诊断。

5. 具有积极宣教如何正确防治心血管系统疾病的观念意识。

循环系统疾病又称心血管系统疾病，是指病变主要损坏心血管的正常结构，从而导致循环功能障碍的一类疾病，是对人类健康与生命构成威胁最大的一组疾病。在我国，心血管系统疾病发病率高居首位，以冠状动脉粥样硬化和高血压最为常见。

第一节 风湿病

案例导入

患者，女性，14岁，因"发热、游走性关节痛、皮肤红斑3天"入院。入院6天前开始发热、畏寒，体温达39.5℃，但不规则，伴全身疲乏、食欲减退、大量出汗和心慌等。入院5天前出现双膝和踝关节发热、肿痛，行走困难。入院3天前，四肢内侧和躯干出现红斑。患者3年前曾有类似发病4次。

入院查体：体温39℃，脉搏138次/分，血压正常，双下肢内侧和躯干见环形红斑，心尖搏动位于左锁骨中线外侧第6肋间，心浊音界向两侧扩大，二尖瓣区可听到Ⅲ级收缩期吹风样杂音和舒张早期隆隆样杂音。血沉50 mm/h，抗"O"为700单位，咽喉拭子培养有溶血性链球菌生长。X线检查示心脏向左下扩大。

请思考：

1. 该患者最可能的诊断是什么？

2. 患者临床症状及体征的病理改变基础是什么？

扫码"学一学"

风湿病是一种与 A 组乙型溶血性链球菌感染有关的变态反应性疾病。病变累及全身结缔组织，涉及心脏、关节和血管，以心脏病变最为严重。急性期称为风湿热。风湿病多发于冬春阴雨季节，潮湿和寒冷是重要诱因。本病可发生于任何年龄，但多始发于 5 ~ 14 岁儿童，以 6 ~ 9 岁为发病高峰，男女患病率无差别。常反复发作，急性期过后，常造成轻重度不等的心瓣膜器质性病变。

一、病因和发病机制

风湿病的病因和发病机制尚未完全明了，目前普遍认为本病的发病与 A 组乙型溶血性链球菌感染有关。发病机制存在以下几种学说：链球菌感染学说、链球菌毒素学说、变态反应学说和自身免疫反应学说等。目前主要倾向于自身免疫反应学说，该学说认为 A 组乙型溶血性链球菌中某些成分的分子结构可能和人体组织的分子结构相同或类似，而出现自身免疫反应。

二、基本病理变化

风湿病的病变可累及全身结缔组织，以心脏、血管和浆膜等处病变最为明显。本病的病变发展过程可分为三个时期。

1. 变质渗出期　是风湿病的早期改变。此期在心脏、浆膜、关节、皮肤等病变部位发生结缔组织基质的黏液样变性和胶原纤维的纤维素样坏死。此外，病灶中还有少量浆液纤维素渗出和少量的淋巴细胞、浆细胞、单核细胞等细胞浸润。此期病变持续约 1 个月。

2. 增生期或肉芽肿期　此期病变以增生为主，病变特点是形成特征性的风湿性肉芽肿，称为风湿小体或阿少夫小体（Aschoff 小体），对风湿病有病理诊断意义。风湿小体是一种肉芽肿性病变，多发生在心肌间质、心内膜下及皮下结缔组织，其中央为纤维样坏死，周围出现成群的风湿细胞，外周有少量的成纤维细胞、淋巴细胞和浆细胞。风湿细胞又称阿少夫细胞，是在心肌间质纤维素样坏死的基础之上，由巨噬细胞增生、聚集并吞噬纤维素样坏死物质转变而成。风湿细胞体积较大，胞质丰富，核大，单核、双核或多核，核膜清晰，染色质集中于核中央，核横切面似枭眼状，纵切面呈毛虫状（图 4 - 1）。此期可持续 2 ~ 3 个月。

3. 纤维化期或硬化期　本期纤维素样坏死物逐渐被吸收，风湿细胞逐渐被成纤维细胞所代替，并产生胶原纤维，风湿小体逐渐纤维化，最后形成梭形小瘢痕。此期病变可持续 2 ~ 3 个月。

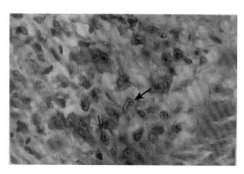

图 4 - 1　风湿小体

风湿细胞体积大，圆形，核大，可见单核、双核和多核横切面似枭眼状（红色箭头），纵切面呈毛虫状（黑色箭头）

考点提示

　　风湿病的特征性病理变化及其意义。

三、各器官的病变

（一）风湿性心脏病

风湿病时病变常累及心脏各层（心内膜、心肌、心外膜），表现为风湿性心内膜炎、风湿性心肌炎、风湿性心外膜炎。三者同时受累，称为风湿性全心炎。

1. 风湿性心内膜炎 病变常侵犯心瓣膜，其中二尖瓣最常受累，其次为二尖瓣和主动脉瓣同时受累。病变主要表现为疣状心内膜炎。病变初期，瓣膜肿胀、间质黏液样变性和纤维素样坏死，偶有风湿小体。由于瓣膜闭锁缘血流面的内皮细胞经常受到血流冲击，易发生变性、脱落，暴露内皮下胶原纤维，形成串珠状单行排列、直径为 1～2 mm 的疣状赘生物。这些赘生物呈灰白色，半透明，附着牢固，不易脱落。镜下观，赘生物为血小板和少量纤维素构成的白色血栓，周围可见少量风湿细胞浸润。病变后期，由于病变反复发作，瓣膜发生纤维化并形成瘢痕，导致瓣膜增厚、卷曲、短缩和钙化，瓣叶间可发生粘连，腱索增粗和缩短，最终引起心瓣膜病。左心房后壁因病变瓣膜狭窄或关闭不全，受反流血流冲击较重，引起心内膜灶状纤维性增厚，称为 McCallum 斑。

2. 风湿性心肌炎 病变常与风湿性心内膜炎并发，主要累及心肌间质结缔组织。早期以渗出性病变为主，中期在心肌间质小血管旁可见风湿小体，主要见于左心室后壁、室间隔、左心房和左心耳等处。后期病变反复发作可致风湿小体纤维化，形成梭形小瘢痕。风湿性心肌炎发生于儿童时，渗出性病变特别明显，心肌间质发生明显水肿及弥漫性炎性细胞浸润。病变累及传导系统时，可导致心律失常。

3. 风湿性心外膜炎 病变主要累及心外膜脏层，呈浆液性或浆液纤维素性炎症。当心包腔内有大量浆液渗出时，形成心包炎性积液（湿性心包炎）；当有大量纤维蛋白渗出时，由于心脏搏动牵拉而成绒毛状，称为绒毛心（干性心包炎）。恢复期，浆液逐渐被吸收，纤维素也可被溶解吸收，渗出的大量纤维素若未被溶解吸收，则发生机化，导致脏、壁两层心外膜发生粘连，形成缩窄性心包炎。干性心包炎患者表现为心前区疼痛，听诊可闻及心包摩擦音。湿性心包炎患者可诉胸闷不适，叩诊心浊音界扩大，听诊心音弱而遥远；X 线检查示心影增大呈烧瓶状。

（二）风湿性关节炎

约 75% 风湿病患者在疾病的早期出现风湿性关节炎。病变常累及膝、踝、肩、腕、肘等四肢大关节，各关节常先后受累，呈游走性，反复发作。关节局部出现红、肿、热、痛和功能障碍，关节腔内有浆液和纤维蛋白渗出，滑膜充血、肿胀，周围软组织内可见不典型的风湿小体。炎症缓解后，浆液性渗出物容易被完全吸收，一般不遗留关节畸形。

（三）风湿性动脉炎

发生风湿性动脉炎时，大小动脉均可受累，但冠状动脉、肾动脉、肠系膜动脉、脑动脉和肺动脉等小动脉较常受累。急性期，血管壁发生黏液样变性和纤维素样坏死，伴有炎症细胞浸润，可有风湿小体形成。病变后期，血管壁因纤维化而增厚，瘢痕形成，管腔狭窄，并可继发血栓形成。

（四）皮肤病变

1. 环形红斑 为渗出性病变。在风湿性皮肤病中最常见，多发生于躯干和四肢皮肤。

肉眼观，为淡红色环状红晕，中央皮肤色泽正常。光镜下，红斑处真皮浅层血管充血、水肿，伴淋巴细胞、单核细胞浸润。该病变对急性风湿病有诊断意义，病变常在 1~2 天内自行消退。

2. 皮下结节　为增生性病变。多发生于四肢大关节附近伸侧皮下结缔组织。肉眼观，结节直径 0.5~2 cm，圆形或椭圆形，质硬，可活动，无压痛。光镜下，结节中央为大片纤维素样坏死物质，周围可见风湿细胞和成纤维细胞呈放射状排列，伴淋巴细胞浸润。数周后，随着炎症的消退，结节逐渐纤维化而遗留小的瘢痕。

（五）风湿性脑病

多见于 5~12 岁儿童，女孩多见。病变主要累及大脑皮质、基底节、丘脑和小脑皮层。表现为风湿性动脉炎和皮质下脑炎。光镜下，神经细胞变性、胶质细胞增生和胶质结节形成。当椎体外系受累较重时，患儿可出现面肌和肢体的不自主运动，临床称为小舞蹈症。

第二节　心脏瓣膜病

案例导入

扫码"学一学"

　　患者，女，50 岁。以"劳力性呼吸困难、气促、腹胀 3 年，加重伴心前区疼痛半年"入院。患者 3 年前无明显诱因出现活动后呼吸困难、气促、腹胀，伴有夜间阵发性呼吸困难、胸痛、心悸、咳嗽、咳痰、双下肢水肿，无咯血，未予处理，后上述症状持续存在、2 年前来我院就诊，诊断为"风心病"，予输液治疗后上述症状好转，出院后自行服用药物治疗。半年前，患者自觉心前区疼痛症状无缓解，就诊于我院，门诊以"风心病"收住院。入院查体：心前区无隆起，心尖搏动无异常，叩诊心界向左扩大，心率 75 次/分，房颤心律，心尖区可闻及舒张期隆隆样杂音，向心底部传导，肺动脉瓣区第二心音无亢进，无分裂，无减弱，$P_2 > A_2$，无心包摩擦音。腹软，无压痛及反跳痛，双下肢无水肿。辅助检查：ECG 提示心房颤动、逆钟向转位。

请思考：

该患者疾病的诊断及诊断依据是什么？

　　心脏瓣膜病是指心脏瓣膜因各种原因损伤或先天性发育异常所造成的器质性病变，表现为瓣膜口狭窄和（或）关闭不全，导致心功能不全，出现全身血液循环障碍，是最常见的慢性心脏病之一。瓣膜口狭窄是由于相邻心瓣膜粘连、增厚或瓣膜环硬化等原因，使瓣膜开放时不能充分张开，瓣膜口因而缩小，导致血流通过障碍。瓣膜关闭不全是由于心瓣膜增厚、变硬、卷曲、破裂或腱索增粗、短缩等，导致瓣膜关闭时瓣膜口不能完全闭合，使部分血液反流。心脏瓣膜病主要为二尖瓣受累，其次为二尖瓣和主动脉瓣同时受累。

　　心脏瓣膜病常见原因为风湿性心内膜炎和感染性心内膜炎，主动脉粥样硬化、梅毒性主动脉炎、瓣膜硬化、先天发育异常也可引起本病。

一、二尖瓣狭窄

二尖瓣狭窄多由风湿性心内膜炎所致，少数由感染性心内膜炎引起。二尖瓣狭窄最严重时瓣膜口狭窄缩小到 $1.0 \sim 2.0 \ cm^2$，甚至 $0.5 \ cm^2$（正常成人二尖瓣口开放时面积约 $5 \ cm^2$，可通过两个手指）。病变早期，瓣膜轻度增厚，瓣叶间粘连呈隔膜状；后期瓣叶严重粘连、增厚，使瓣膜口缩小呈鱼口状，此型常伴有二尖瓣关闭不全（图 4 - 2）。

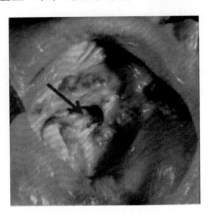

图 4 - 2　二尖瓣狭窄
瓣叶严重粘连、增厚，瓣膜口缩小呈鱼口状

二尖瓣狭窄可引起一系列血流动力学和心脏变化。病变早期，由于二尖瓣狭窄，心脏舒张期血流从左心房流入左心室受阻，引起左心房代偿性扩张和肥大。后期，左心房失代偿，血液淤积，肺静脉回流受阻，引起肺淤血、水肿或漏出性出血，肺静脉压升高，通过神经反射引起肺内小动脉收缩或痉挛，最终使肺动脉高压，右心室代偿性肥大，继而失代偿，右心室扩张，导致右心房和体循环静脉淤血。临床表现为颈静脉怒张、肝淤血肿大、下肢水肿、浆膜腔积液等右心衰竭的症状。听诊心尖区可闻及舒张期隆隆样杂音。X 线显示左心房增大，呈"梨形心"。肺淤血时可出现呼吸困难、发绀、面颊潮红，呈"二尖瓣面容"。

二、二尖瓣关闭不全

二尖瓣关闭不全多由风湿性心内膜炎所致，也可由亚急性细菌性心内膜炎引起，常与二尖瓣狭窄合并发生。由于二尖瓣关闭不全，在心脏收缩期，左心室部分血液反流到左心房内。左心房既接受左心室反流血液，又接受肺静脉回流的血液，故血量较正常时增多，久之出现左心房代偿性肥大、扩张。在心脏舒张期，大量血液流入左心室，引起左心室代偿性肥大、扩张。继而左心房和左心室发生失代偿，出现左心衰竭，引起肺淤血、肺动脉高压及右心室和右心房代偿性肥大、扩张，继而右心衰竭及体循环淤血。听诊心尖区可闻及收缩期吹风样杂音。X 线显示左右心房和心室均增大，呈"球形心"。

三、主动脉瓣狭窄

主动脉瓣狭窄以往主要由风湿性主动脉炎所致，随着风湿病发病率的下降，由动脉粥样硬化所引起的变性钙化性主动脉瓣狭窄所占比例呈上升趋势，少数由先天发育异常引起。

由于主动脉瓣狭窄，在心脏收缩期，左心室血液排出受阻，残留血量增多，久之出现左心室代偿性肥大（向心性肥大）。后期，左心室失代偿出现离心性肥大，进而引起左心衰竭、肺淤血、右心衰竭和体循环淤血。临床表现为心排血量明显减少，冠状动脉供血不足可出现心绞痛，脑供血不足可引起晕厥。听诊主动脉瓣区可闻及粗糙、喷射性收缩期杂音。X线显示左心室肥大、扩张，呈"靴形心"。

四、主动脉瓣关闭不全

主动脉瓣关闭不全主要由风湿性主动脉炎所致，也可由感染性心内膜炎、主动脉粥样硬化、梅毒性主动脉炎引起。

由于舒张期主动脉瓣关闭不全，主动脉部分血液反流，左心室血容量增加，发生代偿性肥大。后期左心室失代偿，发生左心衰竭、肺淤血、肺动脉高压、右心肥大、右心衰竭和体循环淤血。临床表现为舒张压降低，冠状动脉供血不足，可引起心绞痛。听诊主动脉瓣区闻及舒张期吹风样杂音。患者可出现颈动脉搏动、水冲脉、血管枪击音及毛细血管搏动现象。

第三节 动脉粥样硬化

扫码"学一学"

案例导入

> 患者，男性，58岁，患高血压已15年，近1年来劳累后出现心悸、气促，咳粉红色泡沫样痰，不能平卧，有时在劳动后出现胸骨后疼痛，但数分钟后缓解。半年来感觉右下肢发凉、发麻，走路时跛行，休息后好转，以上症状逐渐加重。前几天右足剧痛，足背动脉搏动消失，皮肤逐渐变黑，不能活动，入院后立即行右下肢截肢术。
>
> **请思考：**
> 1. 该患者疾病的诊断及诊断依据是什么？
> 2. 该患者右下肢截肢的原因是什么？

动脉硬化是指动脉壁增厚、失去弹性的一类疾病，包括动脉粥样硬化、细动脉硬化、动脉中层钙化。

动脉粥样硬化（AS）是心血管系统最常见的疾病，病变累及大、中动脉，基本病理变化是脂质沉积于动脉内膜形成粥样斑块，使动脉管腔狭窄、管壁变硬、弹性减退，并引起一系列继发病变。本病近年来在我国的发病率呈上升趋势，北方发病率略高于南方。

一、病理变化

动脉粥样硬化主要累及全身大动脉和中动脉。动脉分支开口及血管弯曲的凸面为病变的好发部位。根据病变的发展过程可分为以下几个阶段。

（一）脂纹期

脂纹是动脉粥样硬化肉眼可见的最早期病变。肉眼观，脂纹为点状或条纹状黄色不隆起或微隆起于内膜的病灶，常见于主动脉后壁及其分支开口处。光镜下，病灶处大量泡沫细胞聚集于内膜下（图4-3）。泡沫细胞来源于巨噬细胞和平滑肌细胞，体积大，圆形或椭圆形，胞质内有大量空泡。此期病变为可逆性病变，病因消除后脂纹可自行消退。

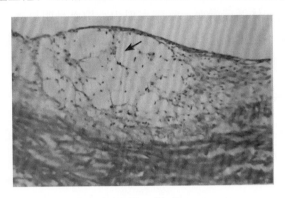

图4-3 动脉粥样硬化脂纹
动脉内膜增厚，内膜下见大量泡沫细胞

（二）纤维斑块期

随着病变进一步发展，脂质沉积增多，脂纹发展为纤维斑块。肉眼观，可见隆起于内膜表面浅黄或灰黄色斑块，随着结缔组织的不断增生和玻璃样变性，脂质被埋于内膜深层，斑块逐渐变为瓷白色（图4-4）。光镜下，病灶表面为一层由大量胶原纤维、平滑肌细胞（SMC）、细胞外基质等构成的纤维帽，纤维帽下可见数量不等的泡沫细胞、SMC、细胞外基质和炎细胞。

（三）粥样斑块期

在纤维斑块的基础上，斑块深层的组织缺血坏死，坏死物与脂质混合形成粥样斑块。肉眼观，内膜面可见明显隆起的灰黄色斑块，并向深部压迫中膜平滑肌，使

考点提示

粥样斑块的镜下表现。

动脉血管萎缩、弹性下降。切面、斑块的管腔面为白色质硬组织，深部为黄色或黄白色质软粥样物质（图4-5）。光镜下，可见病灶表层为灰白色的纤维帽，深层为坏死、崩解物质，内有胆固醇结晶、钙盐沉积，斑块底部和边缘可见肉芽组织，并有少量泡沫细胞、平滑肌细胞及淋巴细胞浸润。

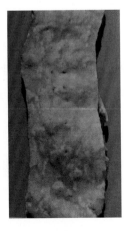

图4-4 主动脉粥样硬化纤维斑块

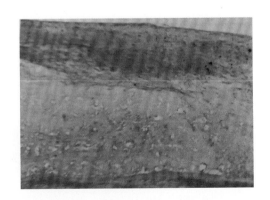

图4-5 动脉粥样硬化粥样斑块

（四）继发性病变期

继发病变指在纤维斑块和粥样斑块的基础上继发的病变。

1. 斑块内出血　由于粥样斑块边缘和底部的新生毛细血管破裂出血而造成；也可因斑块破裂，血管内血液进入斑块引起。出血可加重斑块的隆起，使血管管腔狭窄，甚至完全闭塞。

2. 斑块破裂　斑块表层纤维帽破裂，可形成粥瘤样溃疡，排入血流的坏死性粥样物质可引起栓塞。

3. 血栓形成　斑块破裂形成溃疡，由于暴露了内皮下胶原纤维，促进血栓的形成，引起动脉阻塞而发生供血部位梗死。

4. 钙化　钙盐沉积于粥瘤病灶和纤维帽内，使动脉壁变硬、变脆。

5. 动脉瘤形成　粥样斑块向深部压迫中膜平滑肌，使动脉血管萎缩、弹性下降，在血管内压力的作用下，局部管壁向外膨出形成动脉瘤（图4-6），动脉瘤破裂可致大出血。血液从斑块溃疡处进入动脉中膜或中膜内血管破裂出血，使中膜撕裂，形成夹层动脉瘤。

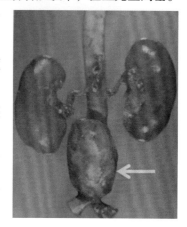

图4-6　腹主动脉瘤

6. 血管腔狭窄　粥样斑块形成可致血管腔狭窄，血流量减少，所供应组织器官发生缺血缺氧性病变。

二、重要器官的动脉粥样硬化

1. 主动脉粥样硬化　好发于主动脉后壁及分支开口处。其中，腹主动脉病变最严重，其次是降主动脉和主动脉弓，升主动脉病变最轻。病变动脉内膜凹凸不平，出现脂质条纹和粥样斑块，管壁变硬、弹性下降，管腔狭窄，严重者斑块破裂形成粥瘤样溃疡。由于主动脉管径大、血流快，很少继发血栓形成。

2. 颈动脉和脑动脉粥样硬化　病变好发于颈内动脉起始部、基底动脉、大脑中动脉和Willis环（图4-7）。病变血管出现不同程度的管腔狭窄、斑块内出血、溃疡和附壁血栓形成。由于脑组织长期供血不足而发生脑萎缩，严重者出现智能减退，甚至痴呆。由于斑块处继发血栓形成导致管腔阻塞，造成脑组织缺血，发生脑软化。脑软化多见于颞叶、内囊、尾状核、豆状核和丘脑等部位，可致患者失语、偏瘫，甚至死亡。脑动脉粥样硬化可形成小动脉瘤，当血压突然升高时可引起脑出血。

3. 肾动脉的粥样硬化　好发于肾动脉开口处或主干近侧端。病变处肾动脉高度狭窄，可引起继发性高血压。由于斑块处继发血栓形成，导致管腔狭窄或阻塞，引起供血区域肾脏发生梗死，梗死灶机化后遗留较大凹陷瘢痕，多个瘢痕使肾脏缩小，称为动脉粥样硬化性固缩肾（图4-8）。

4. 四肢动脉粥样硬化　以下肢动脉较常受累。当较大动脉因粥样硬化导致管腔明显狭窄时，下肢因供血不足出现疼痛而不能行走，休息后好转，称为间歇性跛行。当动脉管腔阻塞时，侧支循环又不能建立，可导致缺血部位发生干性坏疽。

5. 冠状动脉粥样硬化　可导致冠状动脉硬化性心脏病，简称"冠心病"。这是最重要、最严重的动脉粥样硬化病变。

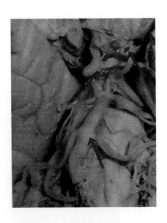

图 4 - 7　脑动脉粥样硬化

可见动脉粥样硬化斑块

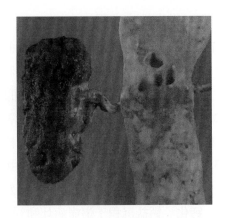

图 4 - 8　动脉粥样硬化性固缩肾

肾缩小，表面凹凸不平

第四节　冠状动脉性心脏病

扫码"学一学"

案例导入

　　患者，男性，55 岁，因"心前区疼痛 5 年，加重伴呼吸困难 8 小时"入院。患者 5 年前感心前区疼痛，呈膨胀性，多于劳累后发作，每次持续 3～5 分钟，休息后减轻。入院前 2 个月，患者心前区疼痛频繁，且休息时也发作。入院前 8 小时，于睡眠中突感心前区剧痛，并向左肩部、臂部放射，伴大汗、呼吸困难，咳出少量粉红色泡沫样痰，急诊入院。体格检查：体温 37.8℃，心率 130 次/分，血压 80/40 mmHg，呼吸急促，口唇及指甲发绀，不断咳嗽，咳粉红色泡沫样痰，皮肤湿冷，颈静脉稍充盈，双肺底部可闻及湿啰音，心界向左扩大，心音弱。实验室检查：白细胞 20×10^9/L，中性粒细胞 0.89；尿蛋白（＋），血尿素氮 30.0 mmol/L；CO_2 结合力 16.0 mmol/L。入院后经治疗无好转，于次日死亡。

　　请思考：

　　1. 该患者最可能的死因是什么？

　　2. 患者临床症状及体征的病理改变基础是什么？

　　冠状动脉性心脏病简称"冠心病"，是指因冠状动脉狭窄引起心肌供血不足而导致的缺血性心脏病。本病有明显的性别差异，男女发病率的比例约为 2∶1，有冠心病、糖尿病、高血压、高脂血症家族史者，此病的发病率也会增加。引起冠心病的原因包括冠状动脉粥样硬化、冠状动脉的炎性疾病如（风湿性动脉炎、梅毒性动脉炎）及畸形，其中冠状动脉粥样硬化是冠状动脉性心脏病的最常见原因，所以，一般所称的冠心病即指冠状动脉粥样硬化性心脏病（CHD）。

　　冠状动脉粥样硬化病变呈多发性、节段性分布。早期粥样斑块散在分布，后期斑块相互融合。在横切面上病变处内膜增厚，管腔狭窄，斑块多呈新月形、偏心位，管腔出现不同程度狭窄。管腔根据狭窄程度分四级：Ⅰ级≤25%，Ⅱ级 26%～50%，Ⅲ级 51%～75%，Ⅳ级 >76%（图 4 - 9）。

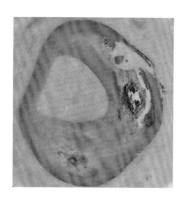

图 4-9 冠状动脉粥样硬化

内膜不规则增厚，管腔狭窄 III 级

冠状动脉粥样硬化性心脏病可分为心绞痛、心肌梗死、心肌纤维化和冠状动脉性猝死四种临床类型。

一、心绞痛

心绞痛是由于冠状动脉供血不足和（或）心肌耗氧量骤增，使心肌急剧而短暂的缺血、缺氧所引起的一种常见的临床综合征。临床表现为阵发性胸骨后或心前区压迫感或紧缩性疼痛，常放射至左肩部、左上臂和心前区，持续数分钟，经休息或口含硝酸甘油后症状可缓解。

二、心肌梗死

心肌梗死（MI）是由于冠状动脉供血中断，引起供血区持续缺血而导致的较大范围的心肌梗死。多发生于中老年人。临床上有剧烈而持久的胸骨后疼痛，用硝酸酯制剂或休息后症状不能完全缓解，可并发休克、心律失常或心衰。由于坏死物质被吸收，患者还可出现发热、中性粒细胞增多、血沉加快及血液中肌红蛋白、肌凝蛋白、肌钙蛋白、肌酸激酶（CK）和乳酸脱氢酶（LDH）浓度升高。尤其是肌酸磷酸激酶对心肌梗死的临床诊断很有帮助。

（一）好发部位和范围

心肌梗死的部位与阻塞的冠状动脉供血区域一致。其中约 50% 心肌梗死好发于左冠状动脉前降支供血区域，即左心室前壁、心尖部和室间隔前 2/3。约 25% 发

考点提示

心肌梗死的好发部位。

生于右冠状动脉供血区域，即左心室后壁、室间隔后1/3 及右心室大部。15% ~ 20% 发生于左冠状动脉左旋支供血的左心室侧壁。

（二）类型

根据心肌梗死的范围和深度，将心肌梗死分为两种类型：①心内膜下心肌梗死，指梗死仅累及心室壁内层 1/3 的心肌，并波及肉柱和乳头肌。常为多发性、小灶状坏死，不规则地分布于左心室四周，严重者融合或累及整个左心室内膜下心肌，引起环状梗死。②透壁性心肌梗死，又称区域性心肌梗死，最常见，常累及心室壁全层，梗死的区域与阻塞冠状动脉供血区一致。透壁性心肌梗死常附加动脉痉挛或血栓形成。

（三）病理变化

心肌梗死多属于贫血性梗死，梗死灶形状不规则。一般在梗死6小时后，肉眼才能辨认，呈苍白色（图4-10）；8~9小时后呈土黄色，干燥，质硬，无光泽，第4天，在梗死灶周边出现充血、出血带；2~3周，由于肉芽组织增生而呈红色；3周后，梗死灶逐渐被瘢痕组织取代，呈灰白色。光镜下，心肌梗死早期为凝固性坏死，出现核碎裂、消失，胞质呈均质红染（图4-11）。

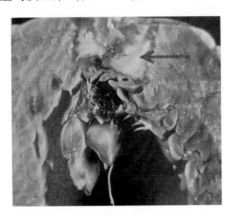 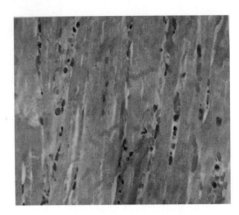

图4-10　心肌梗死

梗死灶形状不规则，呈苍白色

图4-11　心肌梗死

心肌细胞发生凝固性坏死，细胞核消失

三、心肌纤维化

心肌纤维化是由于中度至重度的冠状动脉粥样硬化性狭窄，引起心肌慢性供血不足所产生的结果。肉眼观，心脏体积增大，所有心腔均扩大，伴有多灶性白色纤维条索，有时可见机化的附壁血栓（图4-12）。光镜下，心肌细胞萎缩，间质纤维组织增生而导致心肌硬化。

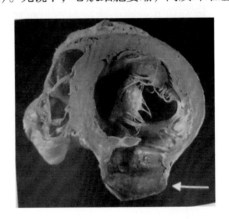

图4-12　心肌纤维化

心肌细胞萎缩，间质纤维组织增生

四、冠状动脉性猝死

猝死是自然发生的、出乎意料的突然死亡。冠状动脉性猝死是猝死中最常见的类型，多见于30~49岁人群，男性多于女性。患者在原有冠心病的基础上，由于某些诱因（如饮酒、劳累、情绪激动、吸烟、运动等）的作用，可突然死亡。临床表现为突然昏倒、四肢抽搐、大小便失禁，或者突然呼吸困难、口吐白沫、大汗淋漓、迅速昏迷。少数患者死于夜间睡眠中死亡，不易被人察觉。尸体解剖时，大多数患者冠状动脉有不同程度的狭窄，有的并发血栓形成和斑块内出血。部分患者冠状动脉仅有轻度粥样硬化，可能与冠状动脉强烈而持续的痉挛引起心肌缺血、缺氧有关。

📖 知识链接

冠状动脉造影

目前冠状动脉造影是诊断冠心病的一种常用而且有效的方法。将特制的心导管经皮穿刺送入桡动脉或下肢股动脉，沿降主动脉逆行至升主动脉根部，然后探寻左或右冠状动脉口插入，注入造影剂，使冠状动脉显影。通过造影可以清楚地将整个左或右冠状动脉的主干及其分支的血管腔显示出来，了解血管有无狭窄，对病变部位、范围、严重程度、血管壁的情况等做出明确诊断，决定治疗方案（介入、手术或内科治疗），还可用来判断治疗效果。这是一种较为安全可靠的有创诊断技术，现已广泛应用于临床，被认为是诊断冠心病的"金标准"。

第五节　高血压病

扫码"学一学"

👉 案例导入

患者，男，62岁，10年前出现头痛、头晕、健忘等症状，血压150/95 mmHg，服用降压药后自觉上述症状缓解，1天前出现剧烈头痛、视物模糊、呕吐、右侧面神经麻痹及左侧上、下肢瘫痪而急诊入院。

入院查体：急性病容，血压180/100 mmg，双下肢水肿，颈静脉怒张，尿蛋白（＋）。入院后经抢救无效死亡。

请思考：

1. 该患者最可能的死因是什么？
2. 该患者做尸体解剖，可能会观察到什么病理变化？

血压（BP）一般指体循环动脉血压，是推动血液在动脉血管内向前流动的压力，也是血液对动脉管壁的侧压力。体循环动脉血压持续升高称为高血压（HBP）。世界卫生组织建议，将安静休息状态下，成年人收缩压≥140 mmHg（18.4 kPa）和（或）舒张压≥90 mmHg（12.0 kPa）定为高血压。高血压可分为原发性高血压和继发性高血压，原发性高血压又分为良性高压和恶性高压。继发性高血压指患有某些疾病时出现的血压升高，机体原发性疾病明确，高血压仅为其体征之一，故又称症状性高血压。原发性高血压是一种原因尚未明了，以血压升高为主要表现的一种独立的全身性疾病，又称高血压病。原发性高血压病占心血管疾病的90%～95%，多见于中、老年人，病程漫长，症状显隐不定，常在不被重视的情况下发展至晚期，累及心、脑和肾等脏器。

高血压病可分为良性高血压和恶性高血压两类。

（一）良性高血压

良性高血压又称缓进型高血压，占原发性高血压的95%，多见于中老年人，病程长，进展缓慢，可达十年以至数十年。早期多无症状，往往是偶然发现，开始表现为全身细小动脉痉挛，呈间断性，血压亦处于波动状态，后期因细小动脉硬化血压呈持续性升高，最终可死于心脏或血管病变。良性高血压按病变的发展分为三期。

1. 功能紊乱期 此期的病变特点为全身细小动脉间歇性痉挛收缩。血管只有功能障碍而无结构改变，心、脑、肾各器官均无器质性改变。此期血压不稳定，处于波动状态（血管痉挛时血压升高，当血管痉挛缓解之后，血压又可恢复到正常水平）。患者出现头晕、头痛等症状，经适当休息和治疗后，血压可降至正常水平，一般不需服用药物。

2. 动脉病变期 此期累及全身细小动脉，主要病变为心、脑、肾、视网膜等处的细小动脉硬化。患者血压持续升高，经休息后也不能降至正常水平，心、脑、肾等器官开始出现缺血性损害，因此，在临床上患者常出现眩晕、头痛、疲乏、心悸等症状。

（1）细动脉硬化 表现为细动脉玻璃样变，导致动脉管壁增厚、变硬及管腔狭窄。该病变是原发性高血压的特征性病理变化。

（2）小动脉硬化 小动脉病变主要累及脑小动脉和肾的弓形动脉及小叶间动脉等。表现为内膜胶原纤维和

弹性纤维增生，中膜平滑肌细胞增生、肥大，细胞外基质增多，中膜肥厚；最终使小动脉管壁增厚变硬、管腔狭窄。

3. 器官病变期 为高血压病晚期阶段，由于全身细小动脉硬化，血压持续升高，使内脏器官供血减少，逐渐发生继发性的器官损害，尤以心、脑、肾最为突出。

（1）心脏的病变 由于细小动脉硬化使血压持续升高，外周阻力增加，左心室为了克服阻力，加强收缩，久而久之，发生代偿性肥大。肉眼观，肥大的心脏重量增加，可达400 g以上（正常男性约260 g，女性约250 g）；左心室壁增厚，可达1.5~2.0 cm，乳头肌和肉柱明显增粗变圆。光镜下，心肌细胞肥大，细胞变粗、变长，并出现较多分支。在早期，心肌肥大并不伴心腔扩张，称为向心性肥大；病变继续发展，肥大的心肌细胞与间质毛细血管供养不相适应，心肌收缩力减弱，左心室代偿失调，逐渐出现心腔扩张，称为离心性肥大（图4-13）。血压持续升高，可促进冠状动脉发生动脉粥样硬化，使其管腔狭窄，加重心肌的供血不足，从而导致心力衰竭。由高血压引起的心脏病，临床上称高血压性心脏病。

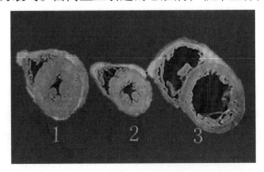

图4-13 左心室肥大

1. 向心性肥大 2. 正常心脏 3. 离心性肥大

　　（2）肾脏的病变　由于肾入球动脉硬化，部分肾小球出现缺血性萎缩、纤维化以及玻璃样变性，附近的肾小管由于缺血而萎缩、消失，间质结缔组织增生及淋巴细胞浸润（图 4 - 14）。肉眼观，双肾体积缩小，质地变硬，重量减轻，单侧肾重量一般小于 100 g（正常成人约 150 g），切面见肾皮质变薄，厚度≤2 mm，表面凹凸不平，呈肉眼所见的较均匀的细颗粒状，称为原发性颗粒性固缩肾（图 4 - 15）。随着病变的肾单位越来越多，肾小球滤过率降低，可出现肾功能不全。患者可有多尿和夜尿，尿常规检查可发现蛋白、红细胞管型以及尿相对密度降低，最终可出现氮质血症和尿毒症。

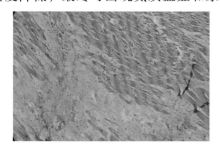

图 4 - 14　肾小球玻璃样变

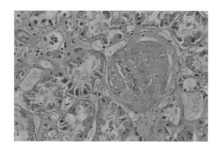

图 4 - 15　颗粒性固缩肾（镜下）

　　（3）脑的病变　①脑水肿：高血压时，脑血管持续性痉挛，毛细血管壁通透性增加，引起急性脑水肿，患者出现剧烈头痛、头晕、眼花、呕吐、视物模糊等症状，称高血压脑病。如上述症状进一步加重，并出现意识障碍、抽搐等症状时，不及时治疗易引起死亡，称为高血压危象。②脑软化：由于脑细小动脉痉挛硬化或血栓形成，脑组织局部缺血坏死，出现液化性坏死灶称为脑软化。软化灶呈多处小的囊性病灶，称之为脑腔隙状梗死，亦称微梗死灶。由于梗死灶较小，一般不引起严重后果。软化灶形成后，周围的胶质细胞不同程度地增生、修复坏死的神经细胞，最后形成胶质瘢痕。③脑出血：是高血压最严重也是最致命的并发症。常发生于基底节和内囊区，其次为大脑白质、脑桥和小脑。出血区域组织完全破坏，形成囊腔状，其内充满坏死组织和凝血块。患者常表现为突然昏迷、呼吸加深、脉搏加速、肢体迟缓、肌腱反射消失、大小便失禁等。

　　（4）视网膜病变　此期视网膜中央动脉发生硬化。眼底镜检查可见血管迂曲，颜色苍白，反光增强，呈银丝改变，动、静脉交叉处静脉出现压痕；严重者可出现视盘水肿，视网膜出血，视力减退。

　　（二）恶性高血压

　　恶性高血压也称急进型高血压，多见于青壮年，起病急，进展快，预后差，血压显著升高，常超过 230/130 mmHg。患者多在一年内因尿毒症、脑出血或心力衰竭死亡。镜下可见细动脉表现为坏死后性细动脉炎，管壁发生纤维素样坏死，累及内膜和中膜。细动脉坏死常并发血栓形成，可引起出血及微梗死。小动脉的病变表现为增生性小动脉硬化，内膜显著增厚，中膜平滑肌细胞增生，胶原纤维增多，并呈向心性排列，形成层状洋葱皮样病变。病变主要累及肾和脑血管。

扫码"学一学"

第六节 休 克

案例导入

患者，男性，19岁，外出务工，不慎从高处坠落，事发后由他人救起，查体：面色苍白，脉搏细弱，四肢冰冷，出汗，耻骨联合及左大腿根部大片瘀斑、血肿。BP 65/50 mmHg，P 125次/分，T 36.8℃。伤后送医院，途中患者渐转入昏迷，皮肤瘀斑，最终死亡。

请思考：

1. 该患者应属何种休克？

2. 送院前该患者处于休克哪一个时期及此期微循环变化的特点是什么？

休克是指由于强烈致病因素（严重的失血失液、感染、创伤等）作用于机体，引起有效循环血量急剧减少，组织血液灌流量严重不足，以至重要生命器官功能、代谢严重障碍和细胞损伤的全身性病理过程。休克是临床上常见的危重病症之一，若未及时抢救，可因多器官功能障碍和组织细胞的不可逆损伤而死亡。

一、分类

（一）按病因分类

休克按病因分为失血性休克、失液性休克、创伤性休克、烧伤性休克、感染性休克、过敏性休克、心源性休克、神经源性休克等。

（二）按休克发生的始动环节分类

保证微循环有效灌注需要三个环节：① 足够的循环血量；② 正常的血管容量；③ 正常的心泵功能。引起休克的各种原因通过血容量减少、血管床容量增加和心泵功能障碍三个始动环节引起有效循环血量锐减、组织灌注量不足而引起休克。按休克发生的始动环节可分为低血容量性休克、血管源性休克和心源性休克。

二、休克的发展过程和发生机制

休克的本质是微循环功能障碍。微循环是指微动脉和微静脉之间的微血管的血液循环，是血液和组织进行物质交换的基本结构和功能的单位，主要受神经体液调节。根据微循环变化的特点，将休克的发展过程分为三个时期。

（一）微循环缺血缺氧期（休克早期或休克代偿期）

1. 微循环变化的特点 全身小血管痉挛收缩，口径明显变小，包括小动脉、微动脉、后微动脉、毛细血管前括约肌和微静脉、小静脉等。各血管收缩的程度不一致，以前阻力增加更为显著，毛细血管前阻力明显大于后阻力。大量真毛细血管网关闭，开放数目急剧减少，微循环内血液流速减慢，血流主要通过直捷通路或动-静脉短路回流，组织灌流明显减少。此期微循环组织的灌流特点为少灌少流、灌少于流，组织呈缺血缺氧状态。

2. 微循环变化机制 交感-肾上腺髓质系统兴奋，大量儿茶酚胺释放入血，激活 α 受体，引起皮肤、腹腔脏器和肾脏的小血管收缩，外周阻力升高，组织器官血液灌流不足，微循环缺血、缺氧，但对心、脑血管影响不大；激活 β 受体，引起动-静脉短路开放，流经真毛细血管网的血流减少，组织灌流量减少，组织缺血、缺氧。此外，血栓素、心肌抑制因子、内皮素等物质释放增加，促进小血管和微血管收缩。

3. 微循环变化的代偿意义 此期为休克早期，一方面引起皮肤、腹腔内脏和肾脏等器官局部缺血、缺氧，另一方面启动机体的代偿机制，主要有以下几方面。

（1）血液重新分布 皮肤、腹腔内脏和肾脏的血管 α 受体密度高，对儿茶酚胺比较敏感，收缩明显；而冠状动脉和脑血管则无明显改变。微循环反应的不均一性使减少的血液重新分布，起"移缓救急"的作用，保证了主要生命器官如心、脑的血液供应。

（2）自身输血 肌型微静脉和小静脉收缩，肝脏的储血库紧缩，可以迅速而短暂地增加回心血量，减少血管床容量，有利于维持动脉血压，从而保证人体生命活动正常维系的"第一道防线"。

（3）自身输液 由于微动脉、后微动脉和毛细血管前括约肌对儿茶酚胺更敏感，导致毛细血管前阻力比后阻力更大，毛细血管中流体静压下降，组织液反流进入血管，有利于维持动脉血压，从而保证人体生命活动正常维系的"第二道防线"。

4. 临床表现 休克代偿期为休克的可逆期，应尽早消除导致休克的始发因素，及时补充血容量，以防止休克进一步发展而促使患者脱离危险。此期临床表现：患者神志清楚，可有烦躁；皮肤出冷汗、湿冷，温度可较低；尿量减少；血压不下降或者下降不明显，脉压有减少（失血性休克可有血压较明显下降）；脉搏细速。

（二）微循环淤血缺氧期（休克期或休克失代偿期）

1. 微循环变化的特点 小血管收缩程度较代偿期明显减轻，血管口径明显变大。毛细血管前阻力较后阻力降低更明显，致毛细血管后阻力大于前阻力，毛细血管流体静压增加。真毛细血管开放数目增加：此期微循环组织的灌流特点为灌而少流、灌大于流。

2. 微循环变化机制 微血管长时间收缩、持续缺血缺氧，使酸性物质增多，致微动脉及毛细血管平滑肌对儿茶酚胺反应性降低，使收缩向舒张方向转变，而小静脉对酸性物质比较耐受，仍处于收缩状态，致毛细血管后阻力大于前阻力。组胺等扩血管物质增多，循环外周压力减小，血流变缓慢。毛细血管通透性增加，组织液生成增多，有效循环血量继续减少，血液浓缩，致白细胞贴壁与嵌塞、红细胞聚集、血小板黏附聚集，使血黏度增大，血流阻力增大，血流进行性缓慢。缺氧、酸中毒、内毒素等使血管内皮细胞受损，暴露内皮下胶原纤维，启动机体凝血过程。

3. 微循环失代偿的后果 本期由于静脉系统容量血管扩张，血管床容积增大，使机体代偿期的效果丧失。血液大量滞留于肠、肝、肺等器官微循环中，有效循环血量、回心血量、心排血量进一步减少，血压进行性下降，促使交感-肾上腺髓质系统更加兴奋，组织灌流量进一步下降，组织缺氧、酸中毒更严重，静脉血管进一步扩张、容量增大，导致病情更加恶化，从而加大了本期逆转的难度。主要特点表现为：回心血量减少，自身输液停止，心、脑血液灌流量减少，白细胞、红细胞和血小板黏附或聚集，使微循环淤血、缺氧加剧。

4. 临床表现　本期心、脑组织已不能代偿，缺血、缺氧明显；胃、肠、肝、肾等器官功能障碍明显并进一步加重；各种不同休克，失代偿均出现微循环淤血，故又被称为休克的"共同通路"。此期临床表现：患者神志淡漠、意识模糊；皮肤呈花斑纹；尿量进行性减少，少尿，甚至无尿；血压进行性下降，脉压减少；脉搏更加细速，心搏无力。

（三）微循环衰竭期（休克晚期或难治期）

1. 微循环变化的特点　微血管发生麻痹性扩张，毛细血管前后阻力均降低；毛细血管大量开放，真毛细血管内血液淤滞，血流更加缓慢，甚至停滞；微血管内皮细胞受损严重，广泛微血栓形成。此期微循环组织处于麻痹状态，灌流特点为不灌不流。

2. 难治的机制　微循环衰竭期的发生与以下因素有关：①微血管麻痹、扩张，反应性显著下降。由于不断加重的淤血、缺氧、酸中毒及内毒素等因素，微循环血流停止，微血管发生麻痹性扩张。②DIC 的发生，组织细胞长时间缺氧、酸中毒等，使血管内皮细胞受损，激活内源性凝血系统；组织细胞损伤，大量组织因子入血，激活外源性凝血系统；血流缓慢，血液浓缩，红细胞和血小板易于聚集，血液黏滞度增加，血液处于高凝状态，微血栓易于形成。

3. 难治后果及主要临床表现

（1）循环衰竭　由于微血管反应性降低，出现进行性顽固性低血压，给予升压药难以恢复；脉搏细弱，中心静脉压（CVP）降低，静脉塌陷。

（2）毛细血管无复流现象　由于白细胞黏着和嵌塞、毛细血管内皮肿胀，DIC 后血栓堵塞管腔等原因，休克晚期患者即使经输血补液后血压上升，毛细血管灌流仍难恢复。

（3）重要器官功能障碍甚至衰竭　微循环淤血的进行性加重和 DIC 发生，微循环灌流严重不足、乳酸堆积、溶酶体破裂等使组织细胞受损甚至自溶，重要器官（如心、肺、肾、肠）出现功能障碍甚至衰竭，表现为多器官功能衰竭（MSOF）。

第七节　心力衰竭

扫码"学一学"

案例导入

患者，女性，53 岁，因"心慌、气短 16 年，近 10 天加重，伴有发热、咳痰、呕吐"入院。该患者于 16 年前常于劳累后咳嗽、心慌、气喘，但休息后可缓解。6 年前开始一般体力劳动即感心慌、气短，双下肢出现轻度水肿，咳白色泡沫痰。经治疗后症状好转。入院前 10 天，又因着凉感冒、发热、寒战、咳嗽，咳黄色痰，咽疼、流涕、鼻塞，并且心悸、呼吸困难逐渐加重，胸闷、恶心伴有呕吐，右上腹饱胀，不能平卧，双下肢明显水肿。上述症状逐日加重，痰量增多，高烧不退，食欲差，尿量明显减少，故来院就诊。

请思考：

1. 该患者疾病的诊断是什么？有何诊断依据？

2. 该患者疾病是如何发展的？

心脏泵血功能是推动血液循环的动力,满足机体代谢的需要。心脏泵血过程包括收缩期射血和舒张期充盈两部分。各种病因作用下,心脏的舒缩功能发生障碍,使心输出量绝对或相对减少,以致不能满足机体代谢需要的病理生理过程或综合征称为心功能不全。它包括心脏泵血功能下降但尚未出现临床症状的完全代偿阶段和出现明显临床表现的失代偿阶段,心力衰竭是心功能不全的失代偿阶段。

一、机体的代偿反应

心力衰竭是否发生、发生的速度和病情的轻重,在很大程度上取决于机体的代偿反应。

(一)心脏的代偿反应

1. 心率加快 是一种快速而有效的代偿机制,在一定范围内可增加心排血量,对维持动脉血压,保持心、脑的血供有积极意义。但当心率过快(成人 >180 次/分)时,由于冠状动脉灌流量减少、心室充盈不足、心肌耗氧量增加等因素,反而导致心排血量减少,诱发或加重心力衰竭的发生。

2. 心脏扩张 心力衰竭时心脏的扩张有两种类型:即代偿作用的紧张性扩张和失代偿后的肌源性扩张。

(1)紧张性扩张 是指心排血量减少时,舒张末期心室容量负荷增加,在一定范围内,随着心肌纤维被拉长(肌节长度不超过 2.2 μm),心肌收缩力增加,心输出量增加。这是急性心功能不全的一种重要代偿机制。

(2)肌源性扩张 是指心肌拉长不伴有收缩力增强的心脏扩张。当心脏继续扩张,肌节长度超过 2.2 μm 时,心肌收缩力逐渐降低,其代偿作用丧失。

3. 心肌肥大 是指心肌细胞体积增大,心脏的重量增加,心室壁增厚,可伴有心肌细胞数量上的增多。心肌肥大可增强心肌收缩力,提高心排血量,是心脏的一种慢性代偿机制。当心肌过度肥大而引起缺氧、能量代谢障碍、心肌收缩性减弱等,发生代偿失调。根据是否伴有心脏的扩张,超负荷性心肌肥大可分为向心性肥大和离心性肥大。

(1)向心性肥大 是指心脏在长期过度压力负荷作用下,心肌细胞呈并联性增生,心肌纤维变粗,心室壁增厚而心腔无明显扩大,常见于高血压病和主动脉瓣狭窄。

(2)离心性肥大 是指心脏在长期过度容量负荷作用下,心肌细胞呈串联性增生,心肌纤维变长,心腔明显扩张与室壁轻度增厚并存,常见于二尖瓣或主动脉瓣关闭不全。

(二)心外的代偿反应

1. 血容量增加 增加血容量是慢性心功能不全时的主要代偿方式。主要机制:①心功能不全时,有效循环血容量和心输出量减少,引起交感神经兴奋,肾血管收缩,肾血流量减少,肾小球滤过率(GFR)下降,近端小管重吸收水、钠增多,血容量增加。②肾素 - 血管紧张素 - 醛固酮系统(RAAS)激活,醛固酮和抗利尿激素分泌增多,肾小管对水、钠的重吸收增多。③抗利尿激素(LDH)释放增多,促进远端小管和集合管对水、钠的重吸收。血容量增加可以增加心排血量,维持动脉血压,但水、钠潴留也可加重心脏的负荷,使心输出量下降而加重心力衰竭。

2. 血流重新分布 心力衰竭时,交感 - 肾上腺髓质系统兴奋,引起血液重新分布,周围器官(如皮肤、骨骼肌、内脏器官)血管收缩,血流量减少,以保证心、脑重要器官的血液供应。但是外周血管长期收缩，使心脏后负荷增加，导致心排血量减少。周围器官长期供血不足也可导致功能减退。

3. 红细胞增多 心力衰竭时，体循环淤血，血流缓慢。缺氧刺激肾间质细胞分泌促红细胞生成素增多，促进骨髓造血而使红细胞增多。当红细胞生成过多时，可引起血液黏滞性增大而加重心脏的后负荷。

4. 组织细胞利用氧的能力增加 心力衰竭时，体循环、肺循环淤血，组织细胞的供氧减少，细胞通过自身结构、功能和代谢的调整而进行代偿。慢性心力衰竭时，细胞内线粒体数量增多，与呼吸链有关的酶活性增强，有利于改善细胞内呼吸，使组织利用氧的能力增强。

二、心力衰竭的病理学基础

从血流动力学角度来看，心力衰竭的临床表现主要为肺循环和体循环淤血。

（一）肺循环淤血

左心衰竭时，肺循环回流受阻，肺循环毛细血管血压升高，造成肺淤血和肺水肿。肉眼观，淤血的肺体积增大，重量增加，呈暗红色，质地较实，切面可见淡红色血性或泡沫状液体流出。镜下观，肺泡壁毛细血管和小静脉高度扩张淤血，肺泡腔内有水肿液，严重时红细胞漏出，形成漏出性出血。当肺泡内的红细胞被巨噬细胞吞噬后，红细胞内的血红蛋白转变成棕黄色颗粒状的含铁血黄素，这种含有含铁血黄素的巨噬细胞称为心衰细胞。肺循环淤血主要表现为呼吸困难，临床上根据病情轻重及症状分为劳力性呼吸困难、夜间阵发性呼吸困难、端坐呼吸、急性肺水肿等几种类型。

（二）体循环淤血

右心衰竭或全心衰竭时，可引起体循环静脉淤血、静脉压升高、内脏器官充血和水肿等。

1. 心性水肿 心力衰竭时，由于心泵功能障碍，心排血量减少，心室收缩末期余血量增多，使心室舒张末期容积和压力增高，以致静脉回流发生障碍，静脉压升高，产生静脉淤血，导致心性水肿。由于重力关系，水肿首先出现于低垂部位。患者直立时，水肿首先出现在足和胫前部；卧位时水肿首先出现于骶尾部；严重时，水肿可波及全身。

2. 肝淤血肿大 右心衰竭时，体循环淤血，导致肝脏淤血肿大。患者可出现肝区疼痛，右肋缘下可触及肝脏下缘并有压痛，颈静脉怒张，肝颈静脉反流征阳性及肝功能减退。慢性右心衰竭患者，因长期肝淤血、缺氧及纤维组织增生可导致淤血性肝硬化，进而引起腹水。

3. 胃肠道功能障碍 胃肠道长期淤血，可引起食欲缺乏、恶心、呕吐、腹胀等症状，胃肠道蛋白质消化吸收障碍，引起水肿。

本章小结

循环系统疾病是指病变主要损害心血管的正常结构，从而导致循环功能障碍的一些疾病，包括动脉粥样硬化、冠状动脉粥样硬化性心脏病、高血压、风湿病、慢性心瓣膜病等。

风湿病是一种与 A 组乙型溶血性链球菌感染有关的变态反应性疾病，以风湿小体形成为病变特征。病程大致可分为变质渗出期、增生期（肉芽肿期）和纤维化期（硬化期）三期。病变主要累及全身结缔组织，其中心脏的病变最为严重，可引起风湿性心内膜炎、风湿性心肌炎和风湿性心外膜炎。

慢性心瓣膜病是心瓣膜因各种原因造成的器质性病变，表现为瓣膜口狭窄和（或）关闭不全，常累及二尖瓣，其次是主动脉瓣。

动脉粥样硬化病变主要累及大、中动脉。根据病变发展过程分为三期：①脂纹期；②纤维斑块期；③粥样斑块期。在纤维斑块和粥样斑块的基础上可继发斑块内出血、斑块破裂、血栓形成、钙化、动脉瘤形成、血管腔狭窄等改变。

冠状动脉粥样硬化性心脏病是因冠状动脉狭窄所致心肌缺血而引起的心脏病。主要临床表现：①心绞痛；②心肌梗死；③心肌纤维化；④冠状动脉性猝死。

高血压是以体循环动脉血压持续升高为体征的疾病，可分为原发性高血压和继发性高血压，原发性高血压又称高血压病，分为良性高血压和恶性高血压。良性高血压以细小动脉硬化为病变特征，病变的发展可分为功能紊乱期、动脉病变期和器官病变期三期，晚期病变可累及心、肾、脑等脏器，引起高血压性心脏病、颗粒性固缩肾、脑出血、脑软化和视网膜病变等并发症。恶性高血压又称急进型高血压，以细动脉坏死和增生性小动脉内膜炎为病变特征，病变主要累及肾和脑血管。

休克的发展过程分为三期：①微循环缺血性缺氧期，主要特点是除心、脑以外组织器官的小血管收缩或痉挛，微循环灌流表现为"少灌少流，灌少于流"，组织呈缺血、缺氧状态。②微循环淤血性缺氧期，此期微循环灌流特点是"灌而少流，灌大于流"，组织呈淤血性缺氧状态。③微循环衰竭期，由于严重的淤血、缺氧及酸中毒，使微血管麻痹、扩张，微循环中可有微血栓形成，血流停止，出现不灌、不流状态。

心力衰竭是在各种致病因素作用下，心脏的舒缩功能发生障碍，使心排血量绝对或相对减少，即心泵功能减弱，不能满足机体组织代谢需要，这种病理生理过程或综合征称为心功能不全。而心力衰竭则是心功能不全的失代偿阶段。心脏泵血功能受损时，心排出量减少，除可以引起全身性代偿外，心脏本身也可以发生心率加快、心脏紧张源性扩张、心肌收缩力增强和心室重塑等代偿形式。

目标检测

一、选择题

【A1/A2 型题】

1. 动脉粥样硬化主要累及的血管是

    A. 毛细血管   B. 细小动脉

    C. 细小静脉   D. 大、中动脉

    E. 大、中静脉

扫码"练一练"

2. 脑动脉粥样硬化的好发部位是

    A. 大脑中动脉和基底动脉   B. 大脑中动脉和后动脉

    C. 大脑前动脉和基底动脉   D. 大脑后动脉和基底动脉

    E. 大脑中动脉和大脑前动脉

3. 冠状动脉粥样硬化脂纹病变中主要的细胞成分为

    A. T 淋巴细胞   B. 泡沫细胞

    C. 平滑肌细胞   D. 单核细胞

    E. 中性粒细胞

4. 下列哪种脂蛋白被认为是动脉粥样硬化的重要拮抗因素

    A. 中密度脂蛋白   B. 低密度脂蛋白

    C. 乳糜颗粒   D. 高密度脂蛋白

    E. 极低密度脂蛋白

5. 高血压性心脏病代偿期的主要特征为

    A. 左心室离心性肥大   B. 左心房扩张

    C. 左心室向心性肥大   D. 右心室肥大

    E. 心肌纤维化

6. 高血压基本病理变化是

    A. 全身大动脉钙化   B. 全身细动脉硬化

    C. 全身中动脉硬化   D. 全身小动脉钙化

    E. 多脏器改变

7. 高血压脑病出血最常见的部位是

    A. 蛛网膜下隙   B. 侧脑室

    C. 豆状核和丘脑   D. 脑干

    E. 内囊和基底节

8. 休克早期微循环灌流的特点是

    A. 多灌少流，灌多于流   B. 少灌多流，灌少于流

    C. 多灌多流，灌多于流   D. 少灌少流，灌少于流

    E. 以上都不是

9. 自身输血作用主要是指

    A. 容量血管收缩，回心血量增加

    B. 抗利尿激素增多，水重吸收增加

    C. 醛固酮增多，钠水重吸收增加

    D. 组织液回流增多

    E. 动 - 静脉吻合支开放，回心血量增加

10. 左心衰竭时患者可出现呼吸困难，其主要机制是

    A. 肺通气障碍   B. 肺淤血和肺水肿

    C. 肺不张   D. 肺纤维化

    E. 肺内血栓形成

【X型题】

11. 动脉粥样硬化的复合病变包括
    - A. 斑块破裂
    - B. 血栓形成
    - C. 斑块内出血
    - D. 动脉瘤形成
    - E. 钙化

12. 主动脉粥样硬化的好发部位是
    - A. 升主动脉
    - B. 腹主动脉
    - C. 动脉后壁
    - D. 动脉前壁
    - E. 动脉分支开口处

13. 高血压的危险因素与下列哪些因素有关
    - A. 遗传因素
    - B. 血脂增高
    - C. 社会心理应激
    - D. 低钠饮食
    - E. 环境因素

14. 良性高血压病理变化有
    - A. 心脏向心性肥大
    - B. 颗粒性固缩肾
    - C. 细动脉纤维素样坏死
    - D. 细动脉玻璃样变性
    - E. 肾肌型小动脉增生性内膜炎

15. Aschoff 小体的成分有
    - A. 结缔组织黏液样变性
    - B. 枭眼细胞
    - C. 渗出的淋巴细胞、单核细胞
    - D. 胶原纤维纤维素样坏死
    - E. 纤维组织增生

16. 二尖瓣狭窄时出现的病理改变有
    - A. 二尖瓣膜增厚，腱索增粗
    - B. 左心室大小接近正常或心肌略萎缩
    - C. 肺淤血
    - D. 左心房增大
    - E. 左心房容积变小

17. 左心衰竭患者会出现
    - A. 肺静脉压升高
    - B. 肝大、压痛
    - C. 肺水肿
    - D. 左心室舒张末期压力升高
    - E. 肺毛细血管压升高

18. 端坐呼吸发生的机制是
    - A. 肺通气量增加
    - B. 端坐时肺淤血加重
    - C. 平卧时静脉回心血量增加
    - D. 平卧时水肿液吸收入血增多
    - E. 平卧时胸腔容积变小

19. "不可逆性"休克可能的原因主要是
    - A. 弥散性血管内凝血
    - B. 各种器官功能代谢障碍

  C. 微循环缺血性缺氧

  D. 严重酸中毒和缺氧使细胞内溶酶体酶释放出

  E. 心输出减少

20. 休克时脑功能障碍一般发生在

  A. 休克早期   B. 休克期

  C. 休克晚期   D. 微循环缺氧期

  E. 经治疗后休克的血流动力学已恢复时

二、问答题

1. 动脉粥样硬化的粥样斑块有哪些病理变化?

2. 高血压可以引起心、脑、肾哪些病理变化?

（张　艺）

· 116 ·

第五章　循环系统的常用药物

第一节　抗高血压药

扫码"学一学"

案例导入

患者，男，60岁。患慢性肾炎3年，血压162/100 mmHg。医生给予卡托普利每次25 mg口服，一日3次；螺内酯每次20 mg口服，一日2次。联合用药两周后患者出现四肢软弱无力、精神疲乏、腹胀等症状，血钾检测为6.2 mmol/L。

请思考：

1. 该患者的血钾正常吗？为什么会出现这种现象？

2. 该患者应如何处置？

在静息状态和未使用降压药物的情况下，反复多次测量收缩压≥140 mmHg和（或）舒张压≥90 mmHg即为高血压。绝大部分高血压病因不明，称为原发性高血压或高血压病；原发性高血压的发病机制主要与中枢神经系统、肾上腺素能神经系统、肾素－血管紧张素－醛固酮系统、血管内皮松弛因子－收缩因子系统等的血压调节功能失调有关。约10%的高血压继发于某些疾病，称为继发性高血压，如嗜铬细胞瘤、肾动脉狭窄等。血压水平与心血管病发病和死亡风险密切相关。因此，有效控制血压能减少心、脑、肾等脏器并发症的发生，改善生活质量，降低死亡率，延长寿命。临床根据血压的高低及对靶器官的损害程度将高血压分为Ⅰ、Ⅱ、Ⅲ级（表5-1）。

表 5 – 1　正常血压及高血压分级

类别	收缩压（mmHg）		舒张压（mmHg）
理想血压	< 120	和	< 80
高血压	≥140	和（或）	≥90
Ⅰ级（轻度）	140 ~ 159	和（或）	90 ~ 99
Ⅱ级（中度）	160 ~ 179	和（或）	100 ~ 109
Ⅲ级（重度）	≥180	和（或）	≥110
单纯收缩期血压	≥140	和	< 90

 知识链接

高血压的危险因素

高血压发病的主要危险因素有：①年龄，平均血压随着年龄增长而增高；②超重和肥胖，身体脂肪含量与血压水平呈正相关；③高盐饮食，钠盐摄入量与血压水平和高血压患病率呈正相关；④过量饮酒、吸烟；⑤高血压家族史；⑥长期精神过度紧张；⑦缺乏活动。

一、抗高血压药的分类

抗高血压药种类繁多，临床根据其作用部位和作用机制分为六类（表 5 – 2）。目前，临床把利尿药、钙通道阻滞药、β 受体阻断药、血管紧张素转化酶抑制剂和血管紧张素 Ⅱ 受体阻断药作为常用抗高血压药物，即一线降压药物，其疗效确切，不良反应较少，因此临床常用。其他的药物作为二线用药，临床少用。另外一些药物，如神经节阻断药、去甲肾上腺素能神经末梢阻滞药，现已基本不用。

表 5 – 2　抗高血压药的分类

类别	代表药
利尿药	
噻嗪类等利尿药	氢氯噻嗪、吲哒帕胺
祥利尿药	呋塞米、布美他尼
保钾利尿药	螺内酯、氨苯蝶啶
钙通道阻滞药	硝苯地平、氨氯地平
肾素 – 血管紧张素系统抑制药	
血管紧张素转化酶抑制药	卡托普利、依那普利、雷米普利
血管紧张素 Ⅱ 受体阻断药	氯沙坦、缬沙坦、
肾素抑制药	阿利克仑
交感神经抑制药	
肾上腺素受体阻断药	
α₁ 受体阻断药	哌唑嗪、特拉唑嗪
β 受体阻断药	普萘洛尔、美托洛尔
α、β 受体阻断药	拉贝洛尔、卡维地洛
中枢性降压药	可乐定、甲基多巴、莫索尼定
神经节阻断药	樟磺咪芬、美卡拉明
去甲肾上腺素能神经末梢阻滞药	利血平、胍乙啶
血管扩张药	
直接扩张血管药物	肼屈嗪、硝普钠
钾通道开放药	二氮嗪、米诺地尔
其他	酮色林、乌拉地尔

二、常用抗高血压药

(一)利尿药

利尿药是 WHO 推荐的一线降压药,常作为治疗高血压的基础药物。利尿药根据其效能分为高、中、低效三类,降压常用的是中效能噻嗪类利尿药,代表药物为氢氯噻嗪和吲达帕胺。高效利尿药利尿作用强,不良反应较多,仅短期用于高血压危象、合并有氮质血症或尿毒症的患者。低效利尿药螺内酯近年来多用于发生"醛固酮脱逸"现象的高血压患者,并有协同逆转血管重构的作用。

【氢氯噻嗪】

1. 药理作用 氢氯噻嗪降压作用缓慢、温和、持久,无明显耐受。初期通过利尿排钠而导致血容量及心排出量减少,使血压下降;长期用药,因细胞内少钠,使 $Na^+ - Ca^{2+}$ 交换减少,血管扩张而降压。可单独用于轻度高血压,常与其他降压药合用中、重度高血压。

2. 临床应用 可单用于轻度高血压,或与其他降压药联合应用治疗各类高血压。注意控制用药剂量,以免出现严重不良反应,效果不理想时可合用其他降压药。用药期间限制氯化钠的摄入可以增强其降压作用。

3. 不良反应及注意事项 长期使用可导致低血钾、低血钠、低血镁、高血糖、高血脂、高尿酸血症等电解质紊乱,应定期检查血电解质、血糖、血脂、尿酸。高血糖、高血脂和痛风患者不宜使用。

考点提示

氢氯噻嗪的不良反应。

【吲达帕胺】

吲达帕胺具有利尿和钙拮抗的双重作用,为长效、强效降压药。其降压效果好,不良反应少,对血糖和血脂无明显影响。用于轻、中度高血压,伴有水肿、高脂血症者更为适宜。长期应用可导致低血钾,严重肝、肾功能不全者慎用。

(二)钙通道阻滞药

钙通道阻滞药(CCB)又称为钙拮抗药,通过选择性阻滞细胞膜钙离子通道,抑制细胞外钙离子内流,降低细胞内钙离子浓度而松弛血管平滑肌,使血压下降。临床常用药物有硝苯地平、尼群地平、氨氯地平等。

【硝苯地平】

1. 药理作用 降压作用快而强,对正常血压无明显影响。降压时不引起水、钠潴留,不减少心、脑、肾等重要器官的血液供应,对血糖、血脂无不良影响。可引起反射性心率加快、心输出量增加、血浆肾素水平升高等不良反应,合用 β 受体阻断药可抵消此反应而增强降压效果。

2. 临床应用 用于治疗各型高血压,可单用或与其他药物联用。尤其适用于低肾素型高血压,亦适用于伴有心绞痛、肾脏疾病、糖尿病、哮喘、高脂血症者及恶性高血压患者。由于其作用时间短,易出现血压波动,目前多用缓释或控释片剂。

3. 不良反应及注意事项 常见不良反应有心悸、脸部潮红、头晕、头痛、踝部水肿、一过性低血压等。严重主动脉狭窄、肥厚型心肌病患者禁用。哺乳期妇女应停药或停止哺乳。

【氨氯地平】

氨氯地平为长效钙通道阻滞药,降压作用缓慢温和。药理作用与硝苯地平相似,但血管选择作用更强,对心脏无明显影响。起效慢,作用持久,一日口服1次即可,不升高交感神经活性。用于治疗高血压及心绞痛。长期使用可逆转心肌肥厚,改善血管重构,降低脑卒中的风险。不良反应较轻。

(三)β受体阻断药

【普萘洛尔】

1. 药理作用 为非选择性β受体阻断药,降压作用温和、缓慢、持久。通常口服1~2周后才起效,但不引起体位性低血压和水、钠潴留,长期应用不易产生耐受性。其主要降压机制有:①阻断心肌β_1受体,抑制心肌收缩力和减慢心率,减少心输出量;②阻断球旁细胞β_1受体,降低血浆肾素活性,随后降低血管紧张素Ⅱ水平;③阻断中枢β受体,降低外周交感张力;④阻断交感神经末梢突触前膜β_2受体,抑制其正反馈作用,减少去甲肾上腺素释放;⑤增加前列环素合成。

2. 临床应用 用于各型高血压,可作为首选药单独用于轻度高血压,也可与其他抗高血压药合用于中、重度高血压。对高心排出量及高肾素型高血压疗效较好,尤其适用于合并心绞痛、心动过速或脑血管疾病的患者。

3. 不良反应及注意事项 可引起乏力、嗜睡、胃肠道反应、低血压、心动过缓等不良反应,长期用药可使血糖下降、血脂升高。

其用量个体差异大,宜从小剂量开始,逐渐增量。用药期间注意监测心率、血压、心电图等。长期用药不能突然停药或漏服,以免出现反跳现象,必须逐渐减量停药。二度房室传导阻滞、三度房室传导阻滞、严重心功能不全、心动过缓、哮喘患者禁用,慢性阻塞型肺病者、运动员、周围血管病者或糖耐量异常者慎用。

考点提示

普萘洛尔长期使用时不能突然停药的原因。

【阿替洛尔】【美托洛尔】

阿替洛尔和美托洛尔对心脏β_1受体有较高选择性,对外周血管和支气管平滑肌β_2受体作用小。口服用于治疗各种程度高血压,降压作用维持时间比普萘洛尔长,每日用药1次。但较大剂量时对支气管平滑肌β_2受体也有作用,故支气管哮喘患者慎用。

【拉贝洛尔】

拉贝洛尔为α、β受体阻断药。对β受体作用比对α受体的作用强。用于轻度至重度高血压和心绞痛,静脉滴注可用于高血压危象。

(四)血管紧张素转化酶抑制药

肾素-血管紧张素-醛固酮系统(RAAS)是血压的重要体液调节系统,在高血压的发病机制中具有重要意义。血管紧张素Ⅰ(AngⅠ)主要经血管紧张素转化酶(ACE)的作用,转化为血管紧张素Ⅱ(AngⅡ),AngⅡ激动循环系统的AngⅡ受体(AT受体),收缩外周血管,促进醛固酮分泌,参与血压的调节。AngⅡ可诱导并促进血管及心脏的重构,参与高血压、缺血性心脏病、慢性心功能不全等心血管疾病的病理生理过程,加重、加快疾病进程。血管紧张素转化酶抑制药（ACEI）能减少 Ang Ⅱ 的生成，Ang Ⅱ 受体阻断药可阻断 Ang Ⅱ 的作用，两者均能有效降低血压、逆转心血管重构、保护靶器官。ACE 还可降解组织内缓激肽，缓激肽具有扩张血管、促进前列腺素生成的作用。RAAS 及其药物作用部位见表5-3。

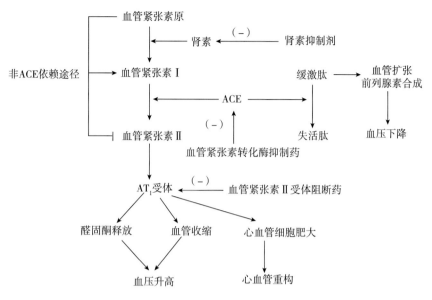

表5-3 肾素－血管紧张素－醛固酮系统及药物作用示意图

【卡托普利】

1. 药理作用 降压时不伴有反射性心率加快，不引起直立性低血压，改善胰岛素抵抗，增加肾血流量，改善肾功能。长期应用不易引起电解质紊乱和脂质代谢异常，且无耐受性和停药反应。

2. 临床应用 适用于各型高血压。单独使用约 2/3 的患者可将血压有效控制，加用利尿药、β 受体阻断药对重型或顽固性高血压疗效较好。尤其适用于伴有糖尿病、左室肥厚、心力衰竭及急性心肌梗死后的高血压患者。

3. 不良反应及注意事项 刺激性干咳是最常见的不良反应，与缓激肽及前列腺素等对呼吸道黏膜刺激有关，一般停药后 4 天内消失。症状较轻者可坚持服药，不能耐受者可改用血管紧张素Ⅱ受体阻断药等药物。此外，还有少部分患者出现皮疹、低血压、高钾血症、中性粒细胞减少、瘙痒及味觉异常等不良反应。孕妇、双侧肾动脉狭窄者禁用。

其他 ACEI 类药物如依那普利、雷米普利、福辛普利等，均属于长效 ACEI，每日只需口服 1 次，具有高效、低毒的特点。

（五）血管紧张素Ⅱ受体阻断药

血管紧张素Ⅱ受体阻断药（ARB）可以选择性阻断 AT$_1$ 受体而发挥拮抗血管紧张素Ⅱ的心血管效应，并能逆转肥大的心肌细胞，具有介导血管收缩、醛固酮分泌、儿茶酚胺和去甲肾上腺素释放、细胞增殖等效应。与 ACEI 相比，ARB 选择性高，对 Ang Ⅱ 效应拮抗更完全，且没有 ACEI 的咳嗽、血管神经性水肿等不良反应。临床应用药物有氯沙坦、缬沙坦、厄贝沙坦、替米沙坦等。

【氯沙坦】

1. 药理作用 氯沙坦及其代谢产物选择性阻断 AT$_1$ 受体，通过抑制 AT$_1$ 受体介导的血管收缩、水钠潴留、心血管细胞增生而发挥降低血压、阻止和逆转心室和血管重构作用。其降压作用强而持久。

2. 临床应用　可用于各种类型的高血压，用药后 3~6 天可达到最大效果，单独使用 3~6 周若效果不理想，可加用利尿药。尤其适用于伴左心室肥厚、心力衰竭、心房颤动预防、糖尿病肾病、冠心病、代谢综合征、微量白蛋白尿或蛋白尿患者，以及不能耐受 ACEI 的患者。

3. 不良反应及注意事项　不良反应较 ACEI 少，可引起低血压、肾功能障碍、高钾血症等。妊娠期、哺乳期、高钾血症及肾动脉狭窄者禁用。

（六）其他抗高血压药

【可乐定】

可乐定是通过兴奋延髓背侧孤束核突触后膜的 α_2 受体，抑制交感神经中枢的传出冲动，使外周血管扩张，血压下降；也作用于延髓腹外侧区的咪唑啉受体，使交感神经张力下降，从而降压。用于中度高血压或兼有溃疡病的高血压患者。不良反应有口干、便秘、嗜睡、抑郁等。

【硝普钠】

硝普钠在血管平滑肌内代谢产生一氧化氮，直接松弛小动脉和小静脉平滑肌。其降压特点是快效、强效、短效，是高血压危象急症治疗的首选药物。应用时应加强监护并控制给药速度，同时注意避光，药液应新鲜配制。

【哌唑嗪】

哌唑嗪其主要通过阻断 α_1 受体降低动脉血管阻力，增加静脉容量，增加肾素活性，不易引起反射性心率增加。主要用于中度及重度高血压，常与利尿药和（或）β 受体阻断药合用。不良反应主要有首剂现象。

三、抗高血压药的合理使用

高血压发病率高，可累及多系统及器官，致残、致死率高。高血压治疗的目标应是：逆转或减轻患者的终末器官损伤，防止严重并发症的出现，提高患者的生活质量和延长寿命。积极开展高血压的健康教育，如控制体重、合理膳食、适当锻炼、减轻精神压力、保持平衡心理、戒烟、限酒等，提高患者的用药依从性，有助于提高高血压控制率。抗高血压药物的临床应用原则如下。

1. 个体化治疗　应根据患者高血压的程度、年龄、发病机制、并发症等尽可能选择一线治疗药物。

（1）噻嗪类利尿剂　如氢氯噻嗪，降低收缩压的作用优于降低舒张压，适用于老年单纯收缩期高血压的患者或有心衰表现的患者，应用时要注意避免血钾过低，高尿酸血症或痛风患者应避免使用此类药物。

（2）β 受体阻断剂　适用于高血压伴肾素活性偏高、心绞痛、心肌梗死、心衰、快速心律失常、青光眼和妊娠期的患者，哮喘或周围血管病者禁用该类药物。同时该类药物还会影响糖脂代谢，可增加糖尿病发病风险。

（3）ACEI 类药物　适于有胰岛素抵抗、糖尿病、左心功能不全、心力衰竭、心肌梗死的患者，同时，ACEI、ARB 有利于防止肾病进展。不可用于孕妇。

（4）长效钙通道阻滞药　有较好的防止脑卒中、血管性痴呆和抗动脉粥样硬化的作用，对糖、脂及电解质代谢无影响。

（5）α 受体阻断药　适于有前列腺增生或脂质代谢紊乱的老年患者。

高血压伴合并症时的药物选用参考表 5-4。

表 5-4　高血压伴合并症时药物选用

	利尿药	β 受体阻断药	α 受体阻断药	钙通道阻滞药	ACEI（ARB）
老年	＋＋	＋/－	＋	＋	＋
冠心病	＋/－	＋＋	＋	＋＋	＋
心力衰竭	＋＋	－	＋	－	＋＋
脑血管病	＋	＋	＋	＋＋	＋
肾功能不全	＋＋	＋/－	＋	＋＋	＋＋
糖尿病	－		＋＋	＋	＋＋
血脂异常	－	－	＋＋	＋	＋
哮喘	＋		＋	＋	＋
外周血管病	＋	－	＋	＋＋	＋

注：＋适宜；＋/－ 一般不用；－禁用

2. 联合用药　现有抗高血压药物长期单独应用，疗效降低，临床常采用联合用药，以增强疗效，减少不良反应。联合用药应从小剂量开始，并应选择作用机制不同的药物。优先推荐 6 种联合用药方案：①二氢吡啶类 CCB 和 ACEI；②二氢吡啶类 CCB 和 ARB；③ACEI 和小剂量噻嗪类利尿剂；④ARB 和小剂量噻嗪类利尿剂；⑤二氢吡啶类 CCB 和小剂量噻嗪类利尿剂；⑥二氢吡啶类 CCB 和小剂量 β 受体阻断剂。在二联基础上加另一种降压药物便构成三联合方案，常用的有二氢吡啶类 CCB ＋ ACEI（或 ARB）＋噻嗪类利尿剂。

3. 尽量用长效药　血压波动可导致器官损伤，为了有效地防止心、脑、肾等靶器官损害，尽可能使用一天给药 1 次而药效能持续 24 小时的长效药物。若使用中效或短效药，每天须用药 2~3 次，易发生漏服或错服，导致血压波动较大、心血管病风险增加。

4. 长期、规律用药　原发性高血压大多起病及进展缓慢，病程迁延，多数患者症状轻微，逐渐导致靶器官损害，应长期、规律用药。

第二节　抗心律失常药

案例导入

　　患者，女，72 岁。反复发作胸闷、心悸、气短 3 个月，病情呈逐渐加重趋势，心脏听诊心律不齐。心电图检查提示心房颤动，胸部 X 线片显示心脏未明显扩大。

　　问题：

　　1. 该患者应选用哪些药物治疗？

　　2. 如何指导患者用药？

心律失常是指由于心脏冲动形成和（或）冲动传导异常而导致的心动节律和频率的异常，临床上根据心动频率的变化分为缓慢型心律失常和快速型心律失常。临床上进行抗心律失常药物治疗对减少心脏性猝死有重要意义，而心脏性猝死是引起心血管病死亡的主要原因之一。本章主要讲述治疗快速型心律失常的药物。

一、心律失常形成机制及治疗药物

（一）心律失常形成机制

心律失常病因多样，形成机制复杂。目前认为心律失常为离子通道病，在某些原因作用下，心肌细胞膜一种或数种离子通道结构或功能异常，导致心律失常。心律失常形成的主要机制包括以下几方面。

1. 冲动形成异常 窦房结及潜在起搏点自律性异常，可导致心律失常。窦房结自律性增高，可发生窦性心动过速。潜在起搏点自律性增高，可发生期前收缩、异位心律等，如心房颤动、室上性心动过速、室性心动过速等。

2. 后除极 是指继发于心肌细胞 0 相去极化之后，提前产生的去极化，由去极化引起的动作电位向周围心肌扩布，可形成异常冲动发放，即触发活动，引起心律失常。后除极可分为早后除极和迟后除极。细胞内钙超载、强心苷中毒、心肌缺血、细胞外低钾、细胞外高钙等因素可诱发后除极。

3. 折返 是指一次心脏冲动下传后，冲动不消失，顺着环形通路再次兴奋已经兴奋的心肌，是快速型心律失常形成的重要机制之一。存在冲动折返的解剖学环路、环路中不同部位兴奋性不一致、环路中某些部位传导性下降（单向传导阻滞）是折返形成的三个基本因素（图 5 - 1）。

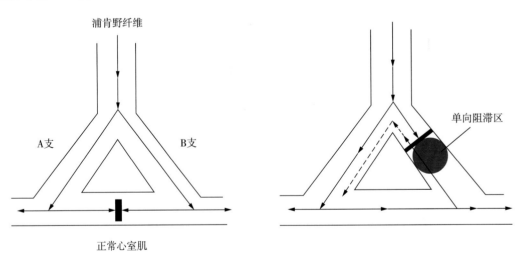

图 5 - 1 折返形成机制示意图

（二）抗心律失常药物的分类和作用机制

抗心律失常药主要通过降低心肌自律性、消除折返和减少后除极来减慢心率。根据其对心肌电生理和作用特点的影响，可将抗心律失常药分为四类（表 5 - 5）。

表5-5 抗心律失常药分类及作用机制

分类		常用药物	主要作用部位	作用机制
I类 钠通道阻滞药	I a类	奎尼丁 普鲁卡因胺	心房肌、浦肯野纤维、心室肌	阻滞心肌细胞膜快 Na^+ 通道，抑制4相 Na^+ 内流，降低自律性，不同程度减慢0相除极速度，减慢传导速度。部分药物尚能抑制膜对 K^+、Ca^{2+} 的通透性，有膜稳定作用
	I b类	利多卡因 苯妥英钠	浦肯野纤维、心室肌	
	I c类	普罗帕酮	心房肌、浦肯野纤维	
II类 β受体阻断药		普萘洛尔	窦房结、房室结	拮抗儿茶酚胺类对心脏的兴奋作用，降低窦房结、房室结和传导组织的自律性，减慢传导，延长动作电位时程和有效不应期
III类 延长动作电位时程药		胺碘酮	心房肌、浦肯野纤维、心室肌	阻滞 K^+ 通道，延迟复极，延长动作电位时程和有效不应期
IV类 钙通道阻滞药		维拉帕米	窦房结、房室结	阻滞心肌慢钙通道，抑制 Ca^{2+} 内流，减慢房室结传导速度，消除房室结区的折返

二、常用抗心律失常药物

（一）I类——钠通道阻滞药

1. I a类

【奎尼丁】

奎尼丁是从金鸡纳树皮中提取的一种生物碱，为奎宁的右旋体。又称异奎宁、异性金鸡钠碱。口服吸收快而完全，经1~2小时血药浓度达高峰。药物主要经肝脏代谢，其活性代谢物及药物原形均由肾排泄。

1. 药理作用 降低心肌兴奋性、自律性和传导速度，通过对 K^+ 通道的阻滞，延长心肌动作电位时程，在心律较慢时此作用尤为明显。此外，奎尼丁尚有一定抗迷走神经作用，故可在一定程度上对抗药物本身对房室传导的抑制作用。

2. 临床应用 广谱抗心律失常药，适用于心房纤颤、心房扑动、室上性和室性心动过速的转复和预防，以及频发室上性和室性期前收缩的治疗。

3. 不良反应及注意事项 常见的不良反应有眩晕、耳鸣、精神失常等金鸡纳反应，胃肠道反应以及药热、皮疹等过敏反应。奎尼丁晕厥多发生在用药最初数天内，属特异性反应，与药物剂量无平行关系，可能与低血钾、心功能不全或对本药敏感有关。奎尼丁与地高辛合用，

考点提示

奎尼丁使用时的特征性不良反应。

可增加其血药浓度，故应适量降低用量；与华法林合用，可竞争其与血浆蛋白的结合，使华法林抗凝血作用增强。

【普鲁卡因胺】

普鲁卡因胺的抗心律失常作用和临床应用与奎尼丁相似。属广谱抗快速心律失常药。其药理作用与奎尼丁相似，但强度和毒性较小。主要用于室性心律失常，如室性期前收缩和室性心动过速，尤其是急性心肌梗死的室性心律失常，也可用于复律治疗。长期口服应用可出现胃肠道反应，如恶心、呕吐、腹泻等。用量过大可引起白细胞减少，长期应用可

致红斑狼疮样综合征，故系统性红斑狼疮（包括有既往史）患者禁用。

2．Ⅰb类

【利多卡因】

1. 药理作用 轻度阻滞钠通道，促进钾外流。主要作用于心室肌和浦肯野纤维系统，使其自律性降低，改变其传导速度，延长有效不应期。

2. 临床应用 对多种室性心律失常均有效，包括心脏手术、心脏介入以及强心苷类等药物引起的室性心动过速、心室颤动、室性期前收缩等心律失常。急性心肌梗死诱发的室性心动过速、心室颤动为首选。

3. 不良反应及注意事项 主要为中枢神经系统不良反应，如嗜睡、眩晕、恶心、呕吐、运动失调、意识障碍等。剂量过大可引起心率减慢、房室传导阻滞和低血压。故二度房室传导阻滞、三度房室传导阻滞的患者禁用。

【苯妥英钠】

苯妥英钠是一种抗癫痫药，也是常用的抗心律失常药。其抗心律失常作用与利多卡因相似，主要用于强心苷类药物中毒引起的室性心律失常，也可用于心脏手术、心脏介入、心肌梗死等引起的室性心律失常。

3．Ⅰc类

【普罗帕酮】

1. 体内过程 口服吸收迅速，首关消除明显，生物利用度较低；有效浓度个体差异大，且血药浓度与口服剂量不成比例增减，故用药需个体化。主要经肝脏代谢。

2. 药理作用 重度阻滞钠通道，也可阻滞钾通道和钙通道。可降低浦肯野纤维束及心室肌的自律性，明显减慢传导速度，延长动作电位时程和有效不应期的作用弱于奎尼丁。阻滞钙通道及β受体，具有一定的负性肌力作用。

3. 临床应用 主要用于室上性期前收缩、室性期前收缩和心动过速的治疗。

4. 不良反应 常见恶心、呕吐、味觉改变、眩晕、头痛等。心血管系统不良反应有房室传导阻滞、心衰加重、直立性低血压。

（二）Ⅱ类——β受体阻断药

本类药临床常用药物有普萘洛尔、美托洛尔等。其通过两种方式达到抗心律失常作用：一是降低自律性；二是膜稳定作用。临床主要用于治疗室上性心律失常，如窦性心动过速、心房颤动、心房扑动、阵发性室上性心动过速等，对窦性心动过速可作为首选。

此类药物可引起窦性心动过缓、房室传导阻滞、心力衰竭和支气管哮喘等，长期应用对糖代谢、脂质代谢有不良影响，故糖尿病和高脂血症患者慎用。突然停药可出现反跳现象。

（三）Ⅲ类——延长动作电位时程药

【胺碘酮】

1. 药理作用 对心肌细胞膜多种离子通道有抑制作用，降低窦房结、浦肯野纤维束的自律性和传导性；明显延长房室结、心房肌、心室肌的动作电位时程和有效不应期，消除折返。

2. 临床应用　为广谱抗心律失常药，可用于心房颤动、心房扑动、室上性和室性心律失常。

3. 不良反应及注意事项　常见窦性心动过缓、房室传导阻滞、Q－T间期延长等，偶有尖端扭转性室性心动过速，静脉给药速度过快可发生低血压。长期口服给药主要是心脏外不良反应，如角膜微粒沉着，一般对视力影响不大，停药可恢复。

（四）IV类——钙通道阻滞药

【维拉帕米】

1. 临床应用　对室上性和房室结折返引起的心律失常疗效好，对急性心肌梗死、心肌缺血、强心苷中毒引起的室性期前收缩有效，和奎尼丁合用可减慢心房颤动患者的心室率。是治疗阵发性室上性心动过速的首选药。

2. 不良反应及注意事项　不良反应轻，主要有腹胀、腹泻、便秘、头痛、搔痒等。静脉给药，可发生低血压、心动过缓、房室传导阻滞、心力衰竭等。二度及以上房室传导阻滞、心源性休克及心力衰竭患者禁用，老年及肾功能低下者慎用。

三、抗心律失常药的使用注意

1. 禁忌证　严重肝、肾功能不全者及对金鸡纳生物碱过敏者禁用奎尼丁，病态窦房结综合征、系统性红斑狼疮、地高辛中毒患者禁用普鲁卡因胺，二度及以上房室传导阻滞患者禁用利多卡因，二度及以上房室传导阻滞患者、心源性休克者禁用维拉帕米。

2. 抗快速型心律失常的药物选用

（1）窦性心动过速　控制过快心率首选β受体阻断药，次选钙通道阻滞药维拉帕米。

（2）阵发性室上性心动过速可先刺激迷走神经。无效者首选维拉帕米，次选β受体阻断药。

（3）阵发性室性心动过速　首选利多卡因，次选普鲁卡因胺、胺碘酮。

（4）室性期前收缩　首选利多卡因、美西律、苯妥英钠等Ib类，次选普鲁卡因胺等。强心苷中毒首选苯妥英钠。

（5）心房颤动、心房扑动　心室率正常或稍快者无须治疗。心室率快者首选强心苷。

（6）心室颤动或心室颤动复律后维持　利多卡因、普鲁卡因胺等。

3. 加强用药监护　用药期间应严密监测血压、心率和心律、心电图、血常规、肝功能、肾功能等。注意观察某些抗心律失常药的特殊不良反应，如奎尼丁的金鸡纳反应、奎尼丁晕厥、普鲁卡因胺的红斑狼疮综合征、胺碘酮的肺纤维化、角膜及皮下微粒沉着等，采取相应措施处理，以提高用药安全性。

第三节　抗心力衰竭药

患者，男，70 岁。患有高血压 20 年，血压常维持在 160/110 mmHg 左右，现患者出现因"心悸、气短、下肢水肿、出现房颤"入院，医生给予地高辛 0.25 mg、氢氯噻嗪 25 mg 口服，半个月后患者恶心、呕吐。心电图检查：窦性心律，心率 62 次/分，室性期前收缩二联律。

请思考：

1. 该患者为什么会出现这种症状？
2. 该患者应如何处置？

心力衰竭（HF）是指多种因素导致心功能不全的一种临床综合征，主要表现为疲劳、乏力、呼吸困难、体位性水肿等。患者多有器官淤血的症状，故也称充血性心力衰竭（CHF），又称慢性心功能不全。心力衰竭的药物治疗，从传统的强心、利尿、扩血管的治疗原则，转变为现在的：在缓解临床症状、改善血流动力学变化的基础上，预防并逆转心肌及血管重构，提高患者生活质量，降低病死率。

知识链接

心功能分级

心功能根据患者自觉的活动能力可分以下四级。

Ⅰ级　活动量不受限制，平时一般活动不引起疲乏、心悸、呼吸困难或心绞痛。

Ⅱ级　体力活动受到轻度的限制，休息时无自觉症状，但一般体力活动下可出现疲乏、心悸、呼吸困难或心绞痛。

Ⅲ级　体力活动明显受限，小于平时一般活动即引起上述的症状。

Ⅳ级　不能从事任何体力活动。休息状态下出现心衰的症状，体力活动后加重。

一、抗心力衰竭药的分类

治疗心功能不全的药物是一类减轻心脏前、后负荷或增强心肌收缩力，增加心排血量的药物，根据其药物作用和作用机制的不同，目前临床治疗心功能不全的药物主要有以下 5 类。

1. 正性肌力药

（1）强心苷类　地高辛、洋地黄毒苷、毛花苷 C 等。

（2）非苷类正性肌力药　氨力农、米力农、多巴胺、多巴酚丁胺等。

2. 肾素 – 血管紧张素系统抑制药

（1）血管紧张素转化酶抑制药　卡托普利、依那普利等。

（2）血管紧张素Ⅱ受体阻断药　氯沙坦、缬沙坦等。

（3）醛固酮受体阻断药 螺内酯等。

3. 利尿药 呋塞米、氢氯噻嗪、托拉塞米等。

4. β受体阻断药 卡维地洛、美托洛尔、比索洛尔等。

5. 扩血管药 硝酸甘油、硝普钠、氨氯地平等。

二、常用抗心力衰竭药

（一）强心苷类

强心苷是一类具有正性肌力作用的苷类化合物，代表药物有地高辛、洋地黄毒苷、毛花苷 C、毒毛花苷 K 等。地高辛为临床常用药物。

1. 体内过程 地高辛半衰期 33 ~ 36 小时，属中效强心苷，生物利用度存在较明显的个体差异，不同生产厂家的产品亦存在差异，故临床应用需根据实际情况调整剂量。60% 左右的地高辛以原形从肾脏排泄，肾功能不全者需减量使用。

2. 药理作用 强心苷的药理作用主要体现在对心脏、血管及神经和内分泌系统功能的影响，包括以下几个方面。

（1）加强心肌收缩力（正性肌力） 治疗量的强心苷对心脏的选择性高，可加强心肌收缩力，具有正性肌力作用，明显增加心输出量，缓解心衰症状较快。

目前认为强心苷正性肌力作用的机制与本类药物可与心肌细胞膜上的强心苷受体 $Na^+ - K^+ - ATP$ 酶结合并抑制其活性有关。$Na^+ - K^+ - ATP$ 酶活性降低，细胞内 Na^+ 增多，$Na^+ - Ca^{2+}$ 交换增强，细胞内可利用 Ca^{2+} 增加，心肌收缩力加强。

（2）减慢心率（负性频率） 心功能不全时，心率增快是由于心排出量减少、交感神经过度兴奋而产生的代偿反应，应用强心苷后因心排出量增多，取消了这一代偿反应，使心率减慢。

（3）减慢传导（负性传导） 治疗量的强心苷，通过兴奋迷走神经，减慢房室结和房室束的传导；较大剂量时可直接抑制窦房结和房室结传导；中毒量时可致房室传导阻滞。

（4）对心电图的影响 ST 段下移呈鱼钩状是本类药物对心电图影响的特征性表现。

（5）其他 包括利尿作用、收缩血管平滑肌和兴奋呕吐中枢。

3. 临床应用

（1）心力衰竭 病因不同，强心苷的疗效也存在差异。本类药物对心衰伴心房颤动及心室频率快者疗效最佳；对收缩功能障碍为主的心力衰竭疗效较好，如高血压、瓣膜病、风湿性心脏病等（严重者除外）引起的心力衰竭；对心肌缺氧、能量代谢障碍以及舒张功能不全为主的心力衰竭疗效较差，如贫血、甲状腺功能亢进、肺心病等引起的心力衰竭；对左心室充盈受限引起的心力衰竭几乎无作用，如缩窄性心包炎、重度二尖瓣狭窄等疾病引起的心力衰竭。

（2）某些心律失常 强心苷常用于治疗心房纤颤、心房扑动、阵发性室上性心动过速。

4. 不良反应

（1）胃肠道反应 早期非特异性中毒表现可有厌食、恶心、呕吐及腹泻等，需与心衰症状未控制、强心苷用量不足所表现的恶心、呕吐相鉴别。

（2）心脏反应 是强心苷常见且严重的中毒表现。可出现多种类型的心律失常，如期前收缩、二联律、三联律及室性心动过速，甚至心室颤动；缓慢型心律失常，如窦性心动过缓、房室传导阻滞，重者可致窦性停搏。

（3）中枢神经系统反应　黄视、绿视及视物模糊等视觉异常，是强心苷中毒的特征性不良反应，亦是中毒先兆和停药指征。此外，亦可出现眩晕、疲倦、头痛、失眠等，严重者可有谵妄、精神抑郁或错乱等。

考点提示

　　强心苷最常见的不良反应；中毒先兆和停药指征；心脏中毒的典型表现。

5. 中毒防治　治疗方案个体化，及时发现并消除中毒诱发因素，如低血钾、低血镁等电解质紊乱。用药过程中，监测频发室性期前收缩、窦性心动过缓及视觉异常等中毒先兆。

出现中毒症状时，及时停用强心苷和排钾利尿药。快速型心律失常应及时补钾，轻者口服、重者静脉补钾。根据需要可选用苯妥英钠、利多卡因等抗心律失常药。缓慢型心律失常者不宜补钾，可选用阿托品治疗。危及生命者，应用地高辛抗体 Fab 片段，可有效对抗强心苷中毒。

知识链接

强心苷的给药方法

强心苷临床给药主要采取以下两种方法。

1. 每日维持量疗法　对病情不急者，每日给予一定剂量，经 4~5 个半衰期可在血中达到稳定浓度而发挥作用，是目前广泛使用的方法。

2. 全效量法　是强心苷经典的给药方法。首先在短期内给予足量即全量，以达"洋地黄化"，然后逐日给予维持量来弥补每日消除量。

（二）肾素－血管紧张素系统抑制药

作用于肾素－血管紧张素系统抑制药物包括：血管紧张素转化酶抑制药、血管紧张素Ⅱ受体阻断药及醛固酮受体阻断药。本类药物在缓解心衰症状的同时，具有防止或逆转心肌及血管重构、改善心脏及血管顺应性的作用，不仅能缓解心衰症状、提高生活质量，还能够降低心力衰竭患者的死亡率、改善预后，目前临床上作为一线药物广泛用于心衰治疗。

（三）利尿药

利尿药是治疗心力衰竭的传统药物之一，能促进水、钠排泄，降低心脏负荷，消除或缓解外周及肺水肿，有利于改善心功能。轻度心衰，单用氢氯噻嗪；中度心衰，口服呋塞米或合用氢氯噻嗪与螺内酯；重度心衰、慢性心衰急性发作及急性肺水肿时，需静脉给予呋塞米。弱效利尿药螺内酯与中效或高效利尿药合用，在增强利尿效果及防止低钾血症的同时，还具有逆转心血管重构作用，受到临床关注。

（四）β受体阻断药

β受体阻断药可改善心脏泵血功能，降低病死率，提高生活质量。临床常用药物有卡维地洛、美洛托尔、比索洛尔等。

（五）血管扩张药

血管扩张药用于治疗 HF，可降低心脏前后负荷。短期应用，有改善血流动力学效应；中期应用，改善运动耐量，但多数药物不能阻止 HF 的进展。部分药物可以反射性激活神经-内分泌机制，不利于心衰治疗。目前临床上多与利尿药、强心苷类药物合用于重度和难治性心衰的治疗。常用药物有硝普钠、钙通道阻滞药等。

（六）非苷类正性肌力药

该类药物因可能增加心力衰竭患者的死亡率，故不宜作为常规治疗药物。代表药物有多巴酚丁胺、米力农和维司力农等。

第四节　抗心绞痛药

案例导入

患者，男，50 岁。心前区疼痛 2 周，加重一天。2 周期前，患者运动后感觉心前区疼痛，每次持续 2~3 分钟，休息后疼痛缓解，自行含服硝酸甘油后缓解迅速。今日早晨突发疼痛加剧，并向左上臂内侧放射，服用硝酸甘油效果差，遂来就医。既往有高血压病史 10 年。

请思考：

1. 该患者最可能的诊断是什么？诊断依据是什么？
2. 该患者应选用哪些药物治疗？如何指导患者用药？

心绞痛是因冠状动脉供血不足引起的心肌急剧、暂时的缺血与缺氧综合征，其典型临床表现为阵发性胸骨后压榨性疼痛并向左上肢放射，持续心绞痛可致心肌梗死。冠状动脉粥样硬化是心绞痛的主要病理。世界卫生组织将心绞痛分为三类：①劳累性心绞痛；②自发性心绞痛；③混合性心绞痛。

心肌组织氧的供需失衡是心绞痛发生的重要病理生理基础。心肌组织供氧不足或耗氧量增加均可导致心绞痛发作。心肌组织供氧量主要依靠冠脉血流量，影响心肌组织耗氧量的主要因素有心室壁张力、射血时间、心率和心肌收缩力，均与心肌耗氧量成正比。降低心肌耗氧量、扩张冠状动脉、改善冠脉供血是缓解心绞痛的主要治疗对策。抗心绞痛常用药物有硝酸酯类、β 受体阻断药和钙通道阻滞药。

一、常用抗心绞痛药

（一）硝酸酯类

此类药物有硝酸甘油、硝酸异山梨酯、单硝酸异山梨酯等，均具有高脂溶性，以硝酸甘油最为常用。

【硝酸甘油】

硝酸甘油口服首过消除明显，常采取舌下含服，可经口腔黏膜迅速吸收，生物利用度约 80%，2~5 分钟起效，3~10 分钟作用达峰，持续约半小时，经肝代谢，从尿中排出。

静脉给药起效更快，亦可经皮肤给药。

1. 药理作用 硝酸甘油的作用是松弛平滑肌，以对血管平滑肌的松弛作用最为显著。

考点提示

硝酸甘油常采取的给药方式。

（1）降低心肌耗氧量 小剂量硝酸甘油可明显舒张小静脉，减少回心血量，减轻心脏前负荷；较大剂量时，舒张小动脉，降低心脏的射血阻力，减轻心脏后负荷，但同时也可能因降低血压反射性加快心率。

（2）改善缺血心肌的供血 硝酸甘油能选择性舒张冠状动脉较大的输送血管和侧支血管，而对小阻力血管的舒张作用弱。当冠状动脉粥样硬化或痉挛而发生狭窄时，缺血区的血管因缺氧而处于舒张状态，表现为非缺血区的血管阻力大于缺血区。所以，用药后可促使血液从输送血管经侧支血管流向缺血区，从而增加缺血区的血液供应。

（3）增加心内膜供血 硝酸甘油通过扩张外周血管，减少回心血量，降低左心室舒张末期压力；舒张心外膜血管及侧支血管，有利于血液从心外膜向心内膜下缺血区流动。

（4）其他 此外，硝酸甘油对心肌细胞有保护作用，还能抑制血小板聚集、黏附，防止血栓的形成等。

2. 临床用途

（1）心绞痛 对各型心绞痛均有效。能迅速缓解心绞痛症状，有效中止发作，并可预防发作。与β受体阻断药合用可减少药物剂量及抑制反射性心率加快，提高疗效。

（2）急性心肌梗死 在急性心肌梗死早期使用，能降低心脏负荷，增加缺血心肌供血，减轻心肌缺血性损伤，防止梗死面积扩大。过量用药则可能使舒张期冠脉灌注压亦降低而加重心肌缺血。

（3）心功能不全 降低心脏的前后负荷，利于衰竭心脏功能的恢复。

3. 不良反应

（1）血管舒张反应 因硝酸甘油舒张血管，常引起搏动性头痛、面红、心悸、颅内压增高、直立性低血压、晕厥等。过量可加重心绞痛或心肌梗死，导致血压骤降、低血压休克等。同时，血压过低可反射性引起交感谢神经兴奋，心率加快，心肌收缩力加强，使耗氧量增加而加重心绞痛发作，合用β受体阻断药可以防治。连续用药可出现快速耐受性。

（2）高铁血红蛋白症 大剂量或给药次数过频可出现发绀等高铁血红蛋白症症状。

（二）β受体阻断药

非选择性β受体阻断药普萘洛尔、吲哚洛尔、噻吗洛尔和选择性β_1受体阻断药阿替洛尔、卡维地洛、美托洛尔等，常用于治疗心绞痛。

【普萘洛尔】

1. 药理作用 普萘洛尔对缺血的心肌有以下作用：①降低心肌耗氧量；②改善心肌能量代谢；③改善缺血心肌的供血；④抑制血小板聚集。

2. 临床用途 主要用于劳累性心绞痛，对伴有高血压或快速型心律失常者最佳。可诱发或加重冠脉痉挛，不适用于由冠状动脉痉挛引起的变异型心绞痛。与硝酸酯类药物合用可提高疗效，减少药物使用剂量。

3. 不良反应及注意事项　不良作用可见乏力、嗜睡、头晕、失眠、低血压、心动过缓等。高血压患者长期应用时，不能突然停药，以免出现反跳现象血压突然升高，诱发或加重心绞痛、心动过速，甚至出现室性心律失常、心肌梗死或猝死，必须逐渐减量停药。

（三）钙通道阻滞药

常用于抗心绞痛的钙通道阻滞药有硝苯地平、维拉帕米、地尔硫卓等。

【硝苯地平】

1. 药理作用　硝苯地平对缺血的心肌有以下作用：①降低心肌耗氧量；②增加缺血心肌供血；③保护缺血心肌；④抑制血栓的形成。

2. 临床用途　各型心绞痛均有效，变异型心绞痛首选。对不稳定型心绞痛，硝苯地平可加快心率，有增加心肌缺血的危险，维拉帕米和地尔硫卓则可减慢心率，使用安全性较高。

考点提示

　变异型心绞痛缓解症状时首选的药物。

二、抗心绞痛药的合理使用

（1）了解患者心绞痛发作频数、剧烈程度、疼痛部位以及诱发原因等，根据病史、症状及相关检查，了解心绞痛发作类型。

（2）询问患者是否用过抗心绞痛药物，所用药物的名称、剂量、次数、用法及疗效情况等。

（3）向患者讲解本类药物的用药知识，减少不良反应的发生。

1）教导患者选择最佳用药时机，即稳定型心绞痛在上午易发作，宜在早晨给药；变异型心绞痛在休息睡眠时易发作，宜在睡前用药。心绞痛频繁发作的患者，在大便前含服硝酸甘油可预防发作。

2）告知患者一旦心绞痛发作，应马上取坐位或半卧位，立即用药。硝酸甘油含服或气雾剂喷在舌下，若5分钟内不见效，可隔5分钟再用一次，最多可连续使用3次，如疼痛仍不缓解应立即报告医生紧急处理。

3）告诉患者硝酸甘油应避光、密封、阴凉处保存，以防失效。有效期一般为6个月，舌下含化后，如有灼热、舌麻等刺激感是药效的结果，不必惊慌，如含服后无此反应表明药物可能失效，应及时更换。

4）教导患者应遵医嘱定时服药，不可随意加用药物，切忌服药期间饮酒；药物应随时携带，放在随手可及的地方，以备急用；告之家属应知道抢救药物的存放地点，以便在紧急时帮助患者服用药物。

（4）劝告患者平常应避免各种危险因素（如过度劳累、饱食、精神紧张、情绪激动及冷刺激等），注意减肥，低脂饮食，适度锻炼，严格戒烟，建立良好的生活方式。

第五节 抗凝血药及溶血栓药

👉 **案例导入**

患者，男，70岁，既往有冠心病病史10余年。患者半小时前心前区出现剧烈疼痛，含服硝酸甘油无效而急诊入院。心电图提示ST段抬高，弓背向上，T波倒置。

请思考：

1. 该患者最可能的诊断是什么？诊断依据哪些？
2. 该患者应选用哪些药物治疗？

一、抗凝血药

抗凝血药是指直接干扰凝血因子或抑制凝血因子在体内的合成，阻止血液凝固和血栓形成的药物。临床常用于防治血栓形成或血栓栓塞性疾病。

（一）体内、外抗凝血药

【肝素】

1. 药理作用

（1）抗凝血作用 其凝血作用强大、迅速，口服无效，体内、体外均有抗凝血作用。对已形成的血栓无溶解作用。肝素是通过增强血液中的抗凝血酶Ⅲ（AT－Ⅲ）的活性而发挥其抗凝作用。AT－Ⅲ是凝血酶和凝血因子Ⅸa、Ⅹa、Ⅺa、Ⅻa等含丝氨酸的蛋白酶的抑制剂，能与凝血酶及凝血因子Ⅸa、Ⅹa、Ⅺa、Ⅻa结合形成复合物而使之灭活，抑制凝血过程，减少纤维蛋白的形成，另外肝素还能抑制血小板聚集。

（2）其他作用 肝素在体内还具有降血脂、抗炎、抗血管内膜增生及保护血管内皮作用。

2. 临床应用

（1）血栓栓塞性疾病 主要用于防止血栓形成和扩大。如脑栓塞、肺栓塞、心肌梗死、深部静脉血栓及外周静脉术后血栓形成等。

（2）弥散性血管内凝血 用于各种原因引起的DIC，早期应用可防止纤维蛋白和凝血因子消耗而引起的继发性出血。

（3）体外抗凝 如心血管手术、心导管检查、器官移植、断肢再植和血液透析等，在体内外发挥抗凝血作用。

3. 不良反应及注意事项 过量可致自发性出血，表现为黏膜出血、关节积血和伤口出血等。长期用药可致脱发、骨质疏松和自发性骨折。少数可引起血小板减少症。肝功能不全、肾功能不全、溃疡病、严重高血压、脑出血、孕妇、先兆流产、外伤及手术后、血友病等禁用。

【低分子量肝素】

常用的低分子肝素（LMWH）制剂有：依诺肝素钠和替地肝素等。

1. 药理作用　作用同肝素。与肝素比较，具有以下特点：①抗血栓、溶血栓作用较强，而抗凝血作用较弱，且抗凝剂量较易掌握；②$T_{1/2}$较长，约为普通肝素的 8 倍，一次用药可维持 24 小时；③毒性小，安全范围大。

2. 临床应用　现临床广泛用于防治深部静脉血栓、肺血栓栓塞、血液透析、心脏外科手术的体外循环、弥散性血管内凝血、静脉炎综合征、急性血栓性静脉炎、曲张性静脉炎等。

3. 不良反应及注意事项　治疗剂量无明显不良反应，剂量过大可引起鼻出血或消化道出血，可用鱼精蛋白对抗。对有出血或出血倾向者、急性细菌性心内膜炎者及对本品过敏者禁用。

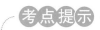

> **考点提示**
>
> 肝素抗凝的特点。

（二）体内抗凝血药

【香豆素类】

香豆素类为口服抗凝血药，主要有双香豆素、苄丙酮香豆素（华法林）、醋硝香豆素（新抗凝）等。它们的药理作用和用途基本相似。

1. 药理作用　本类药为口服抗凝剂，在体内竞争性拮抗维生素 K，抑制凝血因子Ⅱ、Ⅶ、Ⅸ、Ⅹ在肝内合成，而影响凝血过程。但对已合成的凝血因子无影响，故起效慢，作用维持时间长。仅体内有效，体外无抗凝血作用。

2. 临床应用

（1）防治血栓栓塞性疾病　如心脏瓣膜病所致的血栓栓塞、血栓栓塞性静脉炎、肺栓塞等。

（2）预防术后血栓形成　主要用于心脏更换人工瓣膜、风湿性心脏病、髋关节固定术后等，防止血栓形成。

3. 不良反应及注意事项　用量过大可引起自发性出血，常见鼻出血、内脏出血、牙龈出血及皮肤瘀斑，严重时可致颅内出血。用药期间密切观察，出血严重者，应立即停药，并用大量维生素 K 对抗。

巴比妥类、利福平、苯妥英钠等诱导肝药酶可降低香豆素类药物的抗凝血作用；阿司匹林、水合氯醛、甲苯磺丁脲、奎尼丁等可增强其抗凝血作用。

（三）体外抗凝血药

【枸橼酸钠】

枸橼酸钠通过枸橼酸根与血浆中的 Ca^{2+} 形成难以解离的络合物，使血中 Ca^{2+} 浓度降低而阻止血液凝固。临床主要用于体外血液保存、输血、血液化验等。当输血速度太快或输血量超过 1000 ml 时，患者可出现手足抽搐和心肌收缩抑制等低钙血症症状，可用钙盐防治。

二、溶血栓药

溶血栓药是一类促使纤溶酶原转变为纤溶酶，加速纤维蛋白溶解，导致血栓溶解的药物。

【链激酶】

1. 药理作用　链激酶（SK）与纤溶酶原结合，生成 SK - 纤溶酶原复合物，促使纤溶酶原转变为纤溶酶，加速血栓溶解。对已机化的血栓无溶解作用。

2. 临床应用　治疗急性血栓栓塞性疾病，如深静脉血栓、急性肺栓塞、周围动脉栓塞、外科术后血栓形成、急性心肌梗死、中央视网膜动脉、静脉血栓形成等。应早期用药，以血栓形成不超过 6 小时疗效最佳。

3. 不良反应及注意事项　易引起出血，可静注抗纤溶蛋白溶解药氨甲苯酸等对抗。偶见皮疹、发热等过敏反应。有严重高血压、消化性溃疡、脑出血史、出血性疾病或近期手术史者禁用。

【尿激酶】

尿激酶（UK）是从人尿中分离而得的一种糖蛋白。UK 能直接激活纤溶酶原变为纤溶酶，加速纤维蛋白溶解，无抗原性、无过敏反应。用途同 SK，主要用于对 SK 过敏或耐受者。不良反应主要是出血。

【组织型纤溶酶原激活因子】

组织型纤溶酶原激活因子（t‒PA）由 DNA 重组技术制备可得。t‒PA 特点是可激活血栓中已与纤维蛋白结合的纤溶酶原，使之转变为纤溶酶而溶解血栓，对循环血液中纤溶酶原几乎无影响，因此较少引起出血。t‒PA 主要用于治疗肺栓塞和急性心肌梗死，且不良反应小，是较好的第二代溶栓药。

第六节　抗休克药

☞案例导入

患者，男，72 岁，既往有糖尿病病史 6 年，肺心病病史 10 余年。患者一周前因"感冒引起肺炎"入院。入院后一直给予对症处理，但效果一般。今晨患者突然大汗淋漓，呼吸困难，进而昏迷，血压下降。

请思考：

1. 该患者病情最可能发生了什么情况？
2. 该患者应选用哪些药物治疗？

休克是因各种原因（如大出血、创伤、烧伤、感染、过敏、心泵衰竭等）引起的急性血液循环障碍，微循环动脉血灌流量急剧减少，从而导致各重要器官机能代谢紊乱和结构损害的复杂的全身性病理过程。治疗休克应根据不同病因和不同阶段，采取相应的措施。目前，随着微循环理论及分子生物学的不断发展，人们对休克本质的认识也在不断深化。休克的治疗已从传统的单用升压药提高血压的方法转向采用综合治疗措施。

一、抗休克药物的分类

抗休克药种类繁多，临床根据其作用部位和作用机制主要分为以下几类：血管活性药物（包括扩血管药和缩血管药）、糖皮质激素、非强心苷类强心药、正性肌力药物（如胰高血糖素、代谢调节药）等。目前仍以血管活性药物最为常用。

二、常用抗休克药

（一）扩血管药

用于抗休克的扩血管药物包括多巴胺受体激动药、α 受体阻断药、β 受体激动药、胆碱受体阻断药、直接扩血管药等。

【多巴胺】

1. 药理作用　多巴胺对心血管系统的 D_1 受体、α 受体及 β 受体有兴奋作用，可促进去甲肾上腺素的释放，还可以干扰醛固酮的合成，产生排钠、利尿的作用。多巴胺小剂量应用时使尿量及尿钠增加；中剂量时产生正性肌力作用，使休克时血液分配合理；大剂量时肾血流下降，尿量减少。

2. 临床应用　常用于治疗感染性休克、心源性休克和创伤性休克，特别是伴有肾功能不全、心排出量降低、周围血管阻力升高者，而血容量已补足的患者更为适宜。也可用于治疗充血性心衰、心搏骤停、心脏手术、脑缺血急性期、急性无尿性肾衰竭等。

3. 不良反应　一般较轻、较少，偶有恶心、呕吐。剂量过大或滴速过快时可出现呼吸困难、心律失常、心绞痛、头痛等，减慢滴速或停药，症状即可消失。

> **📖 知识链接**

肾衰竭

肾衰竭是各种慢性肾脏疾病发展到后期引起的肾功能部分或者全部丧失的一种病理状态。肾衰竭可分为急性肾衰竭及慢性肾衰竭，急性肾衰竭的病情进展快速，通常是因肾脏血流供应不足、肾脏因某种因素阻塞或是受到毒物的伤害造成功能受损。而慢性肾衰竭主要原因为长期的肾脏病变，随着时间及疾病的进行，肾脏的功能逐渐下降，造成肾衰竭的发生。临床上患者一般都会经历少尿期、多尿期和恢复期三个阶段。肾脏移植是目前治疗肾脏衰竭的最好方法。

【山莨菪碱】

山莨菪碱又称 654－2 注射剂，为胆碱受体阻断药。解除休克引起的血管痉挛，降低心脏前、后负荷，使心输出量和冠脉流量增加，耗氧量下降，增加组织血流灌注量，改善微循环，防治 DIC 和血栓形成。临床常用于抢救出血性休克和感染性休克，是胆碱受体阻断药中的首选药。

（二）缩血管药

用于抗休克的缩血管药主要为肾上腺素受体激动药，包括去甲肾上腺素、间羟胺、肾上腺素、去氧肾上腺素等，以去甲肾上腺素和间羟胺最为常用。

【去甲肾上腺素】

1. 药理作用　去甲肾上腺素主要激动 α 受体，对 β 受体的激动作用很弱；具有很强的收缩血管作用，使全身小静脉和小动脉都收缩（但冠状血管扩张），外周阻力升高，血压上升。对心脏的 β_1 受体也有兴奋作用，能增加心输出量。

2. 临床应用 休克早期，心率剧降，可用小剂量维持血压，以保证心脏等重要器官的血液供应，争取时间进行其他有效的抗休克治疗；临床也常将其用作为其他升压药疗效差的替代药。

3. 不良反应及注意事项 静滴时间长、药液浓度高或漏出血管外时，可引起局部组织坏死，应更换注射部位，并以酚妥拉明或普鲁卡因做局部浸润注射。大剂量、长时间使用，可使肾血管收缩，引起代谢性酸中毒和急性肾小球坏死。

考点提示

去甲肾上腺素外漏的处理方法。

【间羟胺】

间羟胺作用与去甲肾上腺素相似，但弱而持久。使休克患者心输出量增加的同时，也能增加心、脑、肾的血流量，较少引起心悸和心律失常。用于各种休克早期，可与多巴胺合用治疗重症休克。

（三）糖皮质激素

1. 药理作用 糖皮质激素的主要药理作用包括：①舒张血管，加强心肌收缩力，降低血管对某些缩血管活性物质的敏感性；②稳定溶酶体膜，减少心肌抑制因子（MDF）的生成，加强心肌收缩力；③抑制血小板聚集；④提高机体对细菌内毒素的耐受力，减轻毒血症。

2. 临床应用 主要用于感染性休克、心源性休克、过敏性休克、低血容量性休克的辅助治疗。

3. 不良反应及注意事项 短期内使用副作用一般少见，较长时间使用可诱发溃疡病、糖尿病、骨质疏松、向心性肥胖、感染或感染扩散等。

⊕ 健康教育

高血压是常见的慢性病、多发病，患者应保持良好的心态，积极应对，平时应注意控制体重、合理膳食、适当锻炼、减轻精神压力，保持心理平衡、戒烟、限酒等。

教导心律失常患者应遵医嘱定时服药，不可自行随意加减药量及服用其他药物。劝告患者减少危险因素，戒烟戒酒，注意减肥，控制体重，鼓励患者进行适度锻炼。用药期间应严密监测血压、心率和心律、心电图、血常规、肝功能及肾功能等。注意观察某些抗心律失常药的特殊不良反应。

向心力衰竭患者宣教用药注意事项、可能出现的不良反应及预防措施，促使患者配合治疗。提醒患者注意饮食，少食多餐、低盐控酒、多食含钾食物，减少激烈活动，保证充足睡眠。叮嘱患者严格遵守医嘱，不要自行停药，如有漏服不要自行补服或两次药合在一起服用，以免发生中毒。教会患者如何自检心衰症状（如体重增加、呼吸困难、水肿等）和自测脉搏等。

一旦发生心绞痛，应立即舌下含服硝酸甘油。心绞痛患者平时应注意避免各种诱发因素，如过劳、饱食、精神紧张、情绪激动及冷刺激等。

提醒患有慢性疾病的患者谨遵医嘱，尽可能延缓病情进展，防止病情加重，一旦发生休克现象应第一时间送医院抢救。

本章小结

（1）降压药有一线和二线之分，一线抗高血压药包括利尿药、CCB、ACEI、ARB和β受体阻断药五类。降压治疗应遵循个体化原则，宜从小剂量开始，优先选择长效药或长效制剂，注意平稳降压，尽可能保护心、脑、肾等靶器官。

（2）抗心律失常药包括钠通道阻滞药（Ⅰ类）、β受体阻断药（Ⅱ类）、延长动作电位时程药（Ⅲ类）、钙通道阻滞药（Ⅳ类）四大类型，通过降低自律性、减慢传导、延长动作电位时程和有效不应期、消除折返等机制发挥抗快速心律失常作用。临床上应依据心律失常的种类、心功能状态等因素选择抗心律失常药。

（3）抗心力衰竭药包括正性肌力药和降低心脏负荷药。其中，强心苷为是常用抗心力衰竭药，通过拮抗心肌细胞膜上 Na^+，K^+ – ATP 酶的活性，发挥正性肌力、负性频率等作用。强心苷安全范围窄，应用时易致毒性反应。

（4）常用抗心绞痛药物有硝酸酯类、β受体阻断药和钙通道阻滞药。它们主要通过增加供氧、减少耗氧，恢复心肌氧供需平衡等机制发挥抗心绞痛作用。硝酸甘油适合急救（除外变异型心绞痛），β受体阻断药、钙通道阻滞药适合预防给药。

（5）常用抗凝血药物有肝素、低分子量肝素、香豆素类和枸橼酸钠。其中肝素、低分子量肝素是体内、体外抗凝药，香豆素类是体内抗凝药，枸橼酸钠是体外抗凝药。常用的溶血栓药物有尿激酶、链激酶和组织型纤溶酶原激活因子，它们对新生成的血栓有效，对陈旧性血栓效果差或几乎无效。

（6）临床抗休克药主要有以下几类：扩血管药、缩血管药、糖皮质激素、非强心苷类强心药、正性肌力药物等。多巴胺常用于感染性、心源性、创伤性休克的早期治疗，去甲肾上腺素主要用于低血压患者的治疗，糖皮质激素主要用于感染性休克、心源性休克、过敏性休克的辅助治疗。

目标检测

一、选择题

【A2/A2 型题】

1. 在长期应用以下药物过程中，突然停药最易引起反跳现象的抗高血压药物是
   - A. 哌唑嗪
   - B. 普萘洛尔
   - C. 肼屈嗪
   - D. 氢氯噻嗪
   - E. 利血平

2. 主要用于治疗高血压危象的是
   - A. 硝普钠
   - B. 利血平
   - C. 卡托普利
   - D. 普萘洛尔
   - E. 可乐定

扫码"练一练"

3. 通过抑制血管紧张素 I 转化酶而产生降压作用的是
   A. 尼群地平　　　　　　　　B. 硝苯地平
   C. 卡托普利　　　　　　　　D. 普萘洛尔
   E. 哌唑嗪

4. 对心率快、高肾素的高血压患者宜选用
   A. 普萘洛尔　　　　　　　　B. 氢氯噻嗪
   C. 依那普利　　　　　　　　D. 氯沙坦
   E. 硝苯地平

5. 高血压伴有糖尿病的患者不宜用
   A. 神经节阻断药　　　　　　B. 血管扩张药
   C. 血管紧张素 I 转化酶抑制剂　　D. 噻嗪类药
   E. 中枢降压药

6. 下列哪种药物首次服用时可能引起较严重的体位性低血压
   A. 普萘洛尔　　　　　　　　B. 可乐定
   C. 哌唑嗪　　　　　　　　　D. 硝苯地平
   E. 卡托普利

7. 下列易引起顽固性干咳的抗高血压药是
   A. 普萘洛尔　　　　　　　　B. 卡托普利
   C. 氯沙坦　　　　　　　　　D. 氨氯地平
   E. 米诺地尔

8. 伴有支气管哮喘的高血压患者不宜选用
   A. 氢氯噻嗪　　　　　　　　B. 普萘洛尔
   C. 可乐定　　　　　　　　　D. 氨氯地平
   E. 硝苯地平

9. 具有预防和逆转血管平滑肌增厚及左心室肥厚的抗高血压药物是
   A. 利尿剂　　　　　　　　　B. 钙通道阻滞剂
   C. 血管紧张素转换酶抑制剂　D. β 受体阻断剂
   E. α 受体阻断剂

10. 窦性心动过速首选
   A. 奎尼丁　　　　　　　　　B. 利多卡因
   C. 普罗帕酮　　　　　　　　D. 普萘洛尔
   E. 胺碘酮

11. 强心苷中毒引起的室性心动过速首选
   A. 奎尼丁　　　　　　　　　B. 利多卡因
   C. 苯妥英钠　　　　　　　　D. 普萘洛尔
   E. 胺碘酮

12. 奎尼丁引起的最典型不良反应是
   A. 胃肠道反应　　　　　　　B. 视力下降
   C. 低血压　　　　　　　　　D. 低血钾

E. 金鸡纳反应

13. 心绞痛急性发作时，应立即给予

    A. 普萘洛尔口服　　　　　　　　B. 硝苯地平口服

    C. 硝酸异山梨酯口服　　　　　　D. 单硝酸异山梨酯口服

    E. 硝酸甘油舌下含服

14. 下列不宜用于变异型心绞痛的药物是

    A. 普萘洛尔　　　　　　　　　　B. 硝苯地平

    C. 地尔硫卓　　　　　　　　　　D. 硝酸异山梨酯

    E. 硝酸甘油

15. 停用强心苷的指征是

    A. 尿量增加　　　　　　　　　　B. 口干

    C. 精神萎靡　　　　　　　　　　D. 视觉障碍（黄视、绿视）

    E. 食欲不振

16. 强心苷和利尿药合用治疗心衰时应注意补充

    A. 钾盐　　　　　　　　　　　　B. 镁盐

    C. 钙盐　　　　　　　　　　　　D. 钠盐

    E. 高渗葡萄糖

17. 仅在体内有抗凝血作用的药物是

    A. 肝素　　　　　　　　　　　　B. 华法林

    C. 枸橼酸钠　　　　　　　　　　D. 尿激酶

    E. 维生素 K

18. 在体内、体外均有抗凝血作用的药物是

    A. 肝素　　　　　　　　　　　　B. 枸橼酸钠

    C. 噻氯匹定　　　　　　　　　　D. 华法林

    E. 维生素 K

19. 肝素不可用于下列哪种疾病的患者

    A. 输血抗凝　　　　　　　　　　B. 脑血管栓塞

    C. 弥散性血管内凝血早期　　　　D. 产后出血

    E. 急性心肌梗死

20. 去甲肾上腺素输液时药液外漏，应用下列何种药物浸润注射

    A. 地塞米松　　　　　　　　　　B. 利多卡因

    C. 布比卡因　　　　　　　　　　D. 阿托品

    E. 普鲁卡因

【A3/A4 型题】

（21～23 题共用题干）患者，男，49 岁，既往有冠心病病史 8 年。今晨锻炼时突然感觉心前区剧烈疼痛，疼痛向左上臂内侧放射，立即自行予以硝酸甘油对症处理，4 分钟后疼痛缓解，但心悸加重，患者又服用普萘洛尔，10 分钟后，患者症状缓解。

21. 硝酸甘油解救急性心绞痛时最常用的给药方式是

A. 口服   B. 皮下注射

C. 肌内注射   D. 输液

E. 舌下含服

22. 硝酸甘油抗心绞痛的主要作用机制是

A. 选择性扩张冠脉，增加心肌供血

B. 阻断 β 受体，降低心肌耗氧量

C. 减慢心率，降低心肌耗氧量

D. 抑制心肌收缩力，降低心肌耗氧量

E. 扩张动脉和静脉，降低耗氧量；扩张冠状动脉和侧支血管，改善局部缺血

23. 普萘洛尔与硝酸甘油合用的优点不包括

A. 普萘洛尔可消除硝酸甘油引起的反射性心率加快

B. 协同降低心肌耗氧量

C. 侧支血流量增加

D. 心内外膜血流比例降低

E. 硝酸甘油可缩小普萘洛尔所扩大的心室容积

二、简答题

1. 临床一线降压药有哪几类？每一类举出一个代表药。

2. 强心苷的主要不良反应有哪些?

3. 试述硝酸甘油与普萘洛尔合用治疗心绞痛的优点。

（胡清伟）

第六篇　循环系统疾病诊治

第二篇

循环系统
疾病诊治

第六章　循环系统疾病的诊断

> **学习目标**
>
> 　　1. **掌握**　循环系统疾病主要症状的概念及临床表现；心脏检查的内容及方法；心血管疾病常用实验室检查的应用。
> 　　2. **熟悉**　循环系统疾病主要症状的临床意义及问诊要点；常用实验室检查指标的参考值范围及意义。
> 　　3. **了解**　循环系统疾病主要症状的发病机制；心血管系统疾病常用辅助检查。
> 　　4. 能运用正确的临床思维方法，通过病史、体格检查及必要的辅助检查对心血管系统疾病做出正确的诊断。
> 　　5. 具有科学、严谨的职业素养。

第一节　循环系统疾病的主要症状

一、胸痛

> **案例导入**
>
> 　　患者，男，51 岁。因"心前区疼痛 2 小时"入院。
> 　　患者 2 小时前打篮球时突感心前区疼痛，呈压榨感，伴大汗淋漓、头晕、呼吸困难，休息无缓解，无意识障碍。既往无类似发作。
> 　　**请思考：**
> 　　1. 该患者的突出症状是什么？有何特点？
> 　　2. 本例患者有无诱发因素？该患者问诊还需补充哪些内容？

　　胸痛（chest pain）是临床上常见的症状，常引起胸痛的疾病有呼吸系统和心血管系统疾病。心血管系统疾病伴有胸痛者，以心绞痛、心肌梗死、心包炎以及胸主动脉瘤多见。疼痛的程度因个体痛阈的差异而不同，与疾病病情轻重程度不完全一致。

　　1. 病因与发病机制　引起胸痛的常见心血管系统疾病如下。

　　（1）冠状动脉粥样硬化性心脏病（心绞痛、心肌梗死）　当冠状动脉的供血与心肌的需血之间发生矛盾，冠状动脉血流量不能满足心肌代谢的需要，引起心肌急剧的、暂时的缺血缺氧，即可发生心绞痛。而冠状动脉粥样硬化（偶为冠状动脉栓塞、炎症、先天性畸形、痉挛和冠状动脉口阻塞所致），造成一支或多支血管管腔狭窄和心肌血供不足，而侧支循环在未充分建立的基础上，一旦血供急剧减少或中断，使心肌严重而持久地急性缺血达

20～30分钟以上，即可发生急性心肌梗死。

（2）心肌病 如扩张型心肌病患者可出现胸痛，可能系冠状动脉微循环障碍导致心内膜下心肌缺血所致；肥厚型心肌病因重度肥厚心肌的需氧量超过了冠状动脉循环的容量，使心肌氧的供需失衡，可致严重心肌缺血甚至心肌梗死，表现为劳力性胸痛。

（3）心瓣膜病 约15%二尖瓣狭窄患者有胸部不适，难以与心绞痛相鉴别，为继发于肺血管疾病的重度右心室高压或合并冠状动脉粥样硬化引起；主动脉狭窄发生心绞痛见于60%的有症状患者，常由运动诱发，休息后缓解，主要由心肌缺血所致，极少数可由瓣膜的钙质栓塞冠状动脉引起。主动脉瓣关闭不全患者发生心绞痛较主动脉瓣狭窄时少见，常见于严重主动脉关闭不全患者。

（4）心包炎 急性非特异性心包炎及感染性心包炎，心前区疼痛为主要症状；缓慢发展的结核性或肿瘤性心包炎疼痛症状可能不明显。

（5）胸主动脉瘤（夹层动脉瘤） 主动脉瘤压迫胸壁、脊椎及神经时，可引起胸痛（约半数）；夹层动脉瘤最突出且有特征性的症状为突然发作的剧烈撕裂性胸背疼痛，患者常常伴有高血压病史。

（6）先天性心血管病 肺动脉狭窄、房间隔缺损、法洛四联症、原发性肺动脉高压等先天性心血管病，均可发生胸痛。其胸痛的表现可类似心绞痛，也可类似胸壁疼痛，这些伴有胸痛的先天性心血管病常伴有肺动脉高压。

> **📖 知识链接**
>
> 胸部感觉神经纤维有肋间神经感觉纤维、支配主动脉的交感神经纤维、支配气管与支气管的迷走神经纤维、膈神经的感觉纤维。各种化学、物理因素及刺激因子均可刺激胸部的感觉神经纤维产生痛觉冲动，并传至大脑皮层的痛觉中枢引起胸痛。另外，除患病器官的局部疼痛外，还可见远离该器官的某部体表或深部组织疼痛，称放射痛（radiating pain）或牵涉痛。其原因是内脏病变与相应区域体表的传入神经进入脊髓同一节段并在后角发生联系，故来自内脏的感觉冲动可直接激发脊髓体表感觉神经元，引起相应体表区域的痛感。如心绞痛时除出现心前区、胸骨后疼痛外也可放射至左肩、左臂内侧或左颈、左侧面颊部。

2. 临床表现

（1）发病年龄 青壮年胸痛多考虑心肌炎、心肌病、风湿性心瓣膜病，40岁以上者则须注意心绞痛、心肌梗死。

（2）胸痛部位 大部分疾病引起的胸痛常有一定部位。例如，心绞痛及心肌梗死的疼痛多在胸骨后方和心前区或剑突下，可向左肩和左臂内侧放射，甚至达环指与小指，也可放射于左颈或面颊部，误认为牙痛；夹层动脉瘤引起疼痛多位于胸背部，向下放射至下腹、腰部与两侧腹股沟和下肢；急性心包炎往往有剧烈胸痛，疼痛部位主要位于心前区，可放射到颈部、左肩、左臂及左肩胛骨，也可达上腹部。

（3）胸痛的程度与性质 胸痛的程度可呈剧烈、轻微和隐痛。胸痛的性质可有多种多样。例如，心绞痛呈绞榨样痛并有重压窒息感，心肌梗死则疼痛更为剧烈并有恐惧、濒死感；夹层动脉瘤常呈突然发生的胸背部撕裂样剧痛或锥痛；急性心包炎疼痛可呈尖锐性或压榨样，与呼吸运动有关，常因咳嗽、深呼吸、体位变换时加重。

（4）疼痛持续时间　血管狭窄缺血所致的疼痛为阵发性；炎症、栓塞或梗死所致的疼痛呈持续性。如心绞痛发作时间短暂（持续 2 ~ 3 分钟），一般不超过 15 分钟；而心肌梗死疼痛持续时间很长（数小时或更长）且不易缓解。

（5）影响疼痛因素　主要为疼痛发生的诱因、加重与缓解的因素。例如，心绞痛发作可在劳力或精神紧张时诱发，休息后或含服硝酸甘油或硝酸异山梨酯后，于 1 ~ 2 分钟内缓解；而对心肌梗死所致疼痛则服药无效；心包炎的胸痛可因咳嗽或用力呼吸而加剧；主动脉瓣狭窄所引起心绞痛可在较轻体力劳动时发作，使用硝酸甘油后可引起晕厥。

3. 伴随症状

（1）胸痛伴有咳嗽、咳痰和（或）发热　常见于气管、支气管和肺部疾病。

（2）胸痛伴呼吸困难　常提示病变累及范围较大，如大叶性肺炎、自发性气胸、渗出性胸膜炎和肺栓塞等。

（3）胸痛伴咯血　主要见于肺栓塞、支气管肺癌。

（4）胸痛伴苍白、大汗、血压下降或休克　多见于心肌梗死、夹层动脉瘤、主动脉窦瘤破裂和大块肺栓塞。

（5）胸痛伴吞咽困难　多提示食管疾病，如反流性食管炎等。

4. 问诊要点　采集疼痛的发作时间、性质、部位、频率、持续时间、诱发因素及伴随症状等，也要重视冠状动脉疾病的危险因素（如高血压、高脂血症、糖尿病、吸烟、肥胖及家族史等）和晕厥发作史等。

（1）一般资料　包括发病年龄、发病急缓、诱因、加重与缓解的方式。

（2）胸痛的特点　包括胸痛部位、性质、程度、持续时间及其有无放射痛。

（3）伴随症状　包括呼吸、心血管、消化系统及其他各系统症状和程度。

（4）影响因素　包括劳累或精神紧张、休息后或服用药物对胸痛的影响，咳嗽或用力呼吸对胸痛的影响等。

二、呼吸困难（心源性呼吸困难）

🖙 案例导入

　　患者，男，56 岁。因"发作性胸痛 5 天，阵发性呼吸困难 2 小时"入院。

　　患者 5 天前无明显诱因出现胸骨后隐痛，范围约手掌大小，休息及舌下含服硝酸甘油疼痛无缓解，疼痛向左肩及左背部放射，伴恶心、呕吐、大汗，到当地医院就诊，诊为"急性心肌梗死"，给予尿激酶溶栓，经治疗后疼痛减轻；2 小时前用力解大便后，突然出现呼吸困难、喘息、强迫坐位，伴大汗、烦躁、咳嗽，咳粉红色泡沫痰，经抢救好转，准备行 PTCA 及支架术入院。既往无高血压病史，有 20 年吸烟史，20 支/日，无嗜酒。

　　请思考：

　　1. 该患者的突出症状是什么？有何特点？

　　2. 该患者问诊还需补充哪些内容？

呼吸困难（dyspnea）是指患者主观感到空气不足、呼吸费力，客观上表现为用力呼吸，呼吸频率、深度、节律的改变，严重时可出现张口呼吸、鼻翼扇动、端坐呼吸、发绀、呼吸辅助肌参与呼吸运动。引起呼吸困难的病因较多，主要为呼吸系统和心血管系统疾病，而心源性呼吸困难常见于各种原因所致的左心和（或）右心衰竭、心包压塞、肺栓塞和原发性肺动脉高压等。

1. 发生机制及临床表现 心源性呼吸困难主要是由于左心和（或）右心衰竭引起，其中，左心衰竭时发生的呼吸困难更为严重。

左心衰竭引起的呼吸困难特点为：①有引起左心衰竭的基础病因，如风湿性心脏病、高血压心脏病、冠状动脉硬化性心脏病等；②不同程度的呼吸困难，劳力性呼吸困难是左心衰的早期症状，活动时出现或加重，休息时减轻或消失，卧位明显，坐位或立位时减轻，故而当患者病情较重时，往往被迫采取半坐位或端坐呼吸（orthopnea）；③双肺底部或全肺出现湿啰音；④使用强心剂、利尿剂和血管扩张剂改善左心功能后呼吸困难症状随之好转。

急性左心衰竭时，常出现夜间阵发性呼吸困难，表现为夜间睡眠中突感胸闷气急，被迫坐起，惊恐不安。轻者数分钟至数十分钟后症状逐渐减轻、消失；重者可见端坐呼吸、面色灰白、大汗、发绀、咳浆液性粉红色泡沫痰，双肺湿啰音和哮鸣音，心率加快，可有奔马律。此种呼吸困难过去称为"心源性哮喘"，其发作时的症状与哮喘相似，但其发病机制、病变本质与支气管哮喘截然不同，为避免混淆，目前已不再使用"心源性哮喘"一词。

左心衰竭引起呼吸困难的发生机制为：①睡眠时迷走神经兴奋性增高，冠状动脉收缩、心肌供血减少，心功能降低；②小支气管收缩，肺泡通气量减少；③仰卧位时肺活量减少，下半身静脉回心血量增多，致肺淤血加重；④呼吸中枢敏感性降低，对肺淤血引起的轻度缺氧反应迟钝，当淤血加重、缺氧明显时，才刺激呼吸中枢做出应答反应。

右心衰竭严重时也可引起呼吸困难，但程度较左心衰竭轻，其主要由体循环淤血所致。其发生机制为：①右心房和上腔静脉压升高，刺激压力感受器反射性地兴奋呼吸中枢；②血氧含量减少，乳酸、丙酮酸等代谢产物增加，刺激呼吸中枢；③淤血性肝大、腹腔积液和胸腔积液，使呼吸运动受限，肺交换面积减少。临床上主要见于慢性肺源性心脏病、某些先天性心脏病或由左心衰竭发展而来。另外，也可见于各种原因所致的急性或慢性心包积液。其发生呼吸困难的主要机制是大量心包渗液致心包压塞或心包纤维性增厚、钙化、缩窄，使心脏舒张受限，引起体循环静脉淤血所致。

2. 伴随症状

（1）发作性呼吸困难伴弥漫性哮鸣音 多见于支气管哮喘、心源性呼吸困难；突发性严重呼吸困难见于急性喉水肿、气管异物、大面积肺栓塞、自发性气胸等。

（2）呼吸困难伴一侧胸痛 见于大叶性肺炎、急性渗出性胸膜炎、肺栓塞、自发性气胸、急性心肌梗死、支气管肺癌等。

（3）呼吸困难伴发热 见于肺炎、肺脓肿、肺结核、胸膜炎、急性心包炎等。

（4）呼吸困难伴咳嗽、咳痰 见于慢性支气管炎、阻塞性肺气肿继发肺部感染、支气管扩张、肺脓肿等；伴粉红色泡沫痰见于急性左心衰竭。

（5）呼吸困难伴意识障碍 见于脑出血、脑膜炎、糖尿病酮症酸中毒、尿毒症、肺性脑病、急性中毒、休克型肺炎等。

3. 问诊要点

（1）病因与诱发因素　有无引起呼吸困难的基础病因和直接诱因，如心脏疾病、肺疾病、肾病、代谢性疾病病史和有无药物、毒物摄入史及头痛、意识障碍、颅脑外伤史。

（2）呼吸困难的特点　询问呼吸困难发生的缓急、持续时间、表现（如是吸气性、呼气性还是混合性）以及与活动、体位的关系。

（3）伴随症状　有无发热、咳嗽、咳痰、咯血、胸痛等；有无高血压、意识障碍等。

三、心悸

案例导入

患者，男，28岁，自觉突然心慌，胸闷，听诊心率200次/分，心律齐，心音均等，血压正常。

请思考：

1. 该患者的突出症状是什么？

2. 该患者问诊还需补充哪些内容？

心悸（palpitation）是一种自觉心脏跳动的不适感或心慌感，伴有心前区不适。当心率加快时感到心脏跳动不适，心率缓慢时则感到搏动有力。心悸时，心率可快、可慢，也可有心律失常，有时心率和心律正常者亦可有心悸。

1. 病因与临床表现

（1）心脏搏动增强　心脏收缩力增强引起的心悸，其病因可为生理性或病理性两个方面。

1）生理性原因　①健康人剧烈运动或精神过度紧张；②饮酒、喝浓茶或咖啡后；③应用某些药物，如肾上腺素、麻黄碱、咖啡因、阿托品、甲状腺片等。

2）病理性原因　①心室肥大：高血压性心脏病、主动脉瓣关闭不全、二尖瓣关闭不全等引起的左心室肥大，心脏收缩力增强。动脉导管未闭、室间隔缺损回流量增多，增加心脏的负荷量，导致心室肥大，也可引起心悸。此外，脚气性心脏病，因维生素缺乏，周围小动脉扩张，阻力降低，回心血流增多，心脏工作量增加，也可出现心悸。②其他引起心脏搏动增强的疾病：如甲状腺功能亢进，由于基础代谢与交感神经兴奋性增高，导致心率加快。贫血，以急性失血时心悸为明显，贫血时血液携氧量减少，器官及组织缺氧，机体为保证氧的供应，通过增加心率，提高心排血量来代偿，心率加快导致心悸。发热，此时基础代谢率增高，心率加快，心排血量增加，也可引起心悸。低血糖症、嗜铬细胞瘤等引起的肾上腺素释放增多，心率加快，也可发生心悸。

（2）心律失常　心动过速、过缓或其他心律失常时，均可出现心悸。

1）心动过速　各种原因引起的窦性心动过速、阵发性室上性或室性心动过速等。

2）心动过缓　高度房室传导阻滞（二、三度房室传导阻滞）、窦性心动过缓或病态窦房结综合征，由于心率缓慢，舒张期延长，心室充盈度增加，心搏强而有力，引起心悸。

3）其他心律失常　期前收缩、心房扑动或颤动等，由于心脏跳动不规则或有一段间歇，使患者感到心悸，甚至有心脏停跳感。

（3）**心脏神经症**　由自主神经功能紊乱所引起，心脏本身并无器质性病变。多见于青年女性。临床表现除心悸外尚常有心率加快、心前区或心尖部隐痛，以及疲乏、失眠、头晕、头痛、耳鸣、记忆力减退等神经衰弱表现，且在焦虑、情绪激动等情况下更易发生。

2. 发病机制　心悸发生机制尚未完全清楚，一般认为心脏活动过度是心悸发生的基础，常与心率及心搏出量改变有关。在心动过速时，舒张期缩短、心室充盈不足，当心室收缩时心室肌与心瓣膜的紧张度突然增加，可引起心搏增强而感心悸；心律失常如期前收缩，在一个较长的代偿期之后的心室收缩往往强而有力，会出现心悸。心悸出现与心律失常出现及存在的时间长短有关，如突然发生的阵发性心动过速，心悸往往较明显，而在慢性心律失常，如心房颤动可因逐渐适应而无明显心悸。心悸的发生常与精神因素及注意力有关，焦虑、紧张及注意力集中时易于出现。心悸可见于心脏病者，但与心脏病不能完全等同，心悸不一定有心脏病；反之，心脏病患者也可不发生心悸，如无症状的冠状动脉粥样硬化性心脏病就无心悸发生。

3. 伴随症状

（1）**心悸伴心前区痛**　见于冠状动脉粥样硬化性心脏病（如心绞痛、心肌梗死）、心肌炎、心包炎，亦可见于心脏神经症等。

（2）**心悸伴发热**　见于急性传染病、风湿热、心肌炎、心包炎、感染性心内膜炎等。

（3）**心悸伴晕厥或抽搐**　见于高度房室传导阻滞、心室颤动或阵发性室性心动过速、病态窦房结综合征等。

（4）**心悸伴贫血**　见于各种原因引起的急性失血，此时常有虚汗、脉搏微弱、血压下降或休克。慢性贫血，心悸多在劳累后较明显。

（5）**心悸伴呼吸困难**　见于急性心肌梗死、心肌炎、心包炎、心力衰竭、重症贫血等。

（6）**心悸伴消瘦及出汗**　见于甲状腺功能亢进。

（7）**心悸伴自主神经功能紊乱症状**　见于心脏神经症。

4. 问诊要点

（1）**病史及相关因素**　有无与心悸发作相关的疾病史，如有无心脏病、内分泌性疾病、贫血性疾病、神经症等病史，或吸烟、饮酒和咖啡、精神受刺激等诱发因素或加重因素。

（2）**心悸的特点**　心悸发作频率、持续时间与间隔时间。

（3）**伴随症状**　有无心前区疼痛、发热、头晕、头痛、晕厥、抽搐、呼吸困难、消瘦及多汗、失眠、焦虑等相关症状。

四、水肿（心源性水肿）

🖙 案 **例** 导 入

患者，女性，56岁，已婚，务农。因"心悸、气促3年，加重伴双下肢水肿10天"入院。现病史：3年前患者出现心悸、气促，活动后明显，休息可缓解。10天前上述症状加重，伴双下肢水肿。轻微活动即感明显心慌不适，伴咳嗽、咳少量白色黏液痰。腹胀、夜间难以平卧入睡，少尿及双下肢水肿。

查体：P 72 次/分，R 22 次/分，BP 100/80 mmHg。二尖瓣面容，口唇发绀。颈静脉充盈，肝颈静脉回流征阳性。双肺呼吸音粗。心尖搏动位于左锁骨中线第 5 肋间外 1 cm，触及舒张期震颤。心率 84 次/分，心律绝对不齐，心音强弱不等，二尖瓣听诊区闻及舒张期隆隆样杂音。肝右肋下 4 cm，压痛（＋），双下肢中度水肿。

请思考：

1. 该患者的水肿有何特点？

2. 该患者除外水肿还有那些症状和体征？考虑什么疾病？

水肿（edema）是指人体组织间隙有过多的液体积聚使组织肿胀。水肿可分为全身性水肿与局部性水肿。当液体在体内组织间隙呈弥漫性分布时呈全身性水肿（常为凹陷性）；液体积聚在局部组织间隙时呈局部水肿；发生于体腔内称积液，如胸腔积液、腹腔积液、心包积液。心源性水肿多表现为全身性水肿。一般情况下，水肿这一术语，不包括内脏器官局部的水肿，如脑水肿、肺水肿等。

考点提示

心源性水肿与肾源性水肿的共同点。

1. 病因与发生机制　水肿发生的主要因素为：①钠与水的潴留，如继发性醛固酮增多症等；②毛细血管滤过压升高，如右心衰竭等；③毛细血管通透性增高，如急性肾炎等；④血浆胶体渗透压降低，如血清清蛋白减少；⑤淋巴回流受阻，如丝虫病等。

按水肿波及的范围可分为局部性水肿和全身性水肿。局部性水肿常由于局部静脉、淋巴回流受阻或毛细血管通透性增加所致；全身性水肿可分为心源性水肿、肾源性水肿、肝源性水肿、内分泌性水肿、营养不良性水肿及其他水肿。其中，心源性水肿（cardiac edema），常见原因是右心衰竭。发病机制是有效循环血量减少，肾血流量减少，继发性醛固酮增多，引起钠、水潴留以及静脉淤血，毛细血管滤过压增高，组织液回吸收减少所致。

2. 临床表现　发生水肿时，患者的皮肤（全身或局部）紧张、发亮，原有的皮肤皱纹变浅、变少或消失，甚至有液体渗出，以手指按压后局部可发生凹陷，但有些疾病引起的水肿为非凹陷性。必要时动态监测体重的变化。

心源性水肿是右心衰竭的主要表现。水肿程度可因心力衰竭程度有所不同，可出现轻度的踝部水肿或严重的全身性水肿。水肿特点是首先出现于身体下垂部位（下垂部流体静水压较高）。能起床活动者，最早出现于踝内侧，行走活动后明显，休息后减轻或消失；经常卧床者以腰骶部为明显。颜面部一般不水肿。水肿为对称性、凹陷性。此外通常有颈静脉怒张、肝大、静脉压升高，严重时还出现胸水、腹水等右心衰竭的其他表现。

心源性水肿还可见于某些缩窄性心脏疾病，如缩窄性心包炎、心包积液或积血、心肌或心内膜纤维组织增生及心肌硬化等。这些疾病多由于心包、心肌或心内膜的广泛病变，导致心肌顺应性降低、心脏舒张受限、静脉回流受阻、静脉淤血、静脉压增高，从而出现腹水、胸水及肢体水肿。

3. 伴随症状

（1）水肿伴肝大　可为心源性、肝源性与营养不良性，而同时有颈静脉怒张者则为心源性。

（2）水肿伴重度蛋白尿或血尿　常为肾源性（由肾炎或肾病综合征引起），由糖尿病性肾病引起的可有糖尿病的表现，由自身免疫性疾病引起的水肿常合并有关节炎、皮肤改变等原发病的表现，而轻度蛋白尿也可见于心源性。

（3）水肿伴呼吸困难与发绀　常提示由于心脏病、上腔静脉阻塞综合征等所致。

（4）水肿与月经周期有明显关系　见于经前期紧张综合征。

（5）水肿伴消瘦、体重减轻　可见于营养不良。

（6）水肿伴表情淡漠、怕冷、声音嘶哑　可见有黏液性水肿（甲状腺功能减退）。

4. 问诊要点

（1）起病情况与特点　水肿出现时间、急缓、部位（开始部位及蔓延情况），有无诱因和前驱症状，全身性或局部性，是否对称性，是否凹陷性，与体位变化及活动关系。

（2）伴随症状　有无局部皮肤颜色、温度、压痛、皮疹等变化。有无心、肾、肝、内分泌及过敏性疾病病史及其相关症状，如心悸、气促、咳嗽、咳痰、咯血、头晕、头痛、失眠、腹胀、腹痛、食欲、体重及尿量变化等。尿常规和肾功能检查有无异常。

（3）既往史　是否有感染和过敏的表现，营养状况如何，是否接受过肾上腺皮质激素、睾酮、雌激素以及其他药物等的治疗。

（4）月经史　女性患者应询问水肿与月经、体位、天气、妊娠等的关系以及昼夜变化。

五、晕厥

晕厥（syncope）亦称昏厥，是由于一时性广泛性脑供血不足所致的短暂意识丧失状态，发作时患者因肌张力消失不能保持正常姿势而倒地。一般为突然发作，迅速恢复，很少有后遗症。

1. 病因　晕厥病因大致分四类。

（1）血管舒缩障碍　见于单纯性晕厥、直立性低血压、颈动脉窦综合征、排尿性晕厥、咳嗽性晕厥及疼痛性晕厥等。

（2）心源性晕厥　见于严重心律失常、心脏排血受阻及心肌缺血性疾病等，如阵发性心动过速、阵发性心房颤动、病态窦房结综合征、高度房室传导阻滞、主动脉瓣狭窄、先天性心脏病某些类型、心绞痛与急性心肌梗死、原发性肥厚型心肌病等，最严重的为阿－斯（Adams－stokes）综合征。

（3）脑源性晕厥　见于脑动脉粥样硬化、短暂性脑缺血发作、偏头痛、无脉症、慢性铅中毒性脑病等。

（4）血液成分异常　见于低血糖、通气过度综合征、重症贫血及高原晕厥等。

2. 发生机制与临床表现　最主要的临床表现是短暂的意识丧失，意识丧失的持续时间一般为数秒钟，个别可超过1分钟。

（1）血管舒缩障碍

1）单纯性晕厥（血管抑制性晕厥）　又可称血管迷走性晕厥，约占晕厥的70%。多见于年轻体弱女性，发作常有明显诱因（如疼痛、情绪紧张、恐惧、轻微出血、各种穿刺及小手术等），在天气闷热、空气污浊、疲劳、空腹、失眠及妊娠等情况下更易发生。晕厥前期有头晕、眩晕、恶心、上腹不适、面色苍白、肢体发软、坐立不安和焦虑等，持续数分钟继而突然意识丧失，常伴有血压下降、脉搏微弱，持续数秒或数分钟后可自然苏醒，无后遗症。发生机制是由于各种刺激通过迷走神经反射，引起短暂的血管床扩张，回心血量减少、心输出血量减少、血压下降导致脑供血不足所致。

2）直立性低血压（体位性低血压）　表现为在体位骤变，主要由卧位或蹲位突然站起时发生晕厥。可见于：①某些长期站立于固定位置及长期卧床者；②服用某些药物，如氯丙嗪、胍乙啶、亚硝酸盐类等，或交感神经切除术后患者；③某些全身性疾病，如脊髓空洞症、多发性神经根炎、脑动脉粥样硬化、急性传染病恢复期、慢性营养不良等。发生机制可能是由于下肢静脉张力低，血液蓄积于下肢（体位性）、周围血管扩张淤血（服用亚硝酸盐药物）或血循环反射调节障碍等因素，使回心血量减少、心输出量减少、血压下降，导致脑供血不足所致。

3）颈动脉窦综合征　由于颈动脉窦附近病变，如局部动脉硬化、动脉炎、颈动脉窦周围淋巴结炎或淋巴结肿大、肿瘤以及瘢痕压迫或颈动脉窦受刺激，使迷走神经兴奋、心率减慢、心输出量减少、血压下降致脑供血不足。可表现为发作性晕厥或伴有抽搐。常见的诱因有用手压迫颈动脉窦、突然转头、衣领过紧等。

4）排尿性晕厥　多见于青年男性，在排尿中或排尿结束时发作，持续1~2分钟，自行苏醒，无后遗症。机制可能为综合性的，包括自身自主神经不稳定、体位骤变（夜间起床）、排尿时屏气动作或通过迷走神经反射致心输出量减少、血压下降、脑缺血。

5）咳嗽性晕厥　见于患慢性肺部疾病者，剧烈咳嗽后发生。机制可能是剧咳时胸腔内压力增加，静脉血回流受阻，心输出量降低、血压下降、脑缺血所致，亦有认为剧烈咳嗽时脑脊液压力迅速升高，对大脑产生震荡作用所致。

6）其他因素　如剧烈疼痛、锁骨下动脉窃血综合征、下腔静脉综合征（晚期妊娠和腹腔巨大肿物压迫）、食管疾病、纵隔疾病、胸腔疾病、胆绞痛、支气管镜检时由于血管舒缩功能障碍或迷走神经兴奋，引致发作晕厥。

（2）心源性晕厥　由于心脏病患者心排血量突然减少或心脏停搏，导致脑组织缺氧而发生。最严重的为 Adams–Stokes 综合征，主要表现是在心搏停止5~10秒出现晕厥，停搏15秒以上可出现抽搐，偶有大小便失禁。

（3）脑源性晕厥　由于脑部血管或主要供应脑部血液的血管发生循环障碍，导致一时的广泛性脑供血不足所致。如脑动脉硬化引起血管腔变窄，高血压病引起脑动脉痉挛，偏头痛及颈椎病时基底动脉舒缩障碍，各种原因所致的脑动脉微栓塞、动脉炎等病变均可出现晕厥。其中短暂性脑缺血发作可表现为多种神经功能障碍症状。由于损害的血管不同而表现多样化，如偏瘫、肢体麻木、语言障碍等。

（4）血液成分异常

1）低血糖综合征　是由于血糖低而影响大脑的能量供应所致，表现为头晕、乏力、饥饿感、恶心、出汗、震颤、神志恍惚、晕厥甚至昏迷。

2）通气过度综合征　是由于情绪紧张或癔症发作时，呼吸急促、通气过度，二氧化碳排出增加，导致呼吸性碱中毒、脑部毛细血管收缩、脑缺氧，表现为头晕、乏力、颜面四肢针刺感，并因可伴有血钙降低而发生手足搐搦。

3）重症贫血　是由于血氧低下而在用力时发生晕厥。

4）高原晕厥　是由于短暂缺氧所致。

3. 伴随症状

（1）晕厥伴有明显的自主神经功能障碍（如面色苍白、出冷汗、恶心、乏力等）　多见于血管抑制性晕厥或低血糖性晕厥。

（2）晕厥伴有面色苍白、发绀、呼吸困难　见于急性左心衰竭。

（3）晕厥伴有心率和心律明显改变　见于心源性晕厥。

（4）晕厥伴有抽搐　见于中枢神经系统疾病、心源性晕厥。

（5）晕厥伴有头痛、呕吐、视听障碍　提示中枢神经系统疾病。

（6）晕厥伴有发热、水肿、杵状指　提示心、肺疾病。

（7）晕厥伴有呼吸深而快、手足发麻、抽搐　见于通气过度综合征、癔症等。

4. 问诊要点

（1）晕厥发生的年龄、性别。

（2）晕厥发作的诱因，发作与体位的关系、与咳嗽及排尿关系及与用药关系。

（3）晕厥发生速度，发作持续时间，发作时面色、血压及脉搏情况。

（4）晕厥伴随的症状。

（5）有无心、脑血管病史。

（6）既往有无相同发作史及家族史。

第二节　循环系统疾病体格检查方法

案例导入

　　患者，女性，32岁，已婚，因"劳累后心悸、气促1年余，加重伴夜间不能平卧3天"入院。现病史：患者1年前因劳累后出现心悸、气促，活动后明显，休息可缓解。3天前因受凉后致上述症状加重，夜间难以平卧入睡。伴咳嗽、咳少量白色黏液痰。故来院就诊。

　　请思考：

　　1. 该患者最有可能是哪个系统的疾病？

　　2. 应该考虑做哪些必要检查？

　　心脏检查是心血管系统疾病诊断的基本功。在进行心脏检查时，需有一个安静、光线充足、温度适宜的环境，患者多取卧位，医生多位于患者右侧，必要时需取多个体位进行反复检查。采用视、触、叩、听的顺序依次进行，以全面地了解心脏情况。

一、视诊

1. 心前区隆起　正常人心前区与右侧胸部相应部位基本对称，无明显隆起或凹陷。

2. 心尖搏动　正常人心尖搏动的中央位于胸骨左侧第5肋间隙锁骨中线内侧0.5～1.0 cm处，搏动范围直径为2.0～2.5 cm。观察心尖搏动时应注意其位置、强度、范围、频率及节律有无异常。

3. 心前区异常搏动　正常人心前区无异常搏动，心前区异常搏动常提示某些疾病。

（1）胸骨左缘第3~4肋间搏动　多见于先天性心脏病所致的右心室肥厚，如房间隔缺损等。

（2）剑突下搏动　见于右室肥大所致的右心室收缩期搏动或腹主动脉搏动产生。鉴别方法有二种：其一是患者深吸气后，搏动增强为右心室搏，减弱则为腹主动脉搏动。其二是剑突下深触诊，右心室搏动冲击手指末端，而腹主动脉搏动则冲击手指掌面。

二、触诊

心脏触诊可用右手全手掌、手掌尺侧或手指指腹并拢置于被检查者的心前区，触诊心尖搏动或其他搏动、震颤及心包摩擦感等。触诊时压力应适当，否则会影响触诊效果。

1. 心尖搏动　触诊可进一步验证视诊所见的心尖搏动及其他搏动，并能确定其搏动的部位及范围，也可发现视诊看不到的心尖搏动及其他搏动。由于心尖搏动冲击胸壁的时刻标志着心室收缩的开始，故可利用触诊心尖搏动来确定心音、杂音及震颤等出现的时间。

2. 震颤　是用手触及的一种微细的震动感，又称猫喘。用指腹或小鱼际肌进行触诊，为器质性心血管疾病的特殊性体征之一。

3. 心包摩擦感　正常心包腔内有少量液体，以滑润心包膜的脏层与壁层，触诊无摩擦感。当心包脏层和壁层因纤维素渗出而在心脏搏动时互相摩擦发生振动，传至胸壁可于心前区被触及，即为心包摩擦感。收缩期和舒张期均可触及，以收缩期、前倾体位或呼气末更为明显。可在胸骨左缘第4肋间以手掌或小鱼际肌触及。

三、叩诊

叩诊可以确定心界大小及其形状。心浊者界包括相对及绝对浊音界两部分，心脏左右缘被肺遮盖的部分叩诊呈相对浊音，而不被肺遮盖的部分则叩诊呈绝对浊音。通常心脏相对浊音界反映心脏的实际大小。常用间接叩诊法，沿肋间隙由外向内、自下而上（也可自上而下）进行叩诊。叩诊力量应均匀一致，并尽可能地轻叩，胸壁厚者适当加重叩诊。叩诊板指要平贴于胸壁，并施加一定压力，但不能过大。

正常心浊音界及其各部组成　正常心脏左界自第2肋间起向外、向下逐渐形成一外凸弧形，直至第5肋间。右界自第2肋向下几乎与胸骨右缘一致，仅第4肋间稍超过胸骨右缘（图6-1）。以胸骨中线在各肋间至心浊音界线的垂直距离（cm）表示正常成人相对浊音界详见表6-1，并标出胸骨中线与左锁骨中线的间距。心脏左界第2肋间处相当于肺动脉段体表投影，第3肋间为左心耳，第4、5肋间为左心室，其中主动脉与心脏左心交接处向内凹陷，称心腰。右界第2肋间相当于升主动脉和上腔静脉，第3肋间以下为右心房。

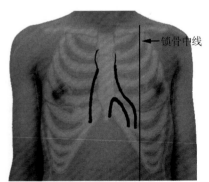

锁骨中线

图6-1　正常心脏浊音界

表 6 – 1 正常成人心脏相对浊音界

右（cm）	肋间	左（cm）
2～3	I	2～3
2～3	II	3.5～4.5
3～4	IV	5～6
	V	7～9

注：正常成人前正中线距左锁骨中线 8～10 cm

四、听诊

心脏听诊是心脏查体中最重要和较难掌握的方法。通过听诊可得知心率、心律、心音、心脏杂音和额外心音等信息，从而对心脏的病理生理状况进行分析。听诊时，被检查者应取坐位或仰卧位，必要时可变换体位，如左侧卧位听心尖部的杂音更清晰。有时让被检查者做适量的运动（无心功能不全者）后或深呼气末屏住呼吸再行听诊，可使杂音或异常心音易被听到或更清晰。

1. 心脏瓣膜听诊区 心脏各瓣膜开放与关闭时所产生的声音，常沿血流方向传导到胸壁的一定部位。在胸壁听诊时声音最清楚处即为该瓣膜的听诊区（图 6 – 2）。

（1）二尖瓣听诊区 正常在心尖部，即位于左锁骨中线内侧第 5 肋间处。心脏增大时，心尖向左或向左下移位，听诊时应选心尖搏动最强点作为二尖瓣听诊区。

（2）主动脉瓣听诊区 有两个听诊部位，即胸骨右缘第 2 肋间和胸骨左缘第 3 肋间，后者通常称为主动脉瓣第二听诊区。

（3）肺动脉瓣听诊区 位于胸骨左缘第 2 肋间。

（4）三尖瓣听诊区 位于胸骨下端左缘，即胸骨左缘 4～5 肋间。

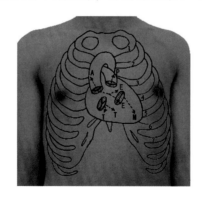

图 6 – 2 心脏瓣膜解剖部位及瓣膜听诊区

2. 听诊顺序 不同瓣膜所产生的心音或杂音，分别在其相应的瓣膜听诊区听得最清楚。听诊的顺序通常先听心尖部后听心底部，即二尖瓣区→肺动脉瓣区→主动脉瓣区→主动脉瓣第二听诊区→三尖瓣区。对疑有心脏病的某些患者，除在上述各瓣膜听诊区进行听诊外，还应在心前区其他部位进行听诊，必要时也应听诊腋下、颈部或背部等。

3. 听诊内容 心脏听诊包括心率、心律、心音、杂音及心包摩擦音等。

（1）心率 指每分钟心搏次数。正常成人在静息、清醒的情况下心率范围为 60～100 次/分，老年人偏慢，儿童较快，女性稍快，3 岁以下的儿童多在 100 次/分以上。凡成人心率超过 100 次/分，婴幼儿心率超过 150 次/分称为心动过速。心率低于 60 次/分称为心动过缓。多种生理、病理及药物因素可使心率发生变化。

（2）心律　指心脏跳动的节律。正常人心律规则。但在健康青年人或儿童中，心律也可随呼吸运动而出现周期性变化，吸气时心脏搏动加快，呼气时变慢，即为呼吸性窦性心律不齐，一般无重要临床意义。

（3）心音　按其在心动周期中出现的先后次序，可依次命名为第一心音（S_1）、第二心音（S_2）、第三心音（S_3）和第四心音（S_4）。通常成年人只能听到第一、第二心音。部分青少年可闻及第三心音。第四心音一般听不到，如能明确闻及第四心音，属病理性。

（4）杂音　是指在正常心音与额外心音之外，在心脏收缩或舒张过程中的异常声音，杂音性质和发生位置的判断对心脏病的诊断具有重要的参考价值。但若在心尖部或肺动脉瓣听诊区听到 1/6～2/6 级收缩期杂音，性质柔和或为吹风样，多为生理性杂音。

（5）心包摩擦音　产生机制与心包摩擦感相同。听诊通常在胸骨左缘 3～4 肋间隙处明显，音质粗糙，高音调，搔抓样，与心搏一致。发生在收缩期与舒张期，与呼吸无关，屏气时仍可存在。

第三节　心血管系统疾病的常用实验室检查

案例导入

患者，女性，53 岁，新近被确诊为糖尿病，未见其他异常，血脂检查结果如下：TC 220 mg/dl（5.70 mmol/L），LDL - C 140 mg/dl（3.63 mmol/L），TG 300 mg/dl（3.39 mmol/L），HDL - C 35 mg/dl（0.91 mmol/L）。

请思考：

参考实验室检查报告对该患者做出的初步临床诊断是什么？

一、血清脂质和脂蛋白的测定

1. 血清脂质检测　血清脂质包括胆固醇（cholesterol，CHO）、三酰甘油（TG）、磷脂（PL）和游离脂肪酸（FFA）。脂质不溶于水，在体内与载脂蛋白结合，形成可溶性脂蛋白颗粒，随血液循环送到各组织，以完成其生理功能。

（1）总胆固醇（Total cholesterol，TC）测定

1）参考值　①合适水平：TC < 5.18 mmol/L；②边缘水平：TC 5.18～6.19 mmol/L；③升高：TC > 6.22 mmol/L。

2）临床意义　血清 TC 水平受年龄、家族、性别、遗传、饮食、精神等多种因素影响，且男性高于女性，体力劳动者低于脑力劳动者。因此，很难制定统一的参考值。作为诊断指标，TC 不特异，也不灵敏，只能作为某些疾病，特别是动脉粥样硬化的一种危险因素。因此，测定 TC 常作为动脉粥样硬化的预防、发病估计、疗效观察的参考指标。TC 变化的临床意义见表 6 - 2。

表 6 – 2　TC 变化的临床意义

状态	临床意义
增高	①动脉粥样硬化所致的心、脑血管疾病 ②各种高脂蛋白血症、胆汁淤积性黄疸、甲状腺功能减退症、肾病综合征、糖尿病等 ③长期吸烟、饮酒、精神紧张和血液浓缩等 ④应用某些药物，如环孢素、糖皮质激素、阿司匹林、口服避孕药等
减低	①甲状腺功能减退 ②严重的肝脏疾病，如肝硬化和急性重症肝炎 ③贫血、营养不良和恶性肿瘤 ④应用某些药物，如雌激素、甲状腺激素、钙拮抗剂等

（2）三酰甘油测定　三酰甘油（triglyceride，TG）是血清脂类的主要成分，主要功能是为细胞提供能量，主要存在于 β – 脂蛋白和乳糜颗粒中，直接参与胆固醇和胆固醇酯的合成。

1）参考值　①合适水平：TG ＜ 1.70 mmol/L；②边缘水平：TG 1.70 ~ 2.25 mmol/L；③升高：TG ＞ 2.26 mmol/L。

2）临床意义　血清 TG 受生活习惯、饮食和年龄等的影响，在个体内及个体间的波动较大。因此，必须在空腹 12 ~ 16 小时后静脉采集 TG 测定标本，以排除或减少饮食的影响。TG 变化的临床意义见表 6 – 3。

表 6 – 3　TG 变化的临床意义

状态	临床意义
增高	见于冠心病、原发性高脂血症、动脉粥样硬化症、肥胖症、糖尿病、痛风、甲状旁腺功能减退症、肾病综合征、高脂饮食和阻塞性黄疸等
减低	见于低 β – 脂蛋白血症和无 β – 脂蛋白血症；严重的肝脏疾病、吸收不良、甲状腺功能亢进症、肾上腺皮质功能减退症等

2. 血清脂蛋白检测　脂蛋白（lipoprotein，LP）是血脂在血液中存在、转运及代谢的形式，利用超高速离心法和电泳法可将其分为不同的类型。超高速离心法根据密度不同将脂蛋白分为乳糜微粒（CM）、极低密度脂蛋白（VLDL）、低密度脂蛋白（LDL）、高密度脂蛋白（HDL）和 VLDL 的代谢产物中间密度脂蛋白（IDL）。脂蛋白（a）[LP（a）]是脂蛋白的一大类，其脂质成分与 LDL 相似。

（1）高密度脂蛋白测定　HDL 是血清中颗粒密度最大的一组脂蛋白，其水平增高有利于外周组织清除血清总胆固醇，从而防止动脉粥样硬化的发生，故 HDL 被认为是抗动脉粥样硬化因子。一般检测高密度脂蛋白胆固醇（HDL – C）的含量来反映 HDL 水平。

1）参考值　①合适水平：HDL≥1.04 mmol/L；②减低：HDL ＜ 1.04 mmol/L；③升高：HDL ≥ 1.55 mmol/L。

2）临床意义　HDL 增高对防止动脉粥样硬化、预防冠心病的发生有重要作用。HDL 增高还可见于慢性肝炎、原发性胆汁性肝硬化等。HDL 减低常见于动脉粥样硬化、急性感染、糖尿病、慢性肾衰竭、肾病综合征，以及应用雄激素、β 受体阻断剂和黄体酮等药物。

（2）低密度脂蛋白测定　LDL 是动脉粥样硬化的危险性因素之一。临床上以低密度脂蛋白胆固醇（LDL – C）的含量来反映 LDL 水平。

1）参考值　①合适水平：LDL ＜ 3.4 mmol/L；②边缘水平：3.4 ≤ LDL ＜ 4.1 mmol/L；

③升高：LDL≥4.1 mmol/L。

2）临床意义　LDL 变化的临床意义见表 6-4。

表 6-4　LDL 变化的临床意义

状态	临床意义
增高	可判断发生冠心病的危险性。 其他情况可见于遗传性高脂蛋白血症、甲状腺功能减退症、肾病综合征、阻塞性黄疸、肥胖症以及应用雄激素、β 受体阻断剂、糖皮质激素等
减低	常见于甲状腺功能亢进症、吸收不良、肝硬化以及低脂饮食和运动等

（3）血清载脂蛋白检测　脂蛋白中的蛋白部分称为载脂蛋白（apo）。apo 一般分为 apoA、apoB、apoC、apoE 和 apo（a），每类中又分有若干亚型。

1）载脂蛋白 A I 测定　参考值（免疫比浊法）①男性：（1.42±0.17）g/L；②女性：（1.45±0.14）g/L。

临床意义　apoA I 可以直接反映 HDL 水平，且较 HDL 更精确，更能反映脂蛋白状态。因此，apoA I 是诊断冠心病的一种较灵敏的指标。

2）载脂蛋白 B 测定　参考值（免疫比浊法）①男性：（1.01±0.21）g/L；②女性：（1.07±0.23）g/L。

临床意义　apoB 可直接反映 LDL 水平。因此，其增高与动脉粥样硬化、冠心病的发生率呈正相关，也是冠心病的危险因子，可用于评价冠心病的危险性和降脂治疗效果等。

二、心肌损伤标志物测定

心肌缺血损伤时的生物化学指标变化较多，如心肌酶和心肌蛋白等，但反映心肌缺血损伤的理想生物化学指标应具有以下的特点：①具有高度的心脏特异性；②心肌损伤后迅速增高，并持续较长时间；③检测方法简便快速；④其应用价值已由临床所证实。

1. 心肌酶检测

（1）肌酸激酶测定　肌酸激酶（creatine kinase，CK）也称为肌酸磷酸激酶（creatine phosphatase kinase，CPK）。CK 主要存在于胞质和线粒体中，以骨骼肌、心肌含量最多，其次是脑组织和平滑肌。肝脏、胰腺和红细胞中的 CK 含量极少。

1）参考值　①酶偶联法（37℃）：男性 38～174 U/L，女性 26～140 U/L。②酶偶联法（30℃）：男性 15～105 U/L，女性 10～80 U/L。③肌酸显色法：男性 15～163 U/L，3～135 U/L。④连续监测法：男性 37～174 U/L，女性 26～140 U/L。

2）临床意义　CK 水平受性别、年龄、种族、生理状态的影响。①男性肌肉容量大，CK 活性高于女性；②新生儿出生时，由于骨骼肌损伤和暂时性缺氧，可使 CK 升高；③黑人 CK 约为白人的 1.5 倍；④运动后可导致 CK 明显增高，且运动越剧烈、时间越长，则 CK 升高越明显。CK 变化的临床意义见表 6-5。

表 6 - 5　CK 变化的临床意义

状态	临床意义
增高	1. 急性心肌梗死（AMI）　CK 水平在 AMI 发病 3~8 小时即明显增高，其峰值在 10~36 小时，3~4 天恢复正常。如果在 AMI 病程中 CK 再次升高，提示心肌再次梗死。发病 8 小时内 CK 不增高，不可轻易排除 AMI，应继续动态观察；发病 24 小时的 CK 检测价值最大，此时的 CK 应达峰值，如果 CK 小于参考值的上限，可排除 AMI。但应除外 CK 基础值极低的患者和心肌梗死范围小及心内膜下心肌梗死等，此时即使心肌梗死，CK 也可正常 2. 心肌炎和肌肉疾病　各种肌肉疾病，如多发性肌炎、横纹肌溶解症、进行性肌营养不良、重症肌无力时，CK 明显增高 3. 溶栓治疗　AMI 溶栓治疗后出现再灌注，导致 CK 活性增高，使峰值时间提前。因此，CK 水平有助于判断溶栓后的再灌注情况，但由于 CK 检测具有中度灵敏度，所以不能早期判断再灌注。如果发病后 4 小时内 CK 即达峰值，提示冠状动脉的再通能力达 40%~60% 4. 手术　心脏手术或非心脏手术后均可导致 CK 增高，其增高的程度与肌肉损伤的程度、手术范围、手术时间有密切关系
减低	长期卧床、甲状腺功能亢进症、激素治疗等

（2）肌酸激酶同工酶测定　CK 是由 2 个亚单位组成的二聚体，形成 3 个不同的亚型：①CK - MM（CK3），主要存在于骨骼肌和心肌中，CK - MM 可分为 MM1，MM2，MM3 亚型。MM3 是 CK - MM 在肌细胞中的主要存在形式。②CK - MB（CK2），主要存在于心肌中。③CK - BB（CK1）主要存在于脑、前列腺、肺、肠等组织中。正常人血清中以 CK - MM 为主，CK - MB 较少，CK - BB 含量极微。检测 CK 的不同亚型对鉴别 CK 增高的原因有重要价值。

1）参考值　①CK - MM 94%~96%；②CK - MB <5%；③CK - BB 极少或无。

2）临床意义　肌酸激酶同工酶变化的临床意义见表 6 - 6。

表 6 - 6　肌酸激酶同工酶变化的临床意义

状态	临床意义
CK - MB 增高	1. AMI　CK - MB 对 AMI 早期诊断的灵敏度明显高于总 CK，其阳性检出率达 100%，且具有高度的特异性。CK - MB 一般在发病后 3~8 小时增高，9~30 小时达高峰，48~72 小时恢复正常水平。与 CK 比较，其高峰出现早，消失较快，对诊断发病较长时间的 AMI 有困难，但对心肌再梗死的诊断有重要价值。另外，CK - MB 高峰时间与预后有一定关系，CK - MB 高峰出现早者较出现晚者预后好 2. 其他心肌损伤　心绞痛、心包炎、慢性心房颤动、安装起搏器等，CK - MB 也增高 3. 肌肉疾病及手术　骨骼肌疾病时 CK - MB 也增高，但 CK - MB/CK 常小于 6%，以此可与心肌损伤鉴别
CK - MM 增高	对诊断早期 AMI 较为灵敏。其增高也见于其他骨骼肌疾病、重症肌无力、肌萎缩、进行性肌营养不良、多发性肌炎等
CK - BB 增高	可见于神经系统疾病，如脑梗死、急性颅脑损伤、脑出血、脑膜炎，CK - BB 增高程度与损伤严重程度、范围和预后成正比

（3）乳酸脱氢酶测定　乳酸脱氢酶（lactate dehydrogenase，LDH）是一种糖酵解酶，广泛存在于机体的各种组织中，其中以心肌、骨骼肌和肾脏含量最丰富，其次为肝脏、脾脏、胰腺、肺脏和肿瘤组织，红细胞中 LDH 含量也极为丰富。由于 LDH 几乎存在于人体各组织中，所以 LDH 对诊断具有较高的灵敏度，但特异性较差。

1）参考值　①连续检测法：104~245 U/L；②速率法：95~200 U/L。

2）临床意义　乳酸脱氢酶测定的临床意义见表 6 - 7。

表 6-7 乳酸脱氢酶测定的临床意义

疾病	临床意义
心脏疾病	AMI 时乳酸脱氢酶的活性较 CK、CK - MB 增高晚（8 ~ 18 小时开始增高），24 ~ 72 小时达峰值，持续 6 ~ 10 天。病程中乳酸脱氢酶持续增高或再次增高，提示梗死面积扩大或再次出现梗死
肝脏疾病	急性病毒性肝炎、肝硬化、胆汁淤积性黄疸，以及心力衰竭和心包炎时的肝淤血、慢性活动性肝炎等，乳酸脱氢酶显著增高
恶性肿瘤	恶性淋巴瘤、肺癌、结肠癌、乳腺癌、胃癌、宫颈癌等，乳酸脱氢酶升高
其他	贫血、肺梗死、进行性肌营养不良、休克、肾脏病等，乳酸脱氢酶均明显增高

2. 心肌蛋白检测

（1）心肌肌钙蛋白 T 测定　肌钙蛋白（cardiac troponin，cTn）是肌肉收缩的调节蛋白。心肌肌钙蛋白 T（cTnT）有快骨骼肌型、慢骨骼肌型和心肌型。绝大多数 cTnT 以复合物的形式存在于细丝上，而 6% ~ 8% 的 cTnT 以游离的形式存在于心肌细胞胞质中。当心肌细胞损伤时，cTnT 便释放到血清中。因此，cTnT 浓度变化对诊断心肌缺血损伤的严重程度有重要价值。

1）参考值　①正常值为 0.02 ~ 0.13 μg/L；②临界值 cTnT > 0.2 μg/L；③cTnT > 0.5 μg/L 可以诊断 AMI。

2）临床意义　cTn 具有独特的抗原性，特异性更优于 CK - MB。其相对分子量较小，心肌损伤后游离的 cTn 从心肌细胞胞质内释放入血，使血清中 cTn 浓度迅速增高，其升高的倍数往往会超过 CK 或 CK - MB 的变化。cTn 升高时间与 CK - MB 相似，但其释放所持续的时间较长，因而可保持较长时间的 cTn 高水平状态。故 cTn 既有 CK - MB 升高时间早、又有 LDL 诊断时间长的优点。cTnT 测定的临床意义见表 6 - 8。

表 6-8 cTnT 测定的临床意义

	临床意义
诊断 AMI	cTnT 是诊断 AMI 的确定性标志物。AMI 发病后 3 ~ 6 小时的 cTnT 即升高，10 ~ 24 小时达峰值，其峰值可为参考值的 30 ~ 40 倍，恢复正常需要 10 ~ 15 天
判断微小心肌损伤	cTnT 浓度变化能检查到不稳定型心绞痛（unstable angina pectoris，UAP）患者常发生微小心肌损伤（minor myocardial damage，MMD）
预测血液透析患者心血管事件	肾衰竭患者反复血液透析可引起血流动力学和血脂异常，由此所致的心肌缺血性损伤是导致患者死亡的主要原因之一，及时监测血清 cTnT 浓度变化，可预测其心血管事件发生。cTnT 增高提示预后不良或发生猝死的可能性增大

（2）心肌肌钙蛋白 I 测定　心肌肌钙蛋白 I（cardiac troponin I，cTnI）可抑制肌动蛋白中的 ATP 酶活性，使肌肉松弛，防止肌纤维收缩。cTnI 以复合物和游离的形式存在于心肌细胞胞质中，当心肌损伤时，cTnI 即可释放入血液，血清 cTnI 浓度变化可以反映心肌细胞损伤的程度。

1）参考值　①正常 cTnT < 0.2 μg/L；②cTnI > 1.5 μg/L 为临界值。

2）临床意义　cTnI 测定的临床意义见表 6 - 9。

表 6 - 9　cTnI 测定的临床意义

	临床意义
诊断 AMI	cTnI 对诊断 AMI 与 cTnT 无显著性差异。与 cTnT 比较，cTnI 具有较低的初始灵敏度和较高的特异性。AMI 发病后 4~6 小时，cTnI 即升高，14~36 小时达到峰值，5~10 天恢复正常
判断 MMD	UAP 患者血清 cTnI 也可升高，提示心肌有小范围梗死
其他	急性心肌炎患者 cTnI 水平增高，其阳性率达 88%，但多为低水平增高

（3）肌红蛋白测定　肌红蛋白（myoglobin，Mb）是一种存在于骨骼肌和心肌中的含氧结合蛋白，正常人血清 Mb 含量极少，当心肌或骨骼肌损伤时，血液中的 Mb 水平升高，对诊断 AMI 和骨骼肌损害有一定价值。

> **考点提示**
>
> AMI 发生后，血中出现最早的心肌损伤标志物。

1）参考值　①定性：阴性。②定量：ELISA 法 Mb 为 50~85 μg/L；RIA 法 Mb 为 6~85 μg/L，Mb >75 μg/L 为临界值。

2）临床意义　Mb 测定的临床意义见表 6 - 10。

表 6 - 10　Mb 测定的临床意义

	临床意义
诊断 AMI	由于 Mb 分子量小，心肌细胞损伤后即可从受损的心肌细胞中释放，故在 AMI 发病后 30 分钟~2 小时即可升高，5~12 小时达到高峰，18~30 小时恢复正常，是早期诊断 AMI 的指标。Mb 诊断 AMI 的灵敏度为 50%~59%，特异性为 77%~95%。因其消除很快，如再发生梗死，血清 Mb 可再次升高
其他	Mb 增高还见于骨骼肌损伤（如急性肌肉损伤、肌病）、休克、急性或慢性肾衰竭

三、心衰标志物的测定

脑利钠多肽（BNP）和氨基末端脑钠肽前体（NT - proBNP）的测定，有助于心力衰竭诊断、预后和治疗效果的判断。症状性和无症状性左心室功能障碍患者血浆 BNP 水平均升高，BNP 诊断心衰的敏感性、特异性、阴性预测值和阳性预测值分别为 97%、84%、97%、70%。血浆 BNP 可用于鉴别心源性和肺源性呼吸困难，BNP 正常的呼吸困难基本可除外心源性。血浆高水平 BNP 预示严重心血管事件，包括死亡的发生。心衰经治疗，血浆 BNP 水平下降提示预后改善。大多数心衰致呼吸困难患者的 BNP 在 400 pg/ml 以上。BNP < 100 pg/ml 时不支持心衰的诊断；BNP 在 100~400 pg/ml 之间还应考虑其他原因，如肺栓塞、慢性阻塞性肺部疾病、心衰代偿期等。

NT - proBNP 是 BNP 激素原分裂后没有活性的 N - 末端片段，与 BNP 相比，其半衰期更长，更稳定，其浓度可反映短暂时间内新合成的而不是贮存的 BNP 释放，因此更能反映 BNP 通路的激活。正常人血浆 BNP 和 NT - proBNP 的浓度相似。血浆 NT - proBNP 水平与年龄、性别和体重有关，老龄和女性较高，肥胖者较低，肾功能不全时升高。血浆 NT - proBNP 水平也随心衰程度加重而升高。在伴急性冠脉综合征、慢性肺部疾病、肺动脉高压、高血压、心房颤动（AF）时也会升高。《NT - proBNP 临床应用中国专家共识》推荐采用"双截点"策略，如就诊时 NT - proBNP < 300 pg/ml 为正常，则该患者急性心力衰竭的可能性很小；如高于相应年龄层次的截点（50 岁以下、50~75 岁和 75 岁以上者分别为 450

pg/ml、900 pg/ml、1800 pg/ml），则该患者急性心力衰竭的可能性很大；如检测值介于上述两截点之间的"灰区"，可能是程度较轻的急性心力衰竭或是非急性心力衰竭所致，应结合其他检查结果进一步鉴别。

第四节　循环系统疾病的常用辅助检查

随着科学技术的发展，循环系统新的检查方法不断推出，极大提高了循环系统疾病的诊断水平，常用的辅助检查可分为非侵入性和侵入性两大类。

一、非侵入性检查

非侵入性检查包括心电图及在此基础上发展起来的各种类型的心电图检查，包括遥测心电图、动态心电图、食管导联心电图、等位心前区标测、心电图负荷试验、心室晚点位和心率变异性测定等，主要观察心脏电活动情况，对心律失常、心肌缺血、心肌坏死、心肌肥厚等诊断具有重要意义。其中，动态血压监测可观察 24 小时血压变化规律。有些检查由于特异性、敏感性低，意义模糊或与其他检查重叠等原因，应用逐渐减少，如体表希氏束电图、心向量图、心音图、心脏冲动图、心阻抗图、收缩时间间期测定等。

二、侵入性检查

侵入性检查主要指心导管检查和以此为技术基础的其他相关检查。心导管检查根据侵入路径不同分为左心导管和右心导管检查，主要检查心脏大血管压力、容量、功能、结构（如有无异常交通、狭窄）等问题。心腔内心电生理检查包括希氏束电图、心内膜心电标测等，主要明确心律失常的类型、发生机制及激动起源标测等问题，目前三维立体心电生理标测装置已用于临床心律失常的检查与治疗。心内膜心肌活组织检查主要解决病理诊断问题。新近发展的心脏和血管腔内超声显像主要用于心血管腔结果及血流特点的诊断。心血管内镜检查主要明确心血管管腔内结构的问题。这些检查对患者带来一些创伤，但可能得到比较直接的诊断资料，诊断价值大。

三、影像学检查

超声心动图和超声多普勒血流图检查，主要观察心脏及血管结构和功能活动。电子计算机 X 线体层显像（CT）、核素断层显像（SPECT）、数字减影心血管造影（DSA）、磁共振显像（MRI）等影像学技术主要了解心脏和血管形态学问题，也可对心脏功能做出诊断。近年来问世的多层高速螺旋 CT，可对心脏形态、血管壁结构和心脏功能做出更为细致的检测。这些检查对患者无创性或者创伤性很小，故较易被接受，随着技术的提高，它们的诊断价值也在提高。

总之，应合理应用以上检查方法，从患者具体病情出发，根据每种检查方法的优点，选择合适的检查方法，同时应遵循简单、有效、经济、少创的原则。具体的运用内容详见心血管疾病各论部分。

目标检测

一、选择题

【A1/A2 型题】

扫码"练一练"

1. 心悸伴晕厥或抽搐最常见于
   A. 一度窦房传导阻滞　　　　B. 心室颤动或阵发性室性心动过速
   C. 甲状腺功能亢进　　　　　D. 心脏神经症
   E. 急性失血

2. 心悸伴消瘦及出汗可见于
   A. 感染性心内膜炎　　　　　B. 心包炎
   C. 心肌炎　　　　　　　　　D. 心脏神经症
   E. 甲状腺功能亢进

3. 胸痛并向左肩左前臂放射，最可能的诊断是
   A. 急性心包炎　　　　　　　B. 纵隔疾病
   C. 急性胸膜炎　　　　　　　D. 心绞痛
   E. 食管炎

4. 心源性水肿者，其水肿常先出现的部位是
   A. 腹腔　　　　　　　　　　B. 眼睑
   C. 全身　　　　　　　　　　D. 胸腔
   E. 人体的最低部位

5. 患者，男性，65 岁，出现心悸、心前区疼痛，该患者的诊断可能是
   A. 冠心病　　　　　　　　　B. 感染性心内膜炎
   C. 病态窦房结综合征　　　　D. 动脉导管未闭
   E. 甲状腺功能亢进

6. 心前区隆起最常见于下列哪种疾病
   A. 先天心脏病　　　　　　　B. 大量心包积液
   C. 肥厚性心肌病　　　　　　D. 肺源性心脏病
   E. 高血压心脏病

7. 正常心尖搏动范围直径为
   A. 0.5~1.0 cm　　　　　　　B. 1.5~2.0 cm
   C. 1.0~1.5 cm　　　　　　　D. 2.5~3.0 cm
   E. 2.0~2.5 cm

8. 关于心脏瓣膜听诊区的部位，下列哪项是正确的
   A. 三尖瓣区位于胸骨体下端右缘
   B. 主动脉瓣第二听诊区位于胸骨左缘第 4 肋间
   C. 二尖瓣区位于心尖部
   D. 主动脉瓣区位于胸骨右缘第 3 肋间

E. 肺动脉瓣区位于胸骨右缘第 2 肋间

9. 心脏听诊的规范顺序是

    A. 二尖瓣区开始→主动脉瓣第二听诊区→主动脉瓣区→肺动脉瓣区→三尖瓣区

    B. 三尖瓣区开始→主动脉瓣区→肺动脉瓣区→主动脉瓣第二听诊区→二尖瓣区

    C. 主动脉瓣区开始→肺动脉瓣区→主动脉瓣第二听诊区→二尖瓣区→三尖瓣区

    D. 二尖瓣区开始→肺动脉瓣区→主动脉瓣区→主动脉瓣第二听诊区→三尖瓣区

    E. 二尖瓣区开始→三尖瓣区→主动脉瓣第二听诊区→肺动脉瓣区→主动脉瓣区

10. 目前诊断急性心肌梗死最好的确定标志物是

    A. 肌酸激酶   B. 心肌肌钙蛋白（cTnT，cTnI）

    C. 肌红蛋白   D. 乳酸脱氢酶

    E. 门冬氨酸氨基转移酶

11. 对胸痛而 ECG 和 CK - MB 均正常的患者，检查下列那一项指标有助于判断有无微小心肌损伤

    A. 肌红蛋白   B. 肌酸激酶

    C. 心肌肌钙蛋白（cTnT，cTnI）   D. 乳酸脱氢酶同工酶

    E. 天门冬氨酸氨基转移酶

【A3/A4 型题】

（12～13 题共用题干）患者，男，70 岁，活动后气短 7 年，3 天前受凉后咳痰、夜间不能平卧，伴双下肢水肿。

12. 该患者水肿的原因应首先考虑是

    A. 营养不良性   B. 肝源性

    C. 心源性   D. 肾源性

    E. 其他原因

13. 查体时应特别注意有无以下哪项伴随表现

    A. 发绀   B. 呼吸困难

    C. 脾大   D. 颈静脉怒张

    E. 心脏杂音

二、简答题

1. 左心衰竭引起的呼吸困难有哪些特点？

2. 心源性呼吸困难的特点有哪些？

3. 简述何为心脏瓣膜听诊区及常见心脏瓣膜听诊区的位置。

（周　源）

第七章 冠状动脉粥样硬化性心脏病

第一节 概　述

扫码"学一学"

案例导入

患者，男，47 岁，与儿子争吵后感心前区不适来诊。患者以往有过类似病史，休息后症状能缓解。患者有吸烟史 20 余年，体重指数在正常参考值范围，但告知单位体检时报告"血脂高"。

请思考：

1. 患者最可能的初步诊断是什么？

2. 该患者存在的高危因素包括哪些？

冠状动脉粥样硬化性心脏病（coronary atherosclerotic heart disease）指冠状动脉粥样硬化使血管腔狭窄或阻塞，和（或）因冠状动脉功能性改变（痉挛）引起心肌缺血缺氧或坏死而导致的心脏病，简称冠心病，也称缺血性心脏病。包括慢性心肌缺血综合征和急性冠脉综合征。

一、流行病学

目前，我国心血管病占城乡居民总死亡原因的首位，农村为 45.01%，城市为 42.61%。据《中国心血管病报告 2017》数据显示，冠心病发病率在心血管病中位居第三，推算约 1100 万，仅次于高血压和脑卒中。根据《中国卫生和计划生育统计年鉴（2016）》显示，2015 年中国城市和农村居民冠心病死亡率继续 2012 年以来的上升趋势，农村地区冠心病死亡率明显上升，到 2015 年已略高于城市水平；45 岁以下人群发病率呈逐年上升趋势，而 45 岁以上人群发病率呈逐年下降趋势。

二、病因和发病机制

本病是冠状动脉粥样硬化所致，其病因尚不完全清楚。大量研究表明，动脉粥样硬化的形成是动脉壁细胞、细胞外基质、血液成分（特别是单核细胞、血小板及低密度脂蛋白）、局部血流动力学、环境及遗传学等多因素参与的结果。本病发病机制目前较支持"内皮损伤反应学说"，认为本病各种主要危险因素最终损伤动脉内膜，致使冠状动脉内膜发生了炎症 – 纤维增生性反应。流行病学研究发现，导致冠状动脉粥样硬化的高危因素主要包括高血压、糖尿病、吸烟、肥胖、血脂蛋白异常、血同型半胱氨酸增高、体力活动少、高龄和男性等。

三、临床分型

按照世界卫生组织（WHO）1979 年的分型标准，将冠心病分为以下 5 型。

1. 隐匿型或无症状性冠心病　患者无症状，心肌组织亦无明显改变形成，但有心肌缺血的心电图或放射性核素心肌显像等客观证据。

2. 心绞痛　因暂时性心肌缺血引发的以发作性胸骨后疼痛为主要特征的临床综合征，心肌组织多无形态改变。

3. 心肌梗死　胸痛症状严重，由冠状动脉闭塞导致心肌急性缺血、缺氧、坏死。

4. 缺血性心肌病　是长期心肌缺血或坏死导致心肌纤维化而引发。表现为心脏增大、心力衰竭和/或心律失常，与扩张型心肌病类似。

5. 猝死　多为缺血心肌发生电生理紊乱，引起严重的室性心律失常所致。

近年来，从提高诊治效果和降低死亡率出发，临床上提出了慢性心肌缺血综合征和急性冠状动脉综合征的分类方法。慢性心肌缺血综合征包括隐匿型或无症状性冠心病、稳定型心绞痛和缺血性心肌病。急性冠状动脉综合征包括非 ST 段抬高型急性冠状动脉综合征和 ST 段抬高型急性冠状动脉综合征两大类，前者包括不稳定型心绞痛、非 ST 段抬高型心肌梗死，后者主要是 ST 段抬高型心肌梗死。

第二节　稳定型心绞痛

案例导入

　　患者，男，52 岁，近 2 年来在重体力劳动或剧烈运动后感胸闷不适，休息后能自行缓解。近日来参加急步行走运动后，多次出现胸闷不适，舌下含服"硝酸甘油"后缓解，疑患"冠心病"来就诊。体格检查：BP 160/90 mmHg，有"高血压"病史，服用"贝那普利和氨氯地平"等药物。有吸烟史 30 年。心电图显示：V_1、V_2、V_3 导联 ST 段压低，T 波倒置。

请思考：

1. 患者的初步诊断是什么？

2. 应注意与哪些疾病相鉴别？

一、概述

慢性心肌缺血综合征最具代表性的病种是稳定型心绞痛。心绞痛是冠状动脉供血不足，心肌急剧的缺血、缺氧所引起的临床综合征。其疼痛主要特点是位于胸骨后阵发性压榨性疼痛或闷压不适，可放射至心前区和左上肢尺侧、右臂和两臂的外侧面或颈与下颌。常发生于劳力或情绪激动时，持续数分钟，休息或用硝酸酯制剂后缓解。值得注意是，有些病例表现为腹痛、牙痛甚至头痛等不典型症状。

二、心绞痛的分型

目前常采用的心绞痛分型包括 WHO 分型和 Braunwald 分型。WHO 分型：按照心绞痛的发作性质进行分型，分为劳力性心绞痛、自发性心绞痛和混合性心绞痛三型。①劳力性心绞痛，是由运动或其他心肌需氧量增加等因素诱发的心绞痛。②自发性心绞痛，是由于心肌的供氧量减少所诱发的心绞痛。与劳力性心绞痛相比，自发性心绞痛疼痛持续时间一般较长，程度较重，且不易为硝酸甘油所缓解。③混合性心绞痛，劳力性和自发性心绞痛同时并存。Braunwald 分型：按照心绞痛发作状况进行分型，分为稳定型心绞痛、不稳定型心绞痛和变异型心绞痛三型。

三、临床表现

（一）症状

心绞痛主要临床表现即发作性胸痛，其疼痛特点如下。

1. 部位 典型的稳定型心绞痛主要位于胸骨体上段或中段之后，亦可波及大部分心前区，可放射至左肩、左臂内侧直至无名指和小指。不典型者，疼痛可位于胸骨下段、左心前区或上腹部，放射至颈部、下颌、咽部、左肩胛部以及右胸前等处。

2. 性质 典型表现为压榨性、闷胀性或窒息性，偶伴濒死感。发作时，患者往往不自觉地停止活动，直至缓解。不典型者疼痛较轻，或仅有左前胸不适或发闷感。

3. 持续时间 疼痛出现后常逐步加重，历时 1～5 分钟，很少超过 15 分钟，可数天或数周发作一次或多次，严重者可一日发作数次。

4. 诱因 常由体力活动或应激（发怒、焦急、过度兴奋）诱发，吸烟、休克、心动过速、严重贫血、饱餐、寒冷、低血糖等亦可是其诱因。

5. 缓解方式 一般于休息或舌下含服硝酸甘油片 1～2 分钟（很少超过 5 分钟）缓解。

（二）体征

不发作时一般无体征。心绞痛发作时，患者表情焦虑、皮肤苍白、冷或出汗。心率可正常、增快或减慢，以增快居多，可有房性或室性奔马律，可有一过性心尖区收缩期杂音（乳头肌供血不足引起功能失调致二尖瓣关闭不全而产生），第二心音可有逆分裂；血压可略高或降低；还可有交替脉或心前区抬举性搏动。

四、辅助检查

（一）实验室检查

1. 心脏标志物　血清心肌酶（CK、CK－MB 等）和肌红蛋白以及 TnT、TnI 的测定，有助于鉴别心肌梗死和"微小心肌损伤"，TnT、TnI 还有助于不稳定型心绞痛的危险分层。

2. C 反应蛋白和白介素 –6　大多数不稳定型心绞痛患者血清 C 反应蛋白（CRP）和白介素 –6 增高，而稳定型心绞痛则正常。

（二）其他辅助检查

1. 心电图检查　心电图（ECG）是发现心肌缺血、诊断心绞痛的有效而无创伤性的方法。

（1）静息时 ECG　约半数以上患者无异常表现，可考虑进行动态心电图记录和（或）心脏负荷试验；也可能有陈旧性心肌梗死的改变或非特异性 ST 段和 T 波异常，有时出现房室或束支传导阻滞或室性、房性期前收缩等心律失常。

（2）心绞痛发作时 ECG　可见以 R 波为主的导联中，ST 段压低 0.1 mV 以上，T 波平坦或倒置，发作过后数分钟内逐渐恢复。

（3）ECG 运动试验　常用活动平板运动、踏车运动等，是评价心肌缺血最常用的无创检查方法，其敏感性达 70%，特异性达 70% ~90%。典型心绞痛并且负荷 ECG 阳性者，诊断冠心病的准确率达 95%，阳性标准为运动中或运动后 ST 段水平型或下斜型压低 0.1 mV（J 点后 60 ~80 ms），持续超过 2 分钟。ECG 运动试验的适应证包括：①临床上可疑冠心病患者；②冠心病高危患者的筛查；③冠状动脉搭桥及心脏介入治疗前后的评价；④对陈旧性心肌梗死患者非梗死部位心肌缺血的监测。禁忌证包括：①急性心肌梗死（2 天内）；②高度危险的不稳定性心绞痛；③引起症状或影响血流动力学的未控制的心律失常；④活动性心内膜炎；⑤有症状的主动脉瓣狭窄；⑥失代偿性心力衰竭；⑦急性肺血栓形成或肺梗死；⑧急性非心脏性功能失调影响运动试验或被运动试验加剧；⑨急性心肌炎或心包炎；⑩躯体障碍影响安全性或运动量。

（4）动态 ECG　连续 24 小时或 24 小时以上的 ECG 记录，可发现 ST – T 改变和各种心律失常出现的时间与患者活动和症状的关联。ECG 上显示缺血性 ST – T 改变而当时无心绞痛发生时，称为无痛性心肌缺血。

2. 放射性核素心脏检查　包括心肌灌注显像、心室腔显像、心肌代谢显像等，有助于判断心肌缺血或坏死。

（1）静息和负荷心肌灌注显像　可使静息时心肌无明显缺血的患者显形。

（2）放射性核素心腔造影　有助于了解室壁运动和测定左心室射血分数（LVEF）。

3. 超声心动图检查　稳定性心绞痛患者静息超声心动图大部分无异常，负荷（主要为运动和药物负荷试验）超声心动图可帮助识别心肌缺血的范围和程度。

4. 磁共振检查　可同时获得心脏解剖、心肌灌注与代谢、心室功能及冠状动脉成像信息。

5. CT 检查　已被广泛用于无创性诊断冠状动脉病变，可检测冠状动脉的钙化、预测冠状动脉狭窄的存在、显示管壁上的斑块等。

6. 选择性冠状动脉造影检查　是显示冠状动脉粥样硬化性病变最有价值的有创性检测

手段。可分别显影出左、右冠状动脉直径至 100 μm 的分支。

7. X 线检查　无异常发现，或见主动脉增宽、心影增大、肺充血等。

五、诊断

冠心病心绞痛诊断流程　①仅靠病史诊断，辅以体格检查和静息心电图适用于症状轻、典型并对药物治疗效果好的老年患者和不适合冠状动脉介入治疗的患者；②心电图运动实验、负荷超声、心肌核素成像以及运动核素血管成像等对存在严重功能障碍的患者进一步做冠脉造影（CAG），以确定冠脉介入治疗的适应证及选择何种介入治疗；③冠状动脉造影适合不典型和症状较严重的患者，包括不稳定性心绞痛、早期梗死后心绞痛和冠状动脉介入治疗后早期症状复发者。

危险度分层　①临床危险评估：包括临床症状、体征、既往病史、危险因素和实验室检查等；②心脏收缩功能评估：左心室射血分数是慢性稳定性冠心患者长期存活的强预测因素，LVEF <35% 年死亡率大于 3%；③运动负荷心电图：评分高者年死亡率高；④冠状动脉病变程度评估：通过狭窄部位、范围和严重程度进行评估，正常者 12 年存活率为91%，而三支病变患者 12 年存活率仅为 50%。

典型胸痛符合以下三个标准　①具备典型性质和持续时间的胸部不适；②体力和情绪负荷诱发；③休息和（或）硝酸酯药物可缓解。不典型胸痛符合上述两项指标，而非心源性疼痛符合一项或不符合上述标准。

根据典型的发作特点和体征，含用硝酸甘油后缓解，结合年龄和存在冠心病高危因素，加上 ECG 改变，除外其他原因所致的心绞痛，一般即可建立诊断。发作时 ECG 无改变的患者可考虑做心电图负荷试验或做 24 小时动态心电图连续监测，仍不能确诊者可考虑行冠脉CT 和冠状动脉造影。

心绞痛严重度的分级根据加拿大心血管病学会分类分为 4 级。I 级：一般体力活动（如步行和登楼）不受限，仅在强、快或长时间劳力时发生心绞痛。II 级：一般体力活动轻度受限，快步、饭后、寒冷或刮风中、精神应激或醒后数小时内发作，步行 2 个街区以上、登楼一层以上和爬山均引起心绞痛。III 级：一般体力活动明显受限，步行 1~2 个街区，登楼一层引起心绞痛。IV 级：一切体力活动都引起不适，静息时也发生心绞痛。

六、鉴别诊断

胸痛鉴别诊断之伴随症状

胸痛常伴有呼吸困难：肺炎、气胸、胸膜炎、肺栓塞、过度换气综合征。胸痛常伴有特定体位缓解：心包炎——坐位及前倾位缓解；食管裂孔疝——立位时缓解。胸痛伴起病急剧，胸痛迅速达到高峰往往提示胸腔脏器破裂，如主动脉夹层、气胸、纵隔气肿等。胸痛伴血流动力学异常提示致命性胸痛，如心包填塞、急性心肌梗死、巨大肺栓塞、主动脉夹层等。

主要与引起胸痛的疾病鉴别。

1. 急性冠脉综合征 包括急性心肌梗死和不稳定型心绞痛。不稳定型心绞痛包括初发型心绞痛、恶化型心绞痛及静息型心绞痛，仔细询问病史有助鉴别。急性心肌梗死疼痛部位与心绞痛相似，但性质更剧烈，持续时间多超过 30 分钟，常伴有休克、心律失常及心力衰竭，含服硝酸甘油多不能缓解，ECG 和心肌酶谱有动态改变等可资鉴别。

2. 心脏神经症 其特点为：①胸痛时间可长为几小时或短为几秒钟的刺痛或隐痛，患者深吸气或叹息样呼吸症状可缓解；②胸痛部位经常变动，或在左乳房下心尖部附近；③症状多在疲劳之后出现，而不在疲劳时做轻度体力活动反觉舒适，有时可耐受较重的体力活动而不发生胸痛或胸闷；④含服硝酸甘油无效或在 10 多分钟后才"见效"，常伴有心悸、疲乏和其他神经衰弱症状；⑤心电图及其他检查无阳性发现。

3. 其他疾病引起的心绞痛 如严重主动脉瓣狭窄或关闭不全、风湿性冠状动脉炎、梅毒性主动脉炎引起冠状动脉口狭窄或闭塞、肥厚型心肌病、X 综合征等病均可引起心绞痛，要根据其他临床表现来进行鉴别。

4. 肋间神经痛 常为肋软骨炎、胸膜炎、胸肌劳损引起，疼痛累及 1~2 个肋间，但并不一定局限在胸前，多为持续性刺痛或灼痛，咳嗽、用力呼吸和身体转动可使疼痛加剧，沿神经行径有压痛。

5. 其他 疼痛不典型者还需与食管病变、膈疝、自发性气胸、急性胸膜炎、肺栓塞、心包炎、消化性溃疡、肠道疾病、急性胰腺炎、颈椎病等引起的疼痛相鉴别。食管、膈疝、纵隔肿瘤等疼痛主要位于胸骨后；食管裂孔疝于立位时缓解；食管疾病常于吞咽时发作或加重。自发性气胸、急性胸膜炎、肺栓塞为患侧的剧烈疼痛。自发性气胸、胸膜炎、心包炎胸痛常因呼吸而加重。

七、治疗和药物的二级预防

稳定型心绞痛治疗和药物的二级预防目的在于，一是改善冠状动脉血供缓解症状，提高生活质量；二是改善预后，减少心力衰竭、心肌梗死、猝死等不良心血管事件发生，降低致死率和致残率，改善生存质量和延长患者生命。

（一）一般治疗

发作时立刻休息，一般患者在停止活动后症状即可消除。平时注意合理膳食，减盐、减油、减糖，适量运动，维持健康体重，戒烟、戒酒，保持心理平衡及良好睡眠。

（二）药物治疗及二级预防

1. 硝酸酯类 主要通过扩张冠状动脉，增加冠脉循环血量，还可通过舒张静脉，增加静脉容量，减少静脉回流，降低心脏容积、室壁张力和前负荷，降低心肌耗氧量并舒张动脉，降低后负荷而减轻心脏射血阻力，与舒张静脉降低前负荷协同作用，降低心肌耗氧量。不良反应常见颜面潮红、反射性心率加快及舒张脑血管引起的搏动性头痛。用药过量或敏感者可发生直立性低血压，甚至昏厥。常用药物包括硝酸甘油、硝酸异山梨醇（消心痛）和单硝酸异山梨醇。

2. β受体阻断剂 《中国心血管病预防指南 2017：冠心病的二级预防》（下称《预防指南》）明确指出，β受体阻断剂同时兼有抗缺血及改善预后的双重作用。β受体阻断剂有降低心肌耗氧量，改善缺血区血液供应，改善心肌代谢，增加组织供氧的作用。若无禁忌证，应尽早、长期应用于心绞痛的治疗和二级预防。

β受体阻断剂如普萘洛尔、吲哚洛尔、噻马洛尔及选择性$β_1$受体阻断剂如阿替洛尔、美托洛尔、醋丁洛尔等，均可用于治疗心绞痛，能减少和减轻心绞痛发作次数和程度，增加运动耐量，改善缺血性心电图的变化，减少硝酸甘油用量。

需要注意的是，若用药后患者出现有症状的严重心动过缓（<50次/分），应减量或暂停用药，而非停药，否则易致心率反跳性增加，有引起心肌缺血或疼痛症状频发的风险。

3. 钙通道阻滞剂　目前用于临床的钙通道阻滞剂包括维拉帕米、硝苯地平、地尔硫草、氨氯地平、普尼拉明和哌克苷林等，可单独应用，也可以与硝酸酯类或β受体阻断剂合用。钙离子拮抗剂有降低心肌耗氧量，增加心肌供氧量，保护缺血心肌细胞的作用。

4. 血管紧张素转化酶抑制剂和血管紧张素Ⅱ受体拮抗剂　《预防指南》明确指出，绝大多数慢性冠心病患者都能够得益于ACEI的长期治疗，若无禁忌证，冠心病患者均应长期服用ACEI作为二级预防。具有适应证但不能耐受ACEI治疗的患者，可服用ARB类药物。ACEI和ARB的主要作用是抗心肌缺血与心肌梗死。

5. 抗血小板和抗血栓形成药　降低血液黏度和防止血液凝固是防治心肌缺血的重要措施，因此，抗血小板和抗血栓形成药广泛应用于防治心肌缺血。

抗血小板药包括阿司匹林、二磷酸腺苷（ADP）受体阻断剂和血小板糖蛋白Ⅱb/Ⅲa（GPⅡb/Ⅲa）受体抑制剂（GPⅠ）。阿司匹林具有抑制血小板聚集，防止血栓形成的作用。ADP受体阻断剂包括噻氯吡啶和氯吡格雷，是强效血小板抑制剂。《预防指南》认为，若无禁忌证，冠心病患者均应长期服用阿司匹林（75～150 mg/d）治疗；因存在禁忌证或不能耐受而不能服用阿司匹林者，可用氯吡格雷（75 mg/d）替代。GPⅡb/Ⅲa受体阻制剂是新的一类抗血小板药物，目前临床应用的主要为静脉制剂，包括阿昔单抗、埃替非巴肽、替罗非班和拉米非班。其作用机制是抑制血小板聚集的"最后共同通路"纤维蛋白原与GPⅡb/Ⅲa受体结合，从而抑制血小板聚集。

6. 他汀类药物　具有改善内皮功能失调，抑制白细胞-内皮细胞反应，抗氧化，稳定斑块，抗血栓形成，抑制血管平滑肌细胞的增殖，调节血脂，预防心脑血管急性事件发生的作用。《预防指南》认为，若无禁忌证，长期使用他汀类药物，使低密度脂蛋白胆固醇（LDL-C）降至1.8 mmol/L（70 mg/dl）以下是合理的。

（三）血运重建治疗

稳定型心绞痛血运重建主要包括经皮冠状动脉介入治疗（PCI）和冠状动脉旁路移植术（CABG）。

1. PCI　是指经心导管技术疏通狭窄甚至闭塞的冠状动脉管腔，从而改善心肌的血流灌注的治疗方法。包括经皮冠状动脉球囊血管成形术、冠状动脉支架植入术、冠状动脉旋磨术、切割球囊成形术等。以下为PCI适应证。

（1）药物难以控制的心绞痛。

（2）无创检查提示较大面积心肌缺血（缺血面积大于左心室面积的10%）。

（3）冠状动脉病变适合PCI者　①冠状动脉左主干狭窄 ≥ 50%；②前降支近段狭窄 ≥ 70%；③伴左心室功能降低的2支或3支病变。

2. CABG　主要原理是使用自身血管在主动脉和病变的冠状动脉间建立旁路（称为"桥"），使主动脉内的血液跨过血管狭窄的部位直接灌注到狭窄远端，从而恢复心肌血供。适应证包括：①冠状动脉多支血管病变，尤其是合并糖尿病的患者；②冠状动脉左主干病变；③不适合行 PCI 的患者；④心肌梗死后合并室壁瘤，需要同时进行室壁瘤切除的患者；⑤狭窄段的远端管腔通畅，血管供应区有存活心肌。因而，慢性稳定性心绞痛介入治疗临床路径（2009 年版）明确指出，糖尿病伴多支血管复杂病变、严重左心功能不全和无保护左主干病变者，CABG 疗效优于 PCI。

八、健康教育

根据稳定性冠心病临床路径（2016 年版）、稳定性冠心病的规范化诊断与治疗和（或）慢性稳定性心绞痛介入治疗临床路径（2009 年版）患者具体存在或需要注意的健康问题，围绕合理膳食、适量运动、戒烟、限酒、心理平衡、良好睡眠的健康标准，与患者共同制定健康教育计划，通过延伸护理或电话随访等，动态了解患者出院后健康教育计划实施情况，给予及时指导。

第三节　急性冠状动脉综合征

👉案例导入

患者，男，56 岁，既往有冠心病病史，晚餐后 2 小时余出现胸骨后剧烈胸痛，伴濒死感、烦躁、出汗，舌下含服硝酸甘油后 15 分钟效果不佳，家人拨打 120，首诊 BP 90/60 mmHg，心率 100 次/分。心电图提示：$V_1 \sim V_5$ ST 段弓背向上抬高，出现深、宽 Q 波。于起病后 2 小时入院（省级三甲医院）。

请思考：

1. 患者初步诊断是什么？
2. 如何选择治疗方案？

急性冠状动脉综合征（ACS）指冠心病中急性发病的临床类型，包括不稳定型心绞痛（UA）、非 ST 段抬高型心肌梗死（NSTEMI）和 ST 段抬高型心肌梗死（STEMI）。UA 和 NSTEMI 统称非 ST 段抬高型 ACS。其病理生理基础主要为冠状动脉严重狭窄和（或）不稳定性斑块破裂或糜烂所致的急性血栓形成，伴或不伴血管收缩、微血管栓塞，从而引起冠状动脉血流减低和心肌缺血。

一、非 ST 段抬高型 ACS

UA 是介于稳定型心绞痛和 AMI 之间的临床状态，包括除稳定型劳力性心绞痛以外的初发型、恶化型劳力性心绞痛和各型自发性心绞痛。它是 ACS 中的常见类型，若 UA 伴有血清心肌标志物明显升高，即可确立 NSTEMI 的诊断。

（一）发病机制和病理生理

ACS 有着共同的病理生理学基础，即在冠状动脉粥样硬化的基础上，纤维帽较薄，脂质核较大，富含巨噬细胞和 T 淋巴细胞。血管平滑肌细胞含量较少的不稳定性斑块可发生松动、裂纹、破裂或糜烂，致使胶原纤维暴露，促进血栓形成，导致病变血管完全性或非完全性闭塞。非完全性闭塞导致冠脉狭窄性心肌血液灌注减少是 UA/NSTEMI 心肌供氧和需氧之间平衡失调的最常见病因。导致 UA/NSTEMI 的其他原因包括动力性阻塞（冠状动脉收缩）、进行性机械性阻塞、炎症和（或）感染、继发性 UA（即心肌氧耗增加或氧输送障碍），如贫血、感染、甲状腺亢进、心律失常、血液高黏状态或低血压等。

冠状动脉处于慢性进展的病变或粥样硬化形成的斑块，即使导致冠状动脉严重狭窄甚至完全闭塞，由于侧支循环逐渐形成，通常也不一定引发心肌梗死（MI）。若冠状动脉未完全闭塞，保持一定血供，临床上表现出的即为 UA 或 NSTEMI。若冠脉闭塞时间短，累计心肌缺血不足 20 分钟，组织学上无心肌坏死，心肌酶或其他标志物检测正常，心电图呈一过性心肌缺血改变，临床上表现出的即为 UA；若 UA 伴有血清心肌标志物明显升高，累计心肌缺血超过 20 分钟，心电图显示持续性心肌缺血改变而无 ST 段抬高和病理性 Q 波，临床上即诊断为 NSTEMI。

冠脉病变的严重程度，与斑块的大小无直接关系，而主要取决于斑块的稳定性。

（二）临床表现

1. 胸痛特征　UA/NSTEMI 胸部不适的部位、性质与稳定型心绞痛相似，但程度更重、持续时间更长。采用原来缓解心绞痛的措施效果不佳，甚至无效。UA 的临床表现一般至少具有以下三个特征之一。

（1）静息时或夜间发生心绞痛，常持续 20 分钟以上。

（2）新近（2 个月内）发生过心绞痛，且程度严重。

（3）近期心绞痛逐渐加重，包括发作频度、持续时间、疼痛程度和放射到新的部位。

UA 患者中约有 20% 发生 NSTEMI，需要通过血肌钙蛋白和心肌酶检测来判断。UA 和 NSTEMI 患者中很少有严重的左心室功能不全所致的低血压（心源性休克）。

2. 症状　发作时可伴有出汗、皮肤苍白湿冷、恶心、呕吐、心动过速、呼吸困难，听诊可闻及一过性第三心音或第四心音及二尖瓣反流引起的一过性杂音。

3. 分级

（1）Braunwald 分级　是根据 UA 发生的严重程度分为 I、II、III 级。①I 级，严重的初发心绞痛或恶化型心绞痛。在就诊前 2 个月内，出现静息时疼痛，初发的、严重或加剧性心绞痛，每日发作 3 次及其以上，或稳定型心绞痛患者出现了更频繁或更严重的发作，持续时间更长，或诱发体力活动阈值降低的心绞痛。②II 级，静息型亚急性心绞痛。在就诊前 1 个月内发生过 1 次及其以上的静息性心绞痛，但近 48 小时内无发作。③III 级，静息型急性心绞痛。在 48 小时内有 1 次及其以上的静息型心绞痛发作。

（2）临床分级　根据病变基础分为 A、B、C 三级。①A 级，继发性 UA。在冠状动脉狭窄的基础上，同时伴有导致 UA/NSTEMI 的其他病因，如贫血、感染、发热、低血压、快速性心律失常、甲亢、继发于呼吸衰竭的低氧血症等，引起心肌氧供和氧需之间失衡。②B 级，原发性 UA，是 UA 的常见类型。指患者 2 周内未发生过 MI，亦无引发或加重心绞痛发作的心脏外因素存在。③C 级，心肌梗死后 UA。在确诊 MI 后 2 周内发生的 UA，约占 MI 患者的 20%。

（三）辅助检查

1. 心电图检查　应在症状出现 10 分钟内进行。UA 患者发作时 ST 段压低，随症状缓解而完全或部分消失，如 ECG 变化持续 12 小时以上不消失，则提示发生 NSTEMI。NSTEMI 时不出现病理性 Q 波，但可有持续性 ST 段压低 ≥0.1 mV（aVR 导联，有时 V_1 导联 ST 段抬高）或伴对称性 T 波倒置，相应导联的 R 波电压进行性降低。

2. 心肌标志物检查　是鉴别 UA 和 NSTEMI 的主要标准。cTnT 和 cTnI 敏感而可靠，UA 时心肌标记物无异常增高，一旦 cTnT 和 cTnI 升高即表明心肌损害，cTnT 和 cTnI 峰值超过正常 99 百分位时可确诊为 NSTEMI。NSTEMI 时，血 CK－MB 也有明显升高。心肌标记物是否升高，也是非 ST 段抬高型 ACS 危险性分层的重要参考，cTnT 或 cTnI 升高，提示预后较差，CRP 升高也是预后差的指标。

3. 冠状动脉造影和其他入侵性检查　考虑血运重建手术的患者，尤其是经药物治疗症状控制不佳或高危患者，应尽早行冠状动脉造影明确病变情况，以助预后评价和治疗指导。

4. 其他检查　无创性 ECG 负荷试验、超声心动图、放射性核素显像、CT 造影等检查，在早期药物治疗控制症状后，可根据病情需要进行选择，为下一步诊治提供参考。

（四）诊断

对于年龄大于 30 岁的男性和大于 40 岁的女性（有糖尿病病史者年龄提前），主诉符合上述临床表现的心绞痛应考虑 ACS。但注意进行相关检查以资鉴别。

（五）鉴别诊断

1. 急性肺动脉栓塞　临床表现为呼吸困难、剧烈胸痛、咯血、休克，及右心负荷急剧增加的发绀、肺动脉瓣区第二心音亢进、三尖瓣区出现收缩期杂音、颈静脉充盈、肝大、下肢水肿等。心电图显示电轴右偏，I 导联出现 S 波或原有的 S 波加深，Ⅲ 导联出现 Q 波和 T 波倒置，aVR 导联出现高 R 波，胸导联过渡区向左移，右胸导联 T 波倒置等。血乳酸脱氢酶总值增高，但其同工酶 I 和肌酸磷酸激酶不增高。

2. 主动脉夹层分离　虽然胸痛颇似 ACS，但起病即达疼痛高峰，疼痛常放射到背、肋、腹、腰和下肢。两上肢血压和脉搏可有明显差异。X 线胸片提示主动脉增宽，CT 或 MRI 主动脉断层显像以及超声心动图探测到主动脉壁夹层内有液体，可以确诊。

3. 急性心包炎　特别是急性非特异性心包炎，可有较剧烈而持久的心前区疼痛，但常于深呼吸和咳嗽时加重，坐位前倾时减轻。心电图有 ST 段和 T 波变化，除 aVR 外，各导联均有 ST 段弓背向下的抬高，无异常 Q 波出现。

4. 急腹症　急性胰腺炎、消化性溃疡穿孔、急性胆囊炎、胆石症等引发的上腹部疼痛及休克，可能与 ACS 疼痛放射至上腹部者混淆，但病史、体格检查、辅助检查均有助于明确诊断。

5. 其他疾病　如自发性气胸、急性胸膜炎、带状疱疹等心脏以外疾病引起的胸痛，依据特异性体征、X 线胸片和心电图特征不难鉴别。

（六）治疗和药物的二级预防

ACS 属于急症，疾病转归与早发现、早诊断、早治疗密切相关。UA 或 NSTEMI 的治疗目标是稳定斑块、治疗残余心肌缺血、进行长期的二级预防。

1. 一般性治疗 辅助氧疗、吗啡止痛；但不予非甾体类抗炎药物（阿司匹林除外），以防主要心血管事件的发生风险增高。

（1）心电监测 有条件的患者入住冠心病监护病房（CCU），给予持续的心电监护，连续监测 ECG，多次测定心肌标记物，绝对卧床休息至少12小时，应用小剂量镇静剂和抗焦虑药，有明确低氧血症或左心衰时给予吸氧。防治便秘，避免大便时用力。

（2）止痛 如硝酸甘油类药物不能使疼痛迅速缓解者，应立即根据病情选择吗啡、哌替啶、纳洛酮、罂粟碱等止痛剂。给予吗啡后如出现低血压，可仰卧或静脉滴注生理盐水来维持血压，很少需要用升压药；如出现呼吸抑制，应给予纳洛酮0.4~0.8 mg。吗啡禁忌证（低血压和既往过敏史）者可选用哌替啶代替。疼痛较轻者可用罂粟碱30~60 mg肌内注射或口服。

2. 抗心肌缺血药物治疗

（1）硝酸酯类 舌下或静脉（如患者有反复心绞痛发作、难以控制的高血压或心力衰竭）给药。

（2）β受体阻断剂 可用于所有无禁忌证的 UA 和 NSTEMI 患者，可减少心肌缺氧发作和心肌梗死的发展。《非 ST 段抬高型急性冠状动脉综合征诊断和治疗指南（2016）》（下称《NSTE－ACS 诊断和治疗指南（2016）》）建议 β 受体阻断剂应早期（24 小时内）、长期使用，从小剂量开始，并逐渐增至最大耐受剂量。用药目标为静息心率55~60次/分。禁忌证包括：有心力衰竭症状、低心排综合征、进行性心源性休克风险、怀疑冠状动脉痉挛或可卡因诱发的胸痛。

（3）钙通道阻滞剂 主要用于应用 β 受体阻断剂和硝酸酯类药物后仍有持续性心肌缺血或禁用 β 受体阻断剂的患者。

1）非二氢吡啶类 CCB 适用于持续或反复缺血发作、并且存在 β 受体阻断剂禁忌的患者的初始治疗。禁用于有严重左心室功能障碍、心源性休克、PR 间期 > 0.24 秒或二至三度房室传导阻滞而未置入心脏起搏器的患者。

2）二氢吡啶类 CCB 适用于应用 β 受体阻断剂和硝酸酯类药物后，仍然存在心绞痛症状或难以控制的高血压患者；用于可疑或证实血管痉挛性心绞痛的患者时联用 CCB 和硝酸酯类药物。

（4）尼可地尔 是具有硝酸酯样作用的 ATP 敏感的钾通道开放剂，适用于对硝酸酯类不能耐受的 NSTE－ACS 患者。

（5）肾素－血管紧张素－醛固酮系统抑制剂

1）ACEI 适用于所有 LVEF < 40%、高血压病、糖尿病或稳定慢性肾脏病的患者；但急性心肌梗死的前 24 小时内应谨慎使用。

2）ARB 适用于对 ACEI 不耐受的 LVEF < 40% 的心力衰竭或心肌梗死患者。

3）醛固酮受体拮抗剂 心肌梗死后正在接受治疗剂量的 ACEI 和 β 受体阻断剂合并 LVEF ≤ 40%、糖尿病或心力衰竭，且无肾功能不全（男性血肌酐 < 212.5 μmol/L 或女性血肌酐 < 170 μmol/L）或高钾血症的患者。

3. 抗血小板治疗

（1）阿司匹林 是抗血小板治疗的基石。首剂负荷量150~300 mg，长期口服75~100 mg/d。

（2）ADP 受体阻断剂　联用阿司匹林，维持至少 12 个月。替格瑞洛：负荷剂量（首剂加倍）180 mg，维持量 90 mg，2 次/天。氯吡格雷：负荷剂量 300~600 mg，维持量 75 mg/d。

4. 抗凝治疗　尽早用药。

（1）急性期　《NSTE - ACS 诊断和治疗指南（2016）》推荐抗凝联合抗血小板治疗。

1）普通肝素　NSTE - ACS 患者冠状动脉造影前的短期抗凝，70~100 U/kg，术中可在活化凝血时间（ACT）指导下追加普通肝素（ACT ≥ 225 s）。建议 PCI 术中一次性静脉推注普通肝素 85 U/kg 或在联合应用 GPI 时推注普通肝素 60 U/kg。

2）低分子肝素　常用依诺肝素。如果最后一次皮下注射距离 PCI 的时间不足 8 小时，则不需要追加依诺肝素；反之，则需追加依诺肝素（0.3 mg/kg），静脉注射。

3）磺达肝癸钠　2.5 mg/d 皮下注射，药效和安全性最好（I，B）。

4）比伐卢定　是直接凝血酶抑制剂，抗凝可预测性高。

（2）急性期后的抗凝治疗　适用于无卒中或短暂性脑缺血发作（TIA）、高缺血风险者，有低出血风险的 NSTEMI 患者可改用阿司匹林、氯吡格雷或低剂量利伐沙班（2.55 mg，2 次/天）治疗，持续约 1 年。既往有缺血性卒中或 TIA 的患者禁忌。

5. 他汀类药物治疗　所有 ACS 患者应在入院 24 小时内评估空腹血脂谱，做到早期、长期使用他汀类药物治疗。对已接受中等剂量他汀类药物治疗但 LDL - C 仍不低于 1.8 mmol/L 的患者，可增加他汀类药物剂量或联合依折麦布进一步降低 LDL - C。

6. 血运重建治疗　对强化药物治疗后仍有心绞痛复发或负荷试验强阳性者可考虑选用 PCI 或 CABG 血运重建策略。

（七）健康教育

根据《NSTE - ACS 诊断和治疗指南（2016）》及五项健康标准，与患者共同制定健康教育计划，通过延伸护理或电话随访等，动态了解患者出院后健康教育计划实施情况，给予及时指导。

二、ST 段抬高型心肌梗死

（一）概述

心肌梗死是在冠状动脉病变的基础上，发生冠状动脉血供急剧减少或中断，使相应的心肌严重而持久地急性缺血所致的部分心肌急性坏死。临床表现为胸痛，急性循环功能障碍，反映心肌急性缺血、损伤和坏死一系列特征性心电图演变以及血清心肌酶和心肌结构蛋白的变化。

根据《2015 急性 ST 段抬高型心肌梗死诊断和治疗指南》，将心肌梗死分为 5 型。

（1）1 型　自发性心肌梗死。由于动脉粥样斑块破裂、溃疡、裂纹、糜烂或夹层，引起一支或多支冠状动脉血栓形成，导致心肌血流减少或远端血小板栓塞伴心肌坏死。患者大多有严重的冠状动脉病变，少数患者冠状动脉仅有轻度狭窄甚至正常。

（2）2 型　继发于心肌氧供需失衡的心肌梗死。除冠状动脉病变外的其他情形引起心肌需氧与供氧失衡，导致心肌损伤和坏死。例如，冠状动脉内皮功能异常、冠状动脉痉挛或栓塞、心动过速或过缓性心律失常、贫血、呼吸衰竭、低血压、高血压伴或不伴左心室肥厚。

（3）3 型　心脏性猝死。

（4）4 型　包括 4a 型和 4b 型。

1）4a 型　经皮冠状动脉介入治疗相关心肌梗死。

2）4b 型　支架血栓形成引起的心肌梗死。

（5）5 型　外科冠状动脉旁路移植术相关心肌梗死。

本内容主要阐述 1 型心肌梗死，即缺血相关的自发性急性 STEMI。

（二）发病机制和病理生理

1. 不稳定性斑块　是 STEMI 的病理基础。研究表明，炎性反应、细胞凋亡、冠脉管腔内压力升高、冠脉血管张力增加或痉挛、心动过速时心室过度收缩和扩张所产生的剪切力以及斑块滋养血管破裂等因素，是不稳定斑块破裂的主要机制。了解不稳定性斑块形成、破裂的机制，对 1 型心肌梗死的发生、发展干预有着重要意义。

2. 血栓形成　斑块破裂和血栓形成是 STEMI 的主要机制。不稳定性斑块破裂后，由于胶原纤维暴露，血小板聚集，血栓形成，进而冠状动脉管腔急性完全闭塞，血供完全停止，导致所供区域心室壁心肌透壁性坏死，临床上即表现为典型的 STEMI。

3. 心肌坏死　变更过程始发于冠状动脉闭塞后 20～30 分钟，此时有少数心肌坏死，1～2 小时后，大部分缺血区域心肌呈凝固性坏死，心肌间质充血、水肿、伴大量炎细胞浸润，以后坏死的心肌纤维逐渐溶解，形成肌溶灶，随后渐有肉芽组织形成。1～2 周后，坏死组织开始吸收，坏死局部逐渐纤维化。6～8 周后形成陈旧性或愈合性 MI。

4. 心室重构　MI 发生后，机体启动交感神经系统兴奋、肾素 - 血管紧张素 - 醛固酮系统激活和 Frank - Starling 等代偿机制，与左心室重构协同达到调节心搏量、心排血量、左室舒张末期压的作用。心室重构是左室腔大小、形态和厚度发生变化的总称。心室重构是左室扩张和非梗死心肌肥厚等因素的综合结果，其过程反映了左室功能和患者的预后。重构主要表现为梗死区变薄和拉长，称为梗死区扩展，其特征是梗死区不成比例的变薄和扩张。梗死扩展后，心力衰竭和室壁瘤等致命性并发症发生率增高，严重者可发生心室破裂；心室肌存活部分的扩大也与重构有密切关系。在大面积梗死的情况下，为维持心搏量，有功能的心肌增加了额外负荷，心肌代偿性肥厚，最终导致代偿性心室扩张。心室扩张程度取决于心梗范围、相关动脉开放迟早和心室非梗死区的局部肾素 - 血管紧张素系统的激活程度。心室扩张的危险结局是心室扩张到一定程度可导致心脏整体功能障碍，即发生心力衰竭。此外，心室扩大及不同部位心肌的电生理特性不一致，增加了患者出现致命性心律失常的风险。

> **考点提示**
>
> 心肌梗死最常发生的部位。

（三）临床表现

1. 诱发因素　多在春、冬季节发病，与气候寒冷、气温变化大有关。常见的诱发因素包括剧烈运动、创伤、情绪波动、饱餐、急性失血、失血性或感染性休克、发热、低血糖及各种原发心、肺疾病发作等。

2. 先兆　半数以上患者在发病前数日有乏力、胸部不适及活动时心悸、气急、烦躁、心绞痛等前驱症状。其中，当新发生心绞痛（初发型心绞痛）或原有心绞痛发作较以往频繁、剧烈、持久、硝酸甘油疗效差，心电图一过性明显抬高（变异型心绞痛）或压低，T

波倒置或增高（"假性正常化"）时，应警惕近期内发生 MI 的可能。

3. 症状　根据梗死面积大小、部位、发展速度和原来心脏的功能情况不同而不同。

（1）胸痛　大多数急性期心肌梗死患者的最典型症状即为胸痛。需要注意评估胸痛的部位、性质、持续时间、放射部位、诱因及缓解因素等。70%～80% 的急性心肌梗死的胸痛部位和性质类似心绞痛，但程度更重，范围较广，持续时间可长达数小时或数天，休息或含服硝酸甘油片多不能缓解，患者伴烦躁不安、出汗、恐惧，有濒死感。20%～30% 的患者症状不典型，如疼痛放射至颈部、咽喉、下颌、上腹部、腰部、背部、左下肢、左腹股沟等，有的出现偏头痛、牙痛，若是同时伴有胸闷、憋气、出汗、恶心、呕吐甚至晕厥等部分症状时，应警惕急性心梗的可能；还有少部分患者表现为无痛性心梗，多见于糖尿病、闭塞性脑血管病或心衰的老年人，这类患者仅出现轻微的胸闷或上腹部堵闷、不适、恶心、憋气等症状，极易漏诊或误诊，应高度警惕。

（2）心律失常　见于 75%～95% 的患者，多发生于起病后 1～2 周，尤其是起病后 24 小时内。各种心律失常都可发生，最常见的是室性心律失常，其中又以室性期前收缩多见，如室性期前收缩频发（每分钟 5 次以上）或成对出现，心电图上表现为多源性或落在前一心搏的易损期时，常预示即将发生室性心动过速或心室颤动。因而，心律失常是急性心肌梗死早期死亡的重要原因之一。

（3）心力衰竭　发生率为 20%～48%，主要是急性左心衰竭。可在起病最初数日内发生，或在疼痛、休克好转阶段出现，为梗死后心脏舒缩力显著减弱或不协调所致。出现呼吸困难、咳嗽、发绀、烦躁等，严重时可有肺水肿，或进而发生颈静脉怒张、肝大、水肿等右心衰表现。右心室 MI 者，一开始即可再现右心衰竭的表现。根据有无心力衰竭及其程度，按 Killip 分级法将 STEMI 的心功能分为四级（表 7-1）。

表 7-1　Killip 心功能分级法

分级	症状与体征
I	无明显的心力衰竭
II	有左心衰竭，肺部湿性啰音少于 50% 肺野，可出现第三心音奔马律、持续性窦性心动过速，有肺淤血的 X 线表现
III	肺部湿性啰音超过 50% 肺野，可出现急性肺水肿
IV	心源性休克、BP < 90 mmHg、发绀、呼吸困难、少尿、皮肤湿冷

（4）低血压和休克　疼痛时血压下降常见，不一定是休克，但如疼痛缓解后血压仍低于 80 mmHg，并伴有烦躁不安、皮肤湿冷、面色苍白、大汗淋漓、脉搏细数、尿量减少（< 20 ml/h），即是休克表现。主要是心肌广泛（40% 以上）坏死，心排血量急剧下降所致；神经反射引起的周围血管扩张为次要因素；其他如糖尿病、高龄等，也属于参与构成心源性休克的危险因子。

（5）胃肠道症状　如恶心、呕吐、上腹胀痛、肠胀气，与迷走神经受坏死心肌刺激和心排血量减少、组织灌注不足有关。若梗死发生在下壁，还可能出现呃逆。

（四）辅助检查

1. 心电图检查　对疑似 STEMI 的胸痛患者，应在首次医疗接触（FMC）后 10 分钟内记录 12 导联心电图（下壁和/或正后壁心肌梗死时需加做 V_3R～V_5R 和 V_7～V_9 导联）。典型的 STEMI 在面向透壁心肌坏死区的导联上出现以下特征性改变：①宽而深的 Q 波；②ST 段抬高呈弓背向上型；③T 波倒置，宽而深，两肢对称，在背向梗死区的导联上则出现相反的改变，即 R 波增高、ST 段压低、T 波直立并增高。超急期心电图可表现为异常高大且两支不对称的 T 波。首次心电图不能明确诊断时，需在 10 ~ 30 分钟后复查。与既往心电图进行比较有助于诊断。左束支阻滞患者发生心肌梗死时，心电图诊断困难，需结合临床情况仔细判断。应尽早开始心电监测，以发现恶性心律失常。

> **考点提示**
> 急性下壁心肌梗死最易合并房室传导阻滞。

2. 心肌标志物检查 cTn 是诊断心肌坏死最特异和敏感的首选心肌损伤标志物，通常在 STEMI 症状发生后 2 ~ 4 小时开始升高，10 ~ 24 小时达到峰值，并可持续 7 ~ 14 天。CK - MB 对判断心肌坏死的临床特异性较高，STEMI 时其测值超过正常上限并有动态变化。溶栓治疗后梗死相关动脉开通时，CK - MB 峰值前移（14 小时以内）。CK - MB 测定也适于诊断再发心肌梗死。肌红蛋白测定有助于 STEMI 早期诊断，但特异性较差。

3. 其他实验室检查 AMI 发病 1 周内白细胞可增至（10 ~ 20）×10^9/L，中性粒细胞多在 75% ~ 90%，嗜酸性粒细胞减少或消失；急性期炎症标志物（如 C 反应蛋白）增加，血沉增快；对血小板、血生化、血脂、凝血功能等行常规检查，有助于评估并发症和预后。

4. 超声心动图检查 影像学检查有助于对急性胸痛患者进行鉴别诊断和危险分层。对症状和心电图能够明确诊断的 STEMI 患者，应尽早给予再灌注及其他相关治疗，而不需等待心肌损伤标志物和（或）影像学检查结果。

5. 选择性冠状动脉造影术检查 用于考虑行介入治疗者，可明确冠状动脉闭塞部位。

（五）诊断和危险分层

1. 诊断 WHO 的 AMI 诊断标准依据是典型的临床表现、特征性的心电图改变和血清心肌坏死标志物水平动态改变，3 项中具备 2 项特别是后 2 项即可确诊。无症状患者应密切关注年龄、伴随症状及基础疾病，凡年老患者突然发生休克、严重心律失常、心力衰竭、上腹胀痛或呕吐等表现而原因未明者，或原有高血压突然降低且无原因可寻者，以及糖尿病、闭塞性脑血管病患者出现疑似伴随症状时，宜先按 AMI 处理，同时在短期内反复进行心电图、血清心肌坏死标志物水平测定，以便尽早确诊。

2. 危险分层 冠状动脉造影可为 STEMI 风险分层提供重要信息。

（1）死亡风险增加的独立危险因素 ①年龄 >70 岁；②前壁 MI；③多部位（2 个部位以上）MI；④伴有血流动力学不稳定元素，如低血压（收缩压 <100 mmHg）、窦性心动过速（心率 >100 次/分）、严重室性心律失常、快速心房颤动、肺水肿或心源性休克；⑤左右束支传导阻滞源于 AMI；⑥既往有 MI 病史；⑦Killip 分级 Ⅱ ~ Ⅳ 级；⑧cTn 明显升高；⑨合并有糖尿病和未控制的高血压。

（2）病死率增高的因素 溶栓治疗失败、伴有右心室梗死和血流动力学异常的下壁心肌梗死患者。

（3）死亡风险增大的因素 合并机械性并发症的 STEMI 患者。

（六）鉴别诊断

STEMI 应与主动脉夹层、急性心包炎、急性肺动脉栓塞、气胸和消化道疾病（如反流性食管炎）等引起的胸痛相鉴别。向背部放射的严重撕裂样疼痛伴有呼吸困难或晕厥，但无典型的 STEMI 心电图变化者，应警惕主动脉夹层。急性心包炎表现发热、胸膜刺激性疼痛，向肩部放射，前倾坐位时减轻，部分患者可闻及心包摩擦音，心电图表现为 PR 段压低、ST 段呈弓背向下型抬高，无镜像改变。肺栓塞常表现为呼吸困难，血压降低，低氧血症。气胸可以表现为急性呼吸困难、胸痛和患侧呼吸音减弱。消化性溃疡可有胸部或上腹部疼痛，有时向后背放射，可伴晕厥、呕血或黑便。急性胆囊炎可有类似 STEMI 的症状，但有右上腹触痛。这些疾病均不出现 STEMI 的心电图特点和演变过程。

（七）治疗

早期、快速和完全地开通梗死相关动脉是改善 STEMI 患者预后的关键。

1. 一般性治疗

（1）休息　发病后立即处于卧位状态，舒缓紧张心理，积极配合治疗。

（2）吸氧　立即吸氧。合并左心衰竭（肺水肿）和（或）机械并发症的患者常伴严重低氧血症，需面罩加压给氧或气管插管并机械通气

（3）生命体征监测　立即给予心电、血压和血氧饱和度监测，及时发现和处理心律失常、血流动力学异常及低氧血症。

（4）有效镇痛　开通阻塞血管是恢复缺血心肌供血的关键和有效解除疼痛的根本方法。心肌再灌前伴剧烈胸痛的患者应迅速给予有效镇痛剂，如静脉注射吗啡 3 mg，必要时间隔 5 分钟重复 1 次，总量不宜超过 15 mg。

（5）保持大便通畅　注意保持患者大便通畅，必要时使用缓泻剂，避免用力排便导致心脏破裂、心律失常或心力衰竭等。

2. 再灌注治疗　包括溶栓治疗、介入治疗和 CABG。

（1）溶栓治疗　无法在有效的时间窗（120 分钟）内转移至医院并实施直接冠脉介入治疗（PPCI）的 STEMI 患者，溶栓治疗是早期再灌注治疗的重要组成部分。

1）院前溶栓的意义及时机　与院内溶栓相比，院前溶栓治疗的早期死亡率降低 17%（而院内溶栓降低死亡率 3%），尤其是发病时间 < 120 分钟的患者，有条件时可在救护车上开始溶栓治疗。对于发病早期的患者，预计从 FMC 开始 120 分钟以上才能完成 PCI 的患者，应在 30 分钟内给予溶栓治疗。

2）院前溶栓的适应证　开展院前溶栓治疗的适应证应具备以下全部 4 个条件：①急性胸痛持续 30 分钟以上，但未超过 12 小时；②心电图相邻 2 个或更多导联 ST 段抬高在肢体导联≥0.1 mV、胸导联≥0.2 mV，或新出现的完全性左（或右）束支传导阻滞；③年龄≤75 周岁；④不能在 120 分钟内完成 PPCI。

3）院前溶栓的注意事项　①院前溶栓的禁忌证。溶栓治疗最常发生的不良反应是出血，因此，溶栓前必须排除出血高危者（表 7-2），具备相对禁忌证的患者原则上尽可能不要在院前溶栓。②院前溶栓需签知情同意书。由于院前溶栓利弊分明，应严格按照《ST 段抬高型急性心肌梗死院前溶栓治疗中国专家共识》（下简称《中国专家共识》）填写筛查表（见附录1），扩大院前溶栓获益率和排除禁忌，降低风险率；同时，应告知风险获益，签署院前溶栓知情同意书，让患方知晓溶栓治疗是"显著获益、低概率风险"的救命性抢救措施，必须"快"，但存在少数患者可能会发生威胁生命的严重出血事件的可能性。

表 7 - 2 溶栓治疗禁忌证

项目	症状
绝对禁忌证	既往颅内出血史或未知部位的脑卒中史
	近 6 个月内有缺血性脑卒中发作
	中枢神经系统损伤、神经系统肿瘤或动静脉畸形
	近 2 个月出现过重大创伤、外科手术或头部损伤
	近 1 个月内有胃肠道出血
	已知原因的出血性疾病（月经除外）
	明确、高度怀疑或不能排除主动脉夹层
	24 小时内接受过不可压迫的穿刺术（如肝活检、腰椎穿刺术）
相对禁忌证	近 6 个月内发生短暂性脑缺血发作
	口服抗凝药治疗中
	妊娠或产后 1 周
	难治性高血压（收缩压 > 180 mmHg 和/或舒张压 > 110 mmHg）
	晚期肝脏疾病
	感染性心内膜炎
	活动性消化性溃疡
	长时间或有创性复苏

4）溶栓与抗凝、抗血小板治疗联合　溶栓治疗期间及之后联合使用抗凝和抗血小板治疗是防止血管再闭塞的关键。目前，在临床应用的主要溶栓药物有两类，一类是非特异性纤溶酶原激活剂，包括尿激酶、链激酶，此类不适合院前溶栓治疗；另一类是特异性纤溶酶原激活剂，较适合院前溶栓治疗使用，包括重组人尿激酶原（Pro - UK）、阿替普酶（rt-PA）、瑞替普酶（rPA）和替奈普酶（rhTNK - tPA）。抗凝药物《中国专家共识》推荐普通肝素或依诺肝素为院前溶栓辅助抗凝。溶栓开始后 60 ~ 180 分钟内应密切监测临床症状、心电图 ST 段变化及心律失常。

5）血管再通的判断　包括冠脉造影和间接判断。

血管再通的间接判断指标包括：①60 ~ 90 分钟内心电图抬高的 ST 段至少回落 50%。②cTn 峰值提前至发病 12 小时内，CK - MB 酶峰提前到 14 小时内。③2 小时内胸痛症状明显缓解。④2 ~ 3 小时内出现再灌注心律失常，如加速性室性自主心律、房室传导阻滞（AVB）、束支阻滞突然改善或消失，或下壁心肌梗死患者出现一过性窦性心动过缓、窦房传导阻滞，伴或不伴低血压。上述 4 项中，心电图变化和心肌损伤标志物峰值前移最重要。

冠状动脉造影判断标准　根据 TIMI 分级将冠状动脉造影所示血流情况分为 4 级。①TIMI 0 级：梗死相关冠状动脉完全闭塞，远端无造影剂通过。②TIMI 1 级：少量造影剂通过血管阻塞处，但远端冠状动脉不显影。③TIMI 2 级：梗死相关冠状动脉完全显影但与正常血管相比血流较缓慢。④TIMI 3 级：梗死相关冠状动脉完全显影且血流正常。达到 2 ~ 3 级血流表示血管再通，但 2 级为通而不畅。

6）溶栓后处理　溶栓后尽早将患者转运到有 PCI 条件的医院，溶栓成功者于 3 ~ 24 小时进行冠状动脉造影和血运重建治疗，溶栓失败者尽早实施挽救性 PCI。

（2）介入治疗　原则①优先将发病 12 小时内的 STEMI 患者（特别是 FMC 后 90 分钟内

能实施直接 PCI 者）送至可行直接 PCI 的医院，并尽可能绕过急诊室和冠心病监护病房或普通心脏病房，直接将患者送入心导管室行直接 PCI；②对已经到达无直接 PCI 条件医院的患者，若能在 FMC 后 120 分钟内完成转运 PCI，则应将患者转运至可行 PCI 的医院实施直接 PCI；③有 PCI 设备但不能独立进行 PCI 的医院可请有资质的医生到院内实施直接 PCI。

（3）CABG　当 STEMI 患者出现持续或反复缺血、心源性休克、严重心力衰竭，而冠状动脉解剖特点不适合行 PCI 或出现心肌梗死机械并发症时，需外科手术修复时可选择急诊 CABG。

3. 抗栓治疗　STEMI 的主要原因是冠状动脉内斑块破裂诱发血栓性阻塞。因此，抗栓治疗（包括抗血小板和抗凝）十分必要。

（1）抗血小板治疗　包括阿司匹林、P2Y12 受体抑制剂、GPI 的应用。

（2）抗凝治疗　包括普通肝素、比伐卢定、依诺肝素、磺达肝癸钠和华法林的选择和应用。

4. 其他药物治疗　抗心肌缺血（β 受体阻断剂、硝酸酯类、钙通道阻滞剂的应用）和其他治疗（ACEI 和 ARB、醛固酮受体阻断剂、他汀类药物的应用）

5. 右心室梗死　大多与下壁心肌梗死同时发生，也可单独出现。右胸前导联（尤为 V_4R）ST 段抬高 ≥0.1 mV 高度提示右心室梗死，所有下壁心肌梗死的患者均应记录右胸前导联心电图。超声心动图检查可有助于诊断。右心室梗死易出现低血压，但很少伴发心源性休克。预防和治疗原则是维持有效的右心室前负荷，避免使用利尿剂和血管扩张剂。若补液 500～1000 ml 后血压仍不回升，应静脉滴注血管活性药（例如多巴酚丁胺或多巴胺）。合并房颤及 AVB 者应尽早治疗，维持窦性心律和房室同步十分重要。右心室梗死患者应尽早施行再灌注治疗。

6. 并发症的处理　常见并发症包括心律失常、心力衰竭、心源性休克等。

（1）心律失常　STEMI 急性期持续性和（或）伴血流动力学不稳定的室性心律失常需要及时处理。心室颤动（室颤）或持续多形性室速者应立即行非同步直流电除颤。单形性室速伴血流动力学不稳定或药物疗效不满意时，也应尽早采用同步直流电复律。室颤可增加 STEMI 患者院内病死率，但与远期病死率无关。有效的再灌注治疗、早期应用 β 受体阻断剂、纠正电解质紊乱，可降低 STEMI 患者 48 小时内室颤发生率。长期口服 β 受体阻断剂将提高 STEMI 患者远期生存率。对于室速经电复律后仍反复发作的患者《2015 急性 ST 段抬高型心肌梗死诊断和治疗指南》（简称《2015 诊治指南》）建议静脉应用胺碘酮联合 β 受体阻断剂治疗。

（2）心力衰竭　处理见相关章节。

（3）心源性休克　处理见相关章节。

（八）健康教育

根据《2015 诊治指南》和患者情况对其进行针对性健康教育。如永久戒烟，合理膳食，控制总热量和减少饱和脂肪酸、反式脂肪酸以及胆固醇摄入（＜200 mg/d），监测血糖，无禁忌证者长期服用阿司匹林、ACEI 和 β 受体阻断剂等。与患者共同制定适合本人的二级预防计划，出院后通过电话随访，借助网络平台进行适时指导、监督。

本章小结

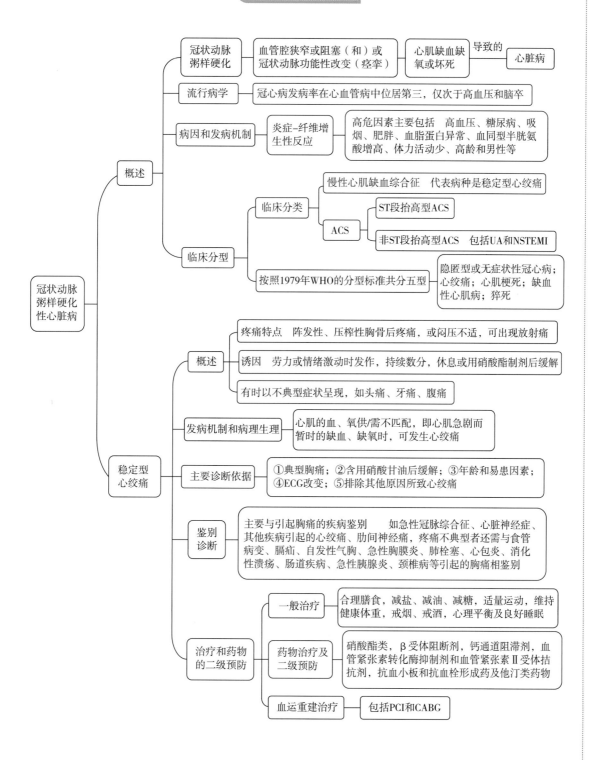

冠状动脉粥样硬化性心脏病

概述
- 冠状动脉粥样硬化 —— 血管腔狭窄或阻塞（和）或冠状动脉功能性改变（痉挛） —— 心肌缺血缺氧或坏死 —导致的→ 心脏病
- 流行病学 —— 冠心病发病率在心血管病中位居第三，仅次于高血压和脑卒
- 病因和发病机制 —— 炎症-纤维增生性反应 —— 高危因素主要包括 高血压、糖尿病、吸烟、肥胖、血脂蛋白异常、血同型半胱氨酸增高、体力活动少、高龄和男性等
- 临床分型
  - 临床分类
    - 慢性心肌缺血综合征 代表病种是稳定型心绞痛
    - ACS
      - ST段抬高型ACS
      - 非ST段抬高型ACS 包括UA和NSTEMI
  - 按照1979年WHO的分型标准共分五型 —— 隐匿型或无症状性冠心病；心绞痛；心肌梗死；缺血性心肌病；猝死

稳定型心绞痛
- 概述
  - 疼痛特点 阵发性、压榨性胸骨后疼痛，或闷压不适，可出现放射痛
  - 诱因 劳力或情绪激动时发作，持续数分，休息或用硝酸酯制剂后缓解
  - 有时以不典型症状呈现，如头痛、牙痛、腹痛
- 发病机制和病理生理 —— 心肌的血、氧供/需不匹配，即心肌急剧而暂时的缺血、缺氧时，可发生心绞痛
- 主要诊断依据 —— ①典型胸痛；②含用硝酸甘油后缓解；③年龄和易患因素；④ECG改变；⑤排除其他原因所致心绞痛
- 鉴别诊断 —— 主要与引起胸痛的疾病鉴别 如急性冠脉综合征、心脏神经症、其他疾病引起的心绞痛、肋间神经痛，疼痛不典型者还需与食管病变、膈疝、自发性气胸、急性胸膜炎、肺栓塞、心包炎、消化性溃疡、肠道疾病、急性胰腺炎、颈椎病等引起的胸痛相鉴别
- 治疗和药物的二级预防
  - 一般治疗 —— 合理膳食，减盐、减油、减糖，适量运动，维持健康体重，戒烟、戒酒，心理平衡及良好睡眠
  - 药物治疗及二级预防 —— 硝酸酯类，β受体阻断剂，钙通道阻滞剂，血管紧张素转化酶抑制剂和血管紧张素Ⅱ受体拮抗剂，抗血小板和抗血栓形成药及他汀类药物
  - 血运重建治疗 —— 包括PCI和CABG

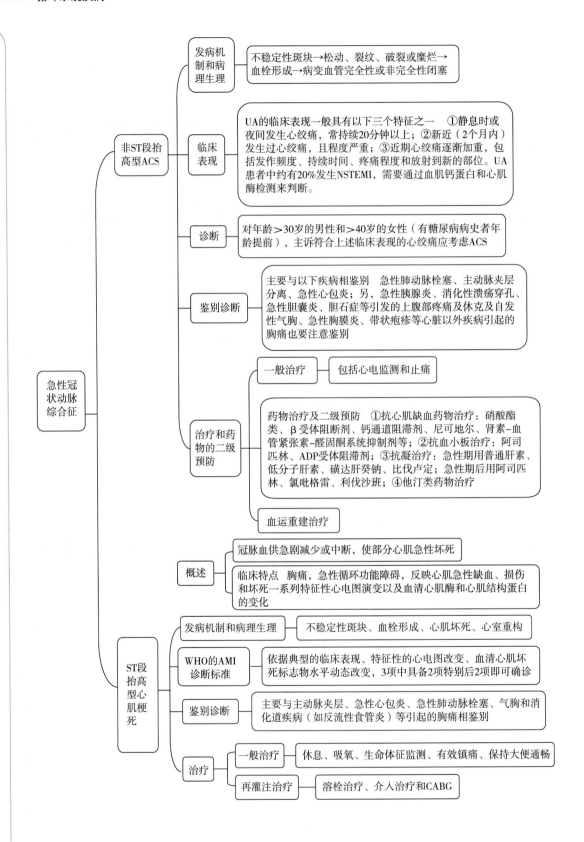

急性冠状动脉综合征

非ST段抬高型ACS

- 发病机制和病理生理 —— 不稳定性斑块→松动、裂纹、破裂或糜烂→血栓形成→病变血管完全性或非完全性闭塞

- 临床表现 —— UA的临床表现一般具有以下三个特征之一 ①静息时或夜间发生心绞痛，常持续20分钟以上；②新近（2个月内）发生过心绞痛，且程度严重；③近期心绞痛逐渐加重，包括发作频度、持续时间、疼痛程度和放射到新的部位。UA患者中约有20%发生NSTEMI，需要通过血肌钙蛋白和心肌酶检测来判断。

- 诊断 —— 对年龄>30岁的男性和>40岁的女性（有糖尿病病史者年龄提前），主诉符合上述临床表现的心绞痛应考虑ACS

- 鉴别诊断 —— 主要与以下疾病相鉴别 急性肺动脉栓塞、主动脉夹层分离、急性心包炎；另，急性胰腺炎、消化性溃疡穿孔、急性胆囊炎、胆石症等引发的上腹部疼痛及休克及自发性气胸、急性胸膜炎、带状疱疹等心脏以外疾病引起的胸痛也要注意鉴别

- 治疗和药物的二级预防
  - 一般治疗 —— 包括心电监测和止痛
  - 药物治疗及二级预防 ①抗心肌缺血药物治疗：硝酸酯类、β受体阻断剂、钙通道阻滞剂、尼可地尔、肾素-血管紧张素-醛固酮系统抑制剂等；②抗血小板治疗：阿司匹林、ADP受体阻滞剂；③抗凝治疗：急性期用普通肝素、低分子肝素、磺达肝癸钠、比伐卢定；急性期后用阿司匹林、氯吡格雷、利伐沙班；④他汀类药物治疗
  - 血运重建治疗

ST段抬高型心肌梗死

- 概述
  - 冠脉血供急剧减少或中断，使部分心肌急性坏死
  - 临床特点 胸痛，急性循环功能障碍，反映心肌急性缺血、损伤和坏死一系列特征性心电图演变以及血清心肌酶和心肌结构蛋白的变化

- 发病机制和病理生理 —— 不稳定性斑块、血栓形成、心肌坏死、心室重构

- WHO的AMI诊断标准 —— 依据典型的临床表现、特征性的心电图改变、血清心肌坏死标志物水平动态改变，3项中具备2项特别后2项即可确诊

- 鉴别诊断 —— 主要与主动脉夹层、急性心包炎、急性肺动脉栓塞、气胸和消化道疾病（如反流性食管炎）等引起的胸痛相鉴别

- 治疗
  - 一般治疗 —— 休息、吸氧、生命体征监测、有效镇痛、保持大便通畅
  - 再灌注治疗 —— 溶栓治疗、介入治疗和CABG

目标检测

一、选择题

【A1／A2 型题】

扫码"练一练"

1. 据《中国心血管病报告 2017》数据显示，冠心病发病率在心血管病中位居第几位，推算约几万

A. 1；27000　　　　　　　　B. 2；1300

C. 3；1100　　　　　　　　D. 4；500

E. 5；450

2. 针对《中国卫生和计划生育统计年鉴（2016）》，下列关于 2015 年中国城市和农村居民冠心病死亡率继续 2012 年以来的描述正确的是

A. 有下降趋势

B. 农村地区冠心病死亡率明显下降

C. 农村地区冠心病死亡率较城市下降缓慢

D. 2015 年农村居民已略高于城市居民水平

E. 45 岁以下人群发病率得到控制

3. 大量研究表明，动脉粥样硬化的形成是除下列哪项外的多因素参与的结果

A. 动脉壁细胞、细胞外基质　　　B. 血液成分

C. 局部血流动力学　　　　　　　D. 肾素 - 血管紧张素 - 醛固酮系统

E. 环境及遗传学

4. 下列可引起心绞痛的是

A. 中枢功能障碍　　　　　　　　B. 心脏泵功能障碍

C. 呼吸衰竭　　　　　　　　　　D. 酸中毒

E. 心肌的血、氧供应与需求不匹配

5. 下列与诊断 UA 不吻合的是

A. 冠状动脉未完全闭塞，保持一定血供

B. 冠脉闭塞时间短，累计心肌缺血小于 30 分钟

C. 组织学上无心肌坏死

D. 心肌酶或其他标志物检测正常

E. 心电图呈一过性心肌缺血改变

6. cTnT 和 cTnI 峰值超过正常多少百分位时，可确诊为 NSTEMI

A. 65　　　　　　　　　　　　B. 75

C. 85　　　　　　　　　　　　D. 95

E. 99

7. 心电图有 ST 段和 T 波变化，除 aVR 外，各导联均有 ST 段弓背向下的抬高，无异常 Q 波出现，诊断的是

A. 急性肺动脉栓塞　　　　　　　B. 风湿性冠状动脉炎

C. 严重主动脉瓣狭窄　　　　　　　D. 急性心包炎

E. 主动脉夹层分离

【A3/A4 型题】

（8~12 题共用题干）患者，男，52 岁，近 2 年来在重体力劳动或剧烈运动后感胸闷不适，休息后能自行缓解。近日来参加急步行走运动后，多次出现胸闷不适，舌下含服硝酸甘油后缓解，疑患"冠心病"来就诊。体格检查：BP 160/90 mmHg，有"高血压"病史，服用"贝那普利和氨氯地平"等药。有吸烟史 30 年。心电图显示：V_1、V_2、V_3 导联 ST 段压低，T 波倒置。入院初步诊断为稳定型心绞痛。

8. 该患者的诊断依据不包括

A. 疼痛时间很少超过 15 分钟　　　B. 胸闷不适

C. 重体力劳动、运动后发病　　　　D. 休息或舌下含服"硝酸甘油"后缓解

E. V_1、V_2、V_3 导联 ST 段压低，T 波倒置

9. 患者存在的独立高危因素是

A. 年龄　　　　　　　　　　　　　B. 高血压

C. 体力活动少　　　　　　　　　　D. 重力劳动

E. 肥胖

10. 心绞痛一般于休息或舌下含服硝酸甘油片几分钟内缓解，很少超过几分钟

A. 1~2；5　　　　　　　　　　　　B. 2~3；10

C. 5；15　　　　　　　　　　　　　D. 2~3；15

E. 5；10

11. 心绞痛发作时 ECG 可见以 R 波为主的导联中 ST 段压低多少 mV 以上

A. 0.5　　　　　　　　　　　　　　B. 0.3

C. 0.1　　　　　　　　　　　　　　D. 0.25

E. 0.05

12. 下列哪种药物具有兼顾降压及降低心肌耗氧量作用，对患者二级预防效果较好

A. 钙通道阻滞剂　　　　　　　　　B. 硝酸酯类

C. β 受体阻断剂　　　　　　　　　D. 血管紧张素 Ⅱ 受体拮抗剂

E. 血管紧张素转化酶抑制剂

（13~15 题共用题干）患者，男，56 岁，既往有冠心病病史，晚餐后 2 小时余出现胸骨后剧烈胸痛，伴濒死感、烦躁、出汗，舌下含服硝酸甘油后 15 分钟效果不佳，家人拨打 120，首诊 BP 90/60 mmHg，心率 100 次/分。心电图提示：V_1~V_5 ST 段弓背向上抬高，出现深、宽 Q 波。于起病后 2 小时入院（省级三甲医院）。

13. 该患者的发病机制和病理生理不包括

A. 不稳定性斑块　　　　　　　　　B. 血栓形成

C. 主动脉夹层分离　　　　　　　　D. 心肌坏死

E. 心室重构

14. 120 救护车到达后应在几分钟内记录 12 导联心电图（下壁和/或正后壁心肌梗死时需加做 V_3R~V_5R 和 V_7~V_9 导联）

A. 5

B. 10

C. 15

D. 20

E. 30

15. 若无禁忌证，该患者获益最大的治疗方案是

A. 直接 PCI

B. 溶栓

C. 溶栓后 3 ~ 24 小时内行 PCI

D. CABG

E. 综合治疗

【X 型题】

16. 按照 1979 年 WHO 的分型标准将冠心病分为以下哪些类型

A. 隐匿型或无症状性冠心病

B. 心绞痛

C. 心肌梗死

D. 缺血性心肌病

E. 猝死

17. 对不能排除主动脉夹层分离的 ACS，以资鉴别的检查包括

A. ECG

B. X 线胸片

C. CT

D. MRI

E. 超声心动图

18. 非 ST 段抬高型 ACS 应尽早抗凝治疗，急性期常用的药物包括

A. 普通肝素

B. 低分子肝素

C. 磺达肝癸钠

D. 比伐卢定

E. 氯吡格雷

19. 冠心病患者健康指标包括

A. 合理膳食

B. 适量运动

C. 戒烟限酒

D. 心理平衡

E. 良好睡眠

20. ST 段抬高型心肌梗死的主要并发症包括

A. 心律失常

B. 心力衰竭

C. 低血压和休克

D. 呼吸衰竭

E. 胃肠道症状

二、简答题

患者，男，61 岁，因晨练时与人争吵后出现心前区不适来诊。患者有过类似病史，休息后症状能缓解。患者有吸烟史近 40 年，遇到不愉悦事件时会干扰睡眠。体重指数在正常参考值范围内。

问题：

（1）患者可能的诊断是什么？主要症状从哪些方面描述？

（2）该患者需要与哪些疾病相鉴别？

（宋思源）

第八章　心律失常

扫码"学一学"

扫码"学一学"

> ### 学习目标
>
> 1. **掌握**　心律失常、期前收缩、室上性心动过速、房颤的概念及心电图特点。
> 2. **熟悉**　抗心律失常药物的应用机制。
> 3. **了解**　通过分析心电图特征对心律失常进行初步判断并进行处置的方法。
> 4. 能运用正确的临床思维方法对心血管系统疾病进行诊断及鉴别诊断，并做出正确处理。
> 5. 具有人文关怀意识。

第一节　概　　述

> 👉 **案例导入**
>
> 　　患者，58 岁，男性。因"发作性心慌 4 天，再发 2 小时"入院。入院查体：血压 126/96 mmHg，双肺可闻及干啰音。心率 178 次/分，律整，各瓣膜听诊区未闻及杂音。腹软，肝、脾肋下未触及。双下肢无水肿。心电图示室性心动过速，应用胺碘酮 0.15 g 静脉推注后转复为窦性心律。
>
> **请思考：**
>
> 1. 该患者的初步诊断及诊断依据是什么？
> 2. 该患者的治疗原则是什么？

　　心脏的起搏传导系统由负责正常心电冲动形成与传导的特殊心肌组成。包括窦房结、结间束、房室结、希氏束、左右束支和普肯野纤维网，具有产生冲动和传导功能，与心律失常发生密切相关。正常心律起源于窦房结，成年人以每分钟 60 ~ 100 次的频率，规律地发出冲动，沿正常传导系统在一定时间内顺序激动心房和心室。当心脏冲动起源部位、频率与节律、传导速度及传导途径任何一项发生异常时，称心律失常。

　　窦房结是控制心脏正常活动的起搏点。

　　房内束分为结间束和房间束。结间束连接着窦房结与房室结。房间束是连接着左右心房的主要分支。房内束损伤或病变可引起房内传导阻滞、房室分离、交界性心律、病态窦房结综合征等。

　　房室交界区指结间束终末连接房室结的部分、房室结、房室束主干近端的合称，是正常房室间传导的唯一通路。房室结位于房间隔底部的右侧，冠状静脉窦入口的前上方。房室交界区呈双向、双路传导，是引起反复心律的解剖学基础。

希氏束是由房室结向前伸展，传导纤维逐渐排列呈束状延续而成。起始部穿过房室间纤维组织环及中央纤维体，称为入段；继而沿室间隔膜部向前直至膈的肌顶部分，称为非穿入段。希氏束在室间隔肌顶部先分出左束支后分支，再分出左束支前分支，本身延续成右束支，构成三支系统。左束支后分支粗而短，呈扇形分布于室间隔后半部及左室膈面壁和后乳头肌。左束支前分支细而长，分布于室间隔的前半部及左室前侧壁和乳头肌。右束支也细长，沿室间隔右侧面走行，分布于整个右心室。两侧束支在心内膜下走向心尖并分成无数细支，相互吻合成网称为浦肯野纤维网，深入心室肌。

一、心律失常的分类

1. 按发生原理分类

（1）冲动形成异常

1）窦性心律失常　窦性心动过速，窦性心动过缓，窦性心律不齐，窦性停搏，窦房结内游走性心律，病态窦房结综合征。

2）异位心律　①被动性异位心律：逸搏（房性、房室交界性、室性），逸搏心律（房性、房室交界性、室性）；②主动性异位心律：期前收缩（房性、房室交界性、室性），阵发性心动过速（房性、房室交界性、室性），心房扑动与颤动，心室扑动与颤动。

（2）冲动传导异常

1）生理性传导阻滞　干扰，房室分离，差异性传导。

2）病理性传导阻滞　窦房传导阻滞，房内传导阻滞，房室传导阻滞，室内传导阻滞（左右束支及左束支分支传导阻滞）。

3）传导途径异常　预激综合征。

2. 按发作时心率的快慢分类

（1）快速性心律失常　心动过速（窦性、室上性、室性），扑动和颤动（房性、室性），可引起快速性心律失常的预激综合征。

（2）缓慢性心律失常　窦性缓慢性心律失常（包括窦性心动过缓、窦性停搏、窦房阻滞、病态窦房结综合征），房室交界性心律，心室自主心律，可引起缓慢性心律失常的传导阻滞（包括房室传导阻滞、室内传导阻滞）。

二、诊断

1. 病史　心律失常的诊断应从详尽采集病史入手。病史通常能提供对诊断有用的线索：心律失常的存在及其类型；诱发因素，如烟、酒、咖啡、运动及精神刺激等；发作的频率、程度、加重及缓解的方式；对患者造成的影响，产生的症状或存在潜在预后的意义；对药物和非药物方法（如体位、呼吸、活动等）的反应。

2. 体格检查　应着重于判断心律失常的性质及其对血流动力学的影响。心脏听诊结合颈静脉搏动有助于做出心律失常的诊断和部分鉴别诊断。

3. 常规心电图　最简易方便而又常能明确诊断的方法。应记录 12 导联心电图，根据 P 和 QRS 波形态和时限、P－QRS 关系、PP、PR 与 RR 间期可确定心律失常

考点提示

心律失常最常用的检查方法。

的存在，并明确其类型。通常选择 V₁ 或 Ⅱ 导联。

4. 动态心电图 是一种可以在自然活动情况下，连续 24 小时记录患者心电变化的方法。动态心电图检查不影响患者日常生活与工作，可以提高心律失常的检出率，在患者出现晕厥、心悸、胸痛等自觉症状时，可判断是否系心律失常及哪种心律失常所致；可了解心律失常的发生是否同某些活动及情绪变化有关；可评价抗心律失常治疗措施的效果；在安装起搏器后，可检测起搏器的功能状况；对某些无症状的心脏病患者，可检测心律失常的发生情况，以便估计预后。

> **知识链接**
>
> ### 二代 Holter 用于诊断睡眠呼吸暂停综合征
>
> 睡眠当中出现 3 次以上呼吸暂停就可以被诊断为睡眠呼吸暂停综合征。睡眠呼吸暂停综合征对人体多种疾病的发生都有影响，尤其是心律失常。由于诊断不全面，曾有些患者被要求安装心脏起搏器。实际上，如果能够及时诊断出心律失常的出现是由于睡眠呼吸综合征所致，在睡眠缺氧情况得到纠正后，心律失常也会好转。二代 Holter 用于睡眠呼吸综合征的诊断技术，可同时记录心电图和呼吸波，能做出更准确的诊断。

5. 运动试验 能在心律失常发作间隙诱发心律失常，因而有助于间歇发作心律失常的诊断。

6. 食管心电图描记 解剖结构上，左心房后面毗邻食管，因此，插入食管电极导管并置于心房水平时，能记录到清晰的心房电位，并能进行程序电刺激。

7. 心脏电生理检查 一般用于以下几种情况。无创性检查不能明确诊断的窦房结功能障碍；需要定位的房室传导阻滞；室上性心动过速伴血流动力学障碍，但药物治疗无效；反复发作的持续性室速和室颤；原因未明的晕厥反复发生；需要对患者猝死的危险性进行评价。

三、治疗

1. 治疗原则 无器质性心脏病、不伴有血流动力学改变和不伴有症状的良性心律失常患者，一般不需特殊治疗；血流动力学影响大或有潜在生命危险的心律失常需紧急处理；急性心肌梗死、心肌炎及药物毒副反应引起心律失常时，易发生较快而严重的变化，应予密切观察，积极治疗。

2. 治疗方法

（1）心理治疗 功能性心律失常经心理疏导治疗后可好转或消失。

（2）病因治疗 是治疗心律失常的根本措施。如能去除病因，心律失常可消失。

（3）抗心律失常药物治疗 是最常用的治疗方法。

1）快速性心律失常的药物治疗 按其对动作电位的主要效应可分为四大类：Ⅰ类为膜稳定剂，代表药物为奎尼丁、利多卡因、罗帕酮。Ⅱ类为 β 受体阻断剂，代表药物为普萘洛尔。Ⅲ类为延长动作电位时间药物，代表药物为胺碘酮。Ⅳ类为钙通道阻滞剂，代表药为维拉帕米、地尔硫䓬等（详见第五章第二节）。

2）缓慢性心律失常的药物治疗 多选用增强窦房结自律性、促进房室传导、对抗某些药物对心脏的抑制作用药物，如异丙肾上腺素、阿托品等。

（4）机械刺激 常采用压迫眼球等刺激迷走神经的方法治疗室上性快速心律失常。

（5）电复律 ①同步电复律必须使电刺激落入QRS波群R波起始后30 ms的左右心室绝对不应期内，以免诱发室颤。主要用于室性和室上性心动过速，心房扑动和颤动的转复。洋地黄中毒和低血钾者禁用。②非同步电复律可在任何时候放电，用于心室扑动和颤动的转复。

（6）介入性治疗

1）电起搏 包括①人工心脏起搏；②程控或连续刺激。

2）经导管消融术 药物治疗无效者，根据电生理对心律失常折返途径的定位，经静脉导管电灼、冷冻或激光等消融术切断折返环路，从而使因折返所致的心动过速达到根治效果。

（7）外科手术治疗 用于治疗快速心律失常，如切除室壁瘤治疗由其所致的室性快速心律失常等。

第二节 快速性心律失常

案例导入

患者，男60岁，因"胸闷、心悸、气急3天"入院。患者3天突感胸闷、心悸，自觉心律不齐，伴有头晕、恶心，平地稍活动时胸闷加重，伴气促，无持续性胸痛，无端坐呼吸，无黑蒙、晕厥，无头痛、呕吐，持续2小时无好转，至我院急诊就诊，心电图示快速心房颤动，完全性右束支传导阻滞（HR 160次/分）。生化检查：AST 424 U/L，ALT 261 U/L，Cr 273 μmol/L，电解质正常，心肌酶谱正常，予毛花苷C、胺碘酮治疗，后收入心内科进一步治疗。患者平时生活自理，日常家务劳动无气急，无夜间阵发性呼吸困难，无双下肢水肿，近期无发热，无咳嗽、咳痰，无咯血，无游走性关节痛及皮肤黏膜红斑。

请思考：

1. 该患者的初步诊断及诊断依据是什么？

2. 该患者的治疗原则是什么？

一、期前收缩

期前收缩是常见的心律失常之一，是一种比基本心律提前出现的异位搏动。按起源部位不同可分为房性、房室交界性、窦房交界性和室性期前收缩，其中以室性期前收缩最多见，房性期前收缩次之。

（一）房性期前收缩

房性期前收缩是指起源于窦房结以外心房任何部位的期前收缩。

1. 病因 还不十分清楚。可发生于任何年龄，其中儿童少见，老年人多见。

（1）生理性 可由神经功能异常引起，如精神紧张、疲劳、过量饮酒、喝浓茶及吸烟时等。

（2）病理性　可由器质性心脏病所致，如冠心病、心肌炎、风湿性心脏瓣膜病及心肌病等。

（3）药物及电解质紊乱所致　药物影响，如肾上腺素、异丙肾上腺素、咖啡因、麻黄碱等；某些药物如洋地黄、奎尼丁等中毒时也可导致期前收缩。

2. 临床表现　常见症状有心悸、乏力、头晕等。听诊时在基本心律之间闻及心脏提早搏动，其后有一较长间歇，期前收缩的第一心音增强，第二心音减弱或消失。

3. 心电图的检查

（1）提前出现 P′波，其形态与窦性 P 波不同（图 8-1）。

（2）P′R 间期≥0.12 秒。

（3）QRS 波群有三种形式　①多数和正常窦性 QRS 波群形态完全一样；②有时因室内差异性传导而变形；③个别因房性期前收缩未下传，P′波后无 QRS 波群。

（4）多数期前收缩后代偿间歇不完全，少数期前收缩代偿间歇亦可完全。

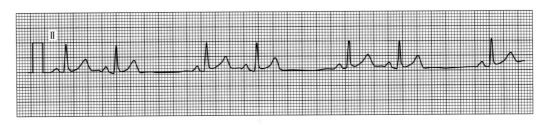

图 8-1　房性期前收缩

4. 治疗　房性期前收缩通常无须特殊治疗。如药物中毒引起者应立即停药；电解质紊乱引起者纠正电解质紊乱等。伴有器质性心脏病或病理性期前收缩者，必须积极治疗，首选 β 受体阻断剂，如普萘洛尔、阿替洛尔等；合并心力衰竭、传导阻滞、休克、支气管哮喘则禁用 β 受体阻断剂。

（二）室性期前收缩

室性期前收缩是一种最常见的心律失常。是希氏束分叉部位以下过早发生的、使心肌提前除极的搏动。

1. 病因　可见于各种心脏病患者，也可见于正常人。

（1）生理性　可见于各种原因导致的精神紧张，咖啡、烟、酒亦能诱发。正常人会随着年龄的增长而使发病率增加。

（2）病理性　心肌炎、缺氧、缺血、麻醉和手术均可是使心肌受到机械、电、化学刺激而发生室性期前收缩。

（3）药物影响及电解质紊乱所致　洋地黄、奎尼丁及三环类抗抑郁药物中毒发生严重心率失常之前可先出现室性心律失常。

2. 临床表现　室性期前收缩是否引起症状，取决于其出现的频率、患者的敏感性及其注意力，一般不与期前收缩数目完全成正比。患者感觉心悸，发作频繁或时间过长时可有心绞痛或低血压。

听诊时，室性期前收缩后出现较长的停歇，第二心音强度减弱，仅能听到第一心音。

3. 心电图检查　室性期前收缩时心电图有以下特点（图 8-2）。

（1）提前出现的 QRS 波群宽大畸形，时限多≥0.12 秒，T 波与主波方向相反。

（2）提前出现的 QRS 波群之前多无提早的 P′波，如舒张晚期出现的室性期前收缩，其前偶有窦性 P 波，但二者无传导关系。有时室性期前收缩可逆传至心房，QRS 后出现逆行 P′波，但 RP′间期多≥0.20 秒。

（3）期前收缩后多有完全性代偿间歇。

（4）室性期前收缩如与期前 QRS 波群配对时间不恒定，室性期前收缩间期有公约数，且常有室性融合波者为室性并性心律。

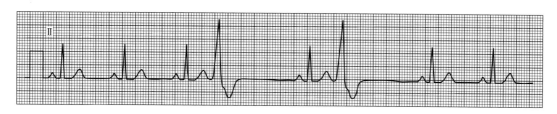

图 8 - 2　室性期前收缩

4. 治疗

（1）治疗原则　对无器质性心脏病、偶发或不影响心排血量的期前收缩，室性期前收缩不会增加此类患者心脏性死亡的风险，一般不需特殊治疗，但应耐心解释，以消除其顾虑。伴有器质性心脏病或病理性期前收缩，必须积极治疗，以防引起室性心动过速或心室颤动而猝死。

（2）药物治疗　①首选药物为美西律，是Ⅰb类抗心律失常药。②次选药物为胺碘酮、普罗帕酮或普鲁卡因胺（Ⅰa类抗心律失常药）。普萘洛尔和美西律联合治疗，对交感神经兴奋者有效率95%左右。③急性心肌梗死时发生的室性期前收缩，即使是偶发也必须积极治疗，首选利多卡因，亦可选用胺碘酮。④心动过缓时的期前收缩可试用阿托品。⑤洋地黄中毒引起的期前收缩，应立即停用洋地黄，并给予钾盐和苯妥英钠。⑥心力衰竭时的期前收缩，若非洋地黄中毒引起者，可给洋地黄类药物；病史不清者，首选胺碘酮。⑦低钾血症时出现的期前收缩，适当补钾。

（三）房室交界性期前

（1）提前出现的 QRS 波群一般与窦性者相同，少数因室内差异性传导而变形。

（2）逆行 P′波（在Ⅰ、Ⅱ导联倒置，在 aVR 导联直立）有三种可能：① 位于 QRS 波群之前，则 P′R 间期 < 0.12 秒。② 位于 QRS 波群之后，则 RP′间期 < 0.20 秒。③ 埋于 QRS 波群之中，则无逆行 P′波。逆行 P′波和 QRS 波群的关系与其逆传速度有关。

（3）期前收缩后多有完全性代偿间歇。

二、窦性心动过速

冲动起源于窦房结的心律称为窦性心律。

1. 病因　主要和交感神经兴奋性增高或迷走神经张力降低有关。

（1）生理性　见于健康人运动、情绪紧张、饮酒、喝茶或咖啡时。

（2）病理性　见于发热、贫血、休克、心力衰竭、心肌炎、甲状腺功能亢进、缺氧等。

（3）药物作用　如阿托品、麻黄碱、异丙肾上腺素及肾上腺素等。

2. 临床表现

（1）症状　无症状或仅感心悸、不适、乏力、忧虑等。如由某些病引起者则尚可有原发病的症状，如休克、贫血的症状等。

（2）体征　心尖搏动和颈部血管搏动增强，心率增快，常在 101 ~ 160 次/分，心律规整，心音响亮，少数患者心尖部可出现功能性收缩期杂音。如由某些疾病引起者尚可有原发病的体征。

3. 心电图检查　符合窦性心律的心电图特征；PR 间期 ≥0.12 秒；PP 间期 < 0.6 秒，即 P 波频率 >100 次/分，其频率范围常在 101 ~ 160 次/分之间，少数可达 160 次/分以上，甚至可高达 200 次/分（图 8 - 3）。

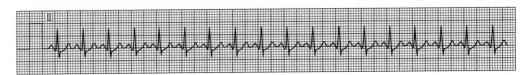

图 8 - 3　窦性心动过速

4. 治疗　主要是病因治疗。对症状较明显而顽固者，可酌选地西泮、β 受体阻断剂、洋地黄制剂、钙通道阻滞剂等药物，但应注意每种药物的毒副反应。

三、阵发性心动过速

阵发性心动过速是一种阵发性、迅速而规则的异位心律，有 3 个或 3 个以上连续发生的期前收缩所组成。心率多在 160 ~ 220 次/分，以 200 次/分左右最常见。临床特点是突然发作，突然终止。根据其起搏点部位不同，可分为房性、房室交界性及室性三种。在体表心电图上，前两种不易鉴别时可统称为阵发性室上性心动过速，其远比阵发性室性心动过速常见。

阵发性室上性心动过速大部分由折返机制引起，折返可发生在窦房结、房室结与心房，分别称为窦房结折返性心动过速、房室结折返性心动过速与心房折返性心动过速。

（一）阵发性室上性心动过速

1. 病因

（1）功能性　常见于无器质性心脏病的年轻人，其发作常与情绪激动、过度疲劳、吸烟、饮酒、喝茶、体位改变、吞咽运动等有关。

（2）器质性　常见于风心病、冠心病、心肌病、慢性肺心病、甲亢性心脏病以及预激综合征等。

（3）其他　洋地黄中毒、肾上腺素过量、低血钾等。

2. 临床表现

（1）症状　常突然发生，突然终止。发作可与情绪激动、饱餐或疲劳有关，但有时也无明显诱因。发作持续时间可为数秒钟、数小时或数天不等，少数可达数周以上。发作时常见的症状为心悸、头晕、头颈部发胀、胸闷、乏力、出汗、多尿、呕吐、四肢发麻等。

（2）体征　心律绝对规整，不因深呼吸或运动而变化。第一心音强度不变，脉细弱而速。心脏原有杂音可减弱或消失。

3. 心电图检查　连续出现 3 个或 3 个以上成串的房性或交界性期前收缩，频率 160 ~

220 次/分，节律绝对规则；QRS 波群一般与窦性心律时相同，偶当伴有室内差异性传导时呈宽大畸形。可出现继发性 ST – T 改变。阵发性房性心动过速时可见房性 P′波，且 P′R 间期≥0.12 秒。阵发性交界性心动过速时，可见逆行 P′波，如 P′在 QRS 之前则 P′R 间期 < 0.12 秒；如 P′在 QRS 之后，则 RP′间期 < 0.20 秒；如 P′埋藏于 QRS 之中则 P′波缺如。心率过快时，P′波与 T 波重叠不易辨认，称为阵发性室上性心动过速。

4. 治疗　短暂发作并无明显症状者无须特殊治疗。对持续发作或有器质性心脏病者除病因治疗外选用下列措施。

（1）首选治疗

1）机械性刺激迷走神经疗法　①深吸气后屏气，用力作呼气运动（Valsalva 法）；②深呼气后屏气，用力作吸气运动（Muller 法）；③刺激咽喉引起恶心或呕吐；④按摩颈动脉窦（相当于甲状软骨上缘水平）：患者仰卧位，先按摩右侧 10 ~ 15 秒，无效时再试左侧，切不可两侧同时按摩，以免引起脑缺血，有脑血管病变者禁用；⑤压迫眼球：本法可引起视网膜剥离，现已不再应用。按摩颈动脉或压迫眼球的同时，必须听诊或记录心电图，一旦心动过速停止，立即停止按摩或压迫。

2）药物兴奋迷走神经疗法　①新斯的明皮下注射，一般 20 分钟见效，必要时半小时可重复一次。有器质性心脏病或支气管哮喘者禁用。②升压药：通过血压升高而反射性兴奋迷走神经，使心动过速终止。适用于无高血压和器质性心脏病而血压偏低者。

3）维拉帕米　第Ⅳ类抗心律失常药。目前被列为首选药，但偶可引起窦性心动过缓，甚至心脏停搏，注射时宜同时观察心电图改变。有心功能不全和病窦综合征者禁用。

4）三磷腺苷　通过与房室交界区细胞膜上的腺苷受体相结合而终止发作，主要用于折返性室上速，应在心电监护下应用。

5）洋地黄制剂　有器质性心脏病，尤其伴有心功能不全且两周内未用过此类药物者，应首选毛花苷 C。

（2）电学治疗　①同步直流电复律：适用于各种药物不能控制者，但洋地黄中毒者不宜用；②超速起搏或程控刺激：对折返性室上性心动过速疗效较好，且可用于洋地黄治疗中的患者。对难治性室上性心动过速可用本法评价药物疗效，以指导临床用药。

（3）预防性治疗　对发作频繁者，发作控制后，可选下列药物之一口服维持一段时间：①洋地黄使发作终止者，继续给予维持量；②奎尼丁；③普萘洛尔；④维拉帕米；⑤苯妥英钠。

（二）阵发性室性心动过速

1. 病因

（1）严重心肌损害　最常见，如风心病、急性心肌炎、原发性心肌病等，尤其是冠心病急性心肌梗死，占绝大多数。

（2）无明显器质性心脏病　少见，即原发性电紊乱。

（3）其他原因　药物中毒，如洋地黄、奎尼丁等；心脏的机械性刺激，如心脏内直视手术、心导管检查等；电解质紊乱，如高钾血症、低钾血症等。

2. 临床表现

（1）症状　临床症状因发作时心室率、心动过速持续时间、原有心脏病变而各不相同。

发作时间短于 30 秒，可自行终止的为非持续性室速的患者，通常无症状；发作时间超过 30 秒，需要药物或电复律方能终止的为持续性室速患者，常伴有血流动力学障碍与心肌缺血。临床主要表现为低血压、气促、心绞痛、晕厥等。

（2）体征　心律轻度不规整，第一心音强度轻度不一，颈静脉搏动和心搏可不一致，偶可见 α 波。脉搏细弱而速。

3. 心电图检查　连续出现 3 个或 3 个以上成串的室性期前收缩，频率多为 150～200 次/分，节律相对规整，RR 间期可相差 0.02～0.03 秒；QRS 波群增宽（超过 0.12 秒）；如有窦性 P 波，则其频率较慢，且 P 波与 QRS 波群间无固定关系；偶可产生心室夺获或室性融合波，为本病特征（图 8 -4）。

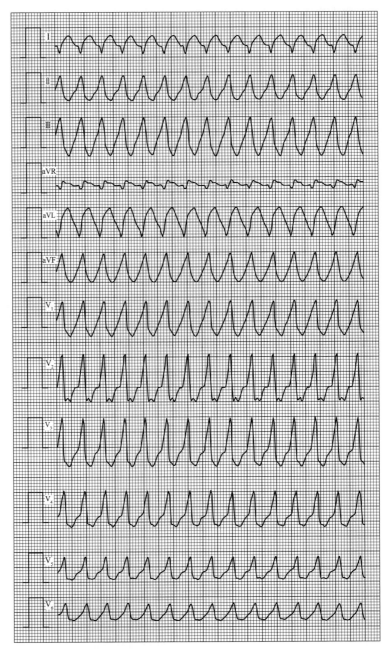

图 8 - 4　阵发性室性心动过速

4. 鉴别诊断　因为阵发性室性心动过速、阵发性室上性心动过速、窦性心动过速的临床意义、治疗及预后不同，故需准确进行鉴别（表 8 - 1）。

表 8 - 1　常见类型心动过速的鉴别

	窦性心动过速	阵发性室上性心动过速	阵发性室性心动过速
病因	多无或有心脏病，常继发于多种情况，如发热等	多无器质性心脏病或有心脏病	多有器质性心脏病
反复发作史	多有	多有	多无
发作与终止	逐渐增快 逐渐终止	突然增快 突然终止	突然增快 突然终止
心房率	与心室率一致	与心室率一致	<心室率
心室率	<160 次/分	160～220 次/分	150～200 次/分
心律	规则，可轻度不齐	绝对规则	相对规整，每分钟相差 3～10 次
第一心音强度	一致	一致	轻度不一致
心音分裂	无	无	多有
按摩颈动脉窦	心率暂时逐渐减慢，停止按摩心率复原	发作突然停止或不变	不变
治疗	病因治疗，β 受体阻断剂、镇静剂等有效	兴奋迷走神经药物、维拉帕米、洋地黄等有效	利多卡因、美西律等有效
心电图 P 波	窦性 P 波	异位 P' 波，并与 QRS 波群有固定关系	不易辨认，如有窦性 P 波，与 QRS 波群也无关
QRS 波群	正常	正常	增宽 >0.12 秒，畸形
T 波方向	与 QRS 波群主波方向一致	与 QRS 波群主波方向一致	与 QRS 波群主波方向相反
心室夺获与室性融合波	无	无	可有

5. 治疗　急性发作时的治疗：由于室性心动过速的发作常引起休克、心功能不全、心绞痛、甚至发展为室颤而猝死，必须尽快控制发作。

（1）首选治疗　利多卡因是 I b 类抗心律失常药，由于其疗效确切，作用迅速，为目前首选药物；苯妥英钠适用于洋地黄中毒引起者；同步直流电复律在病情危急时应立即选用，本法使心律转为窦性的成功率达 90% 以上。

（2）次选治疗　普鲁卡因胺是 I a 类抗心律失常药，用药过程中随时观察血压和心电图，血压下降或心电图 QRS 波群增宽时应立即停药；利多卡因无效者可改用美西律静脉注射。

（3）预防性治疗　急性发作控制后，可改口服药维持一段时间，以防复发。一般首选 I a 类抗心律失常药，如奎尼丁、普鲁卡因胺；次选 I c 类，如普罗帕酮等；然后 I b 类，如美西律等，也可试用胺碘酮。如单一药物无效时，可选作用机理不同的两种药物合用，而不宜用大剂量甚至接近中毒量的单一药物预防。

💬 **知识链接**

频发室性期前收缩运动注意事项

　　频发室性性期前收缩并非健身运动的禁区，即使是器质性心脏病引起的期前收缩，也并非完全忌讳运动。应该在有经验的专科医生查明期前收缩原因、位置、性质的前提下进行安全的健身。避免一次运动量过大，注意劳逸结合，尽量选择散步、太极拳等节奏慢的有氧运动。

四、心房颤动

心房颤动（简称房颤）是指心房肌纤维发生频率为 350~600 次/分不规则的冲动，心房丧失了有效的机械性收缩，是常见的心律失常之一，60 岁以上人群中发生率为 1%，且随年龄增大而增加。房颤时仅有部分房性冲动不规则地下传至心室。临床上根据其发作时心室率的快慢分成快速室率性房颤（心室率多为 100~160 次/分）和慢速室率性房颤（心室率<100 次/分）。还按发作持续时间的长短分为阵发性房颤和持续性房颤，前者指发作时间在 48 小时以内，可自行恢复或药物控制；后者指发作时间超过 48 小时，但小于 7 天，不易自行恢复，需要药物或电复律治疗，并需要预防复发。经复律与维持窦性心律治疗无效者，称为永久性房颤或慢性房颤。

1. 病因

（1）器质性心脏病　占绝大多数。常见于风湿性心脏病，尤其是二尖瓣狭窄、冠心病、高血压性心脏病、甲状腺功能亢进性心脏病、慢性缩窄性心包炎、原发性心肌病等。

（2）其他　预激综合征、心导管检查、低温麻醉、胸腔和心脏手术、洋地黄中毒、急性感染及脑血管意外等。少数无器质性心脏病依据者也可出现房颤，称为特发性房颤或良性房颤。

2. 临床表现

（1）症状　房颤症状的轻重与心室率快慢有关。心室率接近正常者可无自觉症状，阵发性或心室率较快的房颤患者症状常明显，如心悸、胸闷、气急、乏力甚至晕厥等。房颤时心排血量减少25%或以上，因此，器质性心脏病并发房颤者，不论是否合并显著心衰，对体力活动等的耐受性一般均见降低。年轻而无器质性心脏病的特发性房颤患者，可能仅有心慌的感觉。冠心病并发快速房颤，可发生心绞痛甚至心肌梗死，而诱发严重心衰及并发休克等症状。

（2）体征　心律绝对不整，心音强弱不等，脉搏短绌现象是本病特征。一旦房颤心室率变得规律，应考虑：恢复窦性心律；房性心动过速；房扑及固定的房室传导比率；房室交界区性心动过速或室性心动过速。如心室率变为慢（30~60 次/分）而规律，提示可能出现完全性房室传导阻滞。此外，尚有原有心脏病的体征。

考点提示

心房颤动的特异性体征。

3. 心电图检查　P波消失，代之以大小不等、形态不一、节律不整的心房颤动（即 f 波），每分钟频率为 350~600 次，在 V₁、Ⅱ、Ⅲ、aVF 导联上较明显；RR 间期绝对不等；QRS 波群大多与窦性心律时相同，当心室率过快、发生室内差异性传导时可畸形（图 8-5）。

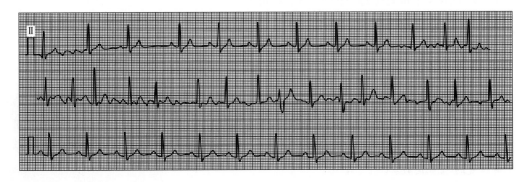

图 8-5　心房颤动

4. 诊断与鉴别诊断

（1）常有引起房颤的心脏病。

（2）有突发或持续的心悸、气短及胸闷等症状，伴心律绝对不整、心音强弱不一及脉搏短绌现象体征，临床上据此特征性体征大多数可做出诊断。

（3）心电图改变可确定诊断。

（4）房颤与心房扑动相鉴别。

（5）房颤伴室内差异性传导与室性异位搏动相鉴别。

5. 治疗　治疗目标包括控制心室率，酌情恢复并维持窦性心律和预防血栓栓塞的发生。措施如下。

（1）病因治疗　积极寻找、治疗或去除病因和诱因。即使有些病因不能治愈，能解除血流动力学异常也很重要。

（2）控制心室率

1）发作时心室率不快（＜100 次/分）且无症状者　可不予治疗，或适量应用镇静剂。但房颤合并三度房室传导阻滞心室率缓慢者和病窦综合征合并房颤者应选电起搏治疗，或在此基础上用抗心律失常药。

2）快速房颤　最初治疗的目标是减慢心室率，控制心室率后，部分患者在 24～48 小时内自行恢复窦性心律。措施：①洋地黄，尤其伴心功能不全者首选。目标是使休息时心室率在 60～80 次/分，轻度活动时不超过 100 次/分。如单用洋地黄制剂不能控制心室率，可加服 β 受体阻断剂，从小剂量开始，如心功能不全未加重，可酌加量至心室率控制满意为止。②β 受体阻断剂，但由于其负性肌力作用，运动耐力不增加。③钙通道阻滞剂，如维拉帕米。④交感神经张力较高的患者，可合用小剂量的可乐定和地高辛。⑤预激综合征合并房颤者，可选用普鲁卡因胺、普罗帕酮或胺碘酮静脉注射治疗，禁用洋地黄与维拉帕米。

3）转复心律　使房颤恢复为窦性心律，以增加心排血量和减少动脉栓塞的机会。

①复律指征　房颤持续时间 1 年以内，心脏无明显扩大及心肌无严重受损者；二尖瓣术后出现而经 2～3 周仍未消失者；基本病因和诱因去除或矫正后房颤持续存在者，如甲状腺功能亢进已控制而房颤仍未消失者；用洋地黄和其他药物后心室率仍显著过快或很不稳定者；一次转复后能维持 3～6 个月以上并改善症状而复发者。总之，要给每个患者一次复律机会，除非有一些特殊的紧急情况。一般可先控制心室率，待症状消失后再考虑去除病因并复律。但房颤后患者如有神志不清、心肌缺血、心力衰竭、血压下降、心室率难以控制等紧急情况时，应立即复律，主要采用体外同步直流电复律。

②复律方法　同步直流电复律，成功率较高（可达 80%～90%），安全性较大，副作用较少，需时间较短，宜作为首选，持续性房颤更应如此，但反复短阵发作者不宜选用。药物复律，对房颤持续时间短于 48 小时者起重要作用，有效率为 60%～90%；超过 48 小时者药物复律成功率下降，可降到 15%～30%，电复律成功率增加。选用胺碘酮时，如转复窦性心律则改为维持量。服药期间，如出现明显心动过缓或显著 QT 间期延长者立即停药。

6. 预防　祛除病因，避免诱发因素，预防复发和血栓栓塞。转复窦性心律后继续服用维持量以防复发。

五、心室扑动和心室颤动

心室扑动和心室颤动是最严重的心律失常。心室扑动时心室有快而微弱无效的收缩；心室颤动时则心室内各部分肌纤维发生更快而不协调的乱颤，两者对血流动力学的影响均等同于心室停搏。

1. 病因及发病机制　常见的有急性心肌梗死、严重低钾血症、药物（如洋地黄、奎尼丁、氯喹等）的毒性反应、心脏手术、低温麻醉以及电击伤等。发病机制与心房扑动及颤动相似。

2. 临床表现　心室扑动与颤动一旦发生，患者迅即出现心脑缺血综合征（即Adrms - Stokes综合征）。表现为意识丧失、抽搐，继以呼吸停止。检查时听不到心音，也触不到脉搏。

3. 心电图　心室扑动表现为规则而宽大的心室波，向上和向下的波幅不等，频率为每分钟150～250次。心室颤动则表现为形态、频率及振幅均完全不规则的波动，频率为每分钟150～500次（图8-6，图8-7）。

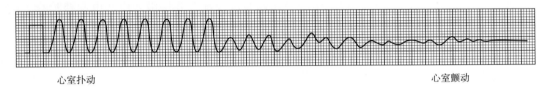

心室扑动　　　　　　　　　　　　　　　　　　　心室颤动

图8-6　心室扑动

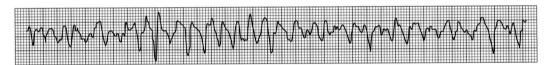

图8-7　心室颤动

4. 治疗　应立即就地进行心肺复苏，患者取平卧头低位，以掌根在心前区胸骨下端拳击2～3次后，继以胸外心脏按压及进行口对口、口对鼻的人工呼吸，并尽快建立有效的呼吸通道和静脉输液通道，进行心电图监测，静脉注射肾上腺素，必要时加用阿托品和利多卡因以及其他药物，无效者予以电击除颤和心脏起搏，同时给予纠治酸碱与电解质平衡的失调、低氧血症等治疗措施，对易发心室颤动而药物预防无效的高危患者，可置自动除颤器。

第二节　缓慢性心律失常

案例导入

患者，男，61岁，因"4小时前突发晕厥1次"入院。患者4小时前，无明显诱因在静息状态下突感头晕、黑蒙，伴有心悸、胸闷、出汗，随即出现意识丧失，持续约30秒后自行清醒。入院后心电图示：三度房室传导阻滞，心率42次/分。

请思考：

1. 该患者的初步诊断及诊断依据是什么？

2. 该患者的治疗原则是什么？

一、窦性心动过缓

窦性心率低于 60 次/分者称为窦性心动过缓。

1. 病因

（1）生理性　常见于正常人，尤其是运动员、强体力劳动者及老年人，夜间入睡后更易发生。

（2）病理性　心性因素见于冠心病，尤其急性下壁心肌梗死早期、心肌炎、心肌病和病态窦房结综合征；心外因素见于颅内压增高、黏液性水肿、黄疸、伤寒等。

（3）药物作用和电解质紊乱　见于洋地黄、β 受体阻断剂、利血平、胍乙啶、胺碘酮及高钾血症等。

2. 临床表现

（1）症状　一般无特殊自觉症状。心率显著缓慢，尤其伴有器质性心脏病者，可有乏力、头晕、胸闷，甚至发生晕厥、心绞痛、低血压或缺血性脑血管病。

（2）体征　心率 <60 次/分，多在 40～59 次/分，活动后可增快；节律齐或轻度不齐。原发病的相应体征。

3. 心电图检查　心电图特征为 P 波呈窦性，P－R 间期 ≥0.12 秒，常伴窦性心律不齐，即同一导联 P－P 间期相差 >0.12 秒。

4. 诊断　根据乏力、头晕、胸闷及心率 <60 次/分，多数可做出诊断。心电图可确定诊断。但须注意与房室交界性心律、窦房阻滞、房室传导阻滞，特别是 2：1 阻滞相鉴别。

5. 治疗　心率不低于 50 次/分者，一般不引起症状，无须治疗，仅针对原发病治疗即可。对症状明显或心率低于 40 次/分者，可选用阿托品。对急性心肌梗死或药物作用而出现显著心动过缓者，因其可能是心脏骤停的先兆，须迅速采取有效措施，可选用异丙肾上腺素或阿托品。对病态窦房结综合征因心动过缓而反复发生晕厥者，应安装永久性心脏起搏器。

6. 预防　积极防治能引起窦性心动过缓的各种疾病。心率偏慢或有窦性心动过缓病史者，慎用抑制交感神经或兴奋迷走神经的药物。显著心动过缓者，可酌情安装心脏起搏器，以防晕厥的发生。

二、病态窦房结综合征

病态窦房结综合征（简称病窦综合征）是由于窦房结及其周围组织的器质性病变，导致其起搏或（和）传导功能减退而引起以心动过缓为主要特征的多种心律失常和不同程度血流动力学障碍的综合征。大多于 40 岁以上出现症状。本病病程发展大多缓慢，从出现症状到症状严重可长达 5～10 年或更长。

1. 病因

（1）常见病因　冠心病，急性心肌梗死患者约 5% 发生本综合征。右冠状动脉主干或左回旋支闭塞时，约 50% 患者发生本综合征。

（2）少见病因　高血压性心脏病、风湿性心脏病、二尖瓣脱垂、先天性心脏病、家族性窦房结疾病、手术损伤窦房结、系统性红斑狼疮、硬皮病、恶性肿瘤等。

2. 临床表现　起病隐袭，进展缓慢，大多经历数年或数十年，症状轻重不一。主要临床表现是缓慢心室率等引起脑、心、肾血流灌注不足的表现，尤其以脑供血不足的症状为主。

（1）脑供血不足的表现　轻者乏力、头晕、眼花、失眠、记忆力差、反应迟钝等；严重者可引起短暂黑蒙、晕厥或 Adams – Stokes 综合征的反复发作。

（2）心脏供血不足的表现　轻者心悸，尤其在心律突然改变时更多见；重者可有心绞痛、心功能不全，甚至心脏停搏。

（3）其他表现　肾脏血液灌注不足可产生间歇性少尿，还可有胃肠不适等。

3. 辅助检查

（1）心电图检查

1）持续而显著的窦性心动过缓（50 次/分以下）。

2）窦性停搏或窦房阻滞。

3）窦房阻滞与房室传导阻滞并存。

4）心动过缓 – 心动过速综合征（BTS）。

5）出现房室交界处逸搏或逸搏心律。

（2）运动试验　半分钟内做下蹲动作 15 次，心率 <90 次/分时为阳性。奔走或在双倍二阶梯运动时心率 <90 次/分，或出现频繁窦房阻滞、逸搏心律时为阳性。

（3）阿托品试验　阿托品 2 mg 加生理盐水 2 ml 快速静脉注射，注射后 1、2、3、4、5、10、15、20、25、30 分钟各记录心电图一次。如注射后的窦性心率 <90 次/分或出现房室交界区逸搏心律，结果为阳性。

（4）异丙肾上腺素试验　以 0.2 mg/100 ml 的浓度，每分钟 2 μg 的速度静脉点滴异丙肾上腺素，给药后如窦性心率 <90 ~ 100 次/分，结果为阳性。

4. 治疗

（1）治疗病因　促进病变恢复。

（2）药物治疗

1）缓慢心律症状明显者，可试用阿托品或异丙肾上腺素。

2）病窦综合征合并心衰时，宜先用利尿剂和（或）血管扩张剂治疗，强心可用多巴酚丁胺。如已安装起搏器，则可用洋地黄。

（3）起搏治疗　一定严格掌握安装起搏器的指征，预防性起搏治疗是不恰当的。安装起搏器的指征包括严重窦性心动过缓、窦房阻滞或窦性停搏伴以下情况之一者：①频发阿 – 斯综合征；②合并顽固心衰，药物治疗无效者；③并发快速异位心律失常，影响工作、生活，药物治疗无效者。

三、房室传导阻滞

房室传导阻滞是指冲动从心房传到心室的过程中出现传导延迟、中断或完全被阻断的一种现象。阻滞部位可发生在心房、房室结、希氏束或束支等，常分为房室束分叉以上与房室束分叉以下阻滞两类。其按阻滞程度分为三度，其中一度、二度房室传导阻滞统称为不完全性房室传导阻滞，三度房室传导阻滞称为完全性房室传导阻滞。

1. 病因　本病可由传导组织的功能障碍或轻度病变使其不应期延长，或由其结构上的严重损害引起。前一类阻滞常为暂时性或间歇性，后一类则多数为永久性。

（1）常见病因

1）药物作用 如洋地黄、奎尼丁、普鲁卡因胺等，此类传导阻滞为暂时性，多为一度或二度房室传导阻滞。

2）器质性心脏病 各种心肌炎，尤以风湿性心肌炎最常见。冠心病，如急性心肌梗死，尤以下壁梗死的房室传导阻滞多见，大多为暂时性；而慢性冠脉供血不足的传导阻滞常为持久性。原发性心肌病，尤为扩张型心肌病。传导系统变性，是成人孤立性慢性心脏传导阻滞最常见的病因。先天性心脏病，尤为心房或心室间隔缺损。

（2）较少见病因 ①迷走神经张力过高；②心脏直视手术；③钙化性主动脉瓣狭窄；④甲状腺功能亢进与黏液性水肿；⑤少数健康的运动员和重体力劳动者。

2. 临床表现

（1）一度房室传导阻滞 常无症状。听诊时可有第一心音减弱。

（2）二度房室传导阻滞 二度Ⅰ型房室传导阻滞患者可能有心脏停搏或心悸感。听诊时有心搏脱漏，第一心音的强度随 PR 间期的改变而改变。二度Ⅱ型房室传导阻滞患者常有心悸、疲乏、头晕，如脱漏频繁、心室率过缓可引起晕厥和心功能不全，可在短期内进展到完全性房室传导阻滞。听诊时心律可整齐或不齐，取决于房室传导比率的改变，如 2：1 阻滞时则心律慢而规则，如 3：2 阻滞时则似期前收缩形成的二联律。

（3）三度房室传导阻滞 其症状取决于是否建立了心室自主节律，以及自主心律的速率和心肌的基本情况。如病变进展快而心室自主心律未及时建立，则出现心室停搏。如停搏3～5秒，患者可仅感到头晕、眼前短暂发黑及全身无力；如停搏5～10秒，常引起患者晕厥伴脸色苍白与两眼发直；停搏15秒以上，则发生 Adams – Stokes 综合征。如自主心律建立，且起搏点位于希氏束，则心室率较快（40～60次/分），患者可能无症状。如为三支病变，心室自主心律的起搏点甚低，心室率过缓（25～40次/分），可能出现心功能不全和脑缺血的症状，体力活动后症状更明显。严重者可发生猝死。体征表现为心率缓慢，每搏量增多可引起收缩压增高，脉压增宽，第一心音强度经常变化，第二心音可呈正常或反常分裂。由于房室分离，有时心房心室同时收缩，可听到响亮的第一心音——大炮音。

3. 心电图检查

（1）一度房室传导阻滞 PR 间期＞0.20 秒；每个 P 波后都有 QRS 波群（图8–8）。如 QRS 波群形态与时限均正常，则传导延缓部位几乎都在房室结，极少数在希氏束本身；如 QRS 波群呈束支阻滞图形，则传导延缓部位可能在房室结和（或）希氏束－浦肯野系统。希氏束电图可协助确定部位。

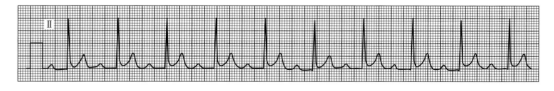

图8–8 一度房室传导阻滞

（2）二度房室传导阻滞 根据脱漏发生前 PR 间期有无逐渐延长的规律分为两型（图3–9）。

1）二度Ⅰ型 又称莫氏Ⅰ型或文氏现象：①PR 间期递减性逐渐延长，直至 P 波后脱漏一次 QRS 波群，以后又周而复始；②RR 间期逐渐缩短，直至 P 波下传受阻；③包含受阻 P 波的 RR 间期小于两个 PP 间期之和；④QRS 波群时限多正常，此种情况阻滞部位几乎均在房室结，极少数位于希氏束内。如呈束支阻滞图形，则阻滞部位在房室结或希氏束 - 浦肯野系统。此型有时也可发展为三度房室传导阻滞。

2）二度Ⅱ型　又称莫氏Ⅱ型：①PR 间期恒定，可能正常或延长；②有间歇受阻的 P 波和心室脱漏，形成 2：1、3：2、4：3 等比例的房室传导阻滞。如 QRS 波群正常，阻滞部位可能在希氏束内；如呈束支阻滞图形，则阻滞位于希氏束 - 浦肯野系统。以下方法有助鉴别：颈动脉窦按摩可改善、阿托品可加重的为希氏束 - 浦肯野系统阻滞；但同样的干预对房室结阻滞则呈相反的影响。

当 2：1 房室阻滞时，如 QRS 波群正常，则可能为Ⅰ型；如同时有 3：2 阻滞，且第 2 个心动周期的 PR 间期延长者，则可确诊为Ⅰ型；如 QRS 波群呈束支阻滞图形，则需做电生理检查，才能确定阻滞部位。

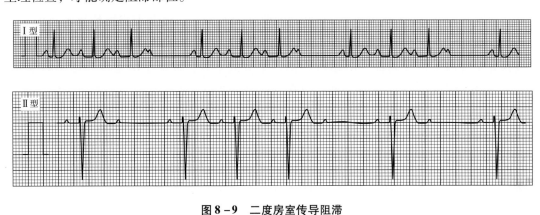

图 8 - 9　二度房室传导阻滞

（3）三度房室传导阻滞　P 波与 QRS 波群无关；心房率 > 心室率，心房律可以是窦性或异位心律；QRS 波群的形态和时限取决于心室起搏点的位置（图 8 - 10）。如起搏点位于希氏束分叉以上，则 QRS 波群正常，频率为 40~60 次/分；如起搏点位于希氏束分叉以下，则 QRS 波群呈宽大畸形，频率为 20~40 次/分。

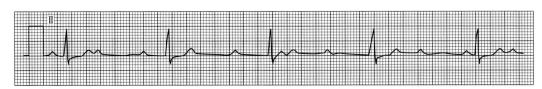

图 8 - 10　三度房室传导阻滞

4. 治疗

（1）病因治疗　急性心肌炎、急性心肌梗死或心脏直视手术损伤者，可用泼尼松，必要时用地塞米松。迷走神经张力过高引起者可用阿托品或异丙肾上腺素。急性感染引起者可用抗生素。药物作用引起者应停用有关药物。

（2）房室传导阻滞的治疗　主要是改善症状，防止阿 - 斯综合征的发作。

1）一度与二度Ⅰ型房室传导阻滞　心室率 > 50 次/分且无症状者，一般无须治疗。

2）二度Ⅱ型与三度房室传导阻滞　①忌用药物：如奎尼丁、普鲁卡因胺、普萘洛尔、胺碘酮及大量钾盐等，无明显心功能不全者洋地黄也不宜应用，以免加重房室传导阻滞。②药物治疗：症状明显或心室率 <40 次/分者可选用下列药物，以提高心室率和促进传导，预防阿-斯综合征的发生。阿托品口服，必要时可肌内或静脉注射；异丙肾上腺素，舌下含化，如预防或治疗阿-斯综合征的发作，应注意药物剂量，过量时不仅可明显增快心房率而使房室阻滞加重，还能导致严重的室性异位心律。

3）人工心脏起搏治疗　药物治疗无效或阿-斯综合征反复发作者，应安装人工心脏起搏器。

四、室内传导阻滞

室内传导阻滞又称室内阻滞，是指希氏束分叉以下部位的传导阻滞。室内传导系统由三个部分组成：右束支、左前分支和左后分支，室内传导系统的病变可波及单支、双支或三支。

右束支阻滞较为常见，常发生于风湿性心脏病、高血压性心脏病、冠心病、心肌病与先天性心血管病，亦可见于大面积肺梗死、急性心肌梗死后。此外，正常人亦可发生右束支阻滞。

左束支阻滞常发生于充血性心力衰竭、急性心肌梗死、急性感染、奎尼丁与普鲁卡因胺中毒、高血压性心脏病、风湿性心脏病、冠心病与梅毒性心脏病。左前分支阻滞较为常见，左后分支阻滞则较为少见。单支、双支阻滞通常无临床症状。偶可听到第一、二心音分裂。完全性三分支阻滞的临床表现与完全性房室阻滞相同。由于替代起搏点在分支以下，起搏频率更慢且不稳定，故预后较差。

1. 心电图检查

（1）右束支阻滞（RBBB）　QRS 时限 ≥0.12 s。V_1、V_2 导联呈 rsR，R 波粗钝；V_5、V_6 导联呈 qRS，S 波宽阔。T 波与 QRS 主波方向相反（图 8-11）。不完全性右束支阻滞的图形与上述相似，但 QRS 时限 <0.12 秒。

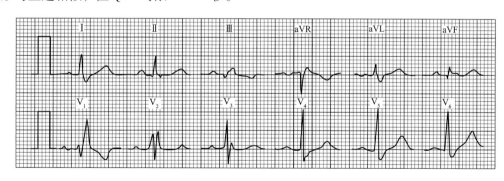

图 8-11　完全性右束支传导阻滞

（2）左束支阻滞（LBBB）　QRS 时限 ≥0.12 秒。V_5、V_6 导联 R 波宽大，顶部有切迹或粗钝，其前方无 q 波。V_1、V_2 导联呈宽阔的 QS 波或 rS 波形。V_5、V_6 导联 T 波与 QRS 主波方向相反（图 8-12）。不完全性左束支阻滞图形与上述相似，但 QRS 时限 <0.12 秒。

（3）左前分支阻滞　额面平均 QRS 电轴左偏达 -90° ~ -45°。I、aVL 导联呈 qR 波，Ⅱ、Ⅲ、aVF 导联呈 rS 图形，QRS 时限 <0.12 秒。

（4）左后分支阻滞　额面平均 QRS 电轴右偏达 +90° ~ +120°（或 +80° ~ +140°）。

Ⅰ 导联呈 rS 波，Ⅱ、Ⅲ、aVF 导联呈 qR 波，且 RⅢ＞RⅡ，QRS 时限＜0.12 秒。确立诊断前应首先排除常见引起电轴右偏的病变，如右室肥厚、肺气肿、侧壁心肌梗死与正常变异等。

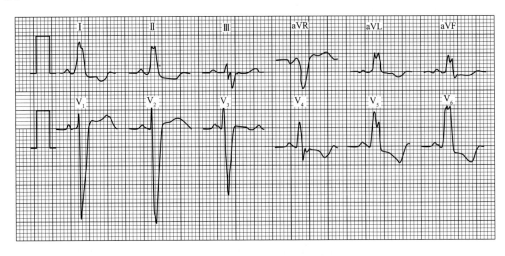

图 8－12　完全性左束支传导阻滞

2. 治疗

（1）慢性单侧束支传导阻滞的患者如无症状，无须治疗。

（2）双分支与不完全性三分支阻滞患者有可能进展为完全性房室传导阻滞，但不需常规预防性心脏起搏器治疗。

（3）急性前壁心梗并双束支、三分支阻滞或慢性双分支及不完全性三分支阻滞伴有晕厥或 Adams－Stroke 综合征发作者，则应及早考虑心脏起搏器治疗。

本章小结

名称	症状体征	心电图诊断	病因	治疗
窦性心动过速	心悸	1. P 波方向正常 2. PP 间期＜0.60 s	生理、病理、药物	病因治疗为主
房性期前收缩		提前出现在 P′波，QRS 正常/畸形/消失	正常人、器质性心脏病	1. 镇静剂 2. β 受体阻断剂
房性心动过速	心悸、头晕	1. P′＝160～220/分 2. RR 间期规则 3. 可出现继发 ST－T 段改变	生理、药物、病理	普罗帕酮、普鲁卡因胺、电复位
心房颤动	心律不齐、S₁ 强弱不等、脉搏短绌	1. P 波消失代之于 f 波 2. RR 间期绝对不等 3. QRS 形态正常或伴差异性传导	生理、病理	1. 无症状：卧床休息、镇静剂 2. 有症状：洋地黄、β 受体阻断剂、维拉帕米等
室性期前收缩	心悸、头晕、乏力	1. 提前出现的宽大畸形 QRS 波，时限≥0.12 s 2. QRS 波前无 P 波 3. T 波方向与主波方向相反 4. 多为完全性代偿间歇	正常人、甲亢、各种心脏病、药物毒性反应、电解质紊乱等	1. 积极治疗原发心脏病与全身性疾病 2. 观察药物毒副反应

续表

名称	症状体征	心电图诊断	病因	治疗
室性心动过速	心悸、乏力、眩晕	1. 宽大畸形 QRS 波，时限≥0.12 s；T 波方向与主波方向相反 2. 3 个或以上连续出现 3. 频率 100～250 次/分，律齐 4. 心室夺获与室性融合波是室速的重要依据	器质性心脏病、药物等	利多卡因、普罗帕酮、苯妥英钠及钾盐等
室扑与室颤	"阿－斯综合征"——意识丧失、抽搐，死亡	1. 室扑：快速规则大振幅波 2. 室颤：大小不等小振幅波	心肌明显受损，缺氧或代谢失常	叩击患者胸骨中部，反复 3 次，如无效，立即行心肺复苏
窦性心动过缓	无症状或有头晕等	PP 间期 >1.0 s	生理、病理、药物	病因治疗
病窦综合征（sss）	头晕、眼花、乏力等，重者有晕厥，可致心绞痛及加重心衰	1. P <60 次/分 2. 窦性停搏或（和）窦房阻滞 3. 快－慢综合征	窦房结及邻近组织发生缺血、炎症、纤维化、退行性变等	1. 治疗原发病 2. 安装起搏器
房室阻滞	一度：无症状 二度：心悸 三度：头晕、晕厥、心衰等	一度：PR >0.20 s 二度：Ⅰ型 PR 间期逐渐延长；RR 间期逐渐缩短 Ⅱ型 PR 间期固定不变；数个 P 波后 QRS 波群脱落 Ⅲ度：完全性房室分离（P 波与 QRS 波各自为律互不相干）	心肌的炎症、缺血、坏死，先心病，电解质紊乱，药物毒副反应等	一度和二度Ⅰ型：病因治疗 二度Ⅱ型及三度：异丙肾上腺素 重症患者安装心脏起搏器

目标检测

一、选择题

【A1/A2 型题】

1. 治疗预激综合征合并房颤不宜用

   A. β 受体阻断剂　　　　　　B. 洋地黄

   C. 普鲁卡因胺　　　　　　　D. 普罗帕酮

   E. 奎尼丁

2. 下列哪项心电图表现是确诊室性心动过速的最重要依据

   A. P－R 间期绝对规则　　　B. 心房独立活动与 QRS 波群无固定关系

   C. P－R 间期递增　　　　　D. 可见室性融合波与心室夺获

   E. V_1 必须呈 rsR 型

3. 为根治折返性室上性心动过速，应首选

   A. 抗心动过速起搏器　　　　B. 外科手术

   C. 射频消融术　　　　　　　D. 长期服用抗心律失常药物

   E. 自动心脏复律除颤器

4. 室性心动过速伴低血压者休克时，终止发作的首选方法是

   A. 利多卡因　　　　　　　　B. 同步电复律

   C. 非同步电复律　　　　　　D. 人工起搏超速抑制

扫码"练一练"

E. 压迫颈静脉窦

5. 洋地黄治疗中出现室性期前收缩二联律的治疗措施为

    A. 利多卡因   B. 体外同步电直流复律

    C. 维拉帕米   D. 毛花苷 C

    E. 苯妥英钠

6. 下列哪项因素，一般不诱发期前收缩

    A. 吸烟   B. 饮酒

    C. 咖啡   D. 高脂饮食

    E. 情绪激动

7. 窦性心动过速的心率范围通常是

    A. 60 ~ 80 次/分   B. 80 ~ 100 次/分

    C. 100 ~ 160 次/分   D. 180 ~ 200 次/分

    E. 200 ~ 220 次/分

8. 室早三联律是指

    A. 每个窦性搏动后发生一次室早

    B. 每个窦性搏动后发生二次室早

    C. 每个窦性搏动后发生三次室早

    D. 每两个窦性搏动后发生一次室早

    E. 每三个窦性搏动后发生一次室早

9. 对于房性期前收缩的治疗，主要采用

    A. 奎尼丁   B. 普鲁卡因胺

    C. 胺碘酮   D. 普罗帕酮

    E. 针对病因和诱因治疗

10. 下列不属于房颤临床特点的是

    A. 仅见于器质性心脏病   B. 心排血量下降 25%

    C. S_1 强弱不等   D. 心律绝对不规则

    E. 短绌脉

11. 室颤的临床表现，不包括

    A. 意识丧失   B. 面色苍白

    C. 血压测不清   D. 脉搏触不到

    E. 心音消失

12. 下列最易引起心房颤动的疾病是

    A. 冠心病   B. 风湿性心脏病二尖瓣狭窄

    C. 甲亢性心脏病   D. 高血压性心脏病

    E. 缩窄性心包炎

13. 下列哪种心律失常禁用洋地黄

    A. 室性期前收缩   B. 阵发性室上速

    C. 快速心房颤动   D. 预激综合征伴心房颤动

    E. Q - T 延长的扭转型室速

14. 诊断心律失常最有效的无创检查手段是

    A. 心电图   B. 超声心动图

    C. 胸部 X 线检查   D. 心脏 CT 检查

    E. 冠状动脉造影

15. 下列具有第一心音强弱不等，心律绝对不规整及短绌脉的心律失常是

    A. 窦性心动过速   B. 室上性心动过速

    C. 第一度房室传导阻滞   D. 完全性房室传导阻滞

    E. 心房纤颤

16. 非同步直流电复律主要适用于

    A. 心房颤动   B. 心房扑动

    C. 阵发性室性心动过速   D. 心室颤动

    E. 预激综合征

17. 55 岁男性，诊断为冠心病，近 2 周治疗后心悸，脉律不齐，心电示心率 78 次/分，频发房性期前收缩，短阵房速，除以下哪一药物外，均适用于治疗此心律失常

    A. 胺碘酮   B. 利多卡因

    C. 普萘洛尔   D. 普罗帕酮

    E. 维拉帕米

18. 患者，女，31 岁，慢性心房颤动，应用洋地黄过程中，心室率突然转为绝对规则，每分钟 52 次。提示下列哪一种情况发生

    A. 心房颤动已转变为窦性心律

    B. 已达洋地黄化

    C. 为继续使用洋地黄的指征

    D. 可能为洋地黄中毒

    E. 已转复为心房扑动伴 2：1 传导

二、简答题

1. 什么是心律失常？

2. 治疗快速性心律失常的常用药物有哪些？

（赵　冰）

第九章　心力衰竭

扫码"学一学"

　　心力衰竭（heart failure，HF）是由各种心脏疾病引起的心肌收缩或（和）舒张功能障碍的病理生理状态。在有适量静脉回流的情况下，心输出量减少，心脏不能泵出足够的血液以供给机体代谢的需要，或者是异常的充盈压升高，导致以水、钠潴留和周围组织血液灌注不足为特征的临床综合征。

　　心功能不全指的是心脏病变由轻到重的全过程，包括心功能不全的代偿阶段和失代偿阶段。心功能不全的晚期为心力衰竭，患者有明显的症状和体征。临床上出现静脉回流受阻、器官淤血、组织血液灌注不足，又称充血性心力衰竭；如心功能不全发生在长期代偿失调以后，为慢性充血性心衰；如果心功能减退发生急骤，心脏不能充分代偿，致心排血量急剧下降，称急性心功能不全，常表现为急性肺水肿，如伴有急性心肌梗死或严重心肌病变则出现急性心泵衰竭和心源性休克。

　　收缩功能不全的特点是心脏增大，收缩末期心室容积增加和射血分数下降。舒张功能不全是由于心室松弛性降低、僵硬度增加使心室舒张期充盈受限，心室舒张末期压升高和心排出量减少，心肌肥厚，心脏大小正常，射血分数无明显减少。心衰临床常见类型的分类见表9-1。

表9-1　心衰的常见类型

分类方式	常见类型
按心衰发生的部位	左心、右心和全心衰竭
按心排血量的绝对或相对下降	低排血量性心衰和高排血量性心衰
按心衰发生的病理生理基础	收缩功能不全和舒张功能不全

　　将心脏病患者按心功能状况进行分级，大体可反映病情严重程度，对治疗措施的选择、劳动能力的评定、预后的判断等有临床价值。对于患者的心功能分级，目前通用的是美国纽约心脏病学会（NYHA）提出的分级方案。主要根据患者自觉活动能力划分为四级。

　　Ⅰ级　患者有心脏病但活动量不受限制，平时一般活动不引起疲乏、心悸、呼吸困难或心绞痛。

　　Ⅱ级　患者有心脏病，体力活动轻度受限制，休息时无自觉症状，但平时一般的活动可出现疲乏、心悸、呼吸困难或心绞痛。

Ⅲ级　患者有心脏病，体力活动明显受限，轻度活动即可出现心悸、气短及心绞痛。

Ⅳ级　患者不能从事任何体力活动，即使平卧休息时也感心悸、气短等心衰症状，稍微活动后症状可加重。

第一节　慢性心力衰竭

案例导入

男性，74岁，高血压病35年，夜间阵发性呼吸困难15年，间断双下肢水肿、少尿5年。近1个月上述症状加重，伴厌食和腹胀。查体：BP 180/100 mmHg，端坐位，心界向两侧扩大。心率110次/分，心律绝对不齐。双下肺可闻及中小水泡音。肝肋下4 cm，质软，有压痛，移动性浊音阳性。肝颈静脉回流征阳性。双下肢有可凹性水肿。

请思考：

1. 该患者的诊断是什么？
2. 做出上述诊断的主要依据是什么？

一、病因和发病机制

（一）病因

1. 原发性心肌舒缩功能障碍

1）缺血性心肌损害　冠心病心肌缺血、心肌梗死是引起心力衰竭最常见的原因，一般预后较差。

2）心肌炎和心肌病　各种类型的心肌炎和心肌病均可引起，如弥漫性心肌炎、扩张型心肌病、肥厚型心肌病及结缔组织病的心肌损害等。

3）心肌代谢障碍　以糖尿病性心肌病多见，少见有严重的维生素 B_1 缺乏、心肌淀粉样变性等。

2. 心脏负荷过重

1）压力负荷（后负荷）过重　即收缩期负荷过重，是指心脏在收缩时所承受的阻抗负荷增加。左心室后负荷过重见于高血压、主动脉瓣狭窄等；右心室后负荷过重见于二尖瓣狭窄、慢性阻塞肺气肿导致的肺动脉高压、肺栓塞等。心脏为克服增高的阻力，心室肌代偿性肥厚以保证射血量，持续的负荷过重使心肌发生结构及功能的改变，由代偿终至失代偿。

2）容量负荷（前负荷）过重　即舒张期负荷过重，是指心脏在舒张期所承受的容量负荷过大。左室负荷过重见于心脏瓣膜关闭不全造成血液反流，如主动脉瓣关闭不全、二尖瓣关闭不全；右室负荷过重见于心脏及动静脉分流性疾病，如房间隔缺损、室间隔缺损、动脉导管未闭等。此外，还可见于伴有全身血容量增多或循环血容量增多的疾病，如慢性贫血、甲状腺功能亢进等。

3）心室舒张期充盈受限（心室前负荷不足）　常见于心室舒张期顺应性减低，如高血压所致心肌肥厚、心包缩窄或心脏压塞、限制性心肌病等，心室充盈受限，使前负荷不足，体循环与肺循环淤血，出现心衰。

（二）诱因

有基础心脏病的患者，心衰发生多有如下明显的诱因。

1. 感染　为常见诱因。呼吸道感染最常见，其次风湿活动、感染性心内膜炎等都可直接或间接使心肌收缩力减退而诱发心衰。

2. 心律失常　特别是快速性心律失常，如快速性房颤、房扑等，以及严重的缓慢性心律失常。心动过速会增加心肌耗氧量，诱发和加重心肌缺血；严重心动过缓则使心排血量下降，诱发心衰。

3. 心脏负荷过重　包括过度体力活动、暴怒、情绪激动、钠盐摄入过多及短时间内过快、过多地输血、输液等。

4. 妊娠和分娩　妊娠晚期，机体代谢率和血容量明显增加；分娩过程子宫收缩、精神紧张、腹内压增高，使静脉回流增加，加重心脏负荷。

5. 不适当的药物治疗　洋地黄用量不足或过量，某些抗心律失常药物及抑制心肌收缩力的药物使用不当，利尿剂和降压药的不合理使用等。

6. 其他　出血、贫血、肺梗死、心室壁瘤、乳头肌功能失调以及环境、气候急剧变化等都可导致心衰的发生。

（三）发病机制

1. 心脏排血功能　心排血量主要取决于心肌收缩与舒张的特性，但也受心脏前负荷、后负荷和心率的影响。

1）心室的收缩与舒张特性　心肌收缩强度与速度主要取决于肌节长度（正常为 2.0 ~ 2.2 μm）、钙离子运转和能量供应状况。在心脏扩大、心肌纤维伸长、肌节长度 > 2.2 μm 及心肌肥厚时，肌浆网对 Ca^{2+} 摄取和释放减少，均可使心肌收缩力减低而致心搏量减少。心脏舒张较收缩时所消耗的能量更多，当能量供应不足，如心肌缺血或室壁肥厚时，心肌的舒张功能较收缩功能更早受损。

2）前负荷　舒张末期心室所承受的容量负荷为前负荷，常用心室舒张末压表示。前负荷主要受静脉回心血量和室壁顺应性的影响。根据 Frank - Starling 定律，即在一定限度内，心肌纤维伸长，心室扩张，可增加心肌收缩力，是一种早期代偿，如舒张末压继续增加超过一定限度时，心肌纤维过度伸长（> 2.2 μm），心肌收缩力反而下降，心搏量减少，则会导致心衰出现或加重。

3）后负荷　是心室收缩射血时所克服增高的阻力，包括室壁张力和血管阻力。根据 Laplace 定律，室壁张力与心室内压力和心腔半径呈正比，而与室壁厚度呈反比。血管阻力主要取决于总外周血管阻力，但主动脉压及主动脉壁顺应性、血黏度和血容量也有一定的影响。后负荷与心排血量呈负相关，即后负荷增加心排血量减少。

4）心率　在一定限度内，心率增快可增加心排血量（心排血量 = 心搏量×心率），体现机体的早期代偿。但若超过一定限度，则增快的心率使心室舒张期缩短，充盈量不足，心肌耗氧量增加，同样影响心肌收缩力，使心排血量降低。若心率太慢，舒张期过长，心室充盈接近最大限度，再增加心脏舒张时间也不能相应增加心排血量，故心排血量减少。

正常情况下，机体通过神经内分泌调节心肌的收缩与舒张。心脏前负荷、后负荷及心率，以使心搏量适应机体代谢需求的变化。

2. 心功能不全

1）血流动力学异常 当心输出量减少，心室舒张末压升高，左室功能障碍引起组织灌注不足即出现肺循环微血管楔嵌压（PCWP）的升高，若 PCWP > 2.4 kPa（18 mmHg）即出现肺淤血。当右室舒张末压和右房压升高超过 1.6 kPa（12 mmHg）即出现体循环淤血。

2）交感神经系统（SNS）、肾素－血管紧张素－醛固酮（RAAS）系统的激活 心衰患者循环中去甲肾上腺素水平升高，作用于心肌 β_1 受体，增加心肌收缩力并增快心率，以提高心排血量，但此时周围血管也收缩，心脏后负荷增加，均使心肌耗氧量增加。如得不到及时纠正与改善，心排血量降低，肾血流量随之减低，RAAS 被激活。其有利一面是心肌收缩力增强，周围血管收缩维持血压，调节血液再分配，保证心、脑、肾等重要脏器的血供。同时促进醛固酮分泌，使水、钠潴留，增加总体液量及心脏前负荷，对心衰起代偿作用。不利的一面是 RAAS 被激活后，Ang Ⅱ 及相应增加的醛固酮使心肌、血管平滑肌、血管内皮细胞等发生重构。在心肌上 Ang Ⅱ 通过各种途径使新的收缩蛋白合成增加，细胞外的醛固酮刺激纤维细胞转变为胶原纤维，使胶原纤维增多，促使心肌间质纤维化。在血管中使平滑肌细胞增生，管腔变窄，同时降低血管内皮细胞分泌一氧化氮的能力，使血管舒张受影响。这些不利因素的长期作用，可导致心衰的恶化，促进患者死亡。

3）心肌损害和心室重构 原发性心肌损害和心脏负荷过重，使心功能受损，导致心室肥厚或扩大等代偿与失代偿变化。心室重构过程是在心腔扩大、心室肥厚的过程中，心肌细胞、胞外基质、胶原纤维网等均出现相应变化。心肌细胞减少使心肌整体收缩力下降；纤维化增加使心室的顺应性下降，重构更趋明显，心肌收缩力不能发挥应有的射血效应，形成恶性循环，终致不可逆转的终末阶段。

二、临床表现

临床上左心衰竭较常见，单纯右心衰竭较少见。一般左心衰竭后继发右心衰竭，称为全心衰竭，临床更多见。

左心衰 = 咳粉红色泡沫样痰 + 呼吸困难（夜间不能平卧、端坐呼吸、活动后）

右心衰 = 颈静脉怒张 + 双下肢水肿 + 肝大

考点提示

左心衰与右心衰的典型特征公式。

1. 左心衰竭 主要表现为肺淤血及心排血量降低所致的临床综合征。

（1）主要症状

1）呼吸困难 是左心衰较早出现的主要症状。由于肺淤血，使肺活量减少，不同情况下肺淤血程度不同，呼吸困难的表现也不相同，其表现形式如下。①劳力性呼吸困难：是左心衰最早出现的症状，开始仅发生在较重的体力活动时，休息后可缓解。以后呈进行性加重，因运动使回心血量增加，左房压力增高，肺淤血加重。②端坐呼吸：肺淤血达到一定程度时，患者因呼吸困难不能平卧而被迫采用高枕、半卧或坐位以减轻或缓解呼吸困难，称为端坐呼吸。更严重的患者坐于床边或椅子上，两足下垂，上身前倾，双手紧握床或椅子边缘，以辅助呼吸、减轻症状。其机制为因端坐位，上半身的血液由于重力作用部分（可达15%）转移至腹腔及下肢，回心血量减少，减轻肺淤血。同时，端坐位横膈下降，肺活量较平卧位增加。③夜间阵发性呼吸困难：多发生在夜间熟睡1~2小时后突然憋醒，被迫采取坐位，轻者坐位后可缓解，重者反复发作甚至不能平卧，呼吸深快可有哮鸣音、咳嗽、咳泡沫样痰，称为心源性哮喘。其机制为睡眠时迷走神经兴奋性增高，冠状动脉收缩，心肌血供相对减少；小支气管平滑肌收缩，肺通气减少，加重心肌缺氧；平卧时静脉回心血量增多，加重肺淤血；平卧后体静脉压降低，周围皮下水肿液减少，循环血容量增多，心脏负担加重；平卧时膈肌高位，肺活量减少。

2）咳嗽、咳痰、咯血　系肺泡和支气管黏膜淤血所致，开始多在体力活动或夜间平卧时出现或加重，咳白色浆液性泡沫痰，有时痰中带血丝，如长期慢性肺淤血，静脉压力升高，在支气管黏膜下血管扩张，一旦破裂可引起大咯血。

3）疲乏、无力、头昏、心悸　因心排血量减少，组织、器官灌注不足以及反射性交感神经兴奋、心率代偿性增快所致。

4）少尿及肾功能损害　严重的左心衰竭血液进行再分配时，首先是肾脏血流量明显减少，患者出现少尿；长期慢性肾血流量减少则出现血尿素氮、肌酐升高同时伴有肾功能不全的相应症状。

（2）体征

1）原有心脏病体征　常有心率增快、心尖区舒张期奔马律和肺动脉瓣区第二心音亢进。

2）左心室增大　心尖搏动向左下移位，在心尖部可闻及收缩期杂音。

3）交替脉　脉搏强弱交替，轻者仅在测血压时发现。

4）肺部体征　因肺毛细血管压增高，液体可渗出到肺泡而出现湿性啰音。随着病情的加重，肺部啰音可局限于肺底或全肺，伴有哮鸣音，是左心衰竭的重要体征之一。

2. 右心衰竭　以体静脉淤血为主要表现。

（1）主要症状

1）恶心、呕吐、便秘及上腹隐痛　长期消化道淤血可引起恶心、呕吐、便秘及上腹隐痛等症状。

2）少尿、夜尿增多、蛋白尿和肾功能减退　肾淤血引起少尿、夜尿增多、蛋白尿和不同程度肾功能减退。

3）肝大、黄疸、心源性肝硬化　肝淤血肿大、肝包膜被扩张，早期引起上腹部饱胀不适，以后随着肝脏进行性增大牵扯肝包膜可致上腹及右季肋部疼痛。持续慢性右心衰可致黄疸及心源性肝硬化。

（2）体征

1）原有心脏病体征

2）颈静脉充盈或怒张　为右心衰竭最早期表现。患者取30°~45°半卧位时静脉充盈度超过正常水平或在锁骨上方见到充盈怒张的颈外静脉，提示静脉压增高，同时压迫肿大的肝脏时，见颈静脉充盈加剧称为肝颈静脉回流征阳性。

3）心脏增大　单纯的右心衰竭较少见，多因左心衰竭引起，表现为全心增大，其右心增大较明显。右心室显著增大时，剑突下常可见明显搏动，并可引起三尖瓣相对关闭不全，在三尖瓣听诊区可闻及收缩期吹风样杂音。部分患者可在胸骨右缘第5肋间或剑突下闻及舒张期奔马律。

4）肝大和压痛　在右心衰竭较早或心衰急性加重时出现。变大的肝脏在剑突下、肋缘下均可触及。早期质地较软，压痛明显；长期右心衰可致心源性肝硬化，此时肝脏质地变硬，压痛和肝颈静脉回流征反而不明显，常伴有黄疸、腹水及慢性肝功能损害等。

5）水肿　体静脉压力升高使皮肤等处组织出现水肿，为心衰的重要体征。首先出现于身体最低垂的部位，非卧床患者以脚、踝内侧和胫前较明显，仰卧位腰、骶部水肿，常为对称性可凹性。病情严重者可发展为全身性水肿。

考点提示

心源性水肿与肾源性水肿的重要区别之一，在于最初出现的部位。心源性水肿出现于小腿等身体下垂部位，而肾源性水肿常于晨起出现在额头或颜面部位。

6）胸水、腹水和心包积液　右心衰时，静脉压增高，可出现双侧或单侧胸水，单侧以右侧为多见。腹水多为漏出液，晚期出现，常顽固并显著。在右心衰竭或全心衰竭者，少量的心包积液也较常见，超声心动图有助于明确诊断。

7）发绀、营养不良、消瘦，甚至恶病质。

3. 全心衰竭　右心衰竭继发于左心衰竭而形成全心衰竭，而使左心衰的肺淤血临床表现减轻。常见的引起全心衰的疾病有原发性扩张型心肌病、急性弥漫性心肌炎、各种心脏病发生心衰的晚期。

三、实验室检查和其他辅助检查

1. 静脉压检查　肘静脉压超过1.4 kPa（14 cmH$_2$O，即10.5 mmHg）者，提示右心衰竭。

2. 尿常规及肾功能检查　因肾脏淤血可有轻度蛋白尿，尿中少量透明或颗粒管型和少量的红细胞，可有轻度的氮质血症。

3. X线检查　心影的大小及外形为心脏病的病因诊断提供参考资料，并可了解有无肺淤血及程度。肺淤血的程度可判断左心衰竭的严重程度。早期肺静脉压增高时，主要表现为肺门血管影增强，上肺血管影增多与下肺纹理密度相仿，甚至多于下肺。当肺静脉压＞25～30 mmHg（3.33～4.0 kPa）时产生间质性肺水肿，显示Kerley－B线，即在肺野外侧清晰可见的水平线状影，为慢性肺淤血的特征性表现，是肺小叶间隔内积液。严重者可见胸腔积液。

4. 超声心动图检查

（1）准确提供各心腔大小变化及心瓣膜结构及室壁运动情况。

（2）测定心功能。

1）收缩功能　以收缩末舒张末的容量差计算射血分数（EF值）。正常EF值＞50%，运动时至少增加5%；左心衰时EF值＜40%。

2）舒张功能　超声多普勒是临床上最常用的判断舒张功能的方法，心动周期中舒张早期心室充盈最大值为 E 峰，舒张晚期心房收缩心室充盈度为 A 峰，E/A 为两者之比值。正常 E/A 值 >1.2，中青年应更大。舒张功能不全时，E 峰下降，A 峰增高，E/A 比值降低，甚至小于 1。

5. 放射性核素心血池显影检查　除有助于判断心室腔大小外，以收缩末期和舒张末期心室影像的差别计算 EF 值，同时还可通过记录放射活性 – 时间曲线计算左心室最大充盈速率以反映心脏舒张功能。

四、诊断

典型的心衰诊断并不困难。左心衰竭依据原有心脏病的体征及肺淤血引起的不同程度呼吸困难等诊断；右心衰竭依据原有心脏病的体征及体循环淤血引起的颈静脉怒张、肝大、水肿等诊断；全心衰竭依据原有心脏病的体征及左、右心衰竭表现而诊断。

血流动力学改变是诊断早期心衰或潜在性心衰最可靠的方法，若心室腔压力高于正常，在左室舒张末压（LVEDP）>18 mmHg、右室舒张末压（RVEDP）>10 mmHg 时即诊断为心力衰竭。心室充盈压的升高要比临床症状与体征出现得早，故心室充盈压的测定有助于早期诊断心衰。临床上出现以下表现时也可考虑早期心衰。

1. 症状　早期症状多不明显或未引起重视。包括疲乏无力、窦性心动过速、面色苍白、出汗、劳力性气短和夜间阵发性呼吸困难。

2. 体征　肺底部呼吸音减弱及（或）细小湿啰音为肺淤血的早期征象。尤其是新近出现舒张期奔马律为心衰的早期征象。交替脉是左心衰竭早期体征。颈静脉充盈为右心衰竭早期体征。

3. 辅助检查　胸部 X 线片显示心脏扩大、两肺中上野肺静脉纹理增粗、肺血管重新分布，或看到 Kerley – B 线，对早期心衰的诊断有意义。

部分患者可能会出现胸腔积液，左心室收缩功能由超声心电图或放射性心血池显影可提供诊断依据。

五、鉴别诊断

1. 支气管哮喘　左心衰时出现夜间阵发性呼吸困难，称为心源性哮喘，应与支气管哮喘鉴别。心源性哮喘多见于老年人，有高血压、冠心病、慢性心脏瓣膜病及有其他心脏病病史，发作时必须坐起，重者肺部有干、湿性啰音，甚至咳粉红色泡沫痰，强心、利尿及血管扩张药有效，肺部体征明显减少或消失。支气管哮喘多见于中、青年人，有过敏史及慢性咳嗽病史，发作时不一定强迫坐起，咳白色痰后呼吸困难常可减轻，肺部听诊以哮鸣音为主，使用支气管扩张剂治疗有效。

2. 心包积液　缩窄性心包炎时，由于上腔静脉回流受阻可引起肝大、下肢水肿等表现，应根据病史、心脏及周围血管体征进行鉴别，超声心动图检查可确诊。

3. 肝硬化　当有腹水伴下肢水肿时应与慢性右心衰竭相鉴别，除基础心脏病体征有助于鉴别外，非心源性肝硬化不会出现颈静脉怒张等上腔静脉回流受阻的体征。

4. 缩窄性心包炎　心包积液、缩窄性心包炎与右心衰竭的鉴别见表 9 – 2。

表 9 - 2　心包积液、缩窄性心包炎与右心衰竭的鉴别

鉴别点	右心衰竭	缩窄性心包炎	心包积液
心脏病史	有	无	无
体征	心界向左侧扩大，三尖瓣区有收缩期杂音	心界正常，心音减低，心包叩击音，多有奇脉	心界向两侧扩大，心音遥远，有奇脉
X 线检查	心影向左扩大，心尖搏动与心浊音界左缘一致	心影大小正常，左右心缘变直，常见心包钙化	心影向两侧扩大，心尖搏动在心浊音界左缘内侧，无肺淤血
心包 B 超液性暗区	无	无	有

六、治疗

治疗目的在于减轻症状、去除诱因和控制心脏基础疾病。治疗慢性心衰不能仅限于缓解症状，应针对心室重构的机制采取综合治疗措施，包括病因治疗、调节心力衰竭的代偿机制、减少其负面效应（如拮抗神经体液因子的过分激活）等。还应提高运动耐量，改善生活质量，防止心肌损害进一步加重，降低死亡率，延长患者的寿命。值得注意的是，血管紧张转换酶抑制剂应该尽早使用，甚至无症状的左心功能不全的患者也应使用。一旦症状出现，则应采取以下措施。

1. 病因治疗

（1）基本病因的治疗　对所有可能导致心脏功能受损的常见疾病，如高血压、冠心病、糖尿病、代谢综合征等，在尚未造成心脏器质性改变前即应早期进行有效的治疗。对于少数病因未明的疾病，如原发性扩张型心肌病等，亦应早期干预。

（2）消除诱因　常见的诱因为感染，特别是呼吸道感染，应积极选用适当的抗感染药物治疗。对于发热持续 1 周以上者，应警惕感染性心内膜炎的可能性。心律失常，特别是心房颤动，也是诱发心衰的常见原因；对心室率很快的心房颤动应尽快控制心室率，如有可能应及时复律，避免过劳、情绪激动等。

2. 一般治疗

（1）休息　控制体力活动，避免精神刺激。鼓励心衰患者主动运动，从床边短时间坐开始逐步增加症状限制性有氧运动，因长期卧床易发生静脉血栓形成甚至肺栓塞，且易出现消化功能减低及肌肉萎缩。

（2）改善生活方式　戒烟、限酒、肥胖患者控制体重、控制钠盐摄入，均有利于减轻水肿等症状。但应注意，在应用强效排钠利尿剂时，过分严格限盐可导致低钠血症。

3. 药物治疗

（1）利尿剂　是心衰治疗中最常用的药物，通过排钠、排水减轻心脏的容量负荷，对缓解淤血症状、减轻水肿有显著的效果。常用的利尿剂如下。

1）噻嗪类利尿剂　以氢氯噻嗪（双氢克尿塞）为代表，为中效利尿剂，作用于肾远曲小管，抑制钠的再吸收。轻度心衰可首选此药，同时补充钾盐，否则可因低血钾导致各种心律失常。噻嗪类利尿剂可抑制尿酸的排泄，引起高尿酸血症，长期大剂量应用还可干扰糖及胆固醇代谢，应注意监测相关指标。

2）袢利尿剂　以呋塞米（速尿）为代表，为强效利尿剂。低血钾是其主要副作用，

必须注意补钾。

3）保钾利尿剂　①螺内酯（安体舒通）：是醛固酮拮抗剂，在与噻嗪类或袢利尿剂合用时能加强利尿并减少钾的丢失；②氨苯蝶啶：常与排钾利尿剂合用，起到保钾作用；③阿米洛利：可单独用于轻型心衰的患者。保钾利尿剂可能产生高钾血症，不易同服钾盐。一般与排钾利尿剂联合应用时，发生高血钾的可能性较小。

电解质紊乱是长期使用利尿剂最容易出现的副作用，特别是高钾血症或低钾血症均可导致严重后果，应注意监测。血管紧张素转换酶抑制剂、血管紧张素受体阻断剂等有较强的保钾作用，与不同类型利尿剂合用时应特别注意监测血钾变化。

（2）血管紧张素转换酶抑制剂

1）ACEI 种类的选择　长效制剂每日用药 1 次，可提高患者的依从性。常用药物有卡托普利和贝那普利。对重症心衰在其他治疗配合下从极小量开始逐渐加量，至慢性期长期维持终生用药。

2）ACEI 的副作用　有低血压、肾功能一过性恶化、高钾血症及刺激性干咳。临床上血管神经性水肿、无尿性肾衰竭、妊娠哺乳期妇女及对 ACEI 药物过敏者禁用本类药物。双侧肾动脉狭窄、血肌酐水平明显升高（＞225 μmol/L）、高血钾（＞5.5 mmol/L）及低血压者应慎用（参见第五章第三节）。

（3）血管紧张素 II 受体阻断剂　其阻断 RAS 的效应与 ACEI 相同甚至更完全，但缺少抑制缓激肽降解作用，当心衰患者因 ACEI 引起干咳不能耐受时可改用 ARB，如氯沙坦、缬沙坦等。

（4）醛固酮受体拮抗剂　小剂量螺内酯有阻断醛固酮效应，对抑制心血管的重构、改善慢性心衰的远期预后有很好的作用。对中重度心衰患者可加用小剂量醛固酮受体拮抗剂，但必须监测血钾。

（5）β 受体阻断剂　心功能不全且病情稳定的患者可以使用 β 受体阻断剂，除非有禁忌或不能耐受。由于 β 受体阻断剂具有负性肌力作用，临床应用时需十分慎重，坚持个体化原则。在心衰情况稳定已无体液潴留及 ACEI 的基础上应用，从小剂量开始逐渐增加剂量，适量长期维持。临床症状改善常在用药后 2～3 个月出现。应避免突然停药，以防心衰加重。β 受体阻断剂的禁忌证为支气管痉挛性疾病、心动过缓、二度及二度以上房室传导阻滞。

（6）正性肌力药

【洋地黄类药物】

洋地黄类药物具有正性肌力作用、电生理作用和迷走神经兴奋作用。洋地黄制剂常用的药物包括地高辛、洋地黄毒苷（毛花苷 C）、毒毛花苷 K 等。

1）应用洋地黄的适应证　各种充血性心衰无疑是应用洋地黄的主要适应证，在利尿剂、ACEI（或 ARB）和 β 受体阻断剂治疗过程中持续有心衰症状的患者，可考虑加用地高辛。

2）影响洋地黄中毒的因素　洋地黄用药安全窗很小，轻度中毒剂量约为有效治疗量的两倍。心肌在缺血、缺氧情况下则中毒剂量更小。低血钾、低血镁是常见的引起洋地黄中毒的原因；肾功能不全以及与其他药物的相互作用也是引起中毒的因素；心血管病常用药物如胺碘酮、维拉帕米（异搏定）及奎尼丁等，均可降低地高辛的经肾排泄率而增加中毒的可能性。

3）洋地黄中毒表现　最重要的反应是各类心律失常，最常见者为室性期前收缩，多表现为二联律，其次为非阵发性交界区心动过速、房性期前收缩、房颤及房室传导阻滞。快速房性心律失常并伴有传导阻滞是洋地黄中毒的特征性表现。洋地黄可引起心电图 ST – T 改变，称为洋地黄效应，但不能据此诊断为洋地黄中毒。

4）洋地黄中毒的处理　发生洋地黄中毒后应立即停药。单发性室性期前收缩、一度房室传导阻滞等停药后常自行消失；对快速性心律失常者，如血钾浓度低则可静脉补钾，如血钾不低可用利多卡因或苯妥英钠。电复律一般禁用，因易致心室颤动。有传导阻滞及缓慢性心律失常者可用阿托品皮下或静脉注射，一般不需安置临时心脏起搏器。

【非洋地黄类正性肌力药】

非洋地黄类正性肌力药为肾上腺素能受体激动剂，包括 α 受体激动剂和 β 受体激动剂。其中，多巴胺是去甲肾上腺素的前体，其作用随应用剂量的大小而表现不同，较小剂量表现为心肌收缩力增强，血管扩张，特别是肾小动脉扩张，心率加快不明显；如果用大剂量则可出现不利于心衰治疗的负性作用。多巴酚丁胺是多巴胺的衍生物，增强心肌收缩力、扩血管作用不如多巴胺明显，对加快心率的反应也比多巴胺小，起始用药剂量与多巴胺相同。此外，患者对多巴胺反应个体差异较大，应从小剂量开始，以不引起心率加快和血压增高为度。

（7）磷酸二酯酶抑制剂　其作用机制是抑制磷酸二酯酶活性促进钙通道膜蛋白磷酸化，激活钙通道使 Ca^{2+} 内流增加，心肌收缩力增强。目前临床应用的制剂为米力农，静脉滴注维持。此类药物仅限于重症心衰患者完善心衰的各项治疗措施后症状仍不能控制时短期应用。

4. 舒张性心衰的治疗　舒张性心功能不全由于心室舒张不良使 LVEDP 升高，而致肺淤血，多见于高血压和冠心病，但这两类患者还可能同时存在收缩功能不全亦使 LVEDP 增高，何者为主有时难以区别。如果客观检查提示 LVEDP 增高，而左心室不大，左室射血分数（LVEF）值正常，则表明以舒张功能不全为主。最典型的舒张功能不全见于肥厚型心肌病，治疗的原则与收缩功能不全有所差别，主要措施如下（表 9 – 3）。

（1）β 受体阻断剂　降低心室率、延长舒张期，改善心肌顺应性，使心室的容量 – 压力曲线下移，表明舒张功能改善。

（2）钙通道阻滞剂　降低心肌细胞内钙浓度，改善心肌主动舒张功能，主要用于肥厚型心肌病。

（3）ACEI　从长远来看改善心肌及小血管重构，有利于改善舒张功能，最适用于高血压心脏病及冠心病。

（4）尽量维持窦性心律　保持房室传导顺序，保证心室舒张期充分的容量。

（5）对肺淤血症状较明显者　可适量应用静脉扩张剂（硝酸盐制剂）或利尿剂降低前负荷，但不宜过度，因过分减少前负荷可使心排血量下降。

（6）禁用正性肌力药物的情况　在无收缩功能障碍的情况下，禁用正性肌力药物。

表 9 - 3　心力衰竭的治疗

治疗方案	主要内容
1. 一般措施	（1）限盐 （2）对无症状的心律失常避免使用抗心律失常药 （3）增强免疫力抵抗流感和链球菌
2. 利尿剂	（1）用于容量负荷过重的患者以达到正常的颈静脉压力和水肿减轻 （2）根据每日体重调整用量 （3）对于利尿剂抵抗的，以静脉给药或联合用药 2 种利尿剂（如呋塞米和美托拉索） （4）小剂量的多巴胺改善肾血流量
3. ACEI	（1）适应证　用于所有左室功能减退所致的心力衰竭或无症状的左室功能不全 （2）禁忌证　血清 K$^+$ >5.5 mmol/L，进展期肾衰竭（例如：肌酐 >3 mg/dL），双侧肾动脉狭窄，妊娠
4. β 受体阻断剂	（1）适应证　用于 Ⅱ～Ⅲ 级心力衰竭患者，与 ACEI 和利尿剂联用 （2）禁忌证　支气管痉挛，有症状的心动过缓或高度心脏传导阻滞，不稳定的心衰或症状达Ⅳ级
5. 洋地黄	用于收缩性心衰（特别是有房颤表现）有症状的患者，与 ACEI、利尿剂、β 受体阻断剂合用
6. 其他措施	（1）如果对 ACEI 不能耐受，考虑使用 ARB 和肼屈嗪加异山梨醇酯 （2）Ⅳ级心衰竭考虑使用螺内酯

七、预后

心衰的预后与病因、诱因及所接受的治疗等因素有关，但更主要取决于心衰的程度。因此，心脏病患者应早期诊断早期治疗，保护心功能，积极预防心衰的发生。一旦发生心衰，要尽早正规治疗，以免延误病情。

第二节　急性心力衰竭

案例导入

> 男性，70 岁，陈旧性广泛前壁心肌梗死 10 年，活动后胸闷、心悸、气短 3 年，今晨突然出现严重呼吸困难，咳粉红色泡沫痰。查体：端坐呼吸，BP 160/90 mmHg，P 120 次/分。P$_2$ 亢进，心脏各瓣膜区未闻及杂音。双肺布满中、小水泡音和哮鸣音。腹平软，肝、脾肋下未触及，双下肢无水肿。空腹血糖 4.2 mmol/L。心电图：V$_1$～V$_6$ 导联 ST 段压低 0.05～0.1 mV。血清肌钙蛋白正常。
>
> **请思考：**
>
> 1. 该患者最可能的诊断是什么？
>
> 2. 治疗方案中不宜立即使用的药物有哪些？

急性心力衰竭是指由心脏急性病变引起心肌收缩力明显降低，或心室负荷加重致急性心排血量显著、急剧下降，甚至丧失排血功能，导致组织器官灌注不足和急性肺淤血综合征。

急性右心衰即急性肺源性心脏病，较少见，多由大块肺栓塞引起。临床上最常见的是急性左心衰，表现为急性肺水肿（急性肺淤血），如抢救不及时可发生心源性休克或心脏停搏，是内科急危重症。

一、病因及发病机制

急性心衰常由于某些原因，使心功能代偿的患者突然发生心衰，或使已有心衰的患者突然病情加重。因此，无论是心功能正常还是无心脏病变的患者，都有可能发生。

1. 急性心肌弥漫性缺血损害　导致心肌收缩无力，常见急性广泛前壁心肌梗死、急性心肌炎等。

2. 急性机械性阻塞　如严重的二尖瓣或主动脉瓣狭窄、左室流出道梗阻、二尖瓣口黏液瘤或血栓嵌顿、主动脉总干或大分支的栓塞、急进型高血压，致使心脏后负荷急剧增加，排血严重受阻。

3. 急性心脏容量负荷过重　如由于外伤、急性心肌梗死、感染性心内膜炎等引起乳头肌功能失调、腱索断裂、瓣膜穿孔、室间隔穿孔等，以及输血或输液过多、过快，使心脏负荷突然显著加重。

4. 骤起的心室舒张受阻　如急性大量心包积液或积血所致的急性心脏压塞，使心室充盈减少，排血量下降。

5. 严重的心律失常　如心室纤颤或严重快速心律失常，包括其他室性与室上性的心律失常以及显著的心动过缓等，引起严重血流动力学改变，使心脏暂停排血或排血量显著减少。

以上病因导致突然严重的左心室排血量不足或左心房排血受阻，引起肺静脉及肺毛细血管等压力急剧升高，当肺毛细血管压升高超过血浆胶体渗透压时，液体即从毛细血管漏到肺间质、肺泡甚至气道内，引起肺水肿。

二、临床表现

急性左心衰起病急骤，以急性肺水肿为主要表现。主要症状和体征如下。

1. 呼吸困难　患者突然出现严重呼吸困难、端坐呼吸、烦躁不安，伴有恐惧感和窒息感。

2. 全身状态　面色青灰、口唇发绀、大汗淋漓。

3. 咳嗽、咳痰　频繁咳嗽，常咳出泡沫样痰，严重时咳出粉红色泡沫样痰，有时痰量很多，可从口腔、鼻腔涌出。

4. 心率和血压　心衰发作时心率和脉搏增快，血压开始时可升高，以后降至正常或者低于正常。

5. 异常呼吸音　两肺满布大、中水泡音和哮鸣音。

6. 心脏杂音　心尖部可闻奔马律及肺动脉瓣第二心音亢进，常被肺部啰音掩盖。

若病情继续加重，血压下降，脉搏细弱，最后出现神志模糊，甚至昏迷，终可因休克或窒息而死亡。

三、诊断

急性左心功能不全典型者，可依据突然严重的呼吸困难、端坐呼吸、咳粉红色泡沫样痰以及两肺满布湿啰音、心尖部奔马律、X线典型表现，结合病因，一般诊断不难。

四、鉴别诊断

1. 支气管哮喘 好发于秋、冬季，发作前常有胸闷、咳嗽，两肺以哮鸣音为主，无心脏病病史及心脏增大，无杂音。

2. 心外原因引起的肺水肿 如肺复张后肺水肿；化学或物理因素引起的肺血管通透性改变的肺水肿，如肺部感染、有害气体的吸入、药物特异性反应、循环毒素等；肾脏疾病合并肺水肿；神经性肺水肿；高原性肺水肿。可根据病史和体征与急性左心功能不全相鉴别。

五、治疗

急性肺水肿是内科急危重症之一，治疗必须早期、及时、速效。治疗原则为：降低左房压和（或）左室充盈压；增加左室心搏量；减少循环血量；减少肺泡内液体渗入，改善肺泡气体交换。

1. 体位 取端坐位，两腿下垂，使下肢静脉回流减少，减少回心血量，并使横膈下降有利呼吸。

2. 吸氧 一般患者可使用鼻导管 8 L/min 给氧或面罩 5~6 L/min 给氧，而后者优于前者。对严重者可加压给氧，其优点不仅能纠正缺氧，由于肺内外压力阶差的增加，减少液体渗入肺泡内和减低静脉回流，同时静脉回流受阻还使周围静脉压增高，有利于液体自血管内漏入组织间隙，使循环血量减少。但肺泡压力增高可影响右心室排血量，引起心搏量减少，血压降低。因此，应注意调整给氧压力，缩短加压给氧的时间，延长间歇时间，以取得满意效果。肺泡水肿时，吸入的空气与肺泡内液形成泡沫，难以咳出，它阻碍通气及肺毛血管自肺泡内摄取氧，从而加重缺氧。因此，消除肺泡内或支气管内的泡沫至关重要。

常用的吸氧方法：①面罩给氧，将20%~30%乙醇溶液放入氧气筒的湿化瓶内，与氧同时吸入，开始氧流量为 2~3 L/min，以后可渐增至 6 L/min 以上，并保持此速度；②鼻导管给氧，在湿化瓶内加入 40%~70% 浓度酒精以消除泡沫；③用 20% 以上的酒精雾化吸入，是治疗肺水肿常用的有效措施。

3. 镇静 吗啡有扩张动脉和静脉的作用，可以减轻前后负荷，并使血循环中儿茶酚胺水平下降，解除焦虑。注意老年慢阻肺及低血压者慎用，对于周围血管收缩显著的患者，皮下或肌内注射不能保证全量吸收。

4. 快速利尿 呋塞米加入葡萄糖溶液或生理盐水中静推。利尿同时可扩张静脉，降低左房压，减轻呼吸困难症状。给药 15~30 分钟尿量即增多，60 分钟达高峰。对血压偏低者慎用，大量利尿应注意低钾血症、低钠血症、低氯血症的发生。

5. 扩血管药物应用

（1）硝普钠 高血压性心脏病引起左心衰竭，可静脉滴入硝普钠，减轻前后负荷，降低血压。直至症状缓解或收缩压降低到 100 mmHg 或以下（高血压患者血压下降不超过30%），超过 72 小时应测血中硫氰酸盐含量，超过 10~12 μg/dl 为中毒水平，应停药。

（2）酚妥拉明 为 α 受体阻断剂，以扩张小动脉为主。近年已较少应用。

（3）硝酸甘油 舌下含化或静脉滴注硝酸甘油，如收缩压降至 90 mmHg 或以下停用。

病情稳定后，逐步减量至停用，应注意突然中止静滴可能引起症状反跳；并且，在治疗过程中要严格监测血压。伴有低血压、肺水肿者，宜先静脉滴注多巴胺，保持收缩压在 100 mmHg，再行扩血管药物治疗。

6. 强心剂应用　对 2 周内未用过洋地黄者可给毛花苷 C，对室上性快速心律失常引起肺水肿者疗效显著。若无效，4～6 小时后再重复给药。洋地黄制剂静脉注射，可使阻力血管收缩，增加后负荷，因此较少用于窦性心律的肺水肿患者。对于冠心病急性心肌梗死发生急性左心衰，一般在急性心梗 24 小时内不宜用洋地黄类药物；对于二尖瓣狭窄所致的肺水肿，洋地黄药物无效。如以上两种伴有快速型房颤，可用洋地黄类药物减慢心室率，有利于缓解症状。

7. 其他治疗

（1）氨茶碱　缓慢静脉滴注，可解除支气管痉挛，减轻呼吸困难，同时也有强心、利尿的作用，降低左房压及肺动脉压，亦有一定的正性肌力及扩血管作用。

（2）地塞米松　静脉滴注或静脉推注可缓解支气管痉挛，增加肾小球滤过率，并有助于维持血压及逆转病情，病情极重时应迅速给药。

⊕ 健康教育

心衰患者家庭治疗注意事项

1. 合理用药　严格遵医嘱服药，切忌自行换药或擅自停药，以免引发严重后果。用药期间定期随访，根据病情变化调整用药剂量，保证治疗效果。一旦出现服药不良反应，应立即就医，请医生调整用药方案。

2. 科学饮食　平衡膳食结构，戒烟、酒，忌饮浓茶和咖啡。饮食清淡限盐（盐摄入量 <5 克/日），少量多餐，控制膳食总量，适当增加蔬菜和水果，适量饮水；尽量保持出入量平衡，最好出量略大于入量；保持大便有规律、通畅。

3. 预防感冒　做好防寒保暖，一旦出现上呼吸道感染症状应尽快就医。

4. 生活方式　作息时间规律，充分休息，适当运动；急性期和重症心衰应绝对卧床休息；心功能好转后，可根据自身状态适当做床旁有氧活动，活动量循序渐进增加，以不感到劳累为宜，如感觉异常应立即停止运动，并卧床休息。

5. 定期复查　复查血清钾、钠、尿素氮、肌酐等实验室检查项目，定期复查心电图和心功能，如各项检查超出正常范围应立即请医生调整治疗方案。

6. 家庭监测　家属注意观察患者体温、脉搏、呼吸、血压、体重的变化情况，如发现异常应及早入院。

7. 心情愉悦　良好的心理状态是保证治疗效果的重要因素，帮助患者树立积极乐观的对待方式，争取患者的积极配合是治疗与疾病转归的关键；家属提供情感支持，给予患者理解和关心，避免强烈的情绪刺激。

本章小结

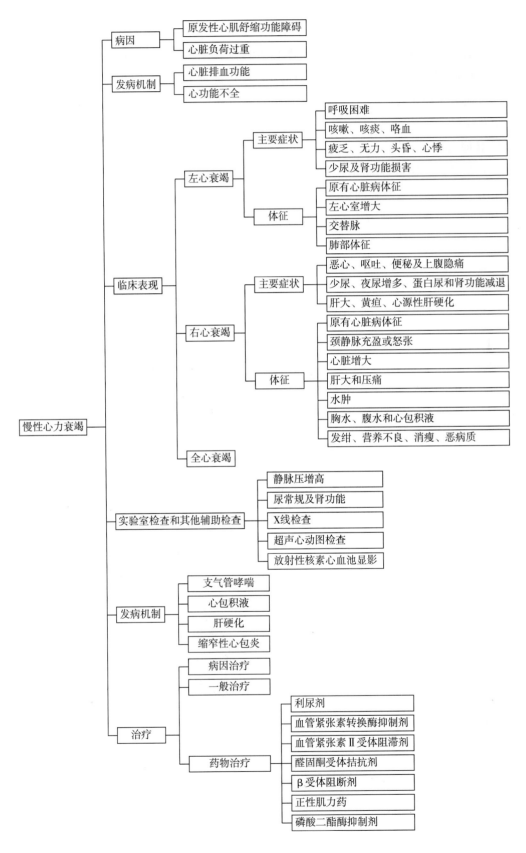

慢性心力衰竭
- 病因
  - 原发性心肌舒缩功能障碍
  - 心脏负荷过重
- 发病机制
  - 心脏排血功能
  - 心功能不全
- 临床表现
  - 左心衰竭
    - 主要症状
      - 呼吸困难
      - 咳嗽、咳痰、咯血
      - 疲乏、无力、头昏、心悸
      - 少尿及肾功能损害
    - 体征
      - 原有心脏病体征
      - 左心室增大
      - 交替脉
      - 肺部体征
  - 右心衰竭
    - 主要症状
      - 恶心、呕吐、便秘及上腹隐痛
      - 少尿、夜尿增多、蛋白尿和肾功能减退
      - 肝大、黄疸、心源性肝硬化
    - 体征
      - 原有心脏病体征
      - 颈静脉充盈或怒张
      - 心脏增大
      - 肝大和压痛
      - 水肿
      - 胸水、腹水和心包积液
      - 发绀、营养不良、消瘦、恶病质
  - 全心衰竭
- 实验室检查和其他辅助检查
  - 静脉压增高
  - 尿常规及肾功能
  - X线检查
  - 超声心动图检查
  - 放射性核素心血池显影
- 发病机制
  - 支气管哮喘
  - 心包积液
  - 肝硬化
  - 缩窄性心包炎
- 治疗
  - 病因治疗
  - 一般治疗
  - 药物治疗
    - 利尿剂
    - 血管紧张素转换酶抑制剂
    - 血管紧张素Ⅱ受体阻滞剂
    - 醛固酮受体拮抗剂
    - β受体阻断剂
    - 正性肌力药
    - 磷酸二酯酶抑制剂

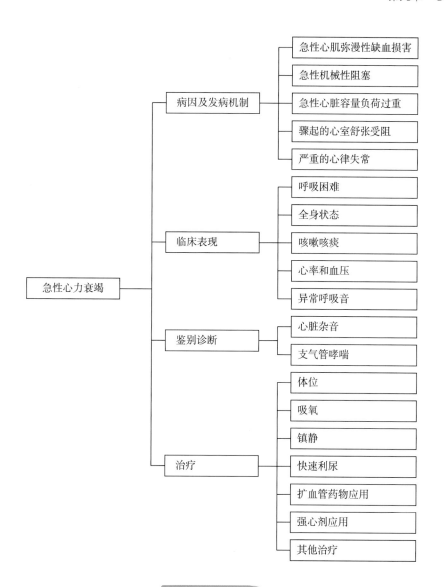

```
                              ┌─ 急性心肌弥漫性缺血损害
                              ├─ 急性机械性阻塞
                  病因及发病机制 ┼─ 急性心脏容量负荷过重
                              ├─ 骤起的心室舒张受阻
                              └─ 严重的心律失常

                              ┌─ 呼吸困难
                              ├─ 全身状态
                  临床表现     ┼─ 咳嗽咳痰
                              ├─ 心率和血压
                              └─ 异常呼吸音
急性心力衰竭
                  鉴别诊断     ┌─ 心脏杂音
                              └─ 支气管哮喘

                              ┌─ 体位
                              ├─ 吸氧
                              ├─ 镇静
                  治疗        ┼─ 快速利尿
                              ├─ 扩血管药物应用
                              ├─ 强心剂应用
                              └─ 其他治疗
```

目标检测

一、选择题

【A1/A2 型题】

1. 下列改善急性左心衰竭症状最有效的药物是
   A. 利尿剂
   B. 洋地黄
   C. 钙通道阻滞剂
   D. β受体阻断剂
   E. 血管紧张素转换酶抑制剂

2. 心力衰竭患者症状加重的最常见诱因是
   A. 过度劳累
   B. 摄入液体过多
   C. 心肌缺血
   D. 室性期前收缩
   E. 呼吸道感染

3. 最有助于提示患者左心衰竭的体征是
   A. 心尖部第一心音增强
   B. 开瓣音

扫码"练一练"

C. 舒张早期奔马律   D. 心包叩击音

E. 主动脉瓣第二心音亢进

4. 鉴别右心衰竭与肝硬化的要点是

  A. 肺底部湿啰音   B. 全身水肿

  C. 腹水   D. 肝大

  E. 颈静脉怒张

5. 以下选项中不是由于容量负荷过重所致心力衰竭的疾病是

  A. 主动脉瓣关闭不全   B. 甲状腺功能亢进症

  C. 二尖瓣关闭不全   D. 室间隔缺损

  E. 动静脉瘘

6. 左心功能不全最主要的临床表现是

  A. 咯血   B. 咳嗽

  C. 疲倦乏力   D. 呼吸困难

  E. 腹泻

7. 下列疾病禁忌使用洋地黄的是

  A. 心功能不全   B. 阵发性室上性心动过速

  C. 心房颤动   D. 肥厚性梗阻型心肌病

  E. 心房扑动

8. 患者从事每天日常活动即出现心悸、气短症状，休息后缓解，其心功能分级应为

  A. 心功能Ⅱ级   B. 心功能Ⅲ级

  C. 心功能Ⅰ级   D. 心功能Ⅳ级

  E. 代偿期

9. 洋地黄中毒所致的心律失常最常见的是

  A. 心房颤动   B. 房室传导阻滞

  C. 房性期前收缩   D. 室上性心动过速

  E. 室性期前收缩

10. 下列属于右心衰竭体循环淤血的表现是

  A. 端坐呼吸   B. 心源性哮喘

  C. 咳嗽、咳痰   D. 阵发性夜间呼吸困难

  E. 肝颈静脉回流征阳性

11. 下列选项中改善急性左心衰竭症状最有效的药物是

  A. 洋地黄   B. 钙离子拮抗药

  C. 利尿药   D. β肾上腺素能受体阻断药

  E. 血管紧张素转换酶抑制药

12. β受体阻断剂的主要副作用是

  A. 高尿酸血症   B. 血钾升高

  C. 咳嗽   D. 诱发哮喘

  E. 降低心率

13. 超声心动图检查评价心脏收缩功能的主要指标是

    A. E/A

    B. 左房大小

    C. 左室大小

    D. 右室大小

    E. 左室射血分数

14. 单纯慢性左心衰竭最常见的临床表现是

    A. 黄疸

    B. 少尿

    C. 下肢水肿

    D. 劳力性呼吸困难

    E. 咳粉红色泡沫样痰

15. 患者，女性，46 岁，劳力性心慌，伴恶心、呕吐、食欲缺乏、水肿，可能会有下列哪些症状

    A. 急性肺水肿

    B. 肝淤血

    C. 夜间阵发性呼吸困难

    D. 肾衰竭

    E. 肺淤血

16. 女性，35 岁，既往风湿性关节炎病史 10 年，劳累后心悸、气促 4 年，近来加重，夜间不能平卧，查体：心尖部舒张期隆隆样杂音，肺底可听到细小水泡音，腹胀，双下肢水肿。该患者心功能不全的类型是

    A. 左心衰竭

    B. 右心衰竭

    C. 全心衰竭

    D. 右心衰竭伴肺感染

    E. 左心衰竭伴肾功能不全

17. 男，68 岁。劳力性呼吸困难 4 年，1 周前着凉后咳嗽，上述症状加重，不能平卧。查体：BP 180/95 mmHg，R 32 次/分，端坐位，无颈静脉怒张，双肺可闻及较密集的干湿啰音，心界向左下扩大，心率 107 次/分，腹软，肝、脾肋下未触及，双下肢无水肿。该患者的心功能分级为

    A. NYHA Ⅰ级

    B. NYHA Ⅱ级

    C. NYHA Ⅳ级

    D. 全心衰

    E. NYHA Ⅲ级

18. 女性，35 岁，既往风湿性关节炎病史 10 年，劳累后心悸、气促 4 年，近来加重，夜间不能平卧，查体：心尖部舒张期隆隆样杂音，肺底可听到细小水泡音，腹胀，双下肢水肿。该患者心功能不全的类型为

    A. 左心衰竭

    B. 右心衰竭

    C. 全心衰竭

    D. 右心衰竭伴肺感染

    E. 左心衰竭伴肾功能不全

【A3/A4 型题】

（19~20 题共用题干）某高血压心脏病患者，1 小时前因劳累后出现胸闷，气短加重，咳粉红色泡沫样痰。查体：血压 190/106 mmHg，端坐呼吸，心界向左下扩大，心率 120 次/分，双肺底湿啰音，下肢无水肿。

19. 该患者目前的诊断为

    A. 急性支气管炎

    B. 急性左心衰

C. 急性右心衰　　　　　　　　D. 支气管哮喘

E. 变异型心绞痛

20. 对此患者处理下列哪项最佳

A. 呋塞米＋毛花苷 C ＋硝普钠　　　B. 吸氧＋氨茶碱＋地高辛

C. 吗啡＋地塞米松＋螺内酯　　　　D. 坐位＋多巴酚丁胺＋普萘洛尔

E. 哌替啶＋呋塞米＋美托洛尔

【X 型题】

21. 急性左心衰的病因包括

A. 慢性心衰急性加重　　　　　　B. 急性心肌坏死和（或）损伤

C. 急性血流动力学障碍　　　　　D. 快速输液

E. 甲亢

22. 急性左心衰竭的药物治疗包括

A. 镇静剂　　　　　　　　　　　B. 支气管解痉剂

C. 利尿剂　　　　　　　　　　　D. 血管扩张药物

E. 正性肌力药物

23. 急性左心衰使用利尿剂的注意事项包括

A. 伴低血压、严重低钾、酸中毒者不宜应用

B. 大剂量和较长时间的应用可发生低血容量和低钠血症、低钾血症，增加其他降
压药物引起低血压的危险

C. 应用过程应监测尿量，根据尿量及症状改善情况调整剂量

D. 伴高血压者不宜用

E. 糖尿病患者不宜用

24. 以下不属于心力衰竭时肺循环淤血表现的是

A. 颈静脉怒张　　　　　　　　　B. 夜间阵发性呼吸困难

C. 下肢水肿　　　　　　　　　　D. 肝大、压痛

E. 以上都不是

二、简答题

1. 慢性心衰主要的症状和体征有哪些?

2. 急性心衰的抢救原则和药物有哪些?

（赵　冰）

第十章　原发性高血压

扫码"学一学"

📖 **学习目标**

1. **掌握**　降压药物的分类、作用机制、适应证与禁忌证。
2. **熟悉**　原发性高血压的定义、临床表现及并发症。
3. **了解**　高血压患者的健康管理和预防宣教。
4. 具备运用科学严谨、灵活全面的临床逻辑思维，进行高血压诊治的能力。
5. 关心患者身心健康及家庭社会关系，增强人文关怀意识。

👉 **案例导入**

患者，男，58岁，患者因"间断头晕、耳鸣2年，加重伴头痛1天"入院。

入院查体：T 36.6℃，P 86次/分，R 24次/分，Bp 190/110 mmHg。双肺呼吸音清，未闻及杂音。心音有力、心律齐，各瓣膜听诊区未闻及病理性杂音。腹柔软，无压痛、反跳痛及肌紧张。

ECG未见明显异常。抽血化验大致正常。头CT未见异常。

请思考：

1. 该患者的临床诊断是什么？

2. 针对该患者目前的病情，可应用哪些药物进行治疗？

高血压（Hypertension）是以体循环动脉收缩压和（或）舒张压增高为主要表现的临床综合征，是最常见的心血管疾病之一。我国采用国际上统一的标准，即收缩压≥140 mmHg和（或）舒张压≥90 mmHg即诊断为高血压。

高血压可分为原发性和继发性两大类。在绝大多数患者中，高血压病因不明，称之为原发性高血压，占高血压患者总数的95%以上；在不足5%患者中，血压升高是某些疾病的一种临床表现，本身有明确而独立的病因，称为继发性高血压。对年龄<30岁或大于55岁的高血压的患者，应该考虑继发性高血压。单纯的收缩性高血压（收缩压>160 mmHg，舒张压<90 mmHg）因血管顺应性减退引起，在老年患者中最常见。

原发性高血压患者除可引起高血压本身有关的症状外，长期高血压除还可引起有害的血管重塑，能引起动脉、脑、心脏和肾脏等器官功能性或器质性损害，最终可导致这些器官的功能衰竭，是心血管疾病死亡的主要原因之一。

原发性高血压的严重程度不仅与血压升高的水平有关，患者的心血管危险因素及合并的靶器官损害也应纳入全面的评价，危险度分层亦是治疗目标及预后判断的必要依据。因此，原发性高血压的分级与危险度的分层有助于高血压的诊治和预后。

根据血压增高的水平，可进一步将高血压分为三级（表10-1）。

表 10 - 1　血压水平的定义和分类（WHO/ISH，1999）

类别	收缩压（mmHg）	舒张压（mmHg）
理想血压	<120	<80
正常血压	<130	<85
正常高值	130～139	85～89
1 级高血压（轻度）	140～159	90～99
亚组：临界高血压	140～149	90～94
2 级高血压（中度）	160～179	100～109
3 级高血压（重度）	≥180	≥110
单纯收缩期高血压	≥140	<90
亚组：临界收缩期高血压	140～149	<90

注：当收缩压和舒张压分属于不同分级时，以较高的级别作为标准。

　　以上诊断标准适用于男女两性任何年龄的成人，且必须在非药物状态下，经过二次或二次以上测定所得的平均值，偶然测得一次血压增高不能诊断为高血压，必须重复和进一步测量。对于儿童，目前尚无公认的高血压诊断标准，但通常低于成人高血压诊断的水平，并随年龄而异。目前常用百分位法，收缩压和（或）舒张压超过所在年龄性别第 90～95 百分位者为正常血压偏高，第 95 百分位及以上者为高血压。

　　原发性高血压危险度的分层是由血压水平结合危险因素及合并的靶器官受损情况将患者分为低、中、高和极高危险组。治疗时不仅要考虑降压，还要考虑危险因素及靶器官损害的预防及逆转（表 10 - 2，表 10 - 3）。

表 10 - 2　影响高血压预后的因素

心血管疾病的危险因素	靶器官损害	相关临床情况
用于危险性分层的危险因素	左心室肥厚（心电图、超声心动图及 X 线）	脑血管疾病
收缩压和舒张压的水平（1～3级）		缺血性卒中
		脑出血
男性 >55 岁	蛋白尿和（或）轻度血浆肌酐浓度升高（106.1～176.8μmmol/L）	短暂性脑缺血发作
女性 >65 岁		心脏疾病
总胆固醇 >6.5 mmol/L		心肌梗死
糖尿病		心绞痛
早发心血管病家族史	超声或 X 线证实有动脉粥样斑块（颈动脉、髂动脉、股动脉或主动脉）	冠脉血管重建术
		心力衰竭
影响预后的其他危险因素		肾脏疾病
高密度脂蛋白胆固醇降低		糖尿病肾病
低密度脂蛋白胆固醇升高	视网膜动脉狭窄	肾衰竭（血肌酐浓度 >176.8μmmol/L）
糖尿病伴微量白蛋白尿		血管疾病
葡萄糖耐量异常		心力衰竭
肥胖		夹层动脉瘤
久坐不动的生活方式		有症状性动脉疾病
纤维蛋白原增高		高度高血压性视网膜病变
高危社会经济人群		出血或渗出
高危地区		视盘水肿

表 10 - 3　高血压定量预后的危险分层

其他危险因素和病史	血压（mmHg）		
	1 级（轻度） （140~159/90~99）	2 级（中度） （160~179/100~109）	3 级（重度） （≥180/110）
无其他危险因素	低危	中危	高危
1~2 个危险因素	中危	中危	极高危
3 个以上危险因素或靶器官损害或糖尿病	高危	高危	极高危
有并发症	极高危	极高危	极高危

一、流行病学

高血压是心脑血管病发病的首要危险因素，我国 71% 的脑卒中和 54% 的心梗死亡都与高血压有关。

不同地区、种族及年龄，高血压发病率不同。工业化国家较发展中国家高，西方国家患病率平均 15%~20%。同一国家不同种族之间也有差异，例如美国黑人的高血压约为白人的两倍。近年来，高血压的发生呈明显上升趋势，我国现有高血压患者为 2.9 亿~3 亿。我国流行病学调查还显示，患病率城市高于农村，北方高于南方，高原少数民族地区患病率也较高。老年人较常见，男女高血压患病率差别不大；青年期男性略高于女性；绝经期后女性稍高于男性。

二、病因及发病机制

动脉血压取决于外周血管阻力和心排血量，即平均动脉压 = 心输出量 × 外周阻力。凡是能直接或间接导致心输出量和（或）外周血管阻力增高的原因，均可引起血压升高。通常认为，高血压的病因是在一定的遗传背景下由于多种因素的影响，使正常血压调节机制失调所致。高血压可能的影响因素包括以下几个方面。

1. 遗传因素　原发性高血压具有遗传易感性，有聚集于某些家族的倾向。由于血压受多种因素影响，故遗传"易感性"也是多基因决定的。

2. 血压的调节　是一个复杂的过程，受到机体内外环境的影响。如影响心排血量本身的因素有细胞外液容量、心率和心肌收缩力等。血压的急性调节主要通过压力感受器及交感神经活动来实现，而慢性调节则主要通过肾素 - 血管紧张素 - 醛固酮系统及肾脏对体液容量的调节来完成。

3. 肾素 - 血管紧张素系统　目前关于 RAS 与高血压的关系尚无最终定论，大约 30% 的患者血浆肾素活性减低，15% 患者为高肾素活性，约 55% 患者肾素活性正常。近年来，发现血管壁、心脏、中枢神经、肾脏及肾上腺等组织中均有 RAS 成分的 mRNA 表达，并有 AT Ⅱ 受体存在，说明组织中 RAS 自成系统，在高血压的发生和发展过程中占据着比循环 RAS 更重要的地位。

4. 血管内皮功能异常　正常情况下，血管内皮能产生一些血管舒张和收缩物质，前者包括前列环素、内皮源性舒张因子（如一氧化氮）等，后者包括内皮素、血管收缩因子、AT Ⅱ 等。高血压时，一氧化氮生成减少，而内皮素增加，血管平滑肌细胞对收缩因子反应增强，血压增高。

5. 中枢神经系统和自主神经　长期从事紧张工作的劳动者，如医生、司机等发病率高，持续过度紧张与精神刺激、交感神经活动增强容易引起血压升高。大脑皮质兴奋与抑制过程失调导致皮质下血管运动中枢失去平衡，肾上腺素能活性增加，使节后交感神经释放去甲肾上腺素增多，其他神经递质如 5 – 羟色胺、多巴胺等引起外周血管阻力增高和血压上升。

6. 自身免疫学说　在部分难治性高血压患者体液中发现血管紧张素 Ⅱ AT₁ 受体抗体和肾上腺素能受体抗体，这些抗体与相应的受体结合可能激动受体而起到类似血管紧张素 Ⅱ 和肾上腺素的作用，使血压升高。

7. 肥胖与胰岛素抵抗　向心性肥胖患者常伴有高血压、胰岛素受体功能障碍和高血糖。大多数高血压患者空腹胰岛素水平增高，而糖耐量有不同程度的降低，提示有胰岛素抵抗现象。现有资料显示，50% 的高血压患者存在胰岛素抵抗。

8. 高钠膳食　对于部分受试者，高钠膳食可使血压升高，而低钠饮食可降低血压。但改变钠盐摄入并不能影响所有患者血压水平，说明是通过遗传因素而发挥作用的。近年研究还提示膳食中低钾、低钙和低镁以及肥胖、吸烟过量和饮酒都与高血压的发病有关。

三、临床表现及并发症

根据起病急缓和病情进展快慢，可将高血压分为缓进型高血压和急进型高血压两型，临床以缓进型高血压为多见。流行病学调查结果表明，缓进型高血压占原发性高血压患者95% 以上，其中以中、老年人为主。

1. 一般表现　原发性高血压在临床上大多数进展缓慢，故早期常无症状，而偶于体检时发现血压升高，少数患者则在发生心、脑、肾等并发症后才被发现。高血压患者可有头痛、头晕、头胀、眩晕、眼胀、疲劳、心悸、耳鸣等症状，但症状轻重与血压水平并不一定相关。体检时可听到主动脉瓣第二心音亢进或呈金属音、主动脉瓣区收缩期杂音或收缩早期喀喇音。长期持续高血压可有左心室肥厚并可闻及第四心音。高血压病后期的临床表现常与心脏、脑、肾脏或视网膜病变及主动脉等靶器官损害有关。

2. 并发症　主要是心、脑、肾及血管受累的表现。

（1）心脏　左心室长期在高压下工作可致左心室肥厚、扩大，最终导致充血性心力衰竭。病程长者体检时可见心尖抬举样搏动，心界向左下扩大，主动脉瓣第二心音亢进或有金属音。高血压可促使冠状动脉粥样硬化的形成及发展，并使心肌耗氧量增加。患者起初表现为劳力性呼吸困难，继之出现夜间阵发性呼吸困难等左心衰竭和急性肺水肿表现，部分患者出现心绞痛、心肌梗死及猝死。

（2）脑血管　长期高血压可形成微动脉瘤，血压骤然升高可引起破裂而致脑出血。高血压也促进脑动脉粥样硬化的发生，可引起短暂性脑缺血发作及脑动脉血栓形成。血压极度升高可发生高血压脑病及高血压危象，表现为严重头痛、恶心、呕吐及不同程度的意识障碍、昏迷或惊厥，血压降低即可逆转。

（3）肾脏　长期持久的血压升高可致进行性肾小动脉硬化，肾单位萎缩或消失，可表现为多尿、夜尿、蛋白尿等肾功能损害表现，但肾衰竭并不常见。

（4）主动脉夹层　高血压是驱使血液突破主动脉粥样硬化的不稳定斑块进入夹层的主要原因。突发性胸部剧烈疼痛，向上可蔓延至颈部，向下可蔓延至会阴是其特点。

四、实验室和辅助检查

1. 实验室检查　包括血常规、尿常规、肾功能、血糖、血脂、血尿酸、血电解质、心电图、胸部 X 线和眼底检查，有助于了解靶器官的功能状态并正确选择治疗药物。早期上述检查可无特殊异常，后期患者可出现尿常规异常和肾功能减退；胸部 X 线可见主动脉弓迂曲延长、左室增大；心电图可见左心室肥厚劳损。部分患者可伴有血清总胆固醇、甘油三酯、低密度脂蛋白胆固醇的增高和高密度脂蛋白胆固醇的降低，亦常有血糖或血尿酸水平增高。

2. 动态血压监测　是用特殊的血压测量和记录装置，一般 10 ~ 30 分钟测量血压一次，并应用记忆模块，连续观察 24 小时，计算机回放分析血压数据，以便合理进行降压治疗、疗效评价和预后判断。健康个体和多数高血压患者的血压呈现双峰，昼夜规律性变化。血压于夜间睡眠期间一般均降低，一般在午夜 2 ~ 3 点最低，凌晨血压往往急剧上升。白天血压处于相对较高水平，多呈双峰：上午 8 ~ 9 点和下午 4 ~ 6 点。24 小时动态血压的这种昼高夜低的趋势图称为"杓形"，即有一明显的夜间谷，夜间血压较白天血压低 10% 以上。反之，夜间谷变浅，夜间血压均值较白天下降不足 10%，称为"非杓形"；而无明显的夜间谷，甚至夜间血压高于白天者，称为"反杓形"。血压呈非杓形或反杓形改变的高血压患者的心、脑等靶器官损害程度明显大于呈杓型者，预后也较之更差。

五、特殊的临床类型

原发性高血压大多起病及进展均缓慢，病程可长达 10 余年至数十年，症状轻微，逐渐导致靶器官损害。但少数患者可表现为急进重危，或具特殊表现而构成不同的临床类型。

1. 恶性高血压　多为中、重度高血压发展而来，少数起病即为急进型，其发病机制尚不清楚。病理上以肾小动脉纤维样坏死为突出特征。临床特点如下。

（1）发病及进展急骤，多见于中、青年。

（2）血压显著升高，舒张压持续≥130 mmHg。

（3）头痛，视物模糊，眼底出血、渗出和视盘水肿。

（4）持续蛋白尿、血尿及管型尿，常伴肾功能不全。

（5）进展迅速，如不给予及时治疗，预后差，可死于肾衰竭、脑卒中或心衰。

如有上述表现但无视乳头水肿，则称为急进型高血压。

2. 高血压危重症

（1）高血压危象　高血压患者在某些诱因（如突然的精神创伤、过度紧张、焦虑、疲劳、寒冷刺激及女性内分泌紊乱等）过度刺激时，引起交感神经活动亢进，血清中儿茶酚胺增高，周围血管阻力突然上升，血压急剧升高，收缩压（SBP）可达到 260 mmHg，舒张压（DBP）可达到 120 mmHg，称为高血压危象。临床表现为头痛、烦躁、面色苍白或潮红、多汗、眩晕、恶心、呕吐、心悸、气急及视物模糊等症状。伴靶器官病变者可出现心绞痛、肺水肿或高血压脑病。血压以收缩压显著升高为主，也可伴舒张压升高，且发作特点一般为历时短暂，需紧急处理，控制血压后病情可迅速好转，但易复发。

（2）高血压脑病　是指在高血压病程中发生急性脑血液循环障碍，引起脑水肿和颅内压增高而产生的临床征象。可能的发生机制为，过高的血压突破了脑血管自身调节机制，导致脑灌注过多，液体渗入脑血管周围组织，引起脑水肿。临床表现有严重头痛、恶心、呕吐，轻者可仅有烦躁、意识模糊，严重者可发生抽搐、昏迷。

3. 老年高血压　指年龄超过 60 岁达到高血压诊断标准者。若收缩压≥140 mmHg，舒张压<90 mmHg，称为老年单纯性收缩期高血压。老年高血压的病理基础为大动脉粥样硬化、纤维化和钙化，血管顺应性下降。其临床特征如下。

（1）收缩压升高明显，舒张压升高缓慢，脉压明显增大（常超过 80 mmHg）。

（2）血压随体位变动而变化，血压波动性大，老年人压力感受器敏感性减退，对血压的调节功能减弱，易造成血压波动及直立性低血压，尤其在使用降压药物治疗时要密切观察。

（3）心、脑、肾等器官常有不同程度损害。

（4）血压随季节、昼夜变化波动幅度较大。部分老年患者血压在夏季较低，而冬季较高；有的老年患者昼夜之间血压变化明显。

六、诊断和鉴别诊断

根据前述的高血压诊断标准，临床诊断思路如下。

1. 定性诊断　有赖于血压的正确测量，非同日休息 15 分钟后测血压 3 次。通常采用间接方法在上臂肱动脉部位以规范操作测量，作为标准方法。

2. 定量诊断与鉴别诊断　一旦诊断有高血压，必须进一步检查有无引起高血压的基础疾病存在，即鉴别是原发性还是继发性高血压。如为原发性高血压，除病史及体格检查外，尚需获得相关的实验室检查结果，以评估其危险因素及有无靶器官损害或相关的临床疾病等。如为继发性高血压则针对病因进行检查和治疗，常见的继发性病因如下。

（1）肾实质病变　慢性肾小球肾炎与原发性高血压伴肾功能损害者不易区别，一般情况下，反复水肿、明显贫血、血浆蛋白低、蛋白尿出现早而血压升高相对轻，眼底病变不明显有利于慢性肾小球肾炎的诊断。而原发性高血压多见于中老年人，血压升高明显，蛋白尿出现较晚，眼底改变明显。急性肾小球肾炎，多见于青少年，急性起病，有链球菌感染史，有发热、血尿、水肿史，鉴别并不困难。无论是 1 型或 2 型糖尿病，均可发生肾损害而引起高血压，但后期高血压不易被降压药所控制。

（2）肾动脉狭窄　病变性质可为先天性、炎症性或动脉粥样硬化性，前两者主要见于青少年，后者多见于老年人。可为单侧或双侧性肾动脉主干或分支狭窄。本病多有舒张压中、重度升高，体检时可在上腹部或背部肋脊角处闻及血管杂音。快速静脉肾盂造影、放射性核素肾图有助于诊断，肾动脉造影可确诊。治疗方案包括手术、经皮肾动脉成形术和药物治疗。

（3）嗜铬细胞瘤　发生于肾上腺髓质或交感神经节等的成熟的嗜铬细胞瘤，可间断或持续分泌过多肾上腺素和去甲肾上腺素，出现阵发性或持续性血压升高。凡血压波动明显，骤升、骤降伴心动过速、头痛、出汗、面色苍白等症状，对一般降压药物无效，或高血压伴血糖升高、代谢亢进等表现者，均应考虑寻求本病的诊断依据。

（4）原发性醛固酮增多症　系因肾上腺皮质增生或肿瘤分泌过多醛固酮所致。临床上以长期高血压伴顽固的低钾血症为特征，主要临床表现为肌无力、周期性瘫痪、烦渴、多尿等。血压多为轻、中度增高。实验室检查有低血钾、高血钠、代谢性碱中毒、血浆肾素活性降低、尿醛固酮排泄增多等。螺内酯（安体舒通）试验阳性具有诊断价值。

（5）库欣综合征　病理改变系因肾上腺皮质肿瘤或增生，导致糖皮质激素分泌过多所致。临床上除血压增高外，特征性表现有向心性肥胖、满月脸、水牛背、皮肤紫纹、毛发增多、血糖增高等，诊断一般并不困难。24 小时尿中 17 - 羟类固醇及 17 - 酮类固醇增多，地塞米松抑制试验及肾上腺皮质激素兴奋试验阳性有助于诊断。

（6）主动脉缩窄　大多数为先天性血管畸形，少数为多发性大动脉炎所引起。特点为上肢血压高于下肢血压的反常现象。

此外，还需与颅内高压、妊娠高血压等相鉴别。

七、治疗

积极应用非药物方法和（或）药物治疗高血压，将血压控制在正常范围内，并有效地预防相关并发症的发生和靶器官损害，延缓甚至避免心、脑、肾等病变的恶化，提高患者生存质量，降低病残率和病死率。

1. 降压治疗的基本原则　应紧密结合高血压的分级和危险分层进行个体化治疗方案，全面考虑患者的血压水平、并存的危险因素、临床情况以及靶器官损害，确定合理的治疗方案。具体原则如下。

（1）低危患者　以改善生活方式为主，如 6 个月后无效，再给药物治疗。

（2）中危患者　首先积极改善生活方式，同时观察患者的血压及其他危险因素数周，然后决定是否需要药物治疗。

（3）高危患者　改善生活方式的同时必须立即给予药物治疗。

（4）极高危患者　必须立即开始对高血压及并存的危险因素和临床情况进行强化治疗。

（5）绝大多数患者需终生服药。

2. 降压治疗的目标　即降低血压，使血压降至正常或接近正常的水平；防止或减少心脑血管及肾脏并发症，降低病残率和病死率。根据《中国高血压防治指南（2017 年修订版）》，将降压目标确定如下。

（1）一般高血压者　BP < 140/90 mmHg（部分患者可降至 130/80 mmHg 左右）。在我国，血压达标率低的原因之一在于部分医生认为降压目标即是 140/90 mmHg。因而指南建议，一般高血压患者的降压目标应小于 140/90 mmHg，部分可降至 130/80 mmHg 左右，这样即使出现患者血压出现波动，也能维持血压在 140/90 mmHg 以下。

（2）老年（65 ~ 79 岁）者　BP < 150/90 mmHg。如患者可耐受，则可降至 140/90 mmHg 以下。

（3）80 岁以上者　BP < 150/90 mmHg（SBP 140 ~ 150 mmHg）。另外，新指南对合并糖尿病、慢性肾脏病、蛋白尿、冠心病、脑血管病、心力衰竭等疾病的高血压患者的降压目标给出了建议。

知识链接

探索高血压综合防治方案的临床研究 CHIEF 试验纳入 13542 例高血压患者。该研究结果指出，初始小剂量联合治疗可明显提升高血压达标率。CSPPT 研究提示，补充叶酸可预防脑卒中，显著降低 21% 脑卒中风险。（注：CHIEF 是国家"十一五"科技支撑计划高血压综合防治研究课题，是一项中国独立知识产权的全国多中心随机对照临床研究；是我国规模最大的高血压临床试验，是国际上第一项初始钙拮抗剂 + 血管紧张素受体拮抗剂联合治疗高血压的大型临床研究。CSPPT 研究是世界上首次针对高血压患者补充叶酸预防卒中的大规模、随机、对照研究。）

3. 非药物治疗

（1）控制体重　减轻体重有助于减轻胰岛素抵抗、糖尿病与高脂血症和延缓或逆转左心室肥厚的发生与发展。体重指数应控制在 24 kg/m^2 以下。建议患者减少每日热量摄入并辅以适当的运动。

（2）合理膳食　主要包括限制钠盐摄入（WHO 建议每日不超过 6 g），减少膳食脂肪，严格限制饮酒（每日酒精摄入量不得超过 20 g），多吃蔬菜、水果等富含维生素与纤维素类食物，摄入足量蛋白质和钾、钙、镁。

（3）适量运动　高血压患者通过合理的体育锻炼可使血压有某种程度的下降，并减少某些并发症的发生。运动方案需根据血压升高水平、靶器官损害和其他临床情况、年龄、气候条件而定，可根据年龄及体质选择散步、慢跑、快步走、太极拳等不同方式，不宜选择过于剧烈的运动项目。

（4）保持健康心态　过分喜、怒、忧、思、悲、恐、惊等均可不同程度的升高血压。情绪激动、生活节奏过快、压力过大也是血压升高的常见诱因。高血压患者应努力保持宽松、平和、乐观的健康心态。

4. 药物治疗

（1）药物治疗原则

1）高血压是一种终身性疾病，一旦确诊，应坚持终身治疗。

2）自最小有效剂量开始，可视情况逐渐加量以获得最佳的疗效。

3）强烈推荐口服每日一次的长效制剂，以保证 24 小时内稳定降压，有助于防止从夜间较低血压到清晨血压突然升高而导致猝死、脑卒中和心脏病发作。

4）单一药物疗效不佳时，不宜过多增加单种药物的剂量，而应及早联合用药治疗，以便提高降压效果而不增加不良反应。

5）判断某一种或几种降压药物是否有效以及是否需要更改治疗方案时，应充分考虑该药物达到最大疗效所需的时间。在药物发挥最大效果前过于频繁地改变治疗方案是不合理的。

（2）降压药物的选择　应根据治疗对象的个体状况和药物的作用、代谢、不良反应及药物相互作用，参考以下各点对治疗对象做出判定。

1）是否存在心血管危险因素。

2）是否已有靶器官损害和心血管疾病（尤其冠心病）、肾病、糖尿病的表现。

3）是否合并有受降压药影响的其他疾病。

4）与治疗合并疾病所使用的药物之间有无可能发生相互作用。

5）选用的药物能降低心血管病发病率与死亡率的证据及其力度。

6）所在地区降压药物品种供应与价格状况及治疗对象的经济承受能力。

（3）理想降压药物

一种理想的降压药物，应具备以下几个条件。

1）有效的降压作用。

2）能够预防和逆转由高血压引起的心、脑、肾及大动脉的结构改变。

3）应减少或不增加心血管疾病的危险因素，如血脂、血糖及血尿酸代谢。

4）应能保持良好的生活质量。

近年来，抗高血压药物种类繁多，根据不同患者的特点可单用或联合应用各类降压药。目前，一线降压药物可归纳为六大类（表10-4）。

a. 利尿剂　在用药初期使细胞外液容量减低，进而使小动脉壁钠含量降低，小动脉对缩血管物质反应性下降，从而使血管扩张，血压下降，降压温和，可强化其他降压药物作用。适用于轻、中度高血压，尤其是老年人收缩期高血压及心力衰竭伴高血压的治疗。用药过程中需注意监测血液电解质变化。此外，噻嗪类利尿剂还可干扰糖、脂和尿酸代谢，故应慎用于糖尿病和血脂代谢失调者，禁用于痛风患者。保钾利尿剂因可升高血钾，应尽量避免与 ACEI 类合用，禁用于肾功能不全者。

b. 血管紧张素转化酶抑制剂（ACEI）　通过抑制血管紧张素转化酶使血管紧张素Ⅱ的生成减少，并抑制激肽酶使缓激肽降解减少，发挥降压作用，并可逆转左室肥厚。适用于各种类型高血压，尤可用于高血压并左心室肥厚、左室功能不全或心衰、心肌梗死后、胰岛素抵抗、糖尿病肾损害、高血压伴周围血管病等。除降压作用外，还通过多种机制对心血管系统发挥有益作用。不良反应主要是刺激性干咳和血管性水肿，其次是味觉异常和皮疹。干咳发生率为 10%～20%，可能与体内缓激肽增多有关，停用后可消失。高钾血症、妊娠妇女和双侧肾动脉狭窄者禁用。血肌酐超过 3 mg 者使用时需谨慎。此类药物具有储钾作用，应注意监测血钾。

c. 血管紧张素Ⅱ受体拮抗剂（ARB）　通过直接阻断血管紧张素Ⅱ受体发挥降压作用。临床作用与 ACEI 相同，但不引起咳嗽等不良反应。主要适用于 ACEI 不能耐受的患者。

d. β受体阻断剂　通过减慢心率、减低心肌收缩力、抑制血浆肾素释放等多种机制发挥降压作用。其降压作用较弱，起效时间较长（1～2 周），主要用于轻、中度高血压，尤其是静息时心率较快（>80 次/分）的中、青年患者或合并心绞痛、心肌梗死后的患者。近年来广泛使用的非选择性β受体阻断剂同时具有α受体阻断作用，如卡维地洛 5～10 mg 口服，2 次/日，降压效果良好。不良反应主要有心动过缓、乏力、四肢发冷。因其对心肌收缩力、房室传导及窦性心律均有抑制作用，并可增加气道阻力，急性心力衰竭、支气管哮喘、病态窦房结综合征、房室传导阻滞和外周血管病患者禁用。

e. 钙通道阻滞剂（CCB）　主要通过阻滞细胞浆膜的钙通道、抑制心肌收缩力、松弛周围动脉血管的平滑肌使外周血管阻力下降而发挥降压作用。常用氨氯地平 5 mg 口服，1～2 次/日。可用于各种程度高血压，在老年高血压或合并稳定性心绞痛时尤为适用。CCB 还具有以下优势：对老年患者有较好的降压疗效；高钠摄入不影响降压疗效；非甾体类抗炎症药物不干扰降压作用；对嗜酒的患者也有显著降压作用；可用于合并糖尿病、冠心病或外周血管病患者。主要缺点是初始治疗阶段有反射性交感活性增强，引起心率增快、面部潮红、头痛、下肢水肿等，尤其使用短效制剂时。非二氢吡啶类CCB抑制心肌收缩及自律性和传导性，不宜在心力衰竭、窦房结功能低下或心脏传导阻滞患者中应用，避免与β受体阻断剂合用。

f. α受体阻断剂　可阻断突触后α_1受体，对抗去甲肾上腺素的缩血管作用，使周围血管阻力下降而降压。降压效果较好，但因易致直立性低血压，近年来临床应用逐渐减少。由于这类药物对血糖、血脂等代谢过程无影响，可改善胰岛素抵抗，当患者存在相关临床情况时，仍不失为一种较好的选择。

g. 其他　我国常用的西药复方制剂有复方降压片、北京降压0号、拉贝洛尔、利血平等，曾多年用于临床并有一定的降压疗效。

表 10 – 4　常用的治疗高血压药物

种类	代表药物	作用机制	治疗特点	注意事项	备注
利尿剂	氢氯噻嗪	利尿、排钾	容量负荷过重的肾性高血压	CKD 3 期可用噻嗪类，CKD 3 期以下推荐祥利尿剂	与 ACEI/ARB 联用降低血钾
ACEI	卡托普利	竞争性抑制 ACE	肾性高血压优选	CDK 3 ~ 4 期患者使用 ACEI/ARB 建议初始剂量减半	双肾动脉狭窄者禁用
ARB		拮抗 Ang Ⅱ 与 AT_1 结合	肾性高血压优选	监测血钾、血肌酐、GFR	
β受体阻断剂	美托洛尔	拮抗交感神经，减慢心率	一般不用于单药起始治疗肾性高血压	长期应用应遵循撤药原则	宜选用 α/β 受体阻断剂
CCB	氨氯地平	松弛平滑肌，扩张血管	肾功能异常、盐敏感高血压	主要为二氢吡啶类，无绝对禁忌证	我国 CKD 患者最常用降压药
α受体阻滞剂	特拉唑嗪	扩张外周血管，血管阻力下降	不作首选，常用于难治性高血压联合治疗	预防体位性低血压	可选用控释制剂

（4）降压药的联合应用　循证医学证据表明，小剂量异类降压药的联合应用比单用较大剂量的一种药物降压效果好且不良反应少，因此，联合应用降压药物日益受到重视。较为理想的联合方案见图 10 – 1。

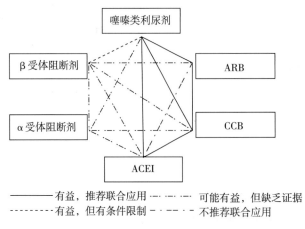

图 10 – 1　高血压药物的联合用药

（1）ACEI（或 ARB）与利尿剂。

（2）CCB 与 β 受体阻断剂。

（3）ACEI 与 CCB。

（4）利尿剂与 β 受体阻断剂。

（5）ARB 与 CCB。

关于复方剂型的降压药物存在的必要性尚有争议。其优点是服用方便，提高了患者治疗的依从性，其疗效一般也较好；缺点是配方内容及比例固定，难于根据具体临床情况精细调整某一种或几种药物的剂量。临床实践中应结合患者具体情况综合考虑。

（5）不同人群的降压药物治疗

1）老年高血压的治疗　近年来一系列大规模临床研究表明，积极的降压治疗同样可以使老年高血压患者获益。老年患者降压目标也应在 140/90 mmHg 以下，认为老年患者血压不宜过低是一种完全错误的观念。但选择降压药物时应充分考虑到这一特殊人群的特点，如常伴有多器官疾病、肝功能和肾功能不同程度的减退、药物耐受性相对较差、药物相关性不良反应的发生率相对较高等。总的来讲，利尿剂、CCB、β 受体阻断剂、ACEI 等均为较好的选择。

2）心肌梗死后的患者　可选择无内在拟交感作用的 β 受体阻断剂或 ACEI（尤其伴收缩功能不全者）。对稳定型心绞痛患者，也可选用 CCB。

3）合并糖尿病、蛋白尿或轻、中度肾功能不全者（非肾血管性）　可选用 ACEI。

4）合并有心力衰竭者　宜选择 ACEI、利尿剂。

5）伴有脂质代谢异常者　可选用 α 受体阻断剂、ACEI 和 CCB，不宜使用 β 受体阻断剂及利尿剂。

6）妊娠高血压　治疗原则与一般高血压基本相同，但药物选择时应考虑到所用药物对胎儿是否有影响。一般认为，ACEI 和 ARB 可能会引起胎儿生长迟缓、羊水过少或新生儿肾衰竭，亦可能引起胎儿畸形，不宜选用。

7）合并脑卒中　脑卒中与动脉血压水平呈密切的正相关，积极的降压治疗可明显减低脑卒中复发的危险性。循证医学研究主张将既往有脑血管病史患者的血压降低至 140/90 mmHg 以下，甚至更低。但在急性脑卒中时，尤其是发病 1 周以内，患者因颅内压增高、脑缺氧、疼痛及精神紧张等，引起反射性血压升高。此时，机体本身会对这一系列的变化做出生理反应与调整。如果在这一阶段过多地降低血压，有可能加重脑组织缺血、缺氧，不利于病情恢复，甚至引起更为严重的后果。因此，只有血压严重升高（超过 180/105 mmHg），才可应用降压药物。一般认为，急性脑梗死发病 1 周以内时，血压维持在 160～180/90～105 mmHg 之间最为适宜。

与缺血性脑卒中相比，出血性脑卒中的降压治疗更为复杂，血压过高会导致再次出血或活动性出血，血压过低又会加重脑缺血。这类患者将血压维持在脑出血前水平或略高更为合理。血压过高时，可在降低颅内压的前提下慎重选用一些作用较为平和的降压药物，避免血压下降过快。一般 2 小时内血压降低不多于 25%。血压降低过快、过猛均可能会对病情造成不利影响。急性脑出血时血压维持在 150～160/90～100 mmHg 为宜。

无论脑出血还是脑梗死，一旦病情恢复稳定，均应逐步恢复降压治疗，并将血压控制在 140/90 mmHg 以下。

8）合并糖尿病　英国糖尿病前瞻性研究发现，积极的降压治疗比降糖治疗获益更大。我国的"收缩期高血压试验"也证实，满意控制血压可使糖尿病总死亡率及心脑血管事件降低 50%～60%。目前主张高血压合并糖尿病患者降压目标为 130/80 mmHg 以下，且降压目标应更为严格，即患者能够耐受的最低水平。同时还要更加严格地控制血糖，使其对心脑血管系统的危害性降至最小。

9）合并肾功能不全　目前尚无充分证据证实降压治疗可减低发生肾功能衰竭的危险性，但积极合理的降压治疗至少可以延缓肾脏损害的发生。在不影响肾脏血液灌注、不使肾功能恶化的前提下，应把血压降至 130/80 mmHg 以下。如患者已经存在肾功能损害或尿蛋白超过 1 g/24 小时，则要将血压降到 125/75 mmHg 以下。同样，降压药物要尽量选用起效较为缓慢的长效制剂，如有腹泻，应停用 ACEI 及 ARB 类降压药物，并注意监测肾功能变化。

10）不宜使用某种降压药物的情况　合并支气管哮喘、抑郁症、糖尿病者不宜用 β 受体阻断剂；痛风患者不宜用利尿剂；合并心脏起搏传导障碍者不宜用 β 受体阻断剂及非二氢吡啶类 CCB。

（6）高血压急症的治疗　首先应迅速使血压下降，同时对靶器官的损害和功能障碍予以处理。对血压急骤增高者，以静脉滴注的方式给药最为适宜，可随时改变药物的需要剂量。常用药物如下。

1）硝普钠　直接扩张动脉和静脉，使血压迅速降低。开始以每分钟 10～25 μg 静脉滴注，密切观察血压，每隔 5～10 分钟可逐渐增加剂量至每分钟 200～300 μg。其降压作用迅速，停止滴注后，作用在 3～5 分钟内即消失。该药溶液对光敏感，每次应用前需新鲜配制，滴注瓶需用银箔或黑布包裹。在体内被代谢为氰化物，形成硫氰酸盐从尿中排出，大剂量或超过 72 小时应用可能发生硫氰酸中毒，有肾功能不全者慎用。

2）硝酸甘油　以扩张静脉为主，较大剂量时也使动脉扩张。静脉滴注可使血压较快下降，开始为每分钟 5～10 μg，可逐渐增加至每分钟 50～100 μg。停药后数分钟作用即消失。副作用有心动过速、面色潮红、头痛、呕吐等。

3）硝苯地平　舌下含服软胶囊制剂可治疗较轻的高血压急症，用 10～20 mg 后 5～10 分钟可见血压下降，作用可维持 4～6 小时。

4）尼卡地平　二氢吡啶类 CCB 用于高血压急症治疗，静脉滴注从 0.5 μg/kg 开始，密切观察血压，逐步增加剂量至 6 μg/kg。副作用有心动过速、面部潮红、恶心等。

📖 知识链接

2018 ESC/ESH 指南：高血压的管理

2018 年 8 月，欧洲心脏病学会（ESC）联合欧洲高血压学会（ESH）更新发布了高血压管理指南，与 2013 年指南相比，2018 年 ESC/ESH 动脉高血压指南的变化有以下几点。

1. 诊断　建议诊断高血压基于：

重复测量诊室血压（I 类推荐），或

如果逻辑上或经济上可行，用动态血压监测（ABPM）和/或家庭血压测量（HB-PM）的诊室外血压测量。（I 类推荐）

2. 正常高值血压　130~139/85~89 mmHg，由于心血管疾病，尤其是冠状动脉疾病（CAD），心血管风险极高时，可考虑药物治疗。(IIb 类推荐)

3. 低危1级高血压治疗　低中危的1级高血压患者，无高血压介导的器官损害（HMOD），如果经过一段时间的生活方式干预后依然为高血压，建议降压药物治疗。(I 类推荐)

4. 老年患者　身体状况良好的老年人（>65 岁，但≤80 岁），SBP 在 1 级（140~159 mmHg）范围内时，如果降压治疗耐受良好，建议降压药物治疗和生活方式干预。(I 类推荐)

5. 降压目标　所有患者的首要目标是将 SBP 降至 <140/90 mmHg，如果治疗耐受良好，大多数患者的血压应降至 130/80 mmHg 或更低。(I 类推荐) <65 岁的患者，建议大多数患者的 SBP 降至 120~129 mmHg。(I 类推荐)

6.65~80 岁老年患者的降压目标　建议 SBP 目标为 130~139 mmHg。(I 类推荐)

7. >80 岁老年患者的降压目标　如果可以耐受，建议 SBP 目标为 130~139 mmHg。(I 类推荐)

8. 舒张压（DBP）目标　所有高血压患者应考虑将 DBP 降至 <80 mmHg，无论风险水平和合并症如何。(IIa 类推荐)

9. 起始药物治疗　建议两药联合作为起始降压治疗，单片复方制剂（SPC）更优。除非患者为虚弱的老年患者、低危患者和 1 级高血压患者（尤其是 SBP <150 mmHg）。(I 类推荐)

10. 难治性高血压　建议在现有治疗方案中加用低剂量螺内酯；如果对螺内酯不耐受，可加用其他利尿剂，如依普利酮、阿米洛利、高剂量噻嗪类利尿剂或袢利尿剂；或者加用比索洛尔或多沙唑嗪。(I 类推荐)

11. 高血压的器械治疗　不建议将器械治疗作为高血压的常规治疗，除非患者被纳入临床研究和随机临床试验，直到将来有证据证明了器械治疗的安全性和有效性。(III 类推荐)

八、预防

原发性高血压的确切病因尚不明确，因此对本病的病因预防缺乏有效方法。但某些发病因素已较明确，如精神因素、钠摄入量、肥胖等，可针对这些可控因素进行预防，鼓励高危人群采取相应的预防措施和合适的生活方式。

此外，对高血压导致的靶器官损害并发症的二级预防也十分重要。可以结合社区医疗保健网，在社区人群中实施以健康教育为主导的高血压防治，如提倡减轻体重、减少食盐摄入、控制饮酒、适量运动、保持愉悦心情等健康生活方式，加强大众对高血压及其后果的认识，做到早发现和早治疗，提高对高血压的知晓率、治疗率和控制率。

同时，积极开展大规模人群普查，对高血压患者的长期监测、随访及掌握流行病学的动态变化等对本病的预防也具有十分重要意义。

➕ 健康教育

高血压高危人群的健康指导和干预

高血压高危人群的确定标准：正常高值血压（收缩压 120～139 mmHg 和/或舒张压 80～89 mmHg），且伴有以下一项及多项危险因素者。

男性＞55 岁，女性＞65 岁；

超重或肥胖（体重指数 BMI≥24 kg/m² 和/或腰围男性≥85 cm，女性≥80 cm）；

有高血压家族史（一、二级亲属）；

有长期吸烟史；

长期过量饮酒（饮白酒≥100 ml/d 且≥4 次/周）；

长期高盐饮食（食盐量≥10 克/日）；

长期缺乏体育锻炼或体力活动；

存在血脂异常　胆固醇≥5.18 mmol/L（200 mg/dl）或低密度脂蛋白胆固醇≥3.37 mmol/L（130 mg/dl）或高密度脂蛋白胆固醇＜1.04 mmol/L（40 mg/dl）或甘油三酯≥1.70 mmol/L（150 mg/dl）；

存在糖代谢异常　空腹血糖≥6.1 mmol/L（110 mg/dl）或餐后 2 小时血糖≥7.8 mmol/L（140 mg/dl）。

对于高危人群，可采取以下群体干预和个体指导的措施进行健康指导和生活方式的干预。

（1）通过社区居民健康教育，提高高危人群对高血压患病的认知水平，能有效识别自身危险因素。

（2）建立高危人群信息库，进行随访管理。内容包括：对高危人群进行戒烟、限酒、控制体重、合理膳食、适量运动、低盐饮食、保持心理健康等宣教和有针对性的生活方式指导；有针对性地发放健康教育处方和宣传资料；定期进行危险因素的评估，每年至少测量一次血压。

（3）利用门诊或随访等医疗途径，对高危个体进行高血糖和高血脂危险评估，并给予个体化的生活行为指导，提供健康教育宣传服务。

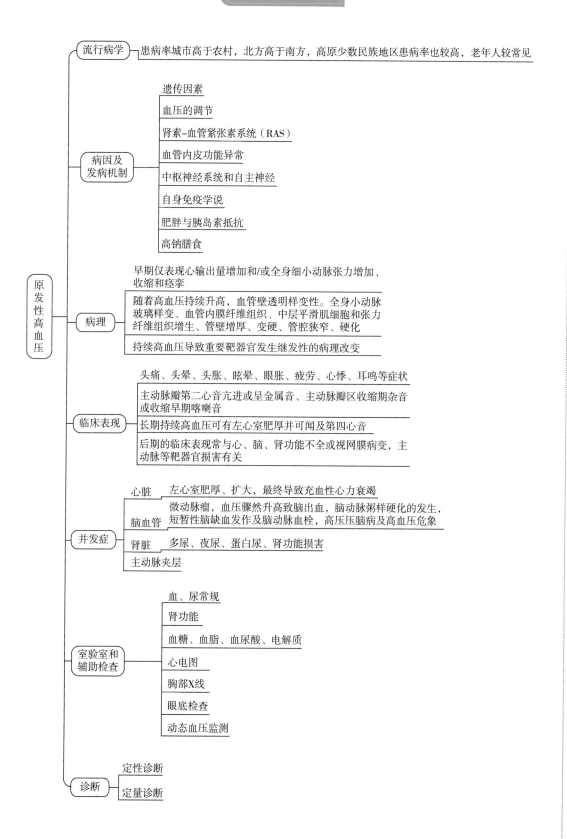

本章小结

流行病学——患病率城市高于农村，北方高于南方，高原少数民族地区患病率也较高，老年人较常见

病因及发病机制
- 遗传因素
- 血压的调节
- 肾素-血管紧张素系统（RAS）
- 血管内皮功能异常
- 中枢神经系统和自主神经
- 自身免疫学说
- 肥胖与胰岛素抵抗
- 高钠膳食

病理
- 早期仅表现心输出量增加和/或全身细小动脉张力增加、收缩和痉挛
- 随着高血压持续升高，血管壁透明样变性。全身小动脉玻璃样变、血管内膜纤维组织、中层平滑肌细胞和张力纤维组织增生、管壁增厚、变硬、管腔狭窄、硬化
- 持续高血压导致重要靶器官发生继发性的病理改变

临床表现
- 头痛、头晕、头胀、眩晕、眼胀、疲劳、心悸、耳鸣等症状
- 主动脉瓣第二心音亢进或呈金属音、主动脉瓣区收缩期杂音或收缩早期喀喇音
- 长期持续高血压可有左心室肥厚并可闻及第四心音
- 后期的临床表现常与心、脑、肾功能不全或视网膜病变，主动脉等靶器官损害有关

并发症
- 心脏——左心室肥厚、扩大，最终导致充血性心力衰竭
- 脑血管——微动脉瘤，血压骤然升高致脑出血，脑动脉粥样硬化的发生，短暂性脑缺血发作及脑动脉血栓，高压压脑病及高血压危象
- 肾脏——多尿、夜尿、蛋白尿、肾功能损害
- 主动脉夹层

室验室和辅助检查
- 血、尿常规
- 肾功能
- 血糖、血脂、血尿酸、电解质
- 心电图
- 胸部X线
- 眼底检查
- 动态血压监测

诊断
- 定性诊断
- 定量诊断

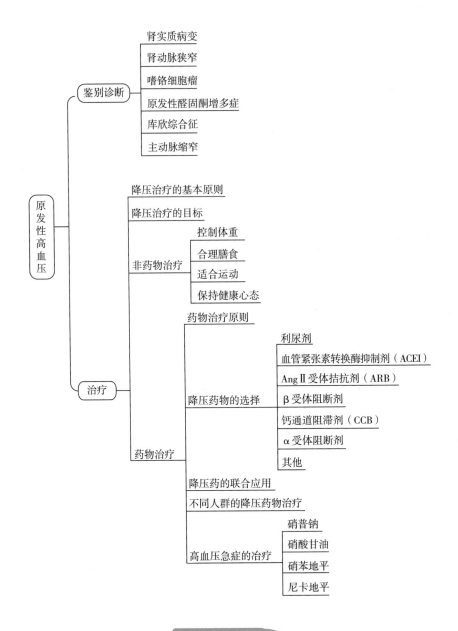

鉴别诊断
- 肾实质病变
- 肾动脉狭窄
- 嗜铬细胞瘤
- 原发性醛固酮增多症
- 库欣综合征
- 主动脉缩窄

原发性高血压

治疗
- 降压治疗的基本原则
- 降压治疗的目标
- 非药物治疗
  - 控制体重
  - 合理膳食
  - 适合运动
  - 保持健康心态
- 药物治疗
  - 药物治疗原则
  - 降压药物的选择
    - 利尿剂
    - 血管紧张素转换酶抑制剂（ACEI）
    - Ang Ⅱ 受体拮抗剂（ARB）
    - β 受体阻断剂
    - 钙通道阻滞剂（CCB）
    - α 受体阻断剂
    - 其他
  - 降压药的联合应用
  - 不同人群的降压药物治疗
  - 高血压急症的治疗
    - 硝普钠
    - 硝酸甘油
    - 硝苯地平
    - 尼卡地平

目标检测

一、选择题

【A1/A2 型题】

1. 高血压脑病时最常见的症状是
   A. 一过性脑缺血
   B. 意识丧失、抽搐
   C. 脑出血
   D. 偏瘫、失语
   E. 头痛、头晕

2. 治疗高血压伴变异性心绞痛患者，最佳降压药物为
   A. 利尿剂
   B. ACEI
   C. 钙通道阻滞剂
   D. β 受体阻断剂
   E. α 受体阻断剂

扫码"练一练"

3. 对高血压病的降压治疗下述哪项是错误的

    A. 除危重病例外，降压药物从小剂量开始

    B. 大多数患者需要长期用药

    C. 顽固性高血压可联合用药

    D. 血压降至正常时即可停药

    E. 根据个体化原则选用降压药物

4. 原发性高血压急症患者，首选的降压药是

    A. 硝酸甘油   B. 氢氯噻嗪

    C. 硝普钠   D. 阿替洛尔

    E. 利舍平

5. 下列各种高血压，哪种最适合用 β 受体阻断剂治疗

    A. 高血压伴心功能不全   B. 高血压伴肾功能不全

    C. 高血压伴支气管哮喘   D. 高血压伴心动过缓

    E. 高血压伴肥厚梗阻性心肌病

6. 接受降压药物治疗的高血压患者，起床时晕倒，片刻后清醒，首先考虑

    A. 心源性休克   B. 高血压危象

    C. 高血压脑病   D. 急性左心衰竭

    E. 体位性低血压

7. 我国高血压病引起的死亡原因最常见的是

    A. 心力衰竭   B. 脑血管意外

    C. 尿毒症   D. 高血压危象

    E. 伴发冠心病

8. 高血压危象的发生机制可能为

    A. 尚不清楚

    B. 过高血压突破脑血管的自身调节能力，脑灌注过多

    C. 交感神经功能亢进和血循环中儿茶酚胺过多

    D. 先天性血管畸形

    E. 血管肾素活性明显增高

9. 以下何为老年人高血压的最主要特点

    A. 多属轻中型，恶性者罕见

    B. 以纯收缩压升高为多见

    C. 大部分系动脉粥样硬化导致动脉弹性减退

    D. 周围血浆肾素活性降低

    E. 血压波动明显

10. 高血压 3 期的临床表现，不包括以下哪项

    A. 心绞痛   B. 脑卒中

    C. 视网膜出血、渗出   D. 血肌酐 $106 \sim 177\ \mu mol/L$

    E. 主动脉夹层动脉瘤

11. 高血压分期标准最主要的依据是

A. 病程长短   B. 血压增高速度

C. 症状轻重   D. 器官损伤及功能代偿情况

E. 以上都不是

12. 合并糖尿病、尿蛋白阳性的高血压患者降压宜首选

A. 二氢吡啶类钙通道阻滞剂   B. β 受体阻断剂

C. α 受体阻断剂   D. 血管紧张素转换酶抑制剂

E. 中枢交感神经抑制剂

13. 鉴别肾性高血压和原发性高血压的要点是

A. 血压高低   B. 有无血尿

C. 有无肾损害   D. 有无左心室增大

E. 尿改变和高血压发病的先后

14. 以小动脉硬化为主的患者动脉血压变化特点是

A. 主要为收缩压升高   B. 收缩压与舒张压均升高

C. 主要为舒张压升高   D. 收缩压降低，舒张压升高

E. 收缩压升高，舒张压可降低

15. 长期使用噻嗪类利尿剂治疗高血压可引起

2. 低钠、低钙、高镁、低尿素血症   B. 低钠、低钙、低镁、高尿素血症

C. 低钾、低钠、高镁血症   D. 低钠、高钾、低镁血症

E. 以上都不是

16. 患者，男，40 岁，近 10 年血压升高，血压最高为 160/110 mmHg，尿常规（-），心脏 X 线检查提示左心室肥大，应考虑以下哪种诊断

A. 高血压心脏病   B. 高血压肾小动脉硬化症

C. 急进型高血压   D. 高血压危象

E. 高血压脑病

17. 患者，男，26 岁，上肢血压 180～200/100～110 mmHg，下肢血压 140/80 mmHg，体检：肩胛间区可闻及血管杂音，伴震颤，尿 17-酮类固醇和 17-羟类固醇正常，尿苦杏仁酸正常。其高血压原因应考虑为继发于

A. 主动脉缩窄   B. 嗜铬细胞瘤

C. 皮质醇增多症   D. 原发性醛固酮增多症

E. 单侧肾动脉狭窄

18. 患者，女，66 岁，体检时发现血压高，无不适，其父亲于 49 岁时死于急性心肌梗死，查体：血压 155/100 mmHg，实验室检查血清总胆固醇 5.90 mmol/L，尿蛋白 240 mg/24h，对该患者高血压的诊断应为

A. 1 级，高危   B. 2 级，高危

C. 2 级，很高危   D. 2 级，中危

E. 1 级，很高危

19. 患者，男，68 岁。高血压病史 10 余年。查体：P 56 次/分，BP 160/90 mmHg，血肌酐 265 μmol/L，降压药物治疗宜首选

A. 美托洛尔   B. 利血平

C. 维拉帕米　　　　　D. 氨氯地平

E. 贝那普利

20. 患者，男，75 岁。高血压病史 16 年，平素血压 170/70 mmHg。实验室检查：空腹血糖 5.6 mmol/L，血肌酐 180 μmol/L，尿蛋白（＋＋）。该患者收缩压至少应控制在

A. 110 mmHg 以下　　　　　B. 140 mmHg 以下

C. 130 mmHg 以下　　　　　D. 120 mmHg 以下

E. 150 mmHg 以下

【A3/A4 型题】

（21~23 题共用题干）60 岁的女性高血压病患者，血压为 180/110 mmHg，有支气管哮喘、糖尿病病史及吸烟史。总胆固醇 > 5.72 mmol/L（220 mg/d），心电图示左室肥大，尿常规示蛋白尿。

21. 此时应定为危险度分层的哪一组

A. 高血压病 2 级，中危组　　　B. 高血压病 2 级，高危组

C. 高血压病 3 级，中危组　　　D. 高血压病 3 级，高危组

E. 高血压病 3 级，极高危组

22. 为了排除肾脏高血压，最需要做的检查是

A. 肾图　　　　　　　　B. 脑电图

C. 肾动脉造影　　　　　D. 腹部超声波检查

E. 血液生化指标化验

23. 该患者可以首选哪一种降压药物

A. 美托洛尔　　　　　　B. 卡托普利

C. 吲哒帕胺　　　　　　D. 利尿剂

E. 硝苯地平

【X 型题】

24. 良性高血压时可出现以下哪种病变

A. 脑软化、出血　　　　B. 原发性颗粒性肾固缩

C. 左心室肥大　　　　　D. 细动脉壁广泛性纤维蛋白样坏死

E. 视网膜出血

25. 原发性高血压的严重后果常包括

A. 脑出血　　　　　　　B. 糖尿病

C. 下肢坏疽　　　　　　D. 慢性肾功能不全

E. 左心衰竭

26. 下列属于高血压高危人群的是

A. 大于 55 岁男性　　　B. 高血压患者的直系亲属

C. 长期大量饮酒者　　　D. 超重人群

E. 体力活动少者

二、简答题

1. 高血压的临床表现是什么？
2. 常用的降压药物包括哪几类？哪些降压药可以联合应用？

（张赢予）

第十一章　心脏瓣膜病

扫码"学一学"

> **学习目标**
>
> 1. **掌握**　心瓣膜病的定义、诊断要点及治疗方案。
> 2. **熟悉**　各种瓣膜病的主要症状、体征和辅助检查方法。
> 3. **了解**　各种瓣膜病的鉴别诊断要点。
> 4. 具备运用缜密的临床逻辑思维，根据患者的症状及体征进行提请辅助检查的能力。
> 5. 具有严谨、灵活、全面的基础与临床理论相结合的职业素养和意识。

　　心脏瓣膜病是心脏瓣膜及其附属结构（如瓣环、瓣叶、腱索及乳头肌等）由于炎症、黏液样变性、退行性变、先天性畸形、缺血性坏死、创伤等原因引起的功能和（或）结构的异常，导致瓣口的狭窄和（或）关闭不全。

　　风湿性心瓣膜病简称风心病，是急性风湿性心肌炎后遗留的慢性心瓣膜病。最常侵犯二尖瓣，其次为主动脉瓣，三尖瓣和肺动脉瓣也可受侵。在心瓣膜受侵后，风湿活动可继续存在，并反复发作，进一步加重瓣膜的损害，导致瓣口狭窄和（或）关闭不全。临床表现是在受侵瓣膜相应听诊区听到心脏杂音，相应心房、心室增大，后期出现心力衰竭等。

　　本病在我国常见，尤其北方，多发生于 20 ~ 40 岁，女性多于男性。近年来，我国风湿病的发病率正在下降，风心病的高发年龄在持续后移，而黏液样变性及老年瓣膜钙化退行性改变所致的心瓣膜病日益增多。

第一节　二尖瓣狭窄

> **案例导入**
>
> 　　患者，男性，20 岁，有四肢关节疼痛病史，近半年来时感心悸，活动后气急，休息后缓解。体检：两颧轻度发绀，听诊心尖区闻及舒张期隆隆样杂音，胸骨左缘 3 ~ 4 肋间可闻及二尖瓣开放拍击音，P_2 亢进、分裂。
>
> 　　入院第二天，体检发现第一心音强弱不等，心律绝对不规则，心率 120 次/分，脉率 100 次/分。
>
> 　　**请思考：**
> 　　1. 该患者应该首先考虑的诊断是什么？
> 　　2. 该患者可能出现的并发症是什么？
> 　　3. 针对该患者的治疗首选的药物是什么？

一、病因和发病机制

尽管现在急性风湿热并不多见，但最常见的病因仍是风湿性的。绝大多数二尖瓣狭窄是由风湿热所致。主要累及 40 岁以下人群，但是在经济落后地区，二尖瓣狭窄常常会导致 20 多岁的患者有严重的劳动力丧失。2/3 患者为女性。约半数患者无急性风湿热史，但多有反复链球菌扁桃体炎或咽峡炎史。急性风湿热后，至少需 2 年形成明显二尖瓣狭窄，多次发作急性风湿热较一次发作出现狭窄早。

单纯二尖瓣狭窄占风心病的 25%，二尖瓣狭窄伴有二尖瓣关闭不全占 40%；主动脉瓣常同时受累。硬皮病、先天性畸形或结缔组织病，如系统性红斑狼疮心内膜炎，为二尖瓣狭窄的罕见病因。

风湿热导致二尖瓣不同部位粘连融合，可致二尖瓣狭窄：病变先有瓣膜交界处和基底部炎症水肿和赘生物形成，由于纤维化和（或）钙质沉着、瓣叶广泛增厚粘连、腱索融合缩短、瓣叶僵硬，导致瓣口变形和狭窄，狭窄显著时成为一个裂隙样的孔。病变分为：①隔膜型，主瓣体无病变或病变较轻，活动尚可；②漏斗型，瓣叶明显增厚和纤维化，腱索和乳头肌明显粘连和缩短，整个瓣膜变硬呈漏斗状，活动明显受限。常伴有不同程度的关闭不全。瓣叶钙化进一步加重狭窄，并可引起血栓形成和栓塞。

先天性的原因并不常见，婴儿期即可查出。

> **考点提示**
> 风湿性心内膜炎常受侵犯的瓣膜。

二、临床表现

患者主要的症状是由于劳累、情绪激动、贫血、阵发性心动过速、妊娠等诱发的呼吸困难和急性肺水肿。

1. 症状 一般在二尖瓣中度狭窄（瓣口面积 < 1.5 cm^2）时方有明显症状。

（1）呼吸困难 劳力性呼吸困难为最早期的症状，以后日常活动即出现呼吸困难，可发展为端坐呼吸、夜间阵发性呼吸困难，劳累、情绪激动、呼吸道感染、性交、妊娠或快速心房颤动发作时，可诱发急性肺水肿。

（2）咳嗽 夜间睡眠时及劳动后咳嗽，多为干咳。并发支气管炎或肺部感染时，咳黏液痰或脓痰。声音嘶哑主要为左心房明显扩张、支气管淋巴结肿大和肺动脉扩张压迫左侧喉返神经所致。

（3）咯血 15%~30% 的患者出现不同程度的咯血或痰中带血：①突然咯大量鲜血，通常见于二尖瓣严重狭窄者，可为首发症状。支气管静脉同时回流入体循环静脉和肺静脉，当肺静脉压突然升高时，黏膜下淤血与扩张而壁薄的支气管静脉破裂引起大咯血，咯血后肺静脉压减低，咯血可自止。②阵发性夜间呼吸困难或咳嗽时的血性痰或带血丝痰。③急性肺水肿时咳大量粉红色泡沫痰，少数可由于心肌缺血而引起胸痛。④肺梗死伴咯血为本症晚期伴慢性心力衰竭时少见的并发症。⑤右心室衰竭时可出现食欲减退、腹胀、恶心等症状。20% 的患者发生血栓栓塞。

2. 体征

（1）二尖瓣面容 即两颧呈紫红色，口唇轻度发绀，见于严重狭窄的患者，由心排血量减低引起，四肢末梢指（趾）甲甲床亦可见发绀。

（2）心脏体征　儿童期即患病者，心前区可隆起，左乳头移向左上方，并有胸骨左缘处收缩期抬举样搏动，中度以上狭窄患者心脏浊音界在胸骨左缘第3肋间向左扩大，提示肺动脉和右心室增大。颈静脉搏动明显，提示有严重肺动脉高压。

可闻及局限于心尖区舒张中晚期低调、递增型的隆隆样杂音，窦性心律时加重。左侧卧位时明显，可伴有舒张期震颤。右心室抬举性心尖搏动，心尖区第一心音亢进，呈拍击样；80%～85%的患者胸骨左缘3～4肋间或心尖区内侧闻及紧跟第二心音后0.06～0.12秒高调短促而响亮的二尖瓣开瓣音，开瓣音与主动脉瓣区第二心音间期的长短与二尖瓣狭窄的严重程度成比例，呼气时明显，是隔膜型狭窄瓣膜的主瓣（前瓣叶）在开放时发生震颤所致。此音和拍击样第一心音的存在，高度提示二尖瓣狭窄但瓣膜仍有一定的柔顺性和活动力，有助于诊断隔膜型二尖瓣狭窄，对决定手术治疗方法有一定的意义。

肺动脉高压时，肺动脉瓣区第二心音亢进和分裂；严重高压时，可在胸骨左缘2～4肋间闻及高调、吹风样、递减型的舒张早中期杂音，沿胸骨左缘向三尖瓣区传导，吸气时增强，为肺动脉及其瓣环扩张造成相对性肺动脉瓣关闭不全所致，称Graham-Steell杂音。有时还可在肺动脉瓣区闻及呼气时明显，吸气时减轻的收缩早期喀喇音。狭窄严重的患者，由于肺动脉高压、右心室扩大，引起三尖瓣瓣环的扩大，导致相对性三尖瓣关闭不全，右心室收缩时部分血流经三尖瓣口反流到右心房，因而出现三尖瓣区全收缩期吹风样杂音，吸气时明显。右心室显著增大时，此杂音在心尖区也可闻及。

三、辅助检查

1. X线检查　轻者心影正常，或仅于钡餐透视时见左心房轻度压迫食管。左心房增大，后前位见左心缘变直，右心缘有双心房影，左前斜位可见左心房使左主支气管上抬，右前斜位可见增大的左房压迫食管下段后移，称为"梨形心"。其他X线征象包括右心室增大、主动脉结缩小、肺动脉干和次级肺动脉扩张、肺淤血、间质性肺水肿（如Kerley-B线）和含铁血黄素沉着等征象（图11-1）。

2. 心电图检查　心电图显示窦性心律，轻度二尖瓣狭窄者心电图可正常。特征性的改变为P波增宽且呈双峰形，提示左心房增大。合并肺动脉高压时，显示右心室增大，右心室肥厚表现，心电电轴右偏。晚期常有心房纤维性颤动。

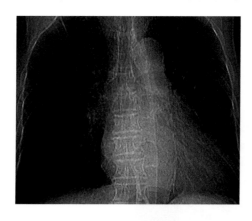

图11-1　二尖瓣狭窄

梨形心

考点提示

"梨形心"最常见于二尖瓣狭窄。

3. 超声心动图检查 二维超声心动图是最可靠的非侵入性检查，显示瓣膜的不完全分离、钙化和增厚以及左心室扩大。多普勒超声心动图可以估计跨瓣压差及二尖瓣瓣口的面积，对判断病变的程度、决定手术方法以及评价手术的疗效均有很大价值。

超声心动图可见二尖瓣前后叶反射增强、变厚，活动幅度减小，舒张期前叶体部向前膨出呈气球状，瓣尖处前后叶距离明显缩短，开口面积减小。M型超声可见舒张期充盈速率下降，正常的双峰消失，E峰后曲线下降缓慢，二尖瓣前叶和后叶于舒张期呈从属于前叶的同向运动，即所谓"城垛样"改变。左心房扩大、右心室肥大及右心室流出道变宽，多普勒超声显示缓慢而渐减的血流通过二尖瓣（图11-2至图11-6）。

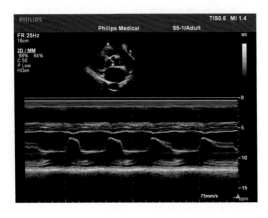

图11-2 二尖瓣狭窄（M型超声心动图）

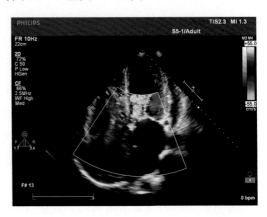

图11-3 二尖瓣狭窄（彩色多普勒）

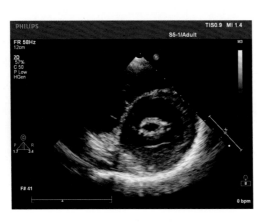

图11-4 二尖瓣狭窄（二尖瓣短轴切面）

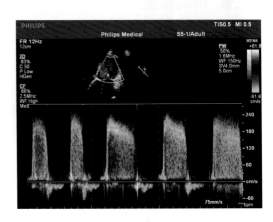

图11-5 二尖瓣狭窄（连续多普勒）

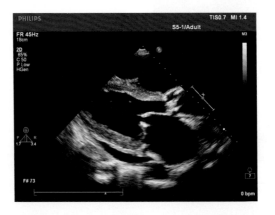

图11-6 二尖瓣狭窄（左室长轴切面）

四、诊断

诊断的主要依据为心尖部舒张期隆隆样杂音及震颤，第一心音亢进，肺动脉瓣第二心音亢进，左心房增大。患者多为中青年，有风湿病史，心尖区有隆隆样舒张期杂音伴 X 线或心电图示左心房增大，一般可诊断二尖瓣狭窄。超声心动图可进一步明确诊断，尤其是对杂音不明显或不典型者更为重要。

当心尖区杂音不肯定时，运动后左侧卧位或用钟形胸件听诊杂音响度增加。当快速心房颤动心排出量减少时，心尖区舒张期杂音可明显减弱以至不能闻及，心功能改善，心室率减慢时杂音又可出现。

五、鉴别诊断

心尖区舒张期隆隆样杂音尚见于如下情况，应注意鉴别。①经二尖瓣口的血流增加：严重二尖瓣反流、大量左至右分流的先天性心脏病（如室间隔缺损、动脉导管未闭）和高动力循环（如甲状腺功能亢进、贫血）时，心尖区可有短促的隆隆样舒张中期杂音，常紧随于增强的第三心音后，为相对性二尖瓣狭窄。②Austin–Flint 杂音：见于严重主动脉瓣关闭不全。③左房黏液瘤：瘤体阻塞二尖瓣口，产生随体位改变的舒张期杂音，其前有肿瘤扑落音，瘤体常致二尖瓣关闭不全。其他临床表现有发热、关节痛、贫血、血沉增快和体循环栓塞。

六、并发症

1. 心房颤动　为相对早期的常见并发症，可能为患者就诊的首发病症，也可为首次呼吸困难发作的诱因和患者体力活动明显受限的开始。房性期前收缩常为其前奏。心房颤动时，舒张晚期心房收缩功能丧失，左心室充盈减少，可使心排出量减少20%。左心室充盈更加依赖于舒张期的长短，而心室率增快，使舒张期缩短。心房颤动发生率随左房增大和年龄增长而增加。

2. 急性肺水肿　为重度二尖瓣狭窄的严重并发症。如未及时抢救，可致死。

3. 栓塞　20%的患者发生体循环栓塞，偶为首发病症。80%的体循环栓塞患者有心房颤动。2/3 的体循环栓塞为脑动脉栓塞，其余依次为外周动脉和内脏（脾、肾和肠系膜）动脉栓塞。

4. 右心衰竭　为晚期常见并发症，是死亡主要原因。

5. 感染性心内膜炎　单纯二尖瓣狭窄并发本病者并不多见，在瓣叶明显钙化或心房颤动患者更少发生。

6. 肺部感染　常见，常诱发和加重心功能不全。

七、治疗

1. 内科治疗

（1）有风湿活动者应给予抗风湿治疗，30 岁以前应持续给予长效青霉素肌内注射，每月 1 次。

（2）预防感染性心内膜炎；积极治疗贫血和感染。

（3）无症状者避免剧烈体力活动，定期（6～12个月）复查。

（4）呼吸困难者应减少体力活动，限制钠盐摄入，口服利尿剂，避免和控制诱发急性肺水肿的因素，如急性感染、贫血等。

2. 并发症的处理

（1）大量咯血　应取坐位，用镇静剂，静脉注射利尿剂，以降低肺静脉压。

（2）急性肺水肿　处理原则与急性左心衰竭所致的肺水肿相似。

（3）心房颤动　治疗目的为满意控制心室率，争取恢复和保持窦性心律，预防血栓栓塞。

（4）预防栓塞　如无禁忌证，应长期服用华法林抗凝治疗。

（5）右心衰竭　限制钠盐摄入，应用利尿剂等。

3. 介入和手术治疗　关键是解除二尖瓣狭窄，降低跨瓣压力阶差。常用的治疗方法如下。

（1）经皮球囊二尖瓣成形术　为缓解单纯二尖瓣狭窄的首选方法。系将球囊导管从股静脉经房间隔穿刺，跨越二尖瓣，用生理盐水和造影剂各半的混合液体充盈球囊，分离瓣膜交界处的粘连融合而扩大瓣口。适应证：瓣叶（尤其是前叶）活动度好，无明显钙化，瓣下结构无明显增厚的患者效果更好。禁忌证：高龄、伴有严重冠心病或其他严重的肺、肾疾病及肿瘤等。但妊娠伴严重呼吸困难、外科分离术后再狭窄的患者相对禁忌。术前可用经食管超声探查有无左心房血栓，对于有血栓或慢性心房颤动的患者应在术前充分用华法林抗凝。术后症状和血流动力学立即改善，严重并发症少见，手术死亡率小于0.5%，主要应注意减少二尖瓣关闭不全、脑栓塞和心房穿孔所致的心脏压塞。其近期与远期（5年）效果与外科闭式分离术相似，基本可取代后者。

（2）手术治疗

1）二尖瓣分离术　有闭式和直视式两种。①闭式分离术：经开胸手术，将扩张器由左心室心尖部插入二尖瓣口，分离瓣膜交界处的粘连融合，适应证和效果与经皮球囊二尖瓣成形术相似，目前临床已很少使用；②直视分离术：适于瓣叶严重钙化、病变累及腱索和乳头肌、左心房内有血栓的二尖瓣狭窄的患者。在体外循环下，直视分离融合的交界处腱索和乳头肌、去除瓣叶的钙化斑、清除左心房内血栓，较闭式分离术解除瓣口狭窄的程度大，血流动力学改善更好，手术死亡率<2%。

2）人工瓣膜置换术　适应证为：①严重瓣叶和瓣下结构钙化、畸形，不宜做分离术者；②二尖瓣狭窄合并明显二尖瓣关闭不全者。手术应在有症状而无严重肺动脉高压时考虑。严重肺动脉高压增加手术风险，但非手术禁忌，术后多有肺动脉高压减轻。人工瓣膜置换术手术死亡率（3%～8%）和术后并发症均高于分离术。术后存活者，心功能恢复较好。

 知识链接

　　我国心脏瓣膜病的外科治疗不断地推广与普及，从20世纪50年代的二尖瓣狭窄闭式扩张分离术，已发展到直视瓣膜成形术、人造瓣膜替换术、联合瓣膜病外科手术以及危重心脏瓣膜患者的外科治疗。近年来，又发展了采用球囊扩张法治疗心脏瓣膜狭窄性病变的方法，获得了良好的效果。上述进展不但提高了诊断的准确性，更为科学的选择内科或导管介入治疗，以及外科治疗提供了较为可靠的依据，从而提高了患者的治愈率与生存率。

八、预后

在未开展手术治疗的年代，本病10年存活率在无症状被确诊后的患者为84%，症状轻者为42%，中、重度者为15%。从发生症状到完全致残平均7.3年。死亡原因包括心力衰竭（62%）、血栓栓塞（22%）和感染性心内膜炎（8%）。抗凝治疗后栓塞发生减少，手术治疗能显著提高患者的生活质量和存活率。

第二节 二尖瓣关闭不全

案例导入

患者，女，65岁，冠脉介入手术时突感呼吸困难，欲坐起。

查体：BP 100/70 mmHg，心率102次/分，律齐，心尖部新出现收缩期吹风样杂音。

请思考：

1. 该患者出现杂音的可能原因是什么？
2. 采用何种诊断方法有助于明确诊断？

二尖瓣关闭依赖瓣叶、瓣环、腱索和乳头肌以及左心室的结构和功能的完整性，二尖瓣结构中任何部位结构发生异常改变或功能障碍，导致二尖瓣口不能关闭完全，使心脏收缩时左心室血液反流进入左心房，即为二尖瓣关闭不全（mitral regurgitation）。二尖瓣关闭不全约半数合并二尖瓣狭窄。

一、病因和发病机制

二尖瓣的瓣叶、瓣环、腱索和（或）乳头肌发生结构异常或功能失调，均可导致二尖瓣关闭不全。慢性患者中，由风湿热造成的瓣叶损害最多见，占全部二尖瓣关闭不全患者的三分之一，且多见于男性。病理变化主要是炎症和纤维化使瓣叶变硬、变形、粘连融合，腱索融合、缩短。约有50%患者合并二尖瓣狭窄和（或）主动脉瓣病变。二尖瓣关闭不全还可见于以下疾病。

1. 冠心病 心肌梗死后以及慢性心肌缺血累及乳头肌及其邻近室壁心肌，引起乳头肌纤维化伴功能障碍。

2. 先天性畸形 二尖瓣裂缺，最常见于心内膜垫缺损或纠正型心脏转位；心内膜弹力纤维增生症；降落伞型二尖瓣畸形。

3. 二尖瓣环钙化 为特发性退行性病变，多见于老年女性。此外，高血压病、糖尿病、马方综合征、慢性肾功能衰竭和继发性甲状腺功能亢进的患者，亦易发生二尖瓣环钙化。

4. 左心室扩大 任何病因引起的明显左心室扩大，均可使二尖瓣环扩张和乳头肌侧移，影响瓣叶的闭合，从而导致二尖瓣关闭不全。

5. 二尖瓣脱垂综合征

6. 其他少见病因 先天性畸形，如系统性红斑狼疮、类风湿关节炎和马方综合征；结缔组织病，如肥厚性梗阻型心肌病和强直硬化性脊椎炎。

急性患者多因腱索断裂、瓣膜毁损或破裂、乳头肌坏死或断裂以及人工瓣膜替换术后开裂而引起，可见于感染性心内膜炎、急性心肌梗死、穿通性或闭合性胸外伤及自发性腱索断裂。

二、临床表现

1. 症状

（1）急性　轻度二尖瓣反流仅有轻微劳力性呼吸困难。严重反流（如乳头肌断裂）者很快发生急性左心衰竭、急性肺水肿甚至心源性休克。

（2）慢性　轻度二尖瓣关闭不全可终身无症状。严重反流者心排出量减少，首先出现的突出症状是疲乏无力，晚期可出现肺淤血的症状如端坐呼吸。

1）风心病　从首次风湿热后，无症状期远较二尖瓣狭窄长，常超过 20 年。一旦出现明显症状，多已有不可逆的心功能损害。急性肺水肿和咯血较二尖瓣狭窄少见。

2）二尖瓣脱垂　一般二尖瓣关闭不全程度较轻，多无症状，或仅有胸痛、心悸、乏力、头昏、体位性晕厥和焦虑等，可能与自主神经功能紊乱有关。严重的二尖瓣关闭不全晚期常出现左心衰竭。

2. 体征

（1）急性　心尖搏动为高动力型，呈抬举样。第二心音肺动脉瓣成分亢进。非扩张的左心房强有力收缩所致心尖区第四心音常可闻及。由于收缩末左室房压差减少，心尖区反流性杂音于第二心音前终止，而非全收缩期杂音，低调，呈递减型，不如慢性者响。严重反流也可出现心尖区第三心音和短促舒张期隆隆样杂音。

（2）慢性

1）心尖搏动　呈高动力型，左心室增大时向左下移位。

2）心音　风心病时瓣叶缩短，导致重度关闭不全时第一心音减弱。二尖瓣脱垂和冠心病时第一心音多正常。由于左心室射血时间缩短，主动脉瓣关闭提前，第二心音分裂增宽。严重反流时心尖区可闻及低调第三心音。二尖瓣脱垂时可有收缩中期喀喇音。

3）心脏杂音　瓣叶挛缩所致者（如风心病），可闻及自第一心音后立即开始、与第二心音同时终止的全收缩 3/6 级以上吹风样、高调、一贯型杂音，在心尖区最响。杂音可向左腋下和左肩胛下区传导。后叶损害时，如后叶脱垂、后内乳头肌功能异常、后叶腱索断裂，杂音则向胸骨左缘和心底部传导。典型的二尖瓣脱垂为随喀喇音之后的收缩晚期杂音。冠心病乳头肌功能失常时可有收缩早期、中期、晚期或全收缩期杂音。腱索断裂时杂音可似海鸥鸣或呈乐音性。反流严重者，心尖区可闻及紧随第三心音后的短促舒张期隆隆样杂音。

三、辅助检查

1. X 线检查　急性者心影正常或左心房轻度增大伴肺淤血；慢性者示左心室扩大，肺动脉段突出，右前斜位吞钡检查可见食管因左心房扩张而向后移位，选择性左心室造影可见有二尖瓣反流（图 11-7）。

2. 心电图检查　轻者心电图可正常。窦性心律者 P 波增宽且呈双峰形，提示左心房增大。严重者可有左心室肥大和劳损；肺动脉高压时可出现左、右心室肥大的表现。慢性关闭不全伴左心房增大者多有心房颤动。

3. 超声心动图检查　二维超声心动图可见二尖瓣前后叶反射增强、变厚，瓣口在收缩期关闭对合不佳；腱索断裂时，二尖瓣可呈连枷样改变，在左心室长轴面上可见瓣叶在收缩期呈"鹅颈样"钩向左心房，舒张期呈"挥鞭样"漂向左心室。多普勒超声显示左心房收缩期反流（图 11-8 至图 11-11）。

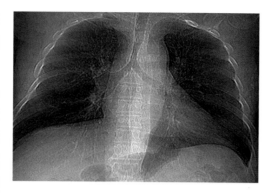

图 11-7　二尖瓣关闭不全兼后叶脱垂

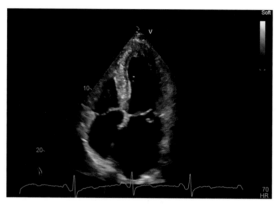

图 11-8　二尖瓣关闭不全（心尖四腔心切面）

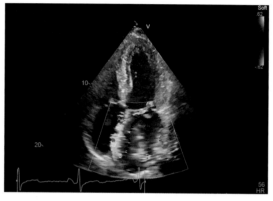

图 11-9　二尖瓣关闭不全（心尖四腔心切面彩色多普勒）

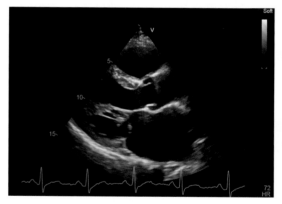

图 11-10　二尖瓣关闭不全（左室长轴切面）

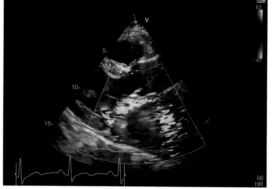

图 11-11　二尖瓣关闭不全（左室长轴切面彩色多普勒）

4. 左心导管检查　右心室、肺动脉及肺毛细血管压力增高，肺循环阻力增大，左心导管检查左心房压力增加，压力曲线 V 波显著，而心排血量减低。

四、诊断和鉴别诊断

急性发病者，如突然发生呼吸困难，心尖区出现收缩期杂音，X 线心影不大而肺淤血明显和有病因可寻者，如二尖瓣脱垂、感染性心内膜炎、急性心肌梗死、创伤和人工瓣膜置换术后，诊断不难。

慢性发病者，心尖区有典型杂音伴左心房室增大，诊断可以成立，确诊有赖于超声心动图检查结果。

由于心尖区收缩期杂音可向胸骨左缘传导，应注意与以下情况鉴别。

1. 三尖瓣关闭不全　为全收缩期杂音，在胸骨左缘 4 ~ 5 肋间最清楚，右心室显著扩大时可传导至心尖区，但不向左腋下传导。杂音在吸气时增强，常伴颈静脉收缩期搏动和肝大等。

2. 室间隔缺损　为全收缩期杂音，在胸骨左缘 4 ~ 6 肋间最清楚，不向腋下传导，常伴胸骨旁收缩期震颤。

3. 胸骨左缘收缩期喷射性杂音　血流通过左或右心室流出道时产生。多见于左或右心室流出道梗阻（如主、肺动脉瓣狭窄）。杂音自收缩中期开始，于第二心音前终止，呈吹风样、递增–递减型。肺动脉瓣狭窄的杂音位于胸骨左缘第 2 肋间；肥厚性梗阻型心肌病的杂音位于胸骨左缘 3 ~ 4 肋间。

以上情况均有赖超声心动图确诊。

五、并发症

心房颤动可见于 75% 的慢性重度二尖瓣关闭不全患者；感染性心内膜炎较多见；体循环栓塞见于左心房扩大、慢性心房颤动的患者，较二尖瓣狭窄少见；心力衰竭在急性者早期出现，慢性者发生较晚。

六、治疗

1. 急性　治疗目的是降低肺静脉压，增加心排出量和纠正病因。内科治疗一般为术前过渡措施，尽可能在床旁 Swan – Ganz 导管血流动力学监测指导下进行。外科治疗为根本措施，视病因、病变性质、反流程度和对药物治疗的反应，采取紧急、择期或选择性手术（人工瓣膜置换术或修复术）。部分患者经药物治疗后症状基本控制，进入慢性代偿期。

2. 慢性

（1）内科治疗

1）风心病伴风湿活动者需抗风湿治疗并预防风湿热复发。

2）积极预防感染性心内膜炎。

3）无症状、心功能正常者无须特殊治疗，但应定期随访。

4）心房颤动的处理同二尖瓣狭窄，但维持窦性心律不如在二尖瓣狭窄时重要。

5）心力衰竭者应限制钠盐摄入，使用利尿剂、血管紧张素转换酶抑制剂、β 受体阻断剂和洋地黄。

（2）外科治疗　为恢复瓣膜关闭完整性的根本措施。应在左心室功能不全发生不可逆损害之前施行，否则术后预后不佳。慢性二尖瓣关闭不全的手术适应证：①重度二尖瓣关闭不全伴心功能 NYHA Ⅲ或Ⅳ级；②心功能 NYHA Ⅱ级伴心脏大，左室收缩末期容量指数（LVESVI）> 30 ml/m^2；③重度二尖瓣关闭不全，左室射血分数减低，左室收缩及舒张末期内径增大，LVESVI 高达 60 ml/m^2，虽无症状也应考虑手术治疗。严重二尖瓣关闭不全，术前 LVESVI 正常（< 30 ml/m^2）的患者，术后左室功能可正常；而 LVESVI 显著增加（> 90 ml/m^2）者，围手术期死亡率增加，术后心功能差；LVESVI 中度增加（30 ~ 90 ml/m^2）者常能耐受手术，术后心功能可能减低。手术方法有瓣膜修补术和人工瓣膜置换术两种。

1) 瓣膜修补术 如瓣膜损坏较轻、瓣叶无钙化、瓣环有扩大但瓣下腱索无严重增厚者，可行瓣膜修复成形术。瓣膜修复术死亡率低，能获得长期临床改善，作用持久。术后发生感染性心内膜炎和血栓栓塞少，不需长期抗凝，左心室功能恢复较好。手术死亡率为1%～2%。与换瓣相比，较早和较晚期均可考虑瓣膜修补手术，但LVEF≤15%时为禁忌。

2) 人工瓣膜置换术 瓣叶钙化、瓣下结构病变严重、感染性心内膜炎或合并二尖瓣狭窄者，必须置换人工瓣。感染性心内膜炎感染控制不满意或反复栓塞，合并心衰药物治疗不满意者，提倡早做换瓣手术；真菌性心内膜炎应在心衰或栓塞发生之前行换瓣手术。

七、预后

急性严重反流伴血流动力学不稳定者，如不及时手术干预，死亡率极高。在尚未实行手术治疗的年代，慢性重度二尖瓣关闭不全确诊后内科治疗5年存活率为80%，10年存活率为60%。单纯二尖瓣脱垂无明显反流、无收缩期杂音者，大多预后良好；年龄＞50岁、有明显收缩期杂音和二尖瓣反流、瓣叶冗长增厚、左心房左心室增大者预后较差。

第三节 主动脉瓣关闭不全

案例导入

患者，男，64岁，头晕、心悸4～5年。

查体：心尖搏动向左下移位，呈抬举性搏动，于胸骨左缘3～4肋间闻及叹气样舒张期杂音，为递减型，向心尖传导，在心尖区闻及隆隆样舒张早期杂音，股动脉可闻及射枪音。

请思考：

1. 该患者首先考虑的可能诊断是什么？

2. 最有价值的检查方法是什么？

主动脉瓣关闭不全是由风湿热等病因导致主动脉瓣和（或）主动脉根部血管壁病变而出现的关闭不全。以男性多见，女性患者多合并有二尖瓣疾病。风心病单纯累及主动脉瓣者少见，多数患者同时伴有二尖瓣病变。

一、病因和发病机制

1. 急性

（1）瓣膜穿孔或瓣周脓肿 感染性心内膜炎致主动脉瓣瓣膜穿孔或瓣周脓肿。

（2）创伤 穿通或钝挫性胸部创伤致升主动脉根部、瓣叶支持结构和瓣叶破损或瓣叶急性脱垂。

（3）主动脉夹层 血肿使主动脉瓣环扩大；瓣叶被夹层血肿压迫向下；瓣环或瓣叶被夹层血肿撕裂。

（4）人工瓣撕裂

2. 慢性

（1）主动脉瓣疾病

1）风心病　约2/3引起主动脉瓣关闭不全。由于瓣叶炎症、纤维化、增厚和缩短，抑制舒张期瓣叶边缘对合。

2）感染性心内膜炎　是单纯主动脉瓣关闭不全的常见病因。感染性赘生物致瓣叶破损或穿孔，瓣叶因支持结构受损、脱垂或赘生物介于瓣叶间妨碍其闭合而引起关闭不全。即使感染已被控制，瓣叶纤维化和挛缩可继续。

3）先天性畸形　①二叶主动脉瓣，占临床单纯性主动脉瓣关闭不全的1/4。由于一叶边缘有缺口或大而冗长的一叶脱垂入左心室，在儿童期出现关闭不全；成人期多由于进行性瓣叶纤维化挛缩或继发于感染性心内膜炎，引起关闭不全。②室间隔缺损伴主动脉脱垂等，由于无冠瓣失去支持可引起主动脉瓣关闭不全，约占室缺的15%。

4）主动脉瓣黏液样变性　致瓣叶舒张期脱垂入左心室。偶合并主动脉根部中层囊性坏死，可能为先天性原因。

5）强直性脊柱炎　瓣叶基底部和远端边缘增厚伴瓣叶缩短。

（2）主动脉根部扩张　引起瓣环扩大，瓣叶舒张期不能对合。

1）梅毒性主动脉炎　致主动脉根部扩张，30%发生主动脉瓣关闭不全。

2）马方综合征（Marfan综合征）　为遗传性结缔组织病，通常累及骨、关节、眼、心脏和血管。典型者四肢细长，韧带和关节过伸，晶体脱位和升主动脉呈梭形瘤样扩张。后者由于中层囊性坏死所致，即中层弹力纤维变性或缺如，由黏液样物质呈囊性沉着，常伴二尖瓣脱垂。只有升主动脉瘤样扩张而无此综合征的其他表现，称为马方综合征的顿挫型。

3）强直性脊柱炎　升主动脉弥漫性扩张。

4）特发性升主动脉扩张

5）主动脉瘤　严重高血压和（或）动脉粥样硬化导致升主动脉瘤。

二、病理生理

1. 急性　主动脉瓣关闭不全时，左心室突然增加大量反流的血液，而心搏量不能相应增加，左心室舒张末压迅速而显著上升，使冠脉灌注压与左室腔内压之间的压力阶差降低，引起心内膜下心肌缺血，心肌收缩力减弱。上述因素可使心搏量急剧下降，左心房和肺静脉压力急剧上升，引起急性肺水肿等急性左心功能不全症状。此时交感神经活性明显增加，使心率加快，外周血管阻力增加，舒张压降低可不显著，脉压不大。

2. 慢性　左心室对慢性容量负荷过度的代偿反应为左心室舒张末容量增加，使总的左心室心搏量增加；左心室扩张，不至于因容量负荷过度而明显增加左心室舒张末压；心室肥厚使左心室壁厚度与心腔半径的比例不变，室壁压力维持正常。另一有利代偿机制为运动时外周阻力降低和心率增快伴舒张期缩短，使反流减轻。以上诸因素使左心室能较长期维持正常心排出量和肺静脉压无明显升高。失代偿的晚期心室

考点提示

　　最可能引起左心室前负荷增加的是主动脉瓣关闭不全。

收缩功能降低，直至发生肺淤血、肺水肿。

> **知识链接**
>
> 　　左室收缩功能不全（即静息时射血分数在正常水平之下）最初是可逆的，它主要与后负荷过重有关，及时施行主动脉瓣替换术后，左心室的后负荷减轻，左心室容积和功能可完全恢复。左心室心肌重量增加使心肌氧耗增多，主动脉舒张压降低使冠状动脉血流减少，二者引起心肌缺血，促使左心室心肌功能恶化。

三、临床表现

1. 症状

（1）急性　由于突然的左心室容量负荷加大，室壁张力增加，左心室扩张，可很快发生急性左心衰竭和低血压。

（2）慢性　慢性患者可在较长时间内无症状，从有明显主动脉瓣关闭不全到出现明显症状间隔可长达 10～15 年；一旦发生心力衰竭，则进展迅速。

1）心悸　由于左室明显增大、心尖搏动增强所致，尤以左侧卧位或俯卧位时明显。情绪激动或体力活动引起心动过速或室性期前收缩时，可使心悸感更为明显。

2）呼吸困难　劳力性呼吸困难最早出现，表示心脏储备能力已经降低，随着病情的进展，可出现端坐呼吸和夜间阵发性呼吸困难。

3）胸痛　较主动脉瓣狭窄少见。胸痛可能是由于左室射血时引起升主动脉过分牵张或心脏明显增大所致，亦有心肌缺血的因素。心绞痛在活动时和静息时均可发生，持续时间较长，对硝酸甘油反应不佳。

4）晕厥　当快速改变体位时，可出现头晕或眩晕，晕厥较少见。

5）其他症状　疲乏，活动耐力显著下降。过度出汗，尤其是在出现夜间阵发性呼吸困难或夜间心绞痛发作时。咯血和栓塞较少见。晚期右心衰竭时可出现肝脏淤血、肿大，有触痛，踝部水肿，胸水或腹水。

2. 体征

（1）急性　严重主动脉瓣关闭不全时，舒张期杂音柔和、短促；第一心音减弱或消失，可闻及第三心音；脉压可近于正常。心尖搏动增强，无明显周围血管征。

（2）慢性

1）周围血管征　收缩压正常或稍高，舒张压明显降低，脉压明显增大。可出现周围血管体征：水冲脉，毛细血管搏动征，股动脉枪击音、听诊器压迫股动脉闻及收缩期和舒张期双重杂音，以及头部随心搏频率的上下摆动。

2）心尖搏动　向左下移位，范围较广，且可见有力的抬举性搏动，心底部收缩期震颤，心界向左下扩大。

3）心音　第一心音减弱，由收缩期前二尖瓣位置高而且部分关闭引起。第二心音主动脉瓣成分减弱或缺如，但梅毒性主动脉炎时常亢进。心底部可闻及收缩期喷射音，与左心室心搏量增多突然扩张已扩大的主动脉有关。由于舒张早期左心室快速充盈增加，心尖区常有第三心音。

4）心脏杂音　主动脉关闭不全的杂音为与第二心音同时开始的高调、叹气样、递减型舒张早期杂音，坐位并前倾和深呼气末易听到。轻度反流时，杂音限于舒张早期，音调高；中或重度反流时，杂音粗糙，为全舒张期。

杂音为乐音性时，提示瓣叶脱垂、撕裂或穿孔。由主动脉瓣损害所致者，杂音在胸骨左中下缘明显；升主动脉扩张引起者，杂音在胸骨右上缘更清楚，向胸骨左缘传导。

老年患者的杂音有时在心尖区最响。心底部常有主动脉瓣收缩期喷射性杂音，较粗糙，强度 2/6 ~ 4/6 级，可伴有震颤，与左心室心搏量增加和主动脉根部扩大有关。重度反流者，常在心尖区闻及舒张中晚期低调、柔和、隆隆样杂音，其产生机制目前认为系严重的主动脉瓣反流使左心室舒张压快速升高，导致二尖瓣处于半关闭状态，使快速前向的血流跨越二尖瓣口时遇到障碍引起相对性二尖瓣狭窄。

与器质性二尖瓣狭窄的杂音鉴别要点是 Austin – Flint 杂音不伴有开瓣音、第一心音亢进和心尖区舒张期震颤。

四、辅助检查

1. X 线检查

（1）急性　心脏大小正常。除原有主动脉根部扩大或有主动脉夹层外，无主动脉扩大。常有肺淤血或肺水肿征象。

（2）慢性　左心室增大，可有左心房增大。即使为主动脉瓣膜的病变造成的关闭不全，由于左心室心搏量增加，升主动脉继发性扩张仍比主动脉狭窄时明显，并可累及整个主动脉弓，主动脉结突出。严重的瘤样扩张提示为马方综合征或中层囊性坏死。左心衰竭时有肺淤血征象。

2. 心电图检查　急性者常见窦性心动过速和非特异性 ST – T 改变。慢性者常见左心室肥厚劳损。

3. 超声心动图检查　左心室腔及其流出道和升主动脉根部内径扩大，心肌收缩功能代偿时，左心室后壁收缩期移动幅度增加；室壁活动速率和幅度正常或增大。舒张期二尖瓣前叶快速高频的振动和室间隔纤细颤动是主动脉瓣关闭不全的特征表现。（图 11 – 12 至图 11 – 16）

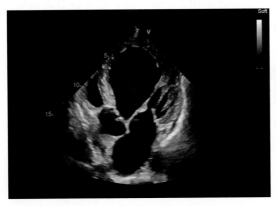

图 11 – 12　主动脉瓣关闭不全

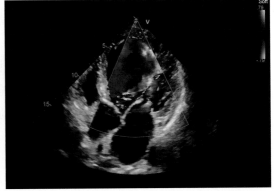

图 11 – 13　主动脉瓣关闭不全（彩色多普勒）

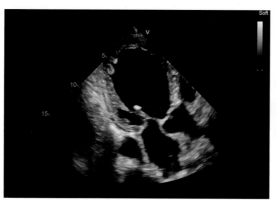 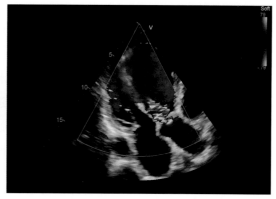

图 11-14　主动脉瓣关闭不全（心尖左室长轴切面）　图 11-15　主动脉瓣关闭不全（心尖左室长轴切面彩色多普勒）

4. 放射性核素心室造影检查　可测定左心室收缩、舒张末容量和静息、运动的射血分数，判断左心室功能。根据左心室和右心室心搏量比值估测反流程度。

5. 磁共振显像检查　诊断主动脉疾病（如主动脉夹层）极准确。可目测主动脉瓣反流射流，可半定量反流程度，并能定量反流量和反流分数。

6. 主动脉造影检查　当无创技术不能确定反流程度，并考虑外科治疗时，可行选择性主动脉造影，半定量反流程度。

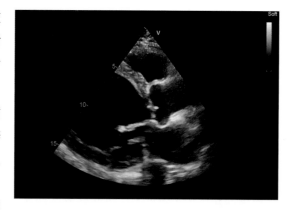

图 11-16　主动脉瓣关闭不全（左室长轴切）

五、诊断和鉴别诊断

诊断主要根据典型的舒张期杂音伴周围血管征和左心室扩大，超声心动图检查可明确诊断。根据病史和其他发现可做出病因诊断。

主动脉瓣关闭不全应与下列疾病相鉴别。

1. 肺动脉瓣关闭不全　肺动脉瓣区第二心音亢进，胸骨左缘舒张期杂音吸气时增强，用力握拳时无变化。心电图示右心房和右心室肥大，X 线检查肺动脉主干突出。多见于二尖瓣狭窄，亦可见于房间隔缺损。

2. 主动脉窦瘤破裂　为先天性心脏病，杂音与主动脉瓣关闭不全相似，但有突发性胸痛，进行性右心功能衰竭，主动脉造影及超声心动图检查可确诊。

3. 冠状动静脉瘘　可闻及主动脉瓣区舒张期杂音，但心电图及 X 线检查多正常，主动脉造影可见主动脉与右心房、冠状窦或右心室之间有交通。

六、并发症

感染性心内膜炎较常见；可发生室性心律失常但心脏性猝死少见；心力衰竭在急性者出现早，慢性者于晚期始出现，为主要死因。

考点提示

风湿性心瓣膜病并发感染性心内膜炎时，最支持感染性内心膜炎诊断的是体温 38.5℃。

七、治疗

1. 急性 外科治疗（人工瓣膜置换术或主动脉瓣修复术）为根本措施。内科治疗一般仅为术前准备过渡措施，目的在于降低肺静脉压，增加心排出量，稳定血流动力学，应尽量在 Swan – Ganz 导管床旁血流动力学监测下进行。静脉滴注硝普钠对降低前后负荷、改善肺淤血、减少反流量和增加排血量、稳定血流动力学有益。也可酌情使用利尿剂和正性肌力药物。血流动力学不稳定者，如严重肺水肿，应立即手术。

主动脉夹层即使伴轻或中度反流，也需紧急手术。活动性感染性心内膜炎患者，争取在完成 7~10 天强有力抗生素治疗后手术。创伤性或人工瓣膜功能障碍者，根据病情采取紧急或择期手术。个别患者，药物可完全控制病情，心功能代偿良好，手术可延缓。但真菌性心内膜炎所致者，无论反流轻重，几乎均需早日手术。

2. 慢性

（1）内科治疗 ①无症状时预防感染性心内膜炎，如为风心病有风湿活动应预防风湿热。②梅毒性主动脉炎应予一疗程青霉素治疗并定期随访。③舒张压 >90 mmHg 者应用降压药。④无症状的轻或中度反流者，应限制重体力活动，并每 1~2 年随访 1 次，应包括超声心动图检查。在有严重主动脉瓣关闭不全和左心室扩张者，即使无症状，可使用 ACEI，以延长无症状和心功能正常时期，推迟手术时间。⑤左室收缩功能不全出现心力衰竭时应用 ACEI 和利尿剂，必要时可加用洋地黄类药物。⑥心绞痛可用硝酸酯类药物。⑦积极纠正心房颤动和治疗心律失常，主动脉瓣关闭不全患者耐受这些心律失常的能力极差。⑧如有感染，应及早积极控制。

（2）外科治疗 人工瓣膜置换术为严重主动脉瓣关闭不全的主要治疗方法，应在不可逆的左心室功能不全发生之前进行，而又不过早冒手术风险。无症状（呼吸困难或心绞痛）和左心室功能正常的严重反流不需手术，但需密切随访。下列情况的严重关闭不全患者应手术治疗：①有症状和左心室功能不全者；②无症状伴左心室功能不全者，经系列无创检查（超声心动图、放射性核素心室造影等）显示持续或进行性左心室收缩末容量增加或静息射血分数降低者；③有症状而左心室功能正常者，先试用内科治疗，如无改善，不宜拖延手术时间。手术的禁忌证为 LVEF≤15%~25%，LVEDD≥80 mm 或 LVEDVI≥300 ml/m^2。部分病例（如创伤、感染性心内膜炎所致瓣叶穿孔）可行瓣膜修复术。主动脉根部扩大者，如马方综合征，需行主动脉根部带瓣人工血管移植术。

八、预后

急性重度主动脉瓣关闭不全如不及时手术治疗，常死于左心衰竭。慢性者无症状期长。重度者经确诊后内科治疗 5 年存活率为 75%，10 年存活率为 50%。症状出现后，病情迅速恶化，心绞痛者 5 年内死亡为 50%，严重左心室衰竭者 2 年内死亡率为 50%。

第四节 主动脉瓣狭窄

案例导入

　　患者，女，65岁，发作性左胸痛5年，疼痛放射至左肩，发作持续3~4分钟，休息后可化解。今日下午劳动时突发晕厥急诊。

　　查体：BP 90/50 mmHg，神志清，心率140次/分，主动脉瓣区可闻及收缩期喷射样杂音伴震颤，杂音向颈部传导。双肺呼吸音清。

请思考：

1. 该患者最可能的诊断是什么？

2. 为明确诊断，需要做哪些进一步检查？

一、发病机制

本病由风心病、先天性畸形或老年性主动脉瓣钙化所造成。患者80%为男性。

1. 风心病 风湿性炎症导致瓣叶交界处粘连和纤维化，甚至成为二叶型。瓣膜的变形加重了瓣膜的损害，导致钙质沉着和进一步狭窄，常同时伴有主动脉瓣关闭不全和二尖瓣病变。

2. 先天性畸形 先天性主动脉瓣狭窄可为单叶式、二叶式或三叶式。单叶式出生时即已存在狭窄，以后瓣口纤维化和钙化进行性加重，引起严重的左心室流出道梗阻，患儿多在一年内死亡。50%的先天性主动脉瓣狭窄为二叶式，30%为三叶式。此两种瓣叶畸形在儿童期瓣口可无明显狭窄，但异常的瓣叶结构由于涡流冲击发生退行性变，引起瓣叶增厚、钙化、僵硬、纤维化，最终导致瓣口狭窄，还可合并关闭不全。主动脉根部受涡流冲击，可出现狭窄后扩张。

3. 老年性主动脉瓣钙化 是一种退行性病变，占老年患者的18%。瓣膜发生退行性变、纤维化和钙化，瓣叶融合使瓣口狭窄相对较轻，部分患者可伴有关闭不全。

二、病理生理

成人主动脉瓣口面积≥3.0 cm²。当瓣口面积减少一半时，收缩期仍无明显跨瓣压差。瓣口面积≤1.0 cm²时，左心室收缩压明显升高，跨瓣压差显著。

主动脉瓣狭窄后，收缩期左心室阻力增加，迫使左心室收缩力增强以提高跨瓣压力阶差，维持静息时正常的心排血量。逐渐引起左心室肥厚，导致左心室舒张期顺应性下降，舒张期末压力升高，左心房代偿性肥厚，左心房收缩有力。静息心排血量虽尚正常，但运动时心排血量增加不足。此后，瓣口狭窄更严重，跨瓣压力阶差降低，左心房压、肺动脉压、肺毛细血管楔嵌压和右心室压均可上升，心排血量减少。继而引起心肌供氧不足、低血压和心律失常，脑供血不足导致头昏、晕厥等症状。左心室肥大，心肌收缩力加强，明显增加心肌氧耗，进一步加重心肌缺血，导致心绞痛发作。

三、临床表现

1. 症状 当瓣口面积≤1.0 cm² 时才出现症状。呼吸困难、心绞痛和晕厥为典型主动脉狭窄常见的三联症。

（1）**劳力性呼吸困难** 为左心室顺应性降低和左心室扩大，左心室舒张期末压力和左心房压力上升，引起肺毛细血管楔嵌压增高和肺动脉高压所致。随病程发展，日常活动即可引起呼吸困难，甚至出现端坐呼吸，劳累、情绪激动、呼吸道感染等可诱发急性肺水肿。

（2）**心绞痛** 见于60%的有症状患者。常由运动诱发，休息后缓解。主要由心肌缺血所致，极少数可由瓣膜的钙质栓塞冠状动脉引起。部分患者同时患冠心病，进一步加重心肌缺血。

（3）**劳力性晕厥** 见于1/3有症状患者，从黑蒙到晕厥，可为首发症状。多在体力活动中或其后立即发作。可能为以下原因造成脑缺血所致：①运动时外周血管阻力下降而心排血量不能相应增加，同时心肌缺血加重，导致心肌收缩力突然减弱；②运动停止后回心血量减少，左心室充盈量及心排血量下降；③运动时可出现各种心律失常，休息时晕厥多由此引起，导致心排血量的突然减少等。

2. 体征

（1）**心音** 第一心音正常。如主动脉瓣钙化僵硬，则第二心音主动脉瓣成分减弱或消失，严重狭窄者可呈逆分裂。由于左心室射血时间延长，第二心音中主动脉瓣成分延迟。肥厚的左心房强有力收缩产生明显的第四心音。先天性主动脉瓣狭窄或瓣叶活动度尚属正常者，可在胸骨右缘和左缘及心尖区闻及主动脉瓣喷射音，不随呼吸而改变，如瓣叶钙化僵硬，喷射音可消失。

（2）**收缩期喷射性杂音** 在第一心音稍后或紧随喷射音开始，止于第二心音前，为吹风样、粗糙、递增－递减型，在胸骨右缘第2或左缘第3肋间最响，主要向颈动脉，也可向胸骨左下缘传导，常伴震颤。老年人钙化性主动脉瓣狭窄者，杂音在心底部，粗糙，高调成分可传导至心尖区，呈乐音性，为钙化的瓣叶振动所致，合并左心衰竭时杂音减弱或消失。

（3）**其他** 动脉脉搏上升缓慢、细小而持续，晚期收缩压和脉压均下降。但在轻度主动脉瓣狭窄合并主动脉瓣关闭不全的患者，以及动脉顺应性差的老年患者，收缩压和脉压可正常，甚至升高和增大。心尖搏动呈抬举样，相对局限、持续有力，如左心室扩大，可向左下移位。

考点提示

胸骨右缘第2肋间触及收缩震颤，最常见于主动脉瓣狭窄。

四、辅助检查

1. X 线检查 心影正常或左心室轻度增大，左心房可能轻度增大，升主动脉根部常见狭窄后扩张。在侧位透视下可见主动脉瓣钙化。晚期可有肺淤血征象。

2. 心电图检查 轻度狭窄者心电图可正常。严重者心电图示左心室肥厚与劳损，可有传导阻滞，心房颤动和室性心律失常。

3. 超声心动图检查 M型超声可见主动脉瓣变厚，活动幅度减小，开放幅度小，主动脉根部扩张，瓣叶反射光点增强提示瓣膜钙化。左心室后壁和室间隔对称性肥厚。二维超声心动图上可见主动脉瓣收缩期呈同心性弯形运动，并能明确先天性瓣膜畸形。多普勒超声显示缓慢而渐减的血流通过主动脉瓣，并可计算出瓣口面积及最大跨瓣压力阶差（图11-17至图11-20）。

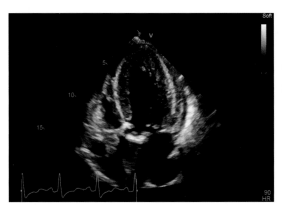 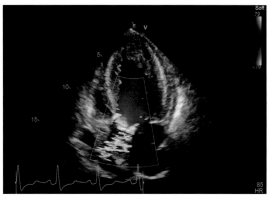

图 11-17　主动脉瓣狭窄　　　　　图 11-18　主动脉瓣狭窄（彩色多普勒）

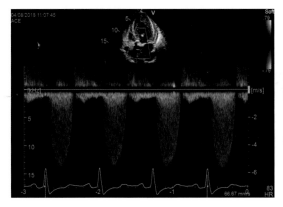 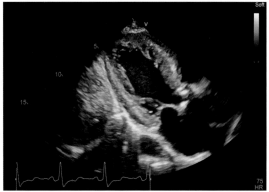

图 11-19　主动脉瓣狭窄（连续多普勒）　　图 11-20　主动脉瓣狭窄（左室长轴切面）

4. 心导管检查 当超声心动图不能确定狭窄程度并考虑人工瓣膜置换时，应行心导管检查。最常用的方法是通过左心双腔导管同步测定左心室压和主动脉压，或用单腔导管从左心室缓慢外撤至主动脉连续记录压力曲线；如左心导管难以通过狭窄的主动脉瓣口，则可取右心导管经右心穿刺室间隔进入左室与主动脉内导管同步测压。计算左心室-主动脉收缩期峰值压差，根据所得压差可计算出瓣口面积。大于 1.0 cm^2 为轻度狭窄，0.75～1.0 cm^2 为中度狭窄，小于 0.75 cm^2 为重度狭窄。如以压差判断，平均压差 >50 mmHg 或峰压差达 70 mmHg 为重度狭窄。

五、诊断和鉴别诊断

典型主动脉瓣狭窄杂音，结合超声心动图较易诊断。如合并关闭不全和二尖瓣损害，多为风心病。单纯主动脉瓣狭窄，年龄 <15 岁者，以单叶瓣畸形多见；16～65 岁者，以先天性二叶瓣钙化可能性大；大于 65 岁者，以老年退行性钙化性病变多见。

应与下列情况的主动脉瓣区收缩期杂音相鉴别。

1. 原发性肥厚性梗阻型心肌病　心脏可有轻度增大，能闻及第四心音；流出道有梗阻的患者可在胸骨左缘3~4肋间闻及中晚期较粗糙的喷射性收缩期杂音；心尖部也常可闻及收缩期杂音。超声心动图显示左室流出道狭窄，室间隔非对称性肥厚。

2. 主动脉扩张　见于各种原因（如高血压、梅毒）所致。可在主动脉瓣区闻及短促的收缩期杂音，主动脉瓣区无第二心音分裂。

3. 其他左心室流出道梗阻疾病

（1）先天性主动脉瓣上狭窄　杂音最响在右锁骨下，杂音和震颤明显传导至胸骨右上缘和右颈动脉，喷射音少见。约半数患者右侧颈动脉和肱动脉的搏动和收缩压大于左侧。

（2）先天性主动脉瓣下狭窄　难以与主动脉瓣狭窄相鉴别。前者常合并轻度主动脉瓣关闭不全，无喷射音，第二心音非单一性。

（3）主动脉瓣膜狭窄　瓣叶发育不全，多为二叶式，仅由两个大小略同的瓣叶构成，成年易钙化，可发生主动脉瓣狭窄或关闭不全。男性多见，轻型无症状，重型可影响患者发育，常有乏力、气喘、晕厥、心绞痛。主动脉瓣区可闻及响亮收缩期杂音，向颈部及心尖部传导，此杂音在婴幼儿即出现。

以上情况的鉴别有赖于超声心动图。

六、并发症

1. 心律失常　10%可发生心房颤动，致左心房压升高和心排出量可减少25%以上，临床症状迅速恶化，可致严重低血压、晕厥或肺水肿。主动脉瓣钙化侵及传导系统可致房室传导阻滞；左心室肥厚、心内膜下心肌缺血或冠状动脉栓塞可致室性心律失常。上述两种情况均可导致晕厥，甚至猝死。

2. 心源性猝死　一般发生于先前有症状者。无症状者发生猝死少见，仅见于1%~3%的患者。

3. 感染性心内膜炎　不常见。老年人的钙化性瓣膜狭窄发生感染性心内膜炎不如年轻人的较轻瓣膜畸形的危险性大。

4. 体循环栓塞　少见。栓子可来自钙化性狭窄瓣膜的钙质或增厚的二叶瓣的微血栓。

5. 心力衰竭　发生左心衰竭后，自然病程明显缩短，因此终末期的右心衰竭少见，50%~70%的患者因心力衰竭死亡。

6. 胃肠道出血　15%~25%的患者有胃肠道血管发育不良，可合并胃肠道出血。多见于老年患者，出血多隐匿和慢性。人工瓣膜置换术后出血停止。

七、治疗

1. 内科治疗　主要目的为确定狭窄程度，观察狭窄进展情况，为有手术指征的患者选择合理手术时间。治疗措施包括：①预防感染性心内膜炎、预防风湿活动反复发作。②无症状的轻度狭窄患者每2年复查1次，应包括超声心动图定量测定。中度和重度狭窄的患者应避免过劳和剧烈体力活动，每6~12个月复查1次。③如有频发房性期前收缩，应予抗心律失常药物，预防心房颤动。④心绞痛者可试用硝酸酯类药物。⑤心力衰竭者应限制钠盐摄入，可用洋地黄类药物和小心应用利尿剂。不可使用作用于小动脉的血管扩张剂，以防血压过低。

2. 经皮球囊主动脉瓣成形术 经股动脉逆行将球囊导管推送至主动脉瓣，用生理盐水与造影剂各半的混合液体充盈球囊，裂解钙化结节，伸展主动脉瓣环和瓣叶，解除瓣叶和分离融合交界处，减轻狭窄和相应症状。与经皮球囊二尖瓣成形不同，经皮球囊主动脉瓣成形的临床应用范围局限。

3. 外科治疗 人工瓣膜置换术为治疗成人主动脉狭窄的主要方法。无症状的轻、中度狭窄患者无手术指征。重度狭窄（瓣口面积 $< 0.75 \ cm^2$ 或平均跨瓣压差 $> 50 \ mmHg$）伴心绞痛、晕厥或心力衰竭症状为手术的主要指征。无症状的重度狭窄患者，如伴有进行性心脏增大和（或）明显左心室功能不全，也应考虑手术。严重左心室功能不全、高龄、合并主动脉瓣关闭不全或冠心病，可增加手术和术后晚期死亡风险，但不是手术禁忌证。手术死亡率约5%。有冠心病者，需同时做冠状动脉旁路移植术。术后的远期预后优于二尖瓣疾病和主动脉关闭不全的换瓣患者。儿童和青少年的非钙化性先天性主动脉瓣严重狭窄，甚至包括无症状者，可在直视下行瓣膜交界处分离术。

八、预后

可多年无症状，但大部分患者的狭窄进行性加重，一旦出现症状，预后恶化，出现症状后患者的平均寿命仅3年左右（出现晕厥后为3年，心绞痛为5年，左心衰竭者不足2年）。死亡原因为左心衰竭（70%）、猝死（15%）和感染性心内膜炎（5%）。退行性钙化性狭窄较先天性或风湿性病变发展迅速。未手术治疗的有症状患者预后较二尖瓣疾病或主动脉瓣关闭不全患者差，目前认为，没有药物可以代替手术治疗。人工瓣膜置换术后，患者预后明显改善，手术存活者的生活质量和远期存活率显著优于内科治疗的患者。

第五节 联合瓣膜病

案例导入

患者，女，56岁，风湿性二尖瓣狭窄20年。心悸气短5年，1个月来症状加重，近1周咳嗽，咳粉红色泡沫痰，不能进行任何体力活动，夜间不能平卧。

查体：心率130次/分，心律绝对不齐，心音强弱不等，二尖瓣听诊区可闻及舒张期隆隆样杂音及奔马律。心尖区可闻及低调第三心音。可闻及自第一心音后立即开始、与第二心音同时终止的全收缩期3/6级以上吹风样高调一贯型杂音，在心尖区最响。杂音可向左腋下和左肩胛下区传导。

请思考：

1. 该患者的初步诊断是什么？

3. 为进一步确诊还需做哪些辅助检查？

一、病因

联合瓣膜病，又称多瓣膜病，是指两个或两个以上的瓣膜病变同时存在。引起多瓣膜病的病因包括以下几方面。

1. 多瓣膜受损　通常为一种疾病同时损害几个瓣膜。最常见为风心病，约50%患者有多瓣膜损害。其次为黏液样变性，可同时累及二尖瓣和三尖瓣，二者同时脱垂者不少见。

2. 不同的瓣膜受损　不同疾病分别导致不同瓣膜损害，较少见。如先天性肺动脉瓣狭窄伴风湿性二尖瓣狭窄。

3. 近端瓣膜功能受累　一个瓣膜损害致心脏容量或压力负荷过度，相继引起近端瓣膜功能受累：如主动脉瓣关闭不全使左心室容量负荷过度而扩大，产生继发性二尖瓣关闭不全；二尖瓣狭窄伴肺动脉高压导致肺动脉瓣和三尖瓣继发性关闭不全。

二、常见多瓣膜病

1. 二尖瓣狭窄伴主动脉瓣关闭不全　常见于风心病。由于二尖瓣狭窄使心排血量减少，而使左心室扩大延缓和周围血管征不明显，易诊断为单纯二尖瓣狭窄。约2/3严重二尖瓣狭窄患者有胸骨左缘舒张早期杂音，其中大部分有不同程度的主动脉瓣关闭不全，并非Graham – Steell杂音。

2. 二尖瓣狭窄伴主动脉瓣狭窄　严重二尖瓣狭窄和主动脉瓣狭窄并存时，后者的一些症状常被掩盖。二尖瓣狭窄使左心室充盈受限和左心室收缩压降低，而延缓左心室肥厚和减少心肌氧耗，故心绞痛不明显。由于心排血量明显减少，跨主动脉瓣压差降低，可能导致低估主动脉瓣狭窄的严重程度，极易发生左心衰竭。

3. 主动脉瓣狭窄伴二尖瓣关闭不全　为危险的多瓣膜病，相对少见。前者增加左心室后负荷，加重二尖瓣反流，心搏量减少较二者单独存在时明显，肺淤血加重。X线见左心房、左心室增大较二者单独存在时重，短期内产生左心衰竭（图11 – 21）。

4. 主动脉瓣关闭不全伴二尖瓣关闭不全　左心室承受双重容量过度负荷，左心房和左心室扩大最为明显，可进一步加重二尖瓣反流，较早发生左心衰竭（图11 – 22）。

5. 二尖瓣狭窄伴三尖瓣和（或）肺动脉瓣关闭不全　常见于晚期风湿性二尖瓣狭窄（图11 – 23）。

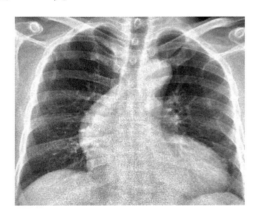

图11 –21　主动脉瓣狭窄伴关闭不全，
二尖瓣关闭不全

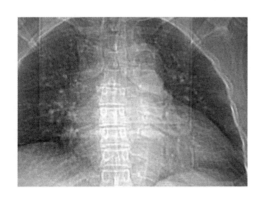

图11 –22　主动脉瓣关闭不全
伴二尖瓣关闭不全

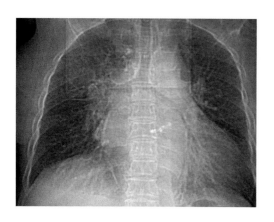

**图 11 - 23　主动脉瓣狭窄兼关闭不全、
二尖瓣关闭不全、三尖瓣关闭不全、肺动脉瓣关闭不全**

三、诊断

联合瓣膜病变的联合存在还常使单个瓣膜病变的典型体征发生改变，从而给诊断带来困难，如二尖瓣狭窄合并主动脉瓣狭窄时，主动脉瓣区收缩期杂音减弱，第四心音减弱或消失，同时心尖区舒张期杂音亦可减弱；二尖瓣狭窄伴主动脉瓣关闭不全时，可使二尖瓣狭窄的舒张晚期杂音减弱或消失。因此，诊断联合瓣膜病变必须仔细，超声心动图检查不但对心脏瓣膜病的诊断，而且对治疗效果的评价和心功能的随访均有重要价值。

四、治疗

内科治疗同单瓣膜损害者。手术治疗为主要措施。多瓣膜人工瓣膜置换术死亡危险高，预后不良，术前确诊和明确相对严重程度对治疗决策至关重要。例如严重二尖瓣狭窄可掩盖并存的主动脉瓣疾病，如果手术仅纠正前者，将致左心室负荷剧增，引起急性肺水肿，增加手术死亡率。

（1）人工瓣膜置换术时，如不对明显受累的三尖瓣做相应手术，术后临床改善不佳。

（2）继发于主动脉瓣关闭不全的二尖瓣关闭不全，轻者于主动脉瓣置换术后可缓解。

（3）较重者需做瓣环成形术。

因此，术前应用左、右心导管检查和心血管造影以确定诊断。有些情况，如三尖瓣损害在手术中方可确诊。

当前关于瓣膜病手术指征的共识为：①所有瓣膜性心脏病心力衰竭（NYHA Ⅱ级及以上）；②有症状的重度瓣膜病变患者，如主动脉瓣狭窄伴有晕厥、心绞痛者均必须进行手术置换或修补瓣膜。因为有充分证据表明，手术治疗是有效和有益的，可提高长期存活率。

➕ 健康教育

风湿性心脏病二尖瓣狭窄患者家庭健康宣教

休息　患者症状不明显时可适当做些轻体力工作，尽量避免重体力劳动，以免增加心脏负担。患者伴有心功能不全或风湿活动时，应绝对卧床休息。避免情绪激动等不良刺激。

预防呼吸道感染　生活空间光线充足、空气新鲜、温度适宜，防止因呼吸道感染引起风湿活动，加重病情。

体温和脉搏的监测　若患者发热，说明有感染或风湿活动。风湿活动时脉搏增快与体温增高不成比例，脉搏增快较一般情况下要多，并注意观察脉搏是否规则及快慢和强弱，应及时去医院就诊检查和治疗。

出现呼吸困难或在夜间发生阵发性呼吸困难是左心衰竭的早期表现，应嘱患者半卧位或两腿下垂，减少回心血量，减轻肺水肿。若有水肿提示右心衰竭，应记录液体出入量，观察体重。

本章小结

	临床表现	体征	X线检查	心电图改变	超声心动图检查	治疗
二尖瓣狭窄	劳力性呼吸困难 夜间睡眠及劳动后咳嗽 咯血	二尖瓣面容 心前区可隆起 胸骨左缘处收缩期抬举样搏动；心尖部可闻及舒张中晚期、递增型的隆隆样杂音	左心房轻度压迫食管	二尖瓣型P波呈双峰形	M型超声可见舒张期充盈速率下降	内科治疗并发症的处理 介入和手术治疗
二尖瓣关闭不全	急性：劳力性呼吸困难 慢性：疲乏无力，晚期肺淤血症状	急性：心尖搏动为高动力型，呈抬举样，第二心音肺动脉瓣成分亢进 慢性：第一心音减弱；心尖部可闻及全收缩期粗糙吹风样杂音	急性：心影不大而肺淤血明显 慢性：左心房室增大	慢性关闭不全伴左心房增大者多有心房颤动	左心房增大 多普勒超声显示左心房收缩期反流	内科治疗 手术治疗
主动脉瓣狭窄	三联症：呼吸困难、心绞痛和晕厥	第二心音主动脉瓣成分减弱或消失，严重狭窄者可呈逆分裂 主动脉瓣区可闻及响亮、粗糙的收缩期吹风样杂音	左心室轻度增大，左心房可能轻度增大，升主动脉根部常见狭窄后扩张	左心室肥厚与劳损，传导阻滞，心房颤动和室性心律失常	M型超声可见主动脉瓣变厚，活动幅度减小，开放幅度小，瓣膜钙化；左心室后壁和室间隔对称性肥厚	内科治疗 经皮球囊主动脉瓣成形术 手术治疗
主动脉瓣关闭不全	急性：急性左心衰竭和低血压 慢性：心悸、胸痛、呼吸困难、其他症状	急性：舒张期杂音柔和、短促 慢性：周围血管征 第二主动脉瓣区可闻及舒张早期叹气样杂音	急性：肺淤血或肺水肿征 慢性：主动脉结突出	急性：窦性心动过速和非特异性ST－T改变 慢性：左心室肥厚劳损	左心室扩大；舒张期二尖瓣前叶快速高频的振动和室间隔纤细颤动	内科治疗 手术治疗

目标检测

一、选择题

【A1／A2 型题】

1. 风湿性心脏病二尖瓣狭窄，其特征性的体征是

 A. 第一心音亢进

 B. 肺动脉瓣区舒张早期吹风样杂音

 C. 心尖区舒张中晚期隆隆样杂音，递增型

 D. Graham – Steell 杂音

 E. 二尖瓣开放拍击音

扫码"练一练"

2. 心脏 Austin – Flint 杂音见于

 A. 二尖瓣关闭不全   B. 二尖瓣狭窄

 C. 主动脉瓣狭窄   D. 主动脉瓣关闭不全

 E. 肺动脉瓣狭窄

3. 风湿性心脏病二尖瓣狭窄患者，早期呼吸困难常表现为

 A. 劳力性呼吸困难   B. 夜间阵发性呼吸困难

 C. 端坐呼吸   D. 心源性哮喘

 E. 急性肺水肿

4. 主动脉瓣关闭不全的临床表现是

 A. 心悸常是最早的表现   B. 心绞痛最常见

 C. 心力衰竭出现早   D. 晕厥较主动脉瓣狭窄常见

 E. 呼吸困难少见

5. 风湿性二尖瓣关闭不全，最具有诊断意义的体征是

 A. 二尖瓣面容   B. 心尖区收缩期吹风样杂音

 C. 二尖瓣开放拍击音   D. 心尖区第一心音增强，拍击性

 E. 肺动脉瓣区第二心音增强，分裂

6. 风湿性心内膜炎常受侵犯的瓣膜是

 A. 二尖瓣   B. 三尖瓣

 C. 主动脉瓣   D. 肺动脉瓣

 E. 三尖瓣和肺动脉瓣

7. 心尖区收缩中期附加音并有收缩中晚期杂音者最可能的诊断是

 A. 冠心病劳力型心绞痛   B. 风心病二尖瓣关闭不全

 C. 二尖瓣脱垂   D. 扩张型心肌病

 E. 乳头肌功能不全

8. 在发展中国家，二尖瓣关闭不全最常见的病因是

 A. 二尖瓣脱垂   B. 风湿性心脏病

C. 感染性心内膜炎　　　　　　　D. 二尖瓣环钙化

E. 冠心病

9. 以下心血管疾病中，最易引起咯血的是

A. 二尖瓣狭窄　　　　　　　　　B. 肺动脉瓣狭窄

C. 急性心包炎　　　　　　　　　D. 三尖瓣狭窄

E. 主动脉瓣狭窄

10. 以下最可能发生晕厥的心脏瓣膜病是

A. 二尖瓣狭窄　　　　　　　　　B. 主动脉瓣狭窄

C. 肺动脉狭窄　　　　　　　　　D. 二尖瓣关闭不全

E. 主动脉瓣关闭不全

11. 主动脉瓣狭窄患者最重要的体征是主动脉瓣区

A. 收缩期喷射性杂音　　　　　　B. 收缩期叹气样杂音

C. 舒张期喷射性杂音　　　　　　D. 舒张期隆隆样杂音

E. 舒张期叹气样杂音

12. 患者，男，29 岁。查体发现胸骨左缘 3~4 肋间有粗糙的喷射性收缩期杂音。为进一步确诊，应首选的检查是

A. 心肌酶学　　　　　　　　　　B. 心电图

C. 运动负荷试验　　　　　　　　D. 超声心动图

E. 胸部 X 线

13. 患者，女，40 岁。有风湿性关节炎病史 10 年，近 5 年出现呼吸困难和咯血等症状，并有肝大、腹水、双下肢水肿。查体：心尖区可闻及隆隆样舒张期杂音。心电图右室大。为明确诊断不必要的辅助检查是

A. 血沉　　　　　　　　　　　　B. 胸部 X 线检查

C. 超声心动图　　　　　　　　　D. 风湿系列

E. 冠状动脉造影

14. 患者，女，56 岁，28 年前确诊风湿性二尖瓣狭窄，5 年来经常出现夜间阵发性呼吸困难和咯血，半年前开始出现腹胀、双下肢水肿，但呼吸困难和咯血发作次数明显减少。和近半年临床表现有关的原因最可能为

A. 二尖瓣狭窄程度减轻　　　　　B. 合并肾小球肾炎

C. 合并主动脉瓣狭窄　　　　　　D. 出现了右心衰竭

E. 二尖瓣钙化

15. 患者，女，38 岁。活动后心悸、气喘 1 年余。查体轻度贫血，心率快，律整，胸骨右缘第 2 肋间闻及响亮而粗糙的收缩期杂音（3/6），首先应考虑的诊断为

A. 动脉导管未闭　　　　　　　　B. 主动脉瓣关闭不全

C. 二尖瓣关闭不全　　　　　　　D. 室间隔缺损

E. 主动脉瓣狭窄

16. 患者，男，63 岁，近两年来活动时气喘。查体：BP 130/50 mmHg，胸骨左缘第 3 肋间可闻及舒张早期叹气样杂音。下列与上述心脏病变相关的体征为

A. Ewart 征　　　　　　　　　　B. 心尖部开瓣音

C. Austin – Flint 杂音　　　　　　D. Craham – Steell 杂音

E. 奇脉

17. 患者，男，65 岁，活动时心悸、气短 1 年余。查体：胸骨左缘第 3 肋间可闻及舒张期叹气样杂音，向心尖部传导，周围血管征阳性。该患者心界叩诊最可能的表现为

A. 向左下扩大，心腰凹陷　　　　B. 向左扩大，心腰饱满

C. 向右侧扩大　　　　　　　　　D. 向两侧扩大

E. 正常

18. 患者，女，28 岁，活动后心悸、气短 1 个月，既往有游走性关节肿痛病史，查体：双颊呈紫红色，叩诊心包饱满，心尖部可闻及舒张期杂音，该患者最可能的诊断是

A. 主动脉瓣关闭不全　　　　　　B. 二尖瓣狭窄

C. 主动脉瓣狭窄　　　　　　　　D. 肺动脉瓣狭窄

E. 二尖瓣关闭不全

【A3/A4 型题】

（19 ~ 20 题共用题干）女，35 岁。劳力性呼吸困难 3 年，查体：心尖部可闻及舒张期隆隆样杂音，P₂亢进。

19. 该患者可能的诊断是

A. 二尖瓣关闭不全　　　　　　　B. 主动脉瓣狭窄

C. 肥厚型心肌病　　　　　　　　D. 二尖瓣狭窄

E. 主动脉瓣关闭不全

20. 首选的辅助检查是

A. 胸部 X 线片　　　　　　　　　B. 核素心肌显像

C. 冠状动脉造影　　　　　　　　D. 胸部 CT

E. 超声心动图

二、简答题

1. 主动脉瓣关闭不全的体征有哪些？

2. 主动脉瓣狭窄常见的三联症有哪些？

3. 二尖瓣狭窄的并发症有哪些？

（张赢予）

第十二章　心肌、心包疾病和心内膜炎症

学习目标

1. **掌握**　心肌、心包疾病和心内膜炎症的临床表现、诊断与治疗原则。
2. **熟悉**　心肌、心包疾病和心内膜炎症的病因和防治。
3. **了解**　心肌、心包疾病和心内膜炎症的发病机制及病理改变。
4. 能运用正确的临床思维方法对心肌、心包疾病和心内膜炎症进行诊断及鉴别诊断，并做出正确处理。
5. 具有人文关怀意识。

扫码"学一学"

第一节　心肌病

案例导入

患者，女，25岁，2周前无明显诱因出现咳嗽，无发热、咳痰、胸闷、气喘。4天前咳嗽加重，次数频繁，伴间断心悸，每次症状持续数分钟，休息后好转。自发病来，神志清，精神差，饮食、睡眠可，大小便正常。近期体重无明显变化。查体：T 37.0 ℃，P 80 次/分，R 21 次/分，BP 120/90 mmHg；心率 80 次/分，律齐；心音正常，各瓣膜听诊区未闻及杂音、额外心音；无心包摩擦音。辅助检查：肌钙蛋白 0.373ng/ml

请思考：

1. 该患者的诊断是什么？
2. 该患者的治疗原则是什么？

心肌病是心脏机械和（或）电功能障碍相关的一组异质性心肌疾病，通常（并非总是）表现为异常的心室肥厚或扩张。心肌疾病是指除心脏瓣膜病、冠状动脉粥样硬化性心脏病、高血压心脏病、肺源性心脏病、先天性心血管病和甲状腺功能亢进性心脏病等以外的以心肌病变为主要表现的一组疾病。

ESC 在 2008 年推出了新的心肌病分类标准，依据形态及功能特点将心肌病分为 5 种类型，分别是扩张型、肥厚型、致心律失常型、限制型和未分类，各型又逐一分为家族性（遗传性）及非家族性（遗传性）。

世界心脏联盟分类标准

近年来，随着对各类心肌病遗传机制的认识不断深入，Arbustini 等心血管专家借鉴肿瘤 TNM 分期，于 2013 年提出了一套全新的心肌病表型 – 遗传型 MOGE（S）分类标准，并得到了世界心脏联盟的支持。其核心思想为从 5 个特性来描述心肌病：M 指结构及功能特性，O 指受累的器官，G 指遗传模式，E 指明确的病因（包括已探明的遗传学缺陷或其他潜在疾病），可选的 S 指心功能和活动耐量分级（包括 ACC/AHA 分期及 NYHA 心功能分级）。

该分类法涵盖了心肌病的临床表现及遗传学特性，据此对心肌病进行命名，可操作性强，并且由于加强了遗传机制在心肌病诊断中的地位，对描述遗传性心肌病家系中的所有个体有其优越性。

一、扩张型心肌病

扩张型心肌病（DCM），既往曾称为充血性心肌病，此型心肌病的特点为左心室或右心室明显扩大，或双室扩大，心肌收缩功能降低。该病较为常见，发病年龄以中年多见，男女之比 2.5∶1，在我国发病率为 13/10 万 ~84/10 万不等。临床上以心脏扩大、充血性心力衰竭、心律失常、栓塞或猝死等为基本特征。病情呈进行性加重。本病预后差，确诊后 5 年生存率约为 50%，10 年生存率约为 25%，死亡可发生于疾病的任何阶段。

（一）病因

本病病因迄今不明，近年来认为扩张型心肌病可能与以下原因有关：病毒感染、遗传、酒精中毒、抗癌药物、心肌能量代谢紊乱和神经激素受体异常等。

持续病毒感染被认为是该病的重要发病病因，持续病毒感染会对心肌组织造成损伤和自身免疫包括细胞、自身抗体或细胞因子介导的心肌炎等，可导致或诱发扩张型心肌病。

（二）病理

心脏重量增加，约为正常的一倍。以心腔扩张为主，肉眼可见心室扩张，室壁多变薄，纤维瘢痕形成，且常伴有附壁血栓。组织学为非特异性心肌细胞肥大、变性，特别是程度不同的心肌纤维化等病变混合存在。心脏的起搏传导系统均可受侵犯。瓣膜及冠状动脉多无改变。

（三）临床表现

各年龄均可发病，但以中年居多。起病多缓慢。

1. 症状　疾病初期，由于心功能处于代偿期而无明显自觉不适，临床主要表现为呼吸困难等左心衰竭的症状。随着病情进展，逐渐出现食欲下降、腹胀及下肢水肿等右心衰竭的表现。

2. 体征　心脏扩大，心尖搏动向左下移位。可有抬举性搏动。心浊音界向两侧扩大。心率加速，常可闻及第三音或第四音，心率快时呈奔马律，由于心腔扩大，可有相对性二尖瓣或三尖瓣关闭不全所致的收缩期吹风样杂音，此种杂音在心功能改善后减轻。心力衰竭时肺部听诊可闻及湿啰音。

血压多正常，晚期可出现血压降低。脉搏常较弱，交替脉的出现提示左心衰竭。当合并右心衰竭时可有肝脏肿大、水肿。晚期患者可出现胸水和腹水。

近年来，由于人们对病毒性心肌炎可演变为扩张型心肌病的认识增强，在心肌炎后常紧密随访，有时可发现早期无充血性心力衰竭表现而仅有左室增大的扩张型心肌病，事实上是病毒性心肌炎的延续。

（四）实验室和其他检查

1. X线检查 心影增大，晚期外观如球形，心胸比常大于 50%，说明各心腔均增大，外形颇似心包积液。少数患者以左心室、左心房或右心室增大为主，外观类似二尖瓣病变。病程较长的患者常有肺淤血和肺间质水肿；胸腔积液较多见。

2. 心电图检查 缺乏诊断特异性。可见多种类型心律失常，如心房颤动、传导阻滞等。其他尚有 ST-T 改变、低电压、R 波减低，少数可见病理性 Q 波，多系心肌广泛纤维化的结果。

3. 超声心动图检查 是诊断及评估本病的重要手段。在本病早期即可见到心腔轻度扩大，尤其是左心室，后期各心腔均扩大，室间隔和左室后壁多变薄，室壁运动普遍受抑制。二尖瓣、三尖瓣收缩期不能退至瓣环水平，彩色血流多普勒显示二尖瓣和三尖瓣反流。左室射血分数常减至 50% 以下，心肌缩短率减小。可能有少量心包积液（图 12-1）。

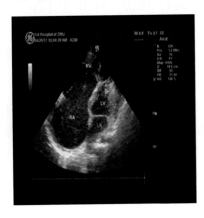

图 12-1 扩张型心肌病的超声心动图表现

4. 核素心肌显像检查 可用于排除冠状动脉疾病引起的缺血性心肌病，也可显示心腔扩大与室壁运动减弱，左室射血分数减小。左心室射血时间（LVET）缩短，射血前期（PEP）延长、PEWLV 增大。

5. 心导管检查 该项检查不是扩张型心肌病的常用及必要检查手段，早期近乎正常，左、右心室舒张末期压增高。有心力衰竭时心排血指数减小，动静脉血氧差大，肺动脉及心房压增高。心血管造影示心腔扩大，室壁运动减弱，冠脉造影多无异常。

6. 心内膜心肌活检 可见心肌细胞肥大、变性、间质纤维化等。活检标本除发现组织学改变外，尚可进行病毒学检查。

（五）诊断与鉴别诊断

本病缺乏特异性诊断指标，临床上看到心脏增大、心律失常和充血性心力衰竭的患者时，如超声心动图证实有心腔扩大与心脏弥漫性搏动减弱，即应考虑有本病的可能。

本病需要与引起心肌损害的其他疾病相鉴别，如高血压性心脏病、冠心病、心脏瓣膜病、先天性心脏病、酒精性心肌病、心包积液、先天性心血管病及各种继发性心肌病等。可通过病史、体格检查、超声心动图等辅助检查加以鉴别，必要时可做心内膜心肌活检。

（六）治疗及预后

由于病因未明，预防较困难，尚无特殊的治疗方法。治疗目标是阻止基础病因介导的心肌损害，有效的控制心力衰竭和心律失常，预防猝死和栓塞，提高患者的生活质量和生存率。

部分扩张型心肌病由病毒性心肌炎演变而来，因此预防病毒感染有实际意义。

1. 病因治疗　积极寻找病因，排除任何引起心肌疾病的可能病因并给予积极的治疗，如控制感染、严格限酒或戒酒、改变不良的生活方式等。

2. 抗心力衰竭者治疗　要针对 DCM 心力衰竭各个阶段进行治疗，原则与心力衰竭相同，常采用强心药、利尿药和扩血管药。

洋地黄类药物对该病有益，但由于心肌损坏较广泛，易发生洋地黄中毒。利尿剂可以改善胸闷、气短的症状，从小剂量开始应用，注意避免低血压，根据体重及尿量变化调整剂量。所有无禁忌证者应积极使用 ACEI，不能耐受者使用 ARB，从很小剂量开始，逐渐递增。所有病情稳定、LVEF <40% 的患者应使用 β 受体阻断剂，其机制可能是慢性心力衰竭时肾上腺素能神经过度兴奋，β 受体密度下调，在本病中其程度大于心肌梗死后，用 β 受体阻断剂后肾上腺素能神经过度兴奋的有害作用被去除，心肌内受体密度上调。已知有 β_1 选择性（如美托洛尔）和血管扩张作用者（如卡维地洛）较好，起始用极小剂量，然后缓慢加大剂量，此种治疗可以延长患者寿命。抗病毒和免疫治疗药物，如黄芪、生脉注射液、牛磺酸等，对改善左心功能有一定疗效。

3. 抗心律失常治疗　尤其有症状者，需用抗心律失常药或电学方法治疗，对快速室性心律与高度房室传导阻滞而有猝死危险者应积极治疗。

4. 抗凝治疗　本病在扩大的心房和心室腔内易有附壁血栓形成，对有心房颤动或深静脉血栓形成等发生栓塞性疾病风险且没有禁忌证的患者，宜口服阿司匹林预防附壁血栓形成。对于已有附壁血栓形成和发生血栓栓塞的患者必须长期抗凝治疗，口服华法林和氯吡格雷，调节剂量使国际标准化凝血酶原时间比值（INR）保持在 2 ~ 2.5 之间。

5. 起搏器同步化　对一些重症晚期患者 LVEF 降低和 NYHA 心功能 Ⅱ ~ Ⅲ级，或Ⅳ级经抗心衰治疗达到Ⅱ ~ Ⅲ级者，QRS 增宽大于 120 ms 提示心室收缩不同步，可通过双心室起搏器同步刺激左、右心室（即心脏）再同步化治疗。通过调整左、右心室收缩程序，对改善心脏功能和缓解症状有一定疗效。

少数患者有严重的心律失常，可猝死，药物治疗不能控制。LVEF <30%，伴轻至中度心力衰竭症状、预期临床状态预后尚好的患者，可置入心脏电复律除颤器，预防猝死的发生。

6. 左心机械辅助循环　是将左心的血液通过机械性装置引入主动脉，以减少左心室做功，为晚期扩张型心肌病患者维持全身循环、等待有限心脏供体及不能进行心脏移植患者的一种有效治疗方法。左心机械辅助循环装置由于价格昂贵，其广泛使用受到一定限制。

7. 心脏移植　长期心力衰竭内科治疗无效者应考虑作心脏移植，1 年后生存率可达

85%以上。限制心脏移植的主要原因是供体严重短缺。

本病的病程长短不等，充血性心力衰竭的出现频度较高，预后不良。死亡原因多为心力衰竭和严重心律失常。以往认为症状出现后5年的存活率在40%左右。近年来，由于上述治疗手段的采用，存活率已明显提高。

知识链接

探索中的治疗

1. 免疫学治疗　DCM患者抗心肌抗体介导心肌细胞损害机制已阐明，临床常规检测抗心肌抗体进行病因诊断，有助于对早期DCM患者进行免疫学治疗。

2. 中医药疗法　生脉饮、真武汤等中药可以改善DCM患者心功能。

3. 细胞移植　骨髓干细胞移植到心脏可以分化为含连接蛋白的肌细胞与原心肌细胞，形成缝隙连接，参与心脏的同步收缩，抑制左室重构。

4. 基因治疗　基因缺陷是发病机制中的重要环节，通过基因治疗是目前研究热点。

二、肥厚型心肌病

肥厚型心肌病（HCM）是一种原发于心肌的遗传性疾病，以左心室（或）右心室肥厚为特征，常为不对称肥厚并累及室间隔，以左心室血液充盈受阻、舒张期顺应性下降为基本病态的心肌病。根据左心室流出道有无梗阻又可分为梗阻性肥厚型心肌病和非梗阻性肥厚型心肌病。近年来发现非梗阻性肥厚型心肌病中心尖部肥厚不少见。梗阻性病例主动脉瓣下部室间隔肥厚明显，过去亦称为特发性肥厚型主动脉瓣下狭窄。本病常为青年猝死的原因之一。后期可出现心力衰竭。近年我国大范围资料显示患病率为180/10万，世界HCM的人群患病率为200/10万。本病预后差异较大，部分患者进展为终末期心衰，另有部分患者症状轻微，预期寿命与正常人接近。HCM死亡危险因素包括诊断时的年龄、症状、流出道梗阻、特殊的基因缺失等。

（一）病因

本病常有明显家族史（约占1/3），目前被认为是常染色体显性遗传疾病，肌节收缩蛋白基因如心脏肌球蛋白重链及心脏肌钙蛋白T基因突变是主要的致病因素。还有人认为儿茶酚胺代谢异常、细胞内钙调节异常、高血压、高强度运动等均可作为本病发病的促进因子。

（二）病理

病变以心肌肥厚为主。尤其是左心室形态学改变常见，右心室少见。室间隔和游离壁呈不对称性肥厚，室间隔的厚度与左室后壁厚度之比≥1.3，少数可达3。严重的室间隔肥厚向左心室腔内突出，收缩时引起左心室流出道梗阻者称为"梗阻性肥厚型心肌病"；室间隔肥厚程度较轻，收缩时不引起左室流出道明显梗阻者称为"非梗阻性肥厚型心肌病"。组织学特征见心肌细胞肥大，而且排列紊乱、胞核畸形，间质纤维增生。

（三）临床表现

起病缓慢，男女同样罹患。症状多开始于30岁以前。有些患者甚至完全无自觉症状而在体检中被发现或猝死。

1. 症状

（1）呼吸困难　90%以上有症状的患者出现劳力性呼吸困难，阵发性呼吸困难、夜间发作性呼吸困难较少见。主要是由于左心室顺应性减低，舒张末期压升高，继而肺静脉压升高，肺淤血之故。与室间隔肥厚伴存的二尖瓣关闭不全可加重肺淤血。

（2）心前区疼痛　1/3 的患者劳累后出现心前区疼痛，似心绞痛，但不典型，冠状动脉造影亦正常，胸痛可持续较长时间或间断发生，亦或由进食过程引起。是由于肥厚的心肌需氧增加而冠状动脉供血相对不足所致。

（3）乏力、头晕与晕厥　15% ～25% 的患者至少发生过一次晕厥。约20% 患者主诉黑蒙或短瞬间头晕。多在活动时发生，是由于心率加快，使原已舒张期充盈欠佳的左心室舒张期进一步缩短，加重充盈不足，心排血量减低。活动或情绪激动时，由于交感神经作用使肥厚的心肌收缩加强，加重流出道梗阻，心排血量骤减而引起症状。

（4）心力衰竭　多见于晚期患者，由于心肌顺应性减低，心室舒张末压显著增高，继而心房压升高，且常合并心房颤动，易发生心力衰竭与猝死。

2. 体征

（1）心浊音界向左扩大　心尖搏动向左下移位，有抬举性搏动。

（2）流出道有梗阻的患者　可在胸骨左缘 3 ～4 肋间听到较粗糙的喷射性收缩期杂音；心尖部也常可听到收缩期杂音。目前认为主要是由于收缩期血流经过狭窄处时的漏斗效应将二尖瓣吸引移向室间隔，使狭窄更为严重，于收缩晚期甚至可完全阻挡流出道；同时，二尖瓣本身出现关闭不全。胸骨左缘 3 ～4 肋间所闻及的流出道狭窄所致的收缩期杂音，不同于主动脉瓣膜器质性狭窄所产生的杂音。凡能影响心肌收缩力、改变左心室容量及射血速度的因素，均可使杂音的响度有明显变化。如使用 β 受体阻断剂、取下蹲位等，使心肌收缩力下降或使左心室容量增加，均可使杂音减轻；相反，如含服硝酸甘油片、应用强心药或取站立位，使左心室容量减少或增加心肌收缩力，均可使杂音增强。

（四）实验室检查及其他辅助检查

1. X 线检查　心脏轻度增大或正常，如有心衰，心影明显增大，以左室为主，左房也可扩大。

2. 心电图检查　因心肌肥厚的类型不同而有不同的表现。最常见的表现为左心室肥大，ST－T 改变，常在胸前导联出现巨大倒置 T 波。深而不宽的病理性 Q 波可在 Ⅰ、aVL 或Ⅱ、Ⅲ、aVF、V_4、V_5 上出现，有时在 V_1 可见 R 波增高，R/S 比增大。此外，室内传导阻滞和期前收缩亦不少见。APH 型患者可在心前区导联出现巨大的倒置 T 波。以往常被误诊为冠心病。

3. 超声心动图检查　是临床最主要的诊断手段，显示室间隔非对称性肥厚，舒张期室间隔厚度与左室游离壁厚度之比≥1.3。室间隔活动度差。左心室流出道狭窄，一般＜20 mm，有梗阻的病例可见室间隔流出道部分向左室内突出，二尖瓣前叶在收缩期向前方移动，主动脉瓣在收缩期呈半开放状态（图 12－2）。

4. 核素心肌扫描检查　可显示心肌肥厚的部位和程度。

5. 心内膜心肌活检　荧光免疫法测定可发现肥厚心肌内儿茶酚胺含量增高。组织学发现肥厚部心肌细胞畸形肥大排列紊乱的核异常现象。

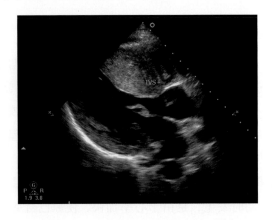

图 12-2　肥厚型心肌病的超声心动图

（五）诊断和鉴别诊断

对临床或心电图表现类似冠心病的患者，如患者较年轻，诊断冠心病依据不充分又不能用其他心脏病来解释，则应想到本病的可能。超声心动图左心室壁或（和）室间隔厚度超过 15 mm 或与后壁厚度之比≥1.3。结合心电图、核素心肌显像及心导管等检查做出诊断。如有阳性家族史（猝死，心脏增大等）更有助于诊断。基因检测有助于明确遗传学异常。

鉴别诊断通常需除外由高血压心脏病、先天性心血管病、主动脉瓣狭窄等导致的左室负荷增加引起的心室肥厚。心血管造影及心内膜心肌活检可用于鉴别。

（六）治疗

HCM 的主要治疗目的为改善症状，减少并发症及预防猝死。治疗原则为弛缓肥厚的心肌。

HCM 病程呈现典型的心室重构进程，为了延缓和逆转重构，建议服用 β 受体阻断剂或非二氢吡啶类 CCB 剂，从小剂量开始服用。HCM 伴心房颤动患者易发栓子脱落，如果没有禁忌证，推荐使用华法林抗凝。

> **考点提示**
>
> 肥厚型心肌病应用硝酸甘油会使症状加重。

对重症梗阻性患者可做介入或手术治疗，包括植入双腔 DDD 型起搏器、消融或切除肥厚的室间隔心肌。

（七）防治和预后

本病由于病因不明，又很多与遗传基因有关，难于预防。提醒患者避免激烈运动、持重或屏气等，减少猝死的发生。避免使用增强心肌收缩力和减少心脏容量负荷的药物，如洋地黄、硝酸类制剂等，以减少加重左室流出道梗阻。

近年发现，有些肥厚型心肌病患者，随年龄增长，逐渐呈扩张型心肌病的症状与体征者，称为肥厚型心肌病的扩张型心肌病相。对此用扩张型心肌病伴有心力衰竭时的治疗措施进行治疗。

本病的预后因人而异，可从无症状到心力衰竭、猝死。心房颤动可促进心力衰竭的发生。猝死原因多为室性心律失常，特别是室颤。

三、心肌炎

心肌炎指心肌本身的炎症性病变，呈局灶性或弥漫性，可分为急性、亚急性和慢性。根据病因可分为非感染性和感染性两大类，非感染性因素包括过敏、变态反应（如风湿热等）、化学、物理和药物（如阿霉素等）。感染性因素包括细菌、病毒、真菌、立克次体、螺旋体或寄生虫、原虫等。近年来，由于风湿热和白喉等所致的心肌炎逐渐减少，而病毒性心肌炎的发病率显著增高并受到高度重视，是当前我国最常见的心肌炎。本章重点叙述病毒性心肌炎。

（一）病因

多种病毒可引起心肌炎，有报道在 24 种以上，柯萨奇病毒 A 组、柯萨奇病毒 B 组、艾可病毒、脊髓灰质炎病毒为致心肌炎的常见病毒，尤其是柯萨奇 B 组病毒，占 30%～50%。此外，人类腺病毒、流感病毒、风疹病毒、单纯疱疹病毒、脑炎病毒、肝炎（A、B、C 型）病毒及 HIV 等都能引起心肌炎。

（二）发病机制

病毒的直接作用和机体的免疫反应是病毒性心肌炎的主要发病机制。

1. 病毒的直接作用 急性病毒感染时，大量的病毒于心肌组织中复制，直接致心肌损伤、坏死。在慢性期则主要表现为持续病毒感染，致心肌损伤。

2. 免疫反应 实验动物与人体病毒性心肌炎起病 9 天后，心肌内已不能再找到病毒，但心肌炎症仍在继续；病毒介导的免疫损伤作用，主要是 T 细胞免疫，而且在有些患者的心肌中间能发现抗原抗体复合体。以上均提示免疫机制的存在。

（三）病理

组织学检查，依病变性质不同，分为以心肌变性、坏死为主的实质性心肌炎和以间质损害为主的间质性心肌炎。依病变范围不同，可分为局灶性和弥漫性心肌炎。前者心脏一般不增大；后者心脏可轻至中度增大，心肌质软而松弛，切面呈赤白色或黄色，可见微小出血灶。部分患者可进入慢性期，其主要病理改变心肌间质增生、水肿及充血，炎性细胞逐渐减少，纤维细胞开始增生，胶原纤维增多，可形成纤维瘢痕组织。急慢性心肌炎均可累及传导系统，引起各种心律失常。个别侵及冠状动脉，引起冠状动脉炎和心肌梗死样改变。

（四）临床表现

1. 症状 病毒性心肌炎患者临床表现常取决于病变的广泛程度，轻重变异很大，可完全没有症状，也可以猝死。约半数患者于发病前 1～3 周有病毒感染前驱症状，如发热和全身倦怠感，即所谓"感冒"样症状，或有恶心、呕吐等消化道症状。然后出现心悸、胸痛、呼吸困难、水肿，甚至阿－斯综合征。

2. 体征 查体可见与发热程度不平行的心动过速及各种心律失常，可闻及第三心音或杂音。有颈静脉怒张、肺部啰音、肝大等心力衰竭体征。重症患者可出现心源性休克。

（五）辅助检查

1. X 线检查 可见心影扩大或正常，严重者有肺淤血或肺水肿，少数可伴有心包积液。

2. 心电图检查 常见 ST – T 改变和各型心律失常，特别是室性心律失常和房室传导阻滞等。合并有心包炎时可有弓背向下的 ST 段上升，严重心肌损害时可出现病理性 Q 波，需与心肌梗死鉴别。

3. 超声心动图检查 可示正常、左心室舒张功能减退、节段性或弥漫性室壁运动减弱、左心室增大或附壁血栓等。

4. 心肌酶学检查 血清肌钙蛋白（T 或 D）、心肌肌酸激酶（CK – MB）增高，高敏 C 反应蛋白增加，血沉加快等有助于诊断。

5. 病原学检查 发病后 3 周内，相隔两周的两次血清柯萨奇病毒 B（CVB）中和抗体滴度呈四倍或以上增高或一次高达 1：640，特异型 CVB IgM 1：320 以上（按不同实验室标准），肠道病毒核酸阳性，均是一些可能但不是肯定的病因诊断指标。

6. 心内膜心肌活检 病毒感染心肌的确诊有赖于心内膜、心肌或心包组织内病毒、病毒抗原、病毒基因片段或病毒蛋白的检出，反复进行心内膜心肌活检有助于本病的诊断以及病情和预后判断。但一般不作为常规检查。

（六）诊断

1999 年全国心肌炎心肌病专题研讨会提出的成人急性病毒性心肌炎诊断参考标准可作为诊断本病的参考内容。

1. 病史与体征 在上呼吸道感染、腹泻等病毒感染后 3 周内出现心脏相关的表现，如出现不能用一般原因解释的感染后重度乏力、胸闷、心悸、头晕（心排血量降低所致）、心尖第一心音明显减弱、舒张期奔马律、心包摩擦音、心脏扩大、充血性心力衰竭或阿 – 斯综合征等。

2. 上述感染后 3 周内可能出现下列心律失常或心电图改变 ①窦性心动过速、房室传导阻滞、窦房阻滞、束支阻滞；②多源、成对室性期前收缩，自主性房性或交界性心动过速，阵发性或非阵发性室性心动过速，心房、心室扑动或颤动；③二个以上导联 ST 段呈水平型或下斜型下移≥0.05 mV 或 ST 段抬高或出现异常 Q 波。

3. 心肌损伤的参考指标 病程中血清心肌肌钙蛋白 I 或肌钙蛋白 T（强调定量测定）、CK – MB 明显增高。超声心动图示心腔扩大或室壁活动异常和（或）核素心功能检查证实左室收缩或舒张功能减弱。

4. 病原学依据

（1）急性期 从心内膜、心肌、心包或心包穿刺液中检测出病毒、病毒基因片段或病毒蛋白抗原。

（2）病毒抗体 第二份血清中同型病毒抗体（如柯萨奇 B 组病毒中和抗体或流行性感冒病毒血凝抑制抗体等）滴度较第一份血清升高 4 倍（2 份血清应相隔 2 周以上）或一次抗体效价≥1：640 者为阳性，大于 1：320 者为可疑阳性（如以 1：32 为基础者则宜以≥1：256 为阳性，1：128 以上为可疑阳性，根据不同实验室标准而定）。

（3）病毒特异性 IgM 以 IgM≥1：320 者为阳性（按各实验室诊断标准，需在严格质控条件下）。如同时有血中肠道病毒核酸阳性者则更支持有近期病毒感染。

对同时具有上述 1、2 中任何一项和 3 中任何 2 项，在排除其他原因心肌疾病后，临床上可诊断急性病毒性心肌炎。如同时具有 4 中 1 项者，可从病原学上确诊急性病毒性心肌炎；如仅具有 4 中第 2、第 3 项者，在病原学上只能拟诊为急性病毒性心肌炎。

另外，在病毒感染后 3 周内出现少数期前收缩或轻度 T 波改变时，不宜轻易诊断为急性病毒性心肌炎。但患者有阿 – 斯综合征发作、充血性心力衰竭伴或不伴心肌梗死样心电图改变、心源性休克、急性肾衰竭、持续性室性心动过速伴低血压或心肌心包炎等在内的一项或多项表现时，可诊断为重症病毒性心肌炎。

对难以明确诊断者，有条件时可做心内膜心肌活检进行病毒基因检测及病理学检查，并进行长期随访。

在考虑病毒性心肌炎诊断时，应除外 β 受体功能亢进、甲状腺功能亢进、二尖瓣脱垂综合征及影响心肌的其他疾患，如风湿性心肌炎、中毒性心肌炎、冠心病、结缔组织病、代谢性疾病以及克山病（克山病流行区）等。

（七）治疗

1. 一般治疗 急性期心肌炎患者应卧床休息，一般 3～4 周。进富含维生素和蛋白质的食物。

2. 对症治疗 防治诱因，控制继发细菌感染，控制心力衰竭，纠正心律失常，抢救心源性休克。心力衰竭应及时控制，但应用洋地黄类药物时须谨慎，宜从小剂量开始，逐步增加，以避免发生毒性反应。除洋地黄类药外，血管扩张剂和利尿药也可应用。

有报道血管紧张素转换酶抑制剂用于治疗病毒性心肌炎，可减轻心脏前后负荷而降低心肌耗氧量，减少氧自由基的产生，从而减少炎症对心肌的损伤作用。血管紧张素 Ⅱ 受体 AT_1 型阻滞剂对实验性病毒性心肌炎也有较好的疗效。

期前收缩频发或有快速心律失常者，采用抗心律失常药物。高度房室传导阻滞、快速室性心律失常或窦房结功能损害而出现晕厥或明显低血压时，可考虑使用临时性心脏起搏器。目前，不主张早期使用糖皮质激素，但对有房室传导阻滞、难治性心力衰竭、重症患者高热持续不退或考虑有自身免疫的情况下则可慎用。

3. 药物治疗

（1）抗病毒治疗 可选用利巴韦林、更昔洛韦、干扰素、中药黄芪颗粒等抗病毒治疗，但疗效不确切。

（2）改善心肌代谢 增进心肌营养，促进心肌代谢的药物，如三磷腺苷、辅酶 A、肌酐、环磷腺苷、细胞色素 C 等在治疗中可能有辅助作用。近年来发现，中药黄芪对提高免疫功能及改善心功能可能有益，口服或注射均可；也可用免疫核糖核酸或胸腺素。

（3）使用静脉丙种免疫球蛋白 减轻心肌细胞损害，同时增加心肌细胞收缩功能。

（4）糖皮质激素 通常不用，对重症合并心源性休克及严重心律失常（三度房室传导阻滞、室性心动过速）患者，应早期、足量应用。糖皮质激素可选用泼尼松或泼尼松龙。危重病例可采用冲击治疗。

（八）病程和预后

大多数患者经过适当治疗后痊愈，不遗留任何症状或体征。部分患者急性期因严重心律失常（尤其是各型期前收缩持续较长时间）、急性心力衰竭或心源性休克而死亡。部分患者经过数周或数月后病情趋于稳定，但有一定程度的心脏增大、心功能减退、心律失常或心电图变化，此种情况历久不变，大多为急性期后心肌瘢痕形成所致，成为后遗症。还有部分患者由于急性期后炎症持续，转为慢性心肌炎，逐渐发展成扩张型心肌病，出现进行性心脏扩大、心功能减退、伴或不伴有心律失常，经过数年或数十年后死于上述各并发症。各阶段的时间划分比较难定，一般可以3个月以内为急性期，6个月至1年为恢复期，1年以上为慢性期。患者在急性期可因严重心律失常、急性心力衰竭或心源性休克而死亡。

> **知识链接**
>
> **病毒性心肌炎注意事项**
>
> （1）注意休息，急性期应卧床，限制活动。恢复期避免过度疲劳，不宜做剧烈运动。
>
> （2）多接触阳光，注意冷暖，防止感冒发生。饮食宜清淡和富有营养，不饮浓茶、咖啡。
>
> （3）仔细观察病情变化，一旦出现呼吸气促、面色青紫、脉细微而数等危重症状，应及时抢救。

四、酒精性心肌病

长期且每日大量饮酒出现酒精依赖者可以呈现酷似扩张型心肌病的表现，称为酒精性心肌病。多见于中年男性，每日饮烈性酒常超过150 g或啤酒4瓶，历时10年以上者。其病因为酒精直接或间接对心肌的损害。组织学特征为心肌细胞及间质水肿和纤维化，线粒体变性等。临床表现与扩张型心肌病相同。心电图示左室肥厚较多见，可有心房颤动或频发期前收缩。X线示心影扩大，心胸比大于55%。超声心动图或左室造影示心室腔扩大，射血分数降低。诊断主要靠大量长期饮酒史，且能排除其他心脏病。治疗的首要措施是戒酒，结合其他营养心肌药物，症状可好转。

第二节　心包炎

> **案例导入**
>
> 患者，男，34岁，发热、胸痛、气短1周，1小时前气短突然加重。查体：BP 64/42 mmHg，颈静脉怒张，心率146次/分，律齐，心浊音界明显扩大，心音遥远，吸气时脉搏减弱。胸透：心影向两侧扩大。
>
> **请思考：**
>
> 1. 该患者的诊断是什么？
> 2. 该患者的治疗原则是什么？

心包为双层囊袋结构，分为脏层和壁层，两层之间形成的心包腔内有15～50 ml浆膜液，起润滑作用。心包炎是最常见的心包病变，可由多种致病因素引起，常是全身疾病的一部分，或由邻近组织病变蔓延而来。心包炎可与心脏的其他结构（如心肌或心内膜等）

的炎症同时存在，亦可单独存在。心包炎可分为急性和慢性两种，前者常伴有心包渗液，后者常引起心包缩窄。

一、急性心包炎

急性心包炎是心包膜的脏层和壁层的急性炎症，可以同时合并心肌炎和心内膜炎，也可以作为唯一的心脏病损而出现。

（一）病因

急性心包炎可由各种原发的内、外科疾病所引起，最常见的是由病毒感染引起。也有部分病因至今不明，被称为特发性急性心包炎。过去以非特异性、结核性、化脓性和风湿性心包炎较为常见。近年来，病毒感染性、肿瘤性、尿毒症性及心肌梗死性心包炎发病率明显增多。

（二）病理生理

正常时心包腔平均压力接近于零或低于大气压，吸气时呈轻度负压，呼气时近于正压。心包渗液是急性心包炎引起一系列病理生理改变的主要原因。由于渗液的急速或大量积蓄，使心包腔内压力急骤上升，当达到一定程度时就限制心脏的扩张，心脏受压，心室舒张期充盈减少，心搏量降低。此时机体的代偿机制包括：通过升高静脉压以增加心室的充盈；增强心肌收缩力以提高射血分数；加快心率使心排血量增加。如此以保持相对正常休息时的心排血量。如心包渗液继续增加，心包腔内压力进一步增高，心搏量下降达临界水平时，代偿机制衰竭，导致心排血量显著降低，血压下降、循环衰竭而产生休克，此即为心脏压塞或称心包填塞。

（三）临床表现

1. 症状

（1）胸骨后、心前区疼痛　为急性心包炎的特征，常见于炎症变化的纤维蛋白渗出阶段。疼痛性质较尖锐，为剧痛或刀割样痛；也可是钝痛或压迫样。心前区疼痛常发生于体位改变、深呼吸、咳嗽、吞咽、卧位时，尤其当抬腿或左侧卧位时加剧，坐位或前倾位时减轻。疼痛通常局限于胸骨后或心前区，常放射到左肩、背部、颈部或上腹部，偶向下颌、左前臂和手部放射，类似心肌梗死的放射痛。右侧斜方肌的疼痛系心包炎的特有症状，但不常见。有的心包炎疼痛较明显，如急性非特异性心包炎；有的则轻微或完全无痛，如结核性和尿毒症性心包炎。

（2）心脏压塞的症状　可出现呼吸困难、面色苍白、烦躁不安、发绀、心悸、乏力、上腹部疼痛、水肿、血压下降甚至休克。

（3）心包积液对邻近器官压迫的症状　肺、支气管和大血管受压迫可引起肺淤血、肺活量减少、通气受限制，从而加重呼吸困难，使呼吸浅而快。患者常自动采取前倾端坐呼吸，使心包渗液向下及向前移位，以减轻压迫症状。气管受压可产生咳嗽和声音嘶哑。食管受压可出现吞咽困难症状。

（4）全身症状　心包炎本身亦可引起发冷、发热、心悸、出汗、食欲不振、上腹闷胀、倦怠乏力等症状，与原发疾病的症状常难以区分。

2. 体征　心包摩擦音是急性纤维蛋白性心包炎的典型体征。是因炎症而变得粗糙的壁层与脏层心包在心脏活动时相互摩擦产生的声音，呈抓刮样粗糙的高频声音，与心音无关；在胸骨左缘3~4肋间、胸骨下部和剑突附近最清楚。其强度常受呼吸和体位的影响，深吸气、身体前倾或让患者取俯卧位，并将听诊器的胸件紧压胸壁时摩擦音增强。常出现数小时或持续数天、数周不等。当心包积液量增多时，两层心包被完全分开，心包摩擦音则消失；如两层心包有部分粘连，虽有大量心包积液，有时仍可闻及摩擦音。在心前区听到心包摩擦音，即可做出心包炎的诊断。

当有大量心包积液时，心前区可触及心尖搏动减弱、消失或出现于心浊音界左缘内侧处。心浊音界向两侧扩大、相对浊音区消失，心音低而遥远，患者由坐位转变为卧位时，2~3肋间的心浊音界增宽。心音轻而远，心率快。少数患者在胸骨左缘3~4肋间可闻及舒张早期额外音，即心包叩击音，此音在第二心音后0.1秒左右，声音较响，呈拍击样，是由于心室舒张时受到心包积液的限制，血流突然中止，形成漩涡和冲击心室壁产生震动所致。左肩胛角下常有浊音区、语颤增强，并可听到支气管呼吸音（Ewart征）。

心脏压塞的征象：快速心包积液，即使仅100 ml，也可引起急性心脏压塞，出现明显的心动过速、血压下降和静脉压上升，如心排血量显著下降，可产生休克。当渗液积聚较慢时，除心率加速外，体循环淤血，静脉压显著升高，可产生颈静脉怒张，呈现 Kussmaul 征，即吸气时颈静脉充盈更明显。由于动脉收缩压降低，脉压减小，脉搏细弱，可出现奇脉。此外，还可出现肝大、腹水、肝颈静脉反流征阳性等体循环淤血表现。

（四）实验室检查

1. 血常规检查 化脓性心包炎时，白细胞计数及中性粒细胞增多，血沉增快，血清谷草氨基转移酶、乳酸脱氢酶和肌酸磷酸激酶正常或稍高。

2. 心电图检查 60%~80%病例有心电图改变，急性心包炎的心电图典型演变可分四期：①ST段呈弓背向下抬高，T波高尖；一般急性心包炎为弥漫性病变，故出现于除aVR和V_1外所有导联，也可以仅局限于肢体导联，尤其是ⅠⅡ导联或ⅡⅢ导联ST段抬高，一般可持续2天至2周；②数日后ST段回到基线，T波减低、变平；③多导联T波倒置并达最大深度。可持续数周、数月或长期存在；④T波恢复直立，一般在3个月内。此外，还有PR段移位，QRS波低电压；存在心脏压塞时出现P、QRS、T波全部电交替；快速型房性心律失常；如果存在风湿性心包炎可出现不同程度的房室传导阻滞，无病理性Q波，无QT间期延长。

3. X线检查 可无异常发现，当成人积液量达250 ml，儿童达150 ml以上时，可出现心影增大，心膈角变锐，心缘的正常轮廓消失，呈水滴状或烧瓶状，心影随体位改变而移动。部分伴胸腔积液，多见于左侧。透视或X线摄影可显示心脏搏动减弱或消失。X线摄片显示增大的心影伴以清晰的肺野，可与心力衰竭相鉴别，或短期内几次X线片出现心影迅速扩大，常为诊断心包渗液早期而可靠的线索。

4. 超声心动图检查 可确诊有无心包积液，判断积液的量。正常心包腔内可有20~30 ml起润滑作用的液体。超声心动图常难以发现，如在整个心动周期均有心脏后液性暗区，则心包腔内至少有50 ml液体，可确定为心包积液。舒张末期右房塌陷和舒张期右室游离壁塌陷（图12-3）、室间隔左移是诊断心脏压塞的最敏感而特异的征象。它可在床边进行检查，是一种简便、安全、灵敏和准确的无损性诊断心包积液的方法。

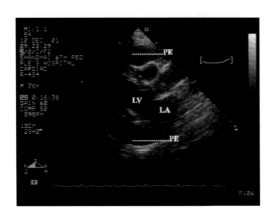

图 12 − 3　心包积液（超声心动图）

5. 磁共振显像检查　能清晰地显示心包积液的容量和分布情况，并可分辨积液的性质。如非出血性渗液大多是低信号强度；尿毒症、外伤、结核性液体内含蛋白和细胞较多时，可见中或高信号强度。

6. 心包穿刺检查　为明确心包积液的存在及性质应进行心包穿刺，并对抽取的液体做生物学（细菌、真菌等）、生化、细胞分类的检查，包括寻找肿瘤细胞等；抽取一定量的积液也可解除心脏压塞症状；必要时，可经穿刺在心包腔内注入抗菌药物或化疗药物等。心包穿刺的主要指征是心脏压塞和未能明确病因的渗出性心包炎。穿刺的常用部位有两处：①胸骨剑突与左肋缘相交的尖角处，针尖向上略向后，紧贴胸骨后面推进，穿刺时患者采取半卧位。此穿刺点对少量渗液者易成功，不易损伤冠状血管，引流通畅，且不经过胸膜腔，故特别适用于化脓性心包炎，以免造成待测标本污染。②左侧第 5 肋间心浊音界内侧 1 ~ 2 cm，针尖向后向内推进，指向脊柱，穿刺时患者应取坐位。操作应注意无菌技术，针头推进应缓慢。如觉有心脏搏动，应将针头稍向后退，抽液不宜过快、过多，在抽液后可将适量抗生素注入心包腔内。

7. 心包镜检查　凡有心包积液需手术引流者，可先行心包镜检查。它可直接窥察心包，在可疑区域进行心包活检，从而提高病因诊断的准确性。

（五）诊断和鉴别诊断

根据临床表现、X 线、心电图及超声心动图检查可做出心包炎的诊断，然后需结合各型心包炎的特征及心包穿刺、活体组织检查等资料对其病因学做出诊断。常见心包炎病因类型包括急性非特异性、化脓性、结核性、肿瘤性、心脏损伤后综合征等。现将此五种常见的心包炎进行列表鉴别（表 12 − 1）。

表 12 − 1　五种常见的心包炎鉴别及治疗

	急性非特异性	结核性	化脓性	肿瘤性	心脏损伤后综合征
病史	发病前数日常有上呼吸道感染，起病多急骤，常反复发作	常伴原发性结核病或与其他浆膜腔结核并存	常有原发感染病灶，伴明显败血症表现	转移性肿瘤多见，并见于淋巴瘤及白血病	有手术、心肌梗死、心脏创伤等心脏损伤史，可反复发作
发热	持续发热	常无	高热	常无	常有
心包摩擦音	明显，出现早	有	常有	少有	少有

续表

	急性非特异性	结核性	化脓性	肿瘤性	心脏损伤后综合征
胸痛	常剧烈	常无	常有	常无	常有
白细胞计数	正常或增高	正常或轻度增高	明显增高	正常或轻度增高	正常或轻度增高
血培养	阴性	阴性	可阳性	阴性	阴性
心包积液量	较少	常大量	较多	大量	一般中量
性质	草黄色或血性	多为血性	脓性	多为血性	常为浆液性
细胞分类	淋巴细胞占多数	淋巴细胞较多	中性粒细胞占多数	淋巴细胞较多	淋巴细胞较多
细菌	无	有时找到结核分枝杆菌	能找到化脓性细菌	无	无
治疗	非甾体类抗炎药	抗结核药	抗生素及心包切开	原发病治疗，心包穿刺	糖皮质激素

（六）治疗

急性心包炎的治疗包括对原发疾病的病因治疗、解除心脏压塞和对症治疗。

患者宜卧床休息，直至胸痛消失与体温消退。胸痛时给予大剂量非甾体类抗炎药，如阿司匹林（每3或4小时口服650 mg）、引哚美辛（消炎痛，25～50 mg口服，每天4次）或布洛芬等镇痛剂，必要时可使用吗啡类药物或行左侧星状神经节封闭。

风湿性心包炎时应加强抗风湿治疗，一般用肾上腺皮质激素较好，常用泼尼松；结核性心包炎时应尽早开始抗结核治疗，并给予足够的剂量和较长的疗程，直至结核活动停止后一年左右再停药。如出现心脏压塞症状，应进行心包穿刺放液，如渗液继续产生或有心包缩窄表现，应及时做心包切除，以防止发展为缩窄性心包炎。化脓性心包炎应选用足量对致病菌有效的抗生素，并反复心包穿刺抽脓和心包腔内注入抗生素，如疗效不显著，即应及早考虑心包切开引流；如引流发现心包增厚，则可行广泛心包切除。非特异性心包炎症状难控制时，肾上腺皮质激素可能有效，如反复发作亦可考虑用秋水仙碱治疗或心包切除。

心包渗液引起急性心脏压塞时，需立即行心包穿刺放液。心包穿刺前应先进行超声检查确定穿刺的部位和方向，并将穿刺针与绝缘可靠的心电图机的胸导联电极相连接进行监护。还应预防性地使用阿托品，避免迷走性低血压反应。

（七）预后

本病预后主要取决于病因，如并发于急性心肌梗死、恶性肿瘤或系统性红斑狼疮等，则预后严重。如为结核性或化脓性心包炎等，及时有效地治疗，包括必要的心包穿刺抽液或心包切开排脓，可望获得痊愈。部分患者可遗留心肌损害和发展成缩窄性心包炎。

二、缩窄性心包炎

缩窄性心包炎是指心脏被致密厚实的纤维化或钙化心包所包围，使心室舒张期充盈受限而产生一系列循环障碍的病征。

（一）病因

缩窄性心包炎多为慢性，常继发于急性心包炎，有时临床上可观察到急性转变为缩窄性的发展过程，但多数病例急性阶段症状不明显。部分患者病因不能确定。在肯定的病因中以结核性心包炎最常见，急性非特异性心包炎其次，放射治疗和心脏直视手术引起者在逐渐增多，少数与心包肿瘤有关。风湿性心包炎很少引起心包缩窄。

（二）病理生理

缩窄的心包妨碍心脏的扩张，在心室舒张的中晚期，心室的扩张突然受到心包限制，血液充盈受阻，使心搏量下降，心室内压力迅速上升。同时，流入心室而突然受到限制的血液，冲击心室壁和形成漩涡而产生振动，使在听诊时可闻及舒张早期额外音——心包叩击音。由于心室舒张期容量固定，心搏量降低并保持固定，只有通过代偿性心率加速，才能维持偏低的心排血量。当增加体力活动时，由于心率不能进一步加速，心排血量不能适应身体的需要，临床上就出现呼吸困难和血压下降。在心包缩窄的后期，因为心肌的萎缩影响心脏的收缩功能，心排血量减少更为显著。

Kussmaul 征是缩窄性心包炎的另一显著特征，即吸气时周围静脉回流增多而已缩窄的心包使心室失去适应性扩张的能力，致静脉压增高，吸气时颈静脉更明显扩张。

因心包缩窄使静脉回流受阻，而出现静脉压升高、颈静脉怒张、肝大、腹水、下肢水肿等。

（三）临床表现

缩窄性心包炎的起病常隐袭。由于心包缩窄并不常见，患者有时会按错误的诊断（左心衰、右心衰、肝衰竭或其他疾病）被治疗多年。甚至在确诊之前，心包缩窄的患者可因误诊为其他疾病而住院治疗。症状出现取决于心包缩窄的范围和程度。早期可无症状，心包缩窄的表现出现于急性心包炎后数月至数年，一般为 2～4 年。在缩窄发展的早期，体征常比症状显著，即使在后期，已有明显循环功能不全的患者亦可能仅有轻微的症状。

1. 症状

（1）呼吸困难 劳累后呼吸困难常为缩窄性心包炎的最早期症状，是由于心排血量相对固定，在活动时不能相应增加所致。后期可因大量的胸腔积液、腹水将膈抬高和肺部充血，以致休息时也发生呼吸困难，甚至出现端坐呼吸。

（2）全身症状 腹水常较皮下水肿出现得早且明显得多，大量腹水和肿大的肝脏压迫腹内脏器，可产生腹部膨胀感。因心排血量降低，引起乏力、食欲减退、眩晕、衰弱。还可有心悸、咳嗽、上腹疼痛、水肿等症状。

2. 体征

（1）心脏本身的表现 心浊音界正常或稍增大。心尖搏动减弱或消失，大多数患者收缩期心尖呈负性搏动，心音减弱而遥远。第二心音的肺动脉瓣成分可增强。部分患者在胸骨左缘 3～4 肋间可闻及舒张早期额外音（心包叩击音），性质与急性心包炎有心脏压塞时相似。心率常较快。心律一般是窦性，可出现期前收缩、心房颤动、心房扑动等异位心律。

（2）心脏受压的表现 颈静脉怒张、肝大伴与颈静脉搏动一致的肝脏搏动、腹水、胸腔积液、下肢水肿等。

（四）实验室检查

1. 血常规及生化检查　无特征性改变，可有轻度贫血。病程较久者因肝淤血常有肝功能损害，血浆蛋白尤其是白蛋白生成减少。部分患者因肾淤血可有持续性蛋白尿，使低白蛋白血症更为明显。

2. 腹水和胸水检查　通常为漏出液。静脉压显著增高，且在吸气时进一步上升（Kussmaul 征），循环时间延长。

3. 心电图检查　心电图中有 QRS 低电压、T 波低平或倒置。

4. X 线检查　心包钙化是诊断该病最可靠的 X 线表现征象，大多数患者可见到。患者的心影可缩小、轻度扩大或正常，左右心缘变直，上腔静脉扩张。磁共振显像可分辨心包增厚及有心缩窄存在。

5. 超声心动图检查　可见心包增厚、粘连、反射增强，心包积液，心房增大而心室不大，室壁舒张受限制，室间隔舒张期矛盾运动，但非特异而恒定的征象。

6. 心导管检查　右心房、右心室、肺毛细血管楔压均升高且趋向于相等；右心房压力曲线示 M 或 W 波形。右心室压力曲线呈现舒张早期下陷和舒张后期的高原形曲线。

（五）诊断及鉴别诊断

根据患者既往心包炎病史，于急性心包炎数月或数年后出现静脉回流受阻、心排出量减少的症状及体征，结合 X 线、心电图、CT 及心导管检查等辅助检查的阳性结果，可确定缩窄性心包炎的诊断。

出现肝大伴腹水时应与下列疾病相鉴别。

1. 肝硬化失代偿期　患者有肝病史，肝功能异常；腹壁静脉和食管静脉曲张；心脏结构、功能均正常。

2. 右心衰竭　常有心脏病史，心脏明显扩大，可闻及心脏杂音；尤其在三尖瓣区可闻及收缩期吹风样杂音；全身水肿较明显；对洋地黄类药物有效。

3. 限制型心肌病　以侵犯左心室为主，主要表现为肺静脉高压及肺淤血的临床表现；心房增大，X 线检查发现左心室搏动明显减弱，而右心室搏动较明显。超声心动图检查心包无异常，心腔常狭小，心尖多呈闭塞，有时可见心内膜增厚及附壁血栓。

（六）治疗

1. 一般治疗　卧床休息，低盐饮食；酌情应用利尿剂。

2. 心包剥离术　应及早施行心包剥离术，以避免发展到心源性恶病质、肝功能不全等，是治疗慢性缩窄性心包炎的根本措施。

3. 抗感染　心包剥离术前有感染者应积极抗感染治疗，限制炎症从心包扩散到全身。若疑为结核性者，应予足量抗结核药物治疗；若已出现明显心包缩窄症状而必须手术者，则在手术前应抗结核治疗 4 周，术后继续用抗结核药物 1 年以上。

4. 洋地黄　一般术前无须应用；而术后可短期应用洋地黄，以防心肌萎缩致心力衰竭。

缩窄性心包炎术后的远期效果良好。据报道 5 年生存率为 84%，15 年生存率为 71%，30 年生存率为 52%。病程较久者，常有心肌萎缩和纤维变性、心源性肝硬化，预后较差。

第三节　感染性心内膜炎

患者，女，36 岁。10 年前开始感心悸，曾在在当地医院诊断为"风心病二尖瓣关闭不全"，具体治疗不详。近一个月余感乏力、食欲减退、发热（38.3～38.9℃），以午后及晚上明显。偶有寒战、出汗，发热时伴头痛和肌肉关节痛，一天前突然左足剧烈疼痛及右侧腰痛。有风湿性关节炎史 15 年，无脑血管疾病、肾脏疾病及消化性溃疡等病史，无药物过敏史。

查体：体温 38.6℃，脉搏 106 次/分，呼吸 19 次/分，血压 110/70 mmHg。神志清楚，自主体位，查体合作。颈静脉无怒张，甲状腺无肿大。双肺无啰音，心界稍向左下扩大，心率 117 次/分，房颤律，心尖部可闻及粗糙的 3/6 级收缩期杂音，向左腋下传导。腹软，无压痛，脾脏左肋下 3 cm，肝不大。左足皮肤颜色较苍白，有触痛。右肾区有叩击痛（＋）。

请思考：

1. 该患者的诊断是什么？
2. 该患者的治疗原则是什么？

感染性心内膜炎（IE）是由微生物感染心脏内膜而引起的感染性炎症，在瓣叶上形成赘生物，并延伸至腱索、心室、心房、室间隔的内膜。赘生物为大小不等、形状不一的血小板和纤维素团块。目前主要分为左心自体瓣膜 IE，左心人工瓣膜 IE（瓣膜置换术后 <1 年发生称为早期人工瓣膜 IE，术后 >1 年发生称为晚期人工瓣膜 IE），右心 IE，器械相关性 IE（包括发生在起搏器或除颤器导线上的 IE，可伴或不伴有瓣膜受累）。

一、病因和发病机制

1. 致病微生物和侵入途径　绝大多数发生于心脏病的基础上，近年来发生于原无心脏病变者显著增多，已占首位。亦可见由药物或疾病引起免疫功能抑制的患者。感染性心内膜炎约 90% 是链球菌或葡萄球菌感染。草绿色链球菌发病率在下降，但仍占优势。金黄色葡萄球菌、肠球菌、表皮葡萄球菌、革兰阴性菌或真菌的比例明显增高。近年来由于普遍地使用广谱抗生素，致病菌种已明显改变，几乎所有已知的致病微生物都可引起本病。同一病原体可产生急性病程，也可产生亚急性病程。感染途径主要为咽峡及呼吸道炎症；其次，在尿路、肠道、产科方面的感染和手术操作等均易致菌血症；静脉药瘾者可经皮肤通过静脉将致病微生物带入血流；人工瓣膜置换术偶可发生。

2. 基础病变和易感性　毒力强、侵袭性强和粘附性高的细菌大量入血流，可侵犯无基础心脏病的心内膜。亚急性心内膜炎多发生在原有器质性心脏病者，尤其是心脏瓣膜病变者。侵入的细菌可在心瓣膜、心内膜和动脉内膜的损伤部位上黏附、繁殖、形成赘生物，引起炎症，常见部位为病变的瓣膜和受血流漩涡冲击最强之处，而黏附力量最强者为金黄色葡萄球菌及肠球菌，其次为草绿色链球菌、表皮葡萄球菌及铜绿假单胞菌。赘生物脱落，可形成大小不等的细菌栓子，栓塞皮肤、黏膜、视网膜及全身各脏器血管，导致相应部位病变。

二、病理

基本病理变化是心内膜赘生物，息肉样，由血小板、纤维蛋白、红细胞、白细胞和感染病原体沉着而组成。赘生物底下的心内膜可有炎症反应和灶性坏死。心脏各瓣膜均可累及，以二尖瓣和主动脉瓣关闭不全最常见，瓣膜出现深度溃疡，甚至发生穿孔或键索断裂。由于赘生物质脆、易碎落成感染栓子，随大循环血流播散到身体各部位产生栓塞和脓肿；来自左心者多至脾、脑、肾、四肢，也可至心肌并由支气管动脉至肺；来自右心者至肺。栓塞阻碍血流，或使血管壁破坏，管壁囊性扩张形成细菌性动脉瘤，常为致命的并发症。微栓堵塞皮肤、黏膜血管可致结节及出血疹。感染病原体和体内产生相应的抗体结合成免疫复合物，沉着于肾小球的基底膜上引起微血管炎，可发生显微镜下血尿、球性肾炎，还可致心肌炎、皮肤及眼底出血性损害及弥漫性脑炎。严重者可引起肾功能衰竭。

三、临床表现

起病多缓慢，出现低热、疲倦、食欲不振，但亦有起病急骤，伴寒战、高热和器官栓塞现象。

1. 发热 最常见，热型多不规则，体温多在 38～39℃ 之间，也可高达 40℃，90% 的发热患者伴有寒战，也可低热，以午后和夜间高。可有全身乏力、食欲不振、体重减轻、出汗、肌肉关节疼痛和进行性贫血，半数以上患者脾大，约 30% 患者呈杵状指。急性者高热、寒战，常突发心力衰竭。

2. 心脏病变的表现 85% 的患者存在心脏杂音，由于赘生物形成、脱落、瓣膜穿孔和腱索断裂，可致心脏杂音的性质、部位常不断改变，是本病的特征，并可出现新杂音；心功能不全常见，与瓣膜结构破坏和心肌受损有关；心律失常以心房颤动、期前收缩较常见，约 15% 的患者出现一度房室传导阻滞。

3. 全身表现 重要脏器栓塞表现是重要的表现之一，仅次于心衰，可在发病后数天或数月出现，以脑、肾、脾、肺、肠系膜及冠状动脉、四肢动脉栓塞较为常见。①皮肤黏膜瘀点，以锁骨以上皮肤、口腔黏膜和睑结膜多见；②指（趾）甲下线状出血；③Roth 斑：多见于亚急性感染者，为视网膜卵圆形出血斑，中心呈白色；④Osler 皮下结节：常见于亚急性感染者，发生在指（趾）垫内或掌面，约豌豆大小红色或紫色痛性结节；⑤Janeway 损害：主要见于急性者，为手掌和足底处出现的直径 1～4 mm 的出血性红斑。

四、并发症

1. 心脏 心力衰竭最常见，其次为心肌脓肿（多见于急性者）、急性心肌梗死、化脓性心包炎（不多见且主要见于急性者）、心肌炎。

2. 细菌性动脉瘤 多见于亚急性者。受累动脉依次为近端主动脉（包括主动脉窦）、脑、内脏和四肢，常见于病程晚期，多无症状，仅扪及搏动性肿块。

3. 转移性脓肿 多见于急性者，好发于肝、脾、骨骼和神经系统。

4. 神经系统 约占 1/3，包括脑栓塞、脑细菌性动脉瘤、脑出血、中毒性脑病、化脓性脑膜炎。

5. 肾　大多数患者出现肾脏损害，包括肾动脉栓塞和肾梗死、免疫复合物所致局灶性和弥漫性肾小球肾炎（常见于亚急性者）、肾脓肿。

五、实验室和其他检查

1. 血常规检查　常有贫血，急性期白细胞、中性粒细胞升高；90% 患者的血沉增速，少数来看可出现血小板和白细胞减少。

2. 尿常规检查　50% ~60% 出现蛋白尿和血尿。

3. 血培养检查　是诊断 IE 和菌血症的最重要方法，应及早、多次培养。经多次培养，大多能培养到病原菌。

4. 心电图检查　呈现各种心律失常、传导阻滞。

5. X 线检查　根据具体病情，心脏扩大、肺水肿、肺栓塞、胸腔积液等均可发现。

6. 超声心动图检查　可直观地观察心脏的形态、运动状况、各瓣膜的形态、活动等。可探出 50% ~70% 的赘生物的部位、数目、大小和形态。发现心腔内或瓣膜表面有赘生物存在时，对感染性心内膜具有诊断意义。未探及赘生物不能排除心内膜炎。

7. 免疫学检查　部分患者血清 C 反应蛋白阳性，补体降低、免疫复合物试验阳性。类风湿因子滴度增高。

六、诊断与鉴别诊断

诊断感染性心内膜炎除了根据瓣膜手术获取的病理诊断外，临床中通常多依赖于患者近期心内膜受累情况与其表现出感染综合征之间的相关性进行诊断。

（一）临床上凡遇到有下列表现的患者应怀疑本病的可能

（1）器质性心脏病患者出现原因不明发热一周以上。

（2）新出现的心脏杂音，或原有杂音性质发生明显改变。

（3）动脉栓塞症而无原因解释。

（4）原因不明的心力衰竭。

（5）心脏手术后伴持续性发热超过 1 周。

（二）感染性心内膜炎的临床诊断标准

1. 主要诊断标准

（1）血培养阳性

1）两次血培养获得同样的典型微生物，如草绿色链球菌、牛链球菌；或在无原发病灶下，培养出金黄色葡萄球菌或肠球菌。

2）持续血培养阳性，指在下列情况下找到 IE 病原体：①采集的血标本间隔 12 小时以上；②所有送检的 3 个或更多的标本中，全部或大部阳性，且第 1 个标本与末个标本间隔在 1 小时以上。

（2）心内膜有感染证据

1）超声心动图检查阳性。

2）出现新的瓣膜反流表现。

2. 次要诊断标准

（1）易致 IE 的基础疾病，包括基础心血管病或静脉毒瘾。

（2）发热，体温≥38℃。

（3）血管损害现象。

（4）免疫现象　肾小球肾炎、Osler 结节、Roth 斑、类风湿因子阳性。

（5）微生物学证据　血培养阳性但不符合上述主要标准，或血清学证据符合可致 IE 的微生物活动性感染。

（6）超声心动图　有 IE 的表现，但尚未达到主要标准。

（三）确诊感染性心内膜炎的临床条件

（1）符合 2 项主要标准。

（2）符合 1 项主要标准加 3 项次要标准。

（3）符合 5 项次要标准。

（四）鉴别诊断

亚急性 IE 应与急性风湿热、系统性红斑狼疮、左房黏液瘤、淋巴瘤腹腔内感染、结核病等相鉴别。急性者应与金黄色葡萄球菌、淋球菌、肺炎球菌和革兰阴性杆菌败血症相鉴别。

> **考点提示**
>
> 急性感染性心内膜炎常见致病菌。

七、治疗

1. 抗生素治疗

（1）一般原则　应用要早，治疗成功的关键在于早期诊断和早期治疗。血培养后即可根据情况选用抗生素，先按经验给药，3 天后视病情再做调整。用杀菌药，长时间应用无严重毒性反应的药物，并且加用有协同作用的药物，具有以上特点的药物以青霉素为首选，与链霉素、卡那霉素或庆大霉素合用有协同作用。药量要足，通常需要维持抗生素血清浓度为杀菌水平的 4～8 倍。疗程要长，一般在 4～6 周。致病菌对抗生素敏感度较差，或有并发症的患者，疗程宜延长至 8 周。

（2）治疗方法

1）病原菌未明确的感染性心内膜炎　患者一种情况是临床拟诊心内膜炎，血培养尚未出结果者；另一种情况是反复血培养阴性而无法确定病原菌者。对于前者，在系列血培养采血完成后，即予青霉素（青霉素 G）1200 万～1800 万 U 静脉滴注，并与庆大霉素合用，剂量为 1 mg/kg，每 8 小时 1 次肌内注射或静脉滴注。如 3 天后不退热，则加大青霉素（青霉素 G）剂量至 2000 万 U 以上静脉滴注。对于血培养阴性的心内膜炎，推荐使用氨苄西林加庆大霉素治疗。

2）金黄色葡萄球菌感染的心内膜炎　近年来有增加趋势，已成为常见的致病菌，可用新型青霉素，如苯唑西林（新型青霉素Ⅱ）、氯唑西林、氨氯青霉素，病重者宜联合用药，可加用阿米卡星、庆大霉素、林可霉素，也可选用头孢类抗生素。若对青霉素过敏或以上药物耐药时，可应用万古霉素。

3）草绿色链球菌感染的心内膜炎　目前仍是常见的致病菌。首选青霉素治疗，同时加用氨基糖苷类抗生素如庆大霉素、阿米卡星、妥布霉素。对青霉素过敏者，可选用红霉素、万古霉素类。

4）青霉素较不敏感链球菌感染的心内膜炎　可采用大剂量青霉素静滴 4 周 + 庆大霉素 2 周的方案。如为青霉素迟发性过敏者也可采用庆大霉素 + 头孢曲松钠治疗。

5）其他致病微生物感染的心内膜炎　革兰阴性杆菌可选用氨苄西林、哌拉西林、头孢他啶、环丙沙星等；真菌感染可选用两性霉素 B。

2. 手术治疗　已成为药物治疗的重要辅助手段。

手术适应证为：①难治性心力衰竭；②难以控制的感染（持续培养阳性）；③瓣膜破坏，腱索或乳头肌断裂；④瓣周或心肌脓肿伴心脏传导阻滞；⑤霉菌性心内膜炎；⑥动脉瘤切除术等。决定手术时机的关键是患者的血流动力学状态，术后应给予有效用药达到足够长的疗程。术后继续应用抗生素 4~6 周。

八、预后

本病不经治疗大都死亡，用抗生素治疗后死亡率约 15%。感染控制后瓣膜因瘢痕形成而变形导致心衰，尤其是主动脉瓣的损害，会迅速发生心衰，须行手术治疗。患者可因恶病质、贫血、脑和肺栓塞或心肾功能衰竭致死。心脏手术后感染及革兰氏阴性杆菌和霉菌感染者预后最差。

本章小结

本章节重点讲述了三种不同的疾病，分别是心肌疾病、心包疾病及感染性心内膜炎。在心肌疾病这一小节中，重点讲述了扩张型心肌病及肥厚型心肌病，应从病因、病例特点、症状、超声心动图等方面进行对于这两种疾病加以鉴别，同时两种疾病的鉴别诊断也是本章节学习的重点。同时，这一小节还讲述了心肌炎的相关知识，对于心肌炎应重点掌握其病因及病理特点。第二小节讲述了急性心包炎及缩窄性心包炎的相关知识，对于急性心包炎要重点掌握疾病各种类型的心包炎的鉴别。第三小节讲述了感染性心内膜炎，重点掌握其病因、临床表现、实验室检查及治疗。

目标检测

一、选择题

【A1/A2 型题】

1. 下列哪项不属于原发性心肌病

　　A. 扩张型心肌病　　　　　　　B. 肥厚性心肌病

　　C. 限制型心肌病　　　　　　　D. 致心律失常型右室心肌病

　　E. 酒精性心肌病

2. 肥厚型心肌病猝死最常见的诱因是

　　A. 肺部感染　　　　　　　　　B. 使用负性肌力药物

　　C. 剧烈运动　　　　　　　　　D. 心率过慢

扫码"练一练"

    E. 应用 α 受体阻断剂

3. 引起病毒性心肌炎最常见的病毒是

    A. 柯萨奇病毒　　　　　　　　　B. 肝炎病毒

    C. 流感病毒　　　　　　　　　　D. 单纯疱疹病毒

    E. 风疹病毒

4. 下列哪项对鉴别感染性心内膜炎和活动性风湿有帮助

    A. 进行性贫血　　　　　　　　　B. 体温的高度

    C. 血沉增快的程度　　　　　　　D. 皮肤黏膜瘀点与脾大

    E. 白细胞的数量

5. 以下哪项是亚急性感染性心内膜炎的主要诊断标准

    A. 基础心脏病　　　　　　　　　B. 发热，体温≥38.5℃

    C. 栓塞，细菌性动脉瘤　　　　　D. 超声心动图发现赘生物

    E. 肾小球肾炎，Osler 结

6. 亚急性感染性心内膜炎最常见的死亡原因是

    A. 脑栓塞　　　　　　　　　　　B. 细菌性动脉瘤破裂

    C. 心力衰竭　　　　　　　　　　D. 肾功能不全

    E. 脾破裂

7. 急性感染性心内膜炎最常见的病原菌是

    A. 金黄色葡萄球菌　　　　　　　B. 草绿色链球菌

    C. 大肠杆菌　　　　　　　　　　D. 真菌

    E. 肠球菌

8. 原发性心肌病临床最常见类型是

    A. 肥厚型　　　　　　　　　　　B. 扩张型

    C. 限制型　　　　　　　　　　　D. 未定型

    E. 肥厚与限制型

9. 下列对病毒性心肌炎有关检查中，哪项对诊断本病有帮助

    A. 血红蛋白下降　　　　　　　　B. 白细胞总数偏高

    C. 血沉增快　　　　　　　　　　D. 肝、肾功能受损

    E. 血清心肌酶增高

10. 引起扩张型心肌病可能的原因是

    A. 细菌感染　　　　　　　　　　B. 病毒感染

    C. 高血压　　　　　　　　　　　D. 冠心病

    E. 代谢性疾病

11. 扩张型心肌病的主要临床表现是

    A. 心音减弱　　　　　　　　　　B. 左室明显扩大

    C. 出现第三或者第四心音　　　　D. 心尖部可听到收缩期杂音

    E. 下肢水肿

12. 对诊断肥厚型心肌病最有价值的检查是

    A. 胸部透视　　　　　　　　　　B. 十二导联心电图

C. 超声心动图　　　　　　　D. 心脏彩超

E. 心电图运动负荷试验

13. 亚急性感染性心内膜炎最常见的致病菌是

　　A. 白色念珠菌　　　　　　　B. 白色葡萄球菌

　　C. 草绿色链球菌　　　　　　D. A 组乙型溶血性链球菌

　　E. 金黄色葡萄球菌

14. 风湿性心脏病心房颤动患者突然抽搐、偏瘫，首先考虑

　　A. 心力衰竭加重　　　　　　B. 洋地黄中毒

　　C. 低钾血症　　　　　　　　D. 脑栓塞

　　E. 心律失常

15. 感染性心内膜炎最有价值的诊断依据是

　　A. 血培养　　　　　　　　　B. 心电图

　　C. 血常规　　　　　　　　　D. 超声心动图

　　E. 血免疫学检查

16. 治疗亚急性感染性心内膜炎应用抗生素的原则是

　　A. 早期治疗　　　　　　　　B. 应用杀菌加抑菌抗生素

　　C. 静脉给药　　　　　　　　D. 疗程要长，6~8 周

　　E. 以上都是

17. 治疗亚急性感染性心内膜炎首选的抗生素是

　　A. 庆大霉素　　　　　　　　B. 青霉素

　　C. 红霉素　　　　　　　　　D. 罗红霉素

　　E. 链霉素

18. 感染性心内膜炎引起的心脏并发症最常见的是

　　A. 心房颤动　　　　　　　　B. 心律失常

　　C. 心力衰竭　　　　　　　　D. 心肌梗死

　　E. 脑栓塞

19. 关于感染性心内膜炎选用抗生素的原则，除外

　　A. 待病原菌明确后，应及早用药

　　B. 疗程长，不短于 4~6 周

　　C. 足量，以便药物在赘生物内达到治疗浓度

　　D. 选用杀菌制剂

　　E. 联合用药，加强协同杀菌

二、简答题

1. 心肌炎的治疗原则是什么？
2. 扩张性心肌病的心脏彩超检查的特点是什么？

（杜　林）

第十三章　先天性心血管疾病

学习目标

1. **掌握**　几种常见先天性心血管疾病的临床表现、诊断与鉴别诊断。
2. **熟悉**　常见先天性心血管疾病的治疗原则。
3. **了解**　常见先天性心血管疾病的病理解剖、病理生理及预后。
4. 能运用正确的临床思维方法对常见的先天性心血管疾病进行诊断及鉴别诊断，并做出正确处理。
5. 具有人文关怀意识。

先天性心血管疾病（congenital cardiovascular diseases，CCD）简称先心病，是指胎儿心脏在母体内发育存在缺陷或部分发育停顿所造成的解剖结构异常，在出生后即有心脏和大血管的畸形病变。先天病是最常见的一类先天性畸形，约占各种先天性畸形的28%，其发病率占出生活婴的0.4%～1.0%，在学龄儿童中约占2.5%。部分患儿出生后由于血流动力学障碍机体难以代偿而不能成活，但有些患儿可自然或出生后短时间经过手术治疗存活至成年。我国常见的先天性心脏病依次为房间隔缺损、动脉导管未闭、室间隔缺损、单纯肺动脉口狭窄、法洛四联症、艾森门格综合征等。

临床上根据先心病患者是否有发绀表现，将先心病分为无发绀型和发绀型两大类。通过血流动力学变化，并结合病理解剖和病理生理特点，可进一步分为三种类型：①无分流型（如肺动脉狭窄、主动脉缩窄，体循环与肺循环之间无异常通道，无左向右分流引起的肺充血，亦无右向左分流所致的中央性发绀）。②左至右分流型（如房间隔缺损、室间隔缺损及动脉导管未闭，由于左、右两侧血液循环途径之间存在异常通道，动脉血压力高从左侧心腔的不同部位流入压力低的静脉血中。一般无发绀，若在晚期发生肺动脉高压，存在双向分流或转变为右至左分流时可出现发绀）。③右至左分流型（如法洛四联症、大血管错位，由于右心腔或肺动脉内压力异常增高，血流通过异常通道流入左心腔或主动脉。一般出生后不久即有发绀）。

本章节仅对常见先天性心血管疾病如房间隔缺损、室间隔缺损、动脉导管未闭、肺动脉瓣狭窄、二叶主动脉瓣及法洛四联症进行阐述。

扫码"学一学"

第一节 房间隔缺损

案例导入

患儿，男，4岁5个月，体重13 kg。活动后胸闷、气急、乏力半年，加重1周。

患儿半年前轻微活动后出现胸闷、气急、乏力等不适症状，休息后上述症状减轻，平时较同龄小儿少动，一直未引起其家长重视。1周前无明显诱因下自觉胸闷、气急不适较前加重，乏力明显，夜间需高枕位，常在睡眠中憋醒，伴有出汗、头昏，无蹲踞或面色青紫，家属送至医院门诊就诊。

查体：T 36.8℃，P 110次/分，R 26次/分，BP 110/65 mmHg。体形消瘦，端坐体位。口唇无发绀。颈静脉无充盈。双肺呼吸音粗，双下肺可闻及湿性啰音。心前区未见隆起，左侧前胸壁可触及抬举性搏动，叩诊心脏浊音界扩大，心率110次/分，律齐，肺动脉瓣区S_2亢进，呈固定性分裂，胸骨左缘2~3肋间闻及4级收缩期喷射性杂音。双下肢轻度凹陷性水肿。

辅助检查：心动图示心电轴右偏，窦性心动过速，完全性右束支传导阻滞。胸部X线示右房、右室增大，肺动脉段突出，肺野充血，主动脉结较小。

请思考：

1. 该患儿的诊断及诊断依据是什么？

2. 该患儿的治疗原则是什么？

房间隔缺损（arterial septal defect，ASD）是原始房间隔在胚胎发育过程中出现异常，在左、右心房之间残存的孔隙，出生发病率约1/1500，占先心病总数的15%~25%，是最常见的成人先天性心脏病。可单独发生，亦可与其他类型的心血管畸形并存，女性多见，男女之比约1：2，常为散发，偶有家族聚集倾向。

一、病理解剖

根据胚胎学发生机制解剖学特点，房间隔缺损一般分为原发孔缺损和继发孔缺损两大类。前者由于胚胎发育过程中心内膜垫发育缺陷所致，形成一个半月形的大型房间隔缺损，位于冠状静脉窦的前下方，缺损下缘邻近二尖瓣环，常伴有二尖瓣裂和三尖瓣裂。继发孔房间隔缺损位于冠状静脉窦的后上方，不伴有二尖瓣和三尖瓣发育不良。根据缺损的部位不同，继发孔房间隔缺损分为中央型缺损（卵圆孔型缺损）、上腔型缺损（静脉窦型缺损）、下腔型缺损和混合型缺损四种类型，其中以中央型房间隔缺损最多见，占继发孔型房间隔缺损的70%~76%。

二、病理生理

房间隔缺损对血流动力学的影响主要取决于分流量的多少，分流量的多少与缺损直径大小、左右室顺应性呈正相关。由于左房的压力略高于右房导致血液自左向右分流，其结果使右房、右室及肺循环的血流量明显增加而扩张。长期肺血流量增加可导致肺小动脉内膜增生、中层增厚、管腔狭窄，肺动脉压力可明显增加。当肺动脉压力显著升高，右心系统压力持续升高超过左心系统压力，可使原来的左向右分流逆转为右向左分流而出现发绀，即可出现艾森门格综合征（Eisenmenger's syndrome）。

三、临床表现

1. 临床症状　因缺损的大小而症状轻重不一。缺损轻者可无症状，缺损较大或伴有其他心脏畸形者则以劳力性呼吸困难为主要表现，多有气急、心悸、咳嗽、乏力等症状，且易患呼吸道感染。症状一般随年龄增长而逐渐明显，可继发肺动脉高压或房扑、房颤等室上性快速性心律失常发作而使症状加重。右室容量负荷过重而发生右心衰竭；晚期因重度肺动脉高压，右向左分流出现而有青紫。原发孔型房间隔缺损者，如伴有严重二尖瓣关闭不全，早期即可有心力衰竭及肺动脉高压等临床表现，患儿发育迟缓。

2. 体征　典型体征是肺动脉瓣区第二心音亢进，呈固定性分裂，于胸骨左缘 2~3 肋间闻及 2~4 级收缩期喷射性杂音，该杂音为肺动脉瓣血流速度增快所致，多无震颤。多数儿童体形瘦弱，左侧前胸壁稍有隆起，心前区近胸骨左缘可触及抬举性搏动，叩诊心脏浊音界扩大。分流量较大者，三尖瓣区可闻及短促低调的舒张期隆隆样杂音，因三尖瓣相对狭窄而产生。伴有重度肺高压者肺动脉瓣区的 S_2 分裂减轻，而 P_2 更加亢进，收缩期杂音减弱，可闻及肺动肺瓣相对性关闭不全的舒张早期返流性杂音。晚期发展为充血性心力衰竭、颈静脉怒张、肝脏增大以及下肢水肿。

四、辅助检查

1. X 线检查　可见右房、右室增大，肺动脉段突出，肺野充血，主动脉结较小。

2. 心电图检查　典型者右心前区导联可见不完全性或完全性右束支传导阻滞图形，部分表现为右室肥大，P 波增高，心电轴右偏。成年患者可有心律失常，尤以心房纤颤和心房扑动常见。

3. 超声心动图检查　是诊断本病的最佳影像学方法，不仅可以测量房间隔缺损的大小、了解缺损周边房间隔软硬情况以及支撑力如何，还可进行缺损分型和显示分流方向。M 型超声可测量右房和右室增大及肺动脉内径增宽，并可观察室间隔与左室后壁有无同向运动。二维超声不同切面均可探查到缺损部位及大小，房间隔回声失落或连续性中断是诊断房间隔缺损的直接征象（图 13 - 1）。心尖四腔切面探查时，由于卵圆窝结构菲薄且与声束平行，易产生回声失落，常误诊为房间隔缺损或将房间隔缺损直径估测过大，应注意不同切面多角度连续扫查予以辨别。极个别声窗较差者如静脉窦型缺损经胸超声显像诊断有困难时，经食道超声检查可获得十分清晰的图像。

考点提示

房间隔缺损的超声心动图特征性表现。

彩色多普勒超声可显示分流方向，并可测定肺循环与体循环血流量以判断房间隔缺损大小。

4. 心导管检查　一般无须常规进行，当合并其他畸形、复杂先心病，或需测定肺血管阻力等血流动力学参数以判断手术预后时，需行右心导管检查。可计算肺循环与体循环血流量，确定心内分流情况和测量肺动脉压。

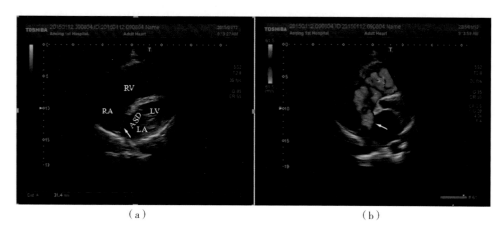

（a）　　　　　　　　　　　　（b）

图 13 - 1　房间隔缺损

（a）心尖四腔心切面见房间隔连续性中断，缺损直径 31.4 mm；

（b）彩色多普勒提示房间隔水平左向右分流。

五、并发症

常并发支气管肺炎、充血性心力衰竭、肺水肿及亚急性细菌性心内膜炎。

六、诊断

根据典型的心脏听诊、心电图及胸部 X 线多可证实该病的存在，确诊有赖于超声心动图检查。对合并多种畸形、复杂疑难先心病者，可选择心导管或心血管造影等检查手段以做出明确诊断及决定治疗方案。

七、鉴别诊断

1. 瓣膜型肺动脉口狭窄　其体征、X 线及心电图与房间隔缺损较为相似，可造成鉴别上的困难。但肺动脉口狭窄者肺动脉瓣区收缩期杂音粗糙、响亮，常伴有震颤，P_2 减弱甚至消失；胸部 X 线片虽有肺动脉段明显突出，但肺野清晰、肺纹理稀少。超声心动图如发现异常的肺动脉瓣可资鉴别；右心导管检查可证实右心房与腔静脉血氧含量无显著差异，右心室与肺动脉压力阶差超过 20 mmHg，而无分流的证据。

2. 原发性肺动脉扩张　该病于肺动脉瓣区可闻及 2 级收缩期杂音，胸部 X 线可有肺动脉段突出、肺门血管影增粗以及右心房和右心室增大表现，与房间隔缺损颇为相似。但肺野不充血或反而清晰，心脏超声检查无房间隔回声失落或连续性中断以及分流证据；右心导管检查右心房、右心室无血氧含量改变，右心室和肺动脉间无压力阶差，均有助于鉴别。

3. 较大的室间隔缺损　房间隔缺损左至右分流量大时，胸部 X 线、心电图以及 P_2 亢进或分裂等与本病相似，需注意鉴别。但室间隔缺损杂音较房间隔缺损位置偏低，位于胸骨左缘 3～4 肋间，杂音较响、较粗糙，多伴有震颤，左心室一般增大等可资鉴别。在儿童患者，尤其是与原发孔房间隔缺损鉴别有困难时，超声心动图、右心导管检查等可明确诊断。

4. 部分型肺静脉异位引流　是指部分的肺静脉不进入左心房而引流入体循环的静脉系统（如右心房和上、下腔静脉等处）。其体征、X 线及心电图与房间隔缺损相似，彩色多普勒超声对异位连接的肺静脉诊断有重要价值，心脏增强 CT 或 MRI 能很好地显示和诊断该病。

5. 功能性杂音 正常儿童心脏听诊中胸骨左缘第 2 肋间常可闻及 2 级吹风样收缩期杂音，但该杂音较短，无第二心音亢进或固定分裂，可结合胸部 X 线、心电图、超声心动图等检查进行鉴别。

八、治疗

原发孔型房缺者，确定诊断后应尽早手术矫治，首先修补二尖瓣裂，再以补片修补房间隔缺损。继发孔型房间隔缺损小于 5 mm、无症状者可以观察；如有右心房、右心室增大，一般主张在学龄前（3~5 岁）进行手术修补。成年人如缺损小于 5 mm、无右心房室增大，可临床观察，不做手术；如存在右心房室增大则需手术治疗。肺血管阻力大于 12 单位、出现右向左分流和发绀者则禁忌手术。

经心导管介入封堵术仅限于继发孔房间隔缺损中的中央型，不仅可避免开胸手术的风险及创伤，而且住院时间短、恢复快，临床证实其安全有效。微创介入技术治疗房间隔缺损有严格的适应证和禁忌证，尚不能完全替代外科开胸手术。ASD 封堵术的适应证：①年龄≥3 岁、体重≥8 kg，如年龄 <3 岁，但伴有右心室负荷加重；②继发孔型 ASD 直径 5 ~ 36 mm；③缺损边缘至冠状静脉窦、上下腔静脉及肺静脉开口距离≥5 mm，至房室瓣距离≥7 mm；④房间隔直径大于所选用封堵器左房侧盘的直径；⑤不合并必须外科手术的其他心脏畸形。ASD 封堵术的禁忌证：①原发孔型 ASD 及静脉窦型 ASD；②合并心内膜炎及出血性疾病；③封堵器安置处有血栓存在，导管插入途径有血栓形成；④严重肺动脉高压导致右向左分流者；⑤伴有其他严重心肌疾患或心脏瓣膜病者。

> 知识链接
>
> ### 房间隔缺损封堵术
>
> 从 1976 年 King 和 Miller 等最早应用双伞型装置经导管关闭继发孔型 ASD 获得成功以来，ASD 封堵术已有 40 多年历史。随后研制的 Rashkind 双面伞、Lock 蚌壳、Sideris 可调纽扣式补片等闭合器，因输送长鞘过粗不适用于儿童患者而限制其在临床上推广应用。1997 年，Amplatzer 推出的蘑菇状封堵器成为当前广泛使用的封堵装置，其后又研制出直径较细的输送长鞘，该项技术才得以在临床上迅速推广和普及。目前，全球范围内每年有近 4 万例 ASD 封堵术，手术成功率一般在 98% 以上，基本与外科手术相近，且创伤小、恢复快、并发症低。我国于 1998 年开展此项技术，随着封堵器械的国产化和不断改进，临床应用的有效性与安全性得到验证，已经成为 ASD 的主流和首选治疗方法。

九、预后

未手术的 ASD 患者自然病程与缺损的类型、分流量大小及是否合并有其他类型的心脏畸形有关，多数可生长至成年，但寿命缩短，死亡原因多为充血性心力衰竭。单纯继发孔型 ASD 手术死亡率低于 1%，术后长期生存率与正常人对比无显著差异。ASD 患者如合并有心功能不全、心律失常或肺动脉高压，则手术死亡率相对较高。病程后期可并发严重肺动脉高压、右心衰竭及房性心律失常，进而导致死亡。

⊕ 健康教育

　　避免近亲结婚，提倡优生优育。加强孕妇保健，从妊娠早期即重视防治可能引起先心病的各种危险因素，合理安排生活，注意营养及劳逸结合。

第二节　室间隔缺损

扫码"学一学"

☞ 案例导入

　　患者，男，17 岁，体重 52 kg。胸闷、气促伴咳嗽、咳痰 3 天。

　　该患者 3 天前受凉感冒后出现胸闷、气促不适，轻微活动后加重，休息后略减轻；发作时伴有心慌、出汗，无面色苍白或青紫。间断有咳嗽，咳白色黏液性痰，无畏寒与发热，夜间能平卧，无端坐呼吸，下肢无水肿，今日入院就诊。既往易患感冒，否认其他疾病史。

　　查体：T 37.0℃，P 118 次/分，R 25 次/分，BP 105/70 mmHg。自主体位，神志清楚。口唇无发绀，颈静脉无充盈与怒张。双肺呼吸音粗，双下肺可闻及少许细湿啰音。心前区无异常隆起，心尖搏动正常，叩诊时心浊音界正常范围，心率 118 次/分，律齐，$A_2 < P_2$，P_2 轻度分裂，胸骨左缘 3~4 肋间可闻及 3 级全收缩期喷射性杂音，伴有收缩期震颤，余各瓣膜未闻及杂音。双下肢无凹陷性水肿。

　　辅助检查：心动图示心电轴右偏，窦性心动过速，不完全性右束支传导阻滞。胸部 X 线片示双肺纹理粗乱，肺动脉段较饱满。

　　请思考：

　　1. 该患者初步诊断是什么？

　　2. 首选什么检查明确诊断？

　　室间隔缺损（ventricular septal defect，VSD）是指室间隔在胚胎时期发育不全，于左、右心室之间形成异常交通。本病约占先心病总数的 20%，仅次于房间隔缺损占成人先心病的第二位，大多是单一畸形存在，也可与其他畸形并存。男性稍多见。

一、病理解剖

　　本病缺损大多为单发，亦可为多发，缺损直径大小不一，以 1.0 cm 左右为最常见。根据心室间隔右室面的解剖分区，将室间隔缺损分成漏斗部、膜部和肌部缺损三大类型。在各类型中根据缺损的解剖位置特点和大小分成若干亚型。

　　1. 室上嵴上缺损　位于右心室流出道、室上嵴上方和主动脉瓣、肺动脉瓣之下，少数病例合并主动脉瓣和肺动脉瓣关闭不全，约占 10%。

2. 室上嵴下缺损　位于室间隔膜部，此型最多见，占 60% ~ 70%。

3. 隔瓣后缺损　位于右心室流入道，三尖瓣隔瓣后方，约占 20%。

4. 肌部缺损　位于心尖部，为肌小梁缺损，收缩期室间隔心肌收缩使缺损变小，因而左向右分流量小。

5. 共同心室　室间隔膜部及肌部均未发育，或为多个缺损，较少见。

二、病理生理

本病在心室水平产生左向右分流，分流量多少主要取决于缺损大小，后期与左右心室的压力比及体肺循环的阻力比相关。由于肺循环血量增加，起初肺总阻力的自身调节而保持肺动脉压力无明显改变。继之，肺小动脉发生痉挛、收缩等反应性改变，肺血管阻力随之增加，肺动脉压力相应升高，即动力性肺动脉高压期。后期，肺小动脉由功能性改变转为管壁中层肌肉肥厚、内膜增厚、管壁纤维化和管腔变细等器质性改变，使肺动脉阻力日益增高，最终进入阻塞性肺动脉高压期，可出现双向或右至左分流。

三、临床表现

1. 临床症状　缺损口径较小者，分流量较少，一般无明显症状。缺损较大，分流量较多者，症状出现早且明显，可引起发育障碍，活动后可有胸闷、心悸、气急、乏力，易患呼吸道感染，严重时可出现呼吸窘迫和左心衰竭。轻至中度肺动脉高压形成后，由于左至右分流量相应减少，肺部感染反而减轻，但活动受限等症状仍存在，或更明显。重度肺动脉高压时，产生双向或反向分流而出现发绀，即艾森曼格综合征。最终发生右心衰竭。

2. 体征　轻型缺损者，在胸骨左缘 3 ~ 4 肋间可闻及 3 ~ 4 级全收缩期喷射性杂音，多伴有收缩期震颤；P_2 可有轻度分裂，无明显亢进。分流量较大者，心前区常有隆起，心前区搏动增强，叩诊时心浊音界可向左下扩

考点提示

室间隔缺损典型的心脏杂音。

大；听诊时除可闻及全收缩期杂音外，因流经二尖瓣瓣口血量增多还可在心尖部闻及舒张期隆隆样杂音；P_2 分裂，可轻度亢进。严重肺动脉高压、左右心室压力相近时，收缩期杂音减弱或消失，肺动脉瓣区有相对性肺动脉瓣关闭不全的舒张期杂音（Graham Steell 杂音），P_2 亢进。

四、辅助检查

1. X 线检查　缺损小、分流量较少者，可无异常改变，或仅示肺动脉段较饱满或肺血管纹理增粗。中度以上缺损者，心影轻度到中度扩大，左心缘向左向下延长，肺动脉段膨隆，肺门和肺内血管影增粗，主动脉结变小。晚期肺血管阻力明显增高、肺动脉高压严重者，心影扩大反而不显著，主要为右心室增大，突出表现是肺动脉段明显膨大，肺门血管影扩大，而肺野外周纹理稀疏。

2. 心电图检查　缺损小者心电图可正常或在 V_1 导联出现 rSr 型。缺损较大者，随分流量和肺动脉压力增大而提示左室肥厚或左、右室肥厚图形。严重肺动脉高压者，则以右室肥厚图形为主。

3. 超声心动图检查　确诊本病首选的影像学方法。M 型超声心动图可测量左心房和左

心室内径增宽以及肺动脉主干扩大情况。二维超声心动图可探查室间隔缺损处回声失落或连续性中断，并可测定室间隔缺损大小。彩色多普勒超声可显示心室间分流部位与方向，估测分流量的大小，并可测算跨隔及跨瓣膜压差（图13-2）。

4. 心导管检查　无须常规进行，当疑有多孔缺损、合并其他畸形，或对较大缺损需测定肺血管阻力等参数以判断能否手术时，需行右心导管检查。测定和对比右侧心腔的血氧含量，如右心室较右心房高出 1.0 容积%，说明心室水平有左至右分流；通过压力、心排血量、分流量及肺循环阻力等测算，可了解其血液动力学改变情况。

5. 心血管造影检查　逆行性插管至主动脉根部加压造影，可确定有无主动脉瓣脱垂或关闭不全；导管插入左心室做造影，可判断室间隔缺损的部位、口径及是否合并左室流出道狭窄等。

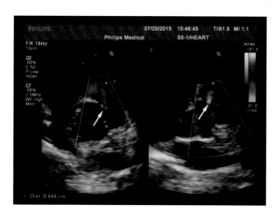

图 13 - 2　室间隔缺损

大动脉短轴切面，多普勒彩超提示室间隔缺损（箭头所指室上嵴上缺损型），缺损直径 4.94 mm。

五、并发症

常并发支气管肺炎、充血性心力衰竭、肺水肿及亚急性细菌性心内膜炎。

六、诊断及鉴别诊断

典型的室间隔缺损者，一般依据病史、心脏杂音、心电图、胸部 X 线片及超声心动图即可确诊，心导管检查和心血管造影仅在必要情况下辅助检查。

本病心前区收缩期杂音应注意轻度肺动脉瓣狭窄、主动脉口以下狭窄及肥厚型心肌病相鉴别。大室间隔缺损合并肺动脉高压者需与原发性肺动脉高压和法洛四联症相鉴别。高位室间隔缺损合并主动脉瓣脱垂和关闭不全者的双期杂音易与典型动脉导管未闭的连续性杂音混淆。上述疾病间的鉴别除超声心动图外，尚需结合心导管检查和心血管造影协助鉴别诊断。

七、治疗

缺损小、胸部 X 线与心电图正常者，可临床观察，无须手术。中度以上缺损者应及时手术，手术时间以 4~10 岁效果最佳。若左向右分流量大、症状出现早或有心力衰竭表现，应在婴儿期及时手术矫治；若无条件可先作肺动脉环扎术以减轻肺充血，预防肺动脉高压进展，可待至学龄前再行缺损修补术。

VSD 介入封堵术在心室水平操作难度大，而且膜周部 VSD 在解剖位置上邻近心脏传导系统，介入术中、术后偶发生房室传导阻滞，指南所提到的介入治疗适应证范围仍然较窄。近年来由于封堵器械改进，简化了操作，安全性明显提高。VSD 封堵术适应证：①膜周部 VSD，通常年龄 >3 岁，对心脏有血流动力学影响的单纯 VSD，缺损直径 3 ~ 15 mm，且 VSD 上缘距主动脉右冠瓣 ≥2 mm，无主动脉右冠瓣脱入 VSD 及主动脉瓣反流；②肌部 VSD，通常缺损直径 ≥5 mm；③外科手术后残余分流；④左向右分流；⑤肺动脉收缩压 ≤70 mmHg。VSD 封堵术禁忌证：①膜部 VSD 有自然闭合趋势者；②合并严重肺动脉高压，右向左分流为主而有发绀者；③主动脉瓣脱垂或有较明显主动脉瓣反流者；④合并需体外循环下矫治的其他心脏畸形。

内科治疗上主要防治感染性心内膜炎、肺部感染和心力衰竭。

八、预后

在儿童期，小的室间隔缺损在 10 岁前有自然闭合可能，缺损较小者预后较好。成年室间隔缺损较大，已发展为重度肺动脉高压预后差。

第三节　动脉导管未闭

案例导入

患者，女童，3 岁 6 个月，体重 11 kg。胸闷、气促 3 年，加重 5 天。

该患儿于出生后半年哭闹后出现胸闷、气促不适，发作时偶有面色苍白、出汗及口唇青紫，曾在当地医院行心脏超声检查发现降主动脉与肺动脉间有管形通道，宽度 0.6 cm，诊断为"动脉导管未闭"。定期随访复查，1 岁复查时动脉导管仍未闭合。5 天前因受凉后症状较前加重，发作时面色苍白、口唇青紫，且伴有咳嗽，咳白色黏液性痰，夜间阵发性呼吸困难，下肢轻度水肿。今日家属送至医院门诊就诊。既往易患感冒，否认其他疾病史。

查体：T 36.8℃，P 120 次/分，R 22 次/分，BP 98/50 mmHg。自主体位。口唇无发绀，颈静脉略充盈。双肺呼吸音粗，双下肺可闻及少许细湿啰音。心尖区抬举样搏动，叩诊时心浊音界向两侧扩大，心率 120 次/分，律齐，$A_2 < P_2$，P_2 亢进，胸骨左缘第 2 肋间闻及 4 级连续性机器样杂音，伴有震颤，心尖区闻及 3 级舒张期杂音。双下肢轻度凹陷性水肿。水冲脉及股动脉枪击音阳性。

辅助检查：心动图提示心电轴左偏、左心室肥厚。胸部 X 线片提示见心影增大，肺动脉段突出，肺门血管影增粗，主动脉结稍凸出。心脏超声检查动脉导管未闭（管型），导管直径 8 mm；左心稍大；肺动脉稍增宽，估测肺动脉压 38 mmHg。

请思考：

1. 该患儿诊断及诊断依据是什么？

2. 该患儿的治疗原则是什么？

扫码"学一学"

动脉导管未闭（patent ductus arteriosus，PDA）是指连接于肺动脉主干与降主动脉的血流通道持续开放，不能闭合，是小儿先天性心血管病常见类型之一。可单独发生，亦可与其他类型的心血管畸形并存，常合并室间隔缺损和房间隔缺损。女性多见，男：女比为1：2。由于大多数该病于儿童期手术因而成人动脉导管未闭少见，据统计，我国本病仍占成人先心病的第三位。

一、病理解剖

动脉导管被动开放是胎儿期血液循环的重要通道。一般在出生后数月内功能性闭合，如1年后在解剖学上仍持续开放，即称为动脉导管未闭。未闭动脉导管的大小、长短和形态不一，一般分为三型：管型、漏斗型和窗型。

二、病理生理

由于主动脉在收缩期和舒张期的压力均明显高于肺动脉，主动脉血液在整个心动周期期间均持续通过未闭导管而分流入肺动脉中，从而导致肺循环及左心房、左心室、升主动脉的血流量明显增加，左心负荷加重，使左心扩大甚至发生充血性心力衰竭。长期大量血液向肺循环冲击，可引起肺小动脉反应性痉挛，形成动力性肺动脉高压，继之管壁增厚、硬化，导致梗阻性肺动脉高压，此时右心室收缩期负荷过重。当肺动脉压力超过主动脉压时，左向右分流明显减少甚至停止，产生肺动脉血流逆向分流入主动脉而呈现差异性发绀，下半身青紫，而上肢正常。

三、临床表现

1. 临床症状　本病临床表现主要取决于主动脉与肺动脉之间分流量的多少和是否产生继发肺动脉高压及其程度。轻者可无症状，重者可发生心力衰竭。常见的症状有劳累后心悸、气急、乏力，易患呼吸道感染和生长发育迟缓。右室容量负荷过重而发生右心衰竭；晚期肺动脉高压严重，产生逆向分流时可出现下半身青紫。

2. 体征　典型的体征是胸骨左缘第2肋间可闻及响亮的连续性机器样杂音并伴有震颤，P_2亢进，但常被响亮的杂音所掩盖。心尖区可闻及舒张期杂音，此系大量左向右分流产生相对性二尖瓣狭窄所致。舒张期主动脉

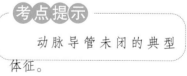
考点提示
动脉导管未闭的典型体征。

血分流至肺动脉而使舒张压下降，收缩压多在正常范围，因而脉压增大，四肢动脉可有水冲脉和枪击音。

四、辅助检查

1. X 线检查　分流量较大者可见心影增大，早期以左心室增大为主，左心房亦轻度增大，晚期可见右心室增大。肺动脉段突出，肺动脉分支增粗，肺野充血。主动脉结正常或凸出。

2. 心电图检查　典型表现为心电轴左偏、左心室高电压或左心室肥厚。肺动脉高压显著者，可同时提示有左、右心室肥厚。晚期则以右心室肥厚为主。

3. 超声心动图检查　确诊该病的主要手段。二维超声心动图可以直接探查到未闭合的

动脉导管并可显示其病理类型，显示左心室和左心房增大及肺动脉内径增宽；如存在肺动脉高压，亦可测量到右心室增大（图13-3）。彩色多普勒能显示经未闭动脉导管的分流情况；连续多普勒可探测到收缩期与舒张期连续性高速血流频谱。

4. 心导管检查 当诊断尚不能明确、需测定肺血管阻力判断手术预后或除外其他合并畸形时，有必要施行右心导管检查与逆行主动脉造影。

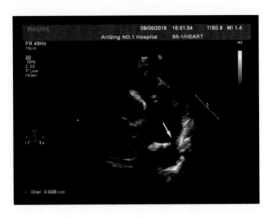

图13-3 动脉导管未闭合

大动脉短轴切面，箭头所指动脉导管未闭，缺损直径 8.28 mm

五、诊断及鉴别诊断

根据典型的心脏杂音、胸部X线及超声心动图表现，大部分病例可以确诊；右心导管检查和心血管造影可进一步确定病情。

高位室间隔缺损合并主动脉瓣关闭不全、主动脉窦瘤破裂及冠状动脉瘘等左向右分流的心内畸形可在胸骨左缘闻及同样的连续性机器样杂音或接近连续的双期心杂音，在建立本病诊断前必须予以鉴别。

六、治疗

本病易并发感染性心内膜炎，临床上即使分流量不大亦应争取早期手术。经心导管介入封堵术（使用 Amplatzer 蘑菇伞或弹簧圈封堵）已成为动脉导管未闭的常规治疗，目前绝大多数病例已得到安全、有效治疗。对于过于粗大或早产儿的动脉导管未闭，可考虑使用开胸结扎或切断缝合的方法。即便外科结扎术后存在残余分流，还可通过经心导管介入封堵术进行补救治疗。术后残余分流直径 < 2 mm，可采用 Cook 可控弹簧栓子封堵，如果术后残余分流直径 ≥ 2 mm，可选用 Amplatzer 封堵器或国产蘑菇形封堵器。严重肺动脉高压及有发绀者为手术禁忌。

考点提示

　　介入封堵术是动脉导管未闭首选治疗方法，手术安全、有效，适用于绝大多数病例。

七、预后

轻型而无并发症者预后良好。少部分病例发展至晚期失去手术机会者预后差。

第四节　肺动脉瓣狭窄

👉案例导入

患儿，男，5 岁 7 个月，体重 17 kg。反复活动后胸闷、气急、乏力 1 年。

该患儿近 1 年来年反复出现胸闷、呼吸急促不适，快速行走或爬 2 层楼乏力明显，平时不愿活动，休息后逐渐减轻；无一过性黑蒙与晕厥，无蹲踞或青紫，起初家长未引起重视。因上述症状进行性加重，家属送至医院门诊就诊。发病以来，患儿神清，精神一般，无咳嗽、咳痰，无畏寒、低热，下肢无明显水肿，食欲可，大小便正常。

查体：T 36.5℃，P 106 次/分，R 22 次/分，BP 105/60 mmHg。神志清楚。口唇无发绀。颈静脉无充盈。双肺呼吸音粗，未闻及干湿性啰音。心前区无异常隆起，心尖搏动不弥散，叩诊时心浊音界正常范围，心率 106 次/分，律齐，$A_2 > P_2$，P_2 减弱，胸骨左缘第 2 肋间闻及 4 级收缩期喷射性杂音，伴有震颤，杂音向颈部传导，余各瓣膜未闻及杂音。双下肢无凹陷性水肿。

辅助检查：心动图提示心电轴右偏、右心室肥厚伴劳损。胸部 X 线片提示心影轻度扩大，肺动脉段突出，肺门血管影减少。

请思考：

1. 该患儿的诊断及诊断依据是什么？
2. 首选什么检查明确诊断，下一步如何治疗？

肺动脉瓣狭窄（pulmonary valve stenosis，PVS）是指右心室与肺动脉间的通道，即肺动脉瓣、瓣上或瓣下等处的狭窄。本病男女发病相近，发病率占先心病的 8%～10%，常单独存在，或作为其他心脏畸形（如法洛四联症、卵圆孔未闭等）的组成部分。据统计，本病在成人先心病中常见，约占 25%。

一、病理解剖

根据狭窄部位的不同可将 PVS 分为三种类型：①瓣膜型狭窄即单纯肺动脉瓣狭窄，约占 3/4，表现为瓣膜肥厚、瓣膜口狭窄，严重者瓣叶可融合成圆锥状。②漏斗部狭窄即瓣下型狭窄，表现为右心室流出道漏斗部肌肉肥厚造成梗阻，约占 1/4。③瓣上型狭窄即肺动脉干和（或）主要分支的狭窄，此型少见。以上三型亦可联合出现。

二、病理生理

肺动脉瓣狭窄使右心室排血受阻，右心室内压力升高及右心室肥厚、扩张，最终可导致右心衰竭。压力升高的程度与狭窄的程度成正比，与心排血量成反比。轻度和中度肺动脉瓣狭窄时右室收缩压升高不明显，对心排血量影响不大，可无临床症状。瓣膜重度狭窄时，在静息状态下心排血量即有下降，运动后明显不足，发生晕厥常见，动、静脉血氧差增大，即出现周围性发绀。

三、临床表现

1. 临床症状　本病临床症状与肺动脉狭窄程度密切相关。轻、中度狭窄者多无明显症状或症状较轻，但随着年龄增大逐渐显现，主要表现为活动耐力下降和劳累后心悸、气急、乏力等。重度狭窄者活动耐力明显下降，可有头晕或剧烈运动后昏厥发作，外周性发绀及心律失常。晚期出现颈静脉怒张、肝大和下肢水肿等右心衰竭症状。

2. 体征　PVS 典型体征为胸骨左缘第 2 肋间可闻及响亮（3～5 级）的收缩期喷射性杂音并伴有震颤，向颈部、心前区甚至背部传导；P₂ 减弱或消失。重度肺动脉口狭窄者，因右心室肥厚胸骨左缘可见隆起，心前区可扣及抬举样搏动；三尖瓣区可闻及吹风样收缩期杂音，系三尖瓣相对性关闭不全所致。

> **考点提示**
>
> 　　肺动脉瓣狭窄的典型体征。

四、辅助检查

1. X 线检查　轻度狭窄者可无异常表现，中、重度狭窄者示心影轻度或中度扩大，以右室和右房扩大为主，心尖因右室扩大呈球形向上抬起。单纯肺动脉瓣狭窄者可见肺动脉段突出，而漏斗部狭窄者肺动脉段平坦或凹陷。肺门血管影减少，肺纹理稀疏，尤以肺野外围 1/3 区域为甚，故肺野清晰。

2. 心电图检查　轻度狭窄者心电图多在正常范围。中度以上狭窄者可见心电轴右偏、右心室肥厚伴劳损和 T 波倒置等改变；重度狭窄者则示右心房肥大的高尖 P 波。

3. 超声心动图检查　应用二维超声心动图合并连续多普勒可以精确评估肺动脉瓣狭窄部位及其严重程度。瓣膜型狭窄者二维超声心动图可显示瓣叶增厚、开放受限制呈圆隆状、瓣口面积缩小，并可探查右室流出道肌肉肥厚及右心室、右心房扩大程度（图 13 - 4）。漏斗部狭窄者提示右心室流出道狭小，亦可测量主肺动脉及其左右分支的直径。彩色多普勒血流显像可实时观察右室血液经狭窄瓣膜口流入肺动脉中的射流；连续多普勒可估测跨瓣或狭窄上下的压差。

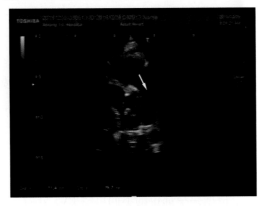

图 13 - 4　肺动脉瓣狭窄
大动脉短轴切面，箭头所指瓣膜型狭窄肺动脉狭窄

4. 心导管检查　介入或手术治疗前需施行右心导管检查与右心室造影以确定狭窄部位并通过测定跨瓣压差反映狭窄程度。如右心室收缩压高于 4.0 kPa（30 mmHg），且右室与肺动脉收缩压阶差超过 1.3 kPa（10 mmHg），即提示肺动脉口狭窄可能。如跨瓣压差在 5.3 kPa（40 mmHg）以下为轻度狭窄，肺动脉瓣孔在 1.5～2.0 cm；如压差为 5.3～13.3 kPa（40～100 mmHg）为中度狭窄，瓣孔在 1.0～1.5 cm；压力阶差在 13.3 kPa（100 mmHg）以上为重度狭窄，估计瓣孔为 0.5～1.0 cm。根据右心导管自肺动脉退至右室过程中所记录的压力曲线形态可判断狭窄所在的部位。

五、诊断及鉴别诊断

根据典型的心脏杂音、胸部 X 线片及超声心动图检查可以确立诊断；右心导管检查和右心室造影可进一步确定狭窄部位及严重程度。

本病需与原发性肺动脉扩张、房间隔缺损、室间隔缺损及法洛四联症进行鉴别。

六、治疗

轻度狭窄临床上无症状，随访观察，一般无须手术，须注意预防感染性心内膜炎。中度至重度的狭窄，如不采取干预处理，随着年龄的增长最终必然发生右心衰竭。极重度狭窄者症状出现早且明显，如不及时治疗可在幼儿期死亡。

经皮球囊肺动脉瓣膜成形术已经成为单纯性肺动脉瓣狭窄的首选治疗方法，多数中重度肺动脉瓣膜狭窄者可以获得与手术治疗相同的近期和远期疗效，而且并发症和死亡率低于手术治疗。跨肺动脉压差 ≥40 mmHg 或右室收缩压 >60 mmHg 为介入治疗指征。右室流出道漏斗部狭窄与瓣上型狭窄瓣膜发育不良、无狭窄后扩张者，球囊导管扩张效果不佳，为介入治疗禁忌证。常见并发症有穿刺点部位血管并发症、术中心律失常及继发性肺动脉瓣反流等。

手术治疗：球囊扩张不成功或施行球囊扩张有禁忌证，且跨肺动脉压差 ≥40 mmHg 者，应积极手术治疗，手术年龄以学龄前施行为佳。重度狭窄症状明显且有昏厥发作史者，应争取在婴幼儿期施行手术以减轻右心室负荷。

考点提示

中重度单纯性肺动脉瓣狭窄的首选治疗方法。

七、预后

轻度狭窄者一般预后良好。中度狭窄者，如有症状且跨肺动脉压差 ≥40 mmHg 者，应积极介入或手术治疗，预后亦良好。重度狭窄者预后较差，平均存活年龄约 30 岁，死亡原因主要为右心衰竭、低氧血症、感染性心内膜炎或心律失常。

第五节　二叶主动脉瓣

案例导入

患者，男，65 岁。胸闷、气短进行性加重 2 周。该患者 2 周前轻微活动后开始出现胸闷、呼吸急促不适，伴有乏力，随后症状进行性加重，夜间阵发性呼吸困难，并出现端坐呼吸，下肢水肿逐渐明显。患者间断有轻微咳嗽、咳白色黏液性痰，无明显畏寒、发热，无关节痛。今日入我院门诊就诊。否认冠心病、风湿性心脏病、心肌病、高血压病、糖尿病等病史。

查体：T 36.7℃，P 120 次/分，R 24 次/分，BP 95/60 mmHg。急性面容，端坐体位。神志清，口唇轻度发绀。颈静脉无充盈。双肺呼吸音粗，未闻及干湿性啰音。

扫码"学一学"

心尖部可触及抬举样搏动，心浊音界向左下侧扩大，心率120次/分，律齐，$A_2 > P_2$，胸骨右缘第2肋间闻及双期杂音，伴有震颤，余各瓣膜未闻及杂音。双下肢中度凹陷性水肿。水冲脉、动脉枪击音等周围血管征阳性。

辅助检查：心动图提示电轴左偏、左室肥厚伴劳损。胸部X线片提示心影扩大，呈靴型心。心脏超声示主动脉瓣为二叶瓣，瓣叶增厚，瓣叶开放好，关闭欠佳，中度狭窄伴关闭不全；主动脉瓣环内径24 mm，主动脉内径37 mm，左心房内径38 mm，左心室舒张末期内径65 mm，左心室后壁及室间隔厚度11 mm；LVEF 38%。彩色多普勒检查示主动脉瓣反流，彩束面积4.2 cm²。

请思考：

1. 该患者诊断及诊断依据是什么？
2. 该患者的治疗原则是什么？

二叶主动脉瓣（bicuspid aortic valve，BAV）是指主动脉瓣的瓣叶部分融合，致主动脉瓣由两个瓣叶构成的先天性心脏瓣膜病。二叶主动脉瓣是成人先心病中常见的类型之一，人群发生率为0.5%~2.0%，男：女为3：1。由于超声心动图的发展及广泛应用，其检出率增加。可单独发生，亦可伴有其他先天性心血管畸形如胸主动脉扩张、主动脉缩窄及冠状动脉异常等。易并发感染性心内膜炎，主动脉瓣的感染性心内膜炎中，最多见的即为主动脉瓣二瓣化畸形。

一、病理解剖

二叶主动脉瓣是最常见的先天性主动脉瓣狭窄畸形，占50%~60%。单纯的二叶主动脉瓣患儿在出生时瓣膜功能一般与正常三叶瓣无差别，因而可无任何症状和体征，可健康存活至成年。随着年龄增长，二叶瓣长期受到血流的不断冲击，引起瓣膜增厚、钙化、僵硬、纤维化，绝大多数最终导致主动脉瓣狭窄。只有少数由于瓣叶和瓣环发育不匹配而发展为主动脉瓣关闭不全。二叶主动脉瓣畸形与主动脉根部中层囊性坏死可合并存在。

二、病理生理

当二叶瓣功能正常时无血流动力学异常，若出现主动脉瓣狭窄或关闭不全则可出现相应的血流动力学变化。主动脉瓣狭窄引起左心室流出道狭窄，导致左心室壁向心性肥厚及心肌缺血，病程后期左心室收缩舒张功能失调，常导致二尖瓣反流、左心房高压，可使左心功能受损和心内膜下弹力纤维增生，最终进入终末期心衰阶段。由于狭窄后扩张、容量负荷过重等，使升主动脉扩张明显，左心室壁及室间隔肥厚，左心室扩大。心肌过度肥厚、耗氧量增加，且瓣膜狭窄致冠状动脉和体循环灌注减少，引起心肌供血相对不足，从而出现心肌缺血、心绞痛症状。体循环血流量减少可出现晕厥。主动脉瓣关闭不全则以主动脉瓣反流及左心室容量负荷增加为主要病理生理改变。

三、临床表现

患者出生时瓣膜功能正常时，可无任何症状和体征，随着年龄的增长，一旦出现瓣膜狭窄或关闭不全，则有相应症状和体征。

1. 临床症状 由于病变程度不同，临床表现各异，主要表现为心悸、乏力、头晕，偶有晕厥和心绞痛症状。主动脉瓣轻度狭窄者多无明显症状；中度狭窄者可有活动后胸闷、呼吸急促；重度狭窄者常表现为胸痛、眩晕、晕厥和充血性心力衰竭，少部分重度狭窄患者剧烈活动后可发生猝死。主动脉瓣关闭不全左心室代偿期，可无明显症状；轻症者可有心悸、心前区不适、头部强烈搏动感。一旦出现左心功能失代偿，则可发生心绞痛、充血性心力衰竭，病情常迅速恶化，甚至猝死。

2. 体征 典型体征为主动脉瓣区可闻及 3/6 级以上收缩期喷射性杂音，向颈部传导，常伴有震颤，此系主动脉瓣狭窄所致。主动脉瓣关闭不全时触诊心界向左下扩大，心尖部抬举样搏动，胸骨左缘 3~4 肋间和主动脉瓣区可闻及叹息样、中期或全舒张期杂音，向心尖区传导。重度关闭不全者还可出现水冲脉、动脉枪击音、毛细血管搏动征等周围血管征。

> **考点提示**
>
> 　　二叶主动脉瓣心脏听诊杂音取决于是否存在主动脉瓣狭窄和（或）关闭不全，甚至可闻及双期杂音。

四、辅助检查

1. X 线检查 伴主动脉瓣狭窄后继发左心室肥厚，或伴发主动脉瓣关闭不全继发左心室扩大时，可有相应的胸部 X 线征象，典型表现为左心室增大和升主动脉凸出。

2. 心电图检查 无独立诊断价值，但对于左心室肥厚和扩大者，心电图可出现电轴左偏、ST 段和 T 波异常。

3. 超声心动图检查 是二叶主动脉瓣最直接、最可靠的确诊手段，可显示主动脉瓣的形态、瓣口大小及反流程度，对主动脉瓣膜狭窄或关闭不全做出明确判断（图 13-5）。

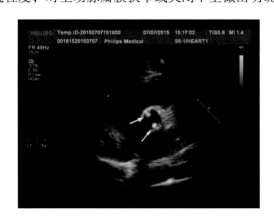

图 13-5 二叶主动脉瓣

大动脉短轴切面，箭头所指二叶主动脉瓣畸形

4. 心导管检查 仅用于拟行介入或手术治疗的患者，测定跨瓣压差、计算瓣口面积、判断反流程度等。

五、并发症

主要并发症包括主动脉狭窄、主动脉瓣关闭不全、感染性心内膜炎、主动脉瘤及主动脉夹层。

💬 知识链接

二叶主动脉瓣与主动脉扩张

二叶主动脉瓣（BAV）易于发生主动脉扩张，据报道其发病率为 20%~84%。升主动脉内径≥40 mm 或超过 27.5 mm/m^2（身材矮小者）即为主动脉扩张。右冠瓣与左冠瓣融合型以升主动脉扩张最常见；主动脉根部扩张次之；右冠瓣与无冠瓣融合型仅有升主动脉扩张，主动脉根部扩张少见。扩张部位不同其发病率亦存在明显差异，管状升主动脉扩张的发病率随年龄增长而增加，年龄<30 岁、30~39 岁、40~49 岁、50~60 岁和 60 岁以上各组分别为 56%、74%、85%、91% 和 88%。BAV 最严重的并发症为主动脉夹层，主动脉管径基线是预测主动脉扩张的一个重要因素，对于内径>40 mm 者应动态监测超声心动图、CT 或 MRI 进行评估，若显示扩张速度超过 5 mm/年或主动脉内径≥5 cm 可以考虑外科手术干预。

六、诊断及鉴别诊断

对临床上表现为主动脉瓣狭窄和（或）关闭不全的成年患者均应考虑二叶主动脉瓣诊断可能，确诊本病有赖于超声心动图等检查。

本病需与风湿性瓣膜病及肥厚性梗阻型心肌病相鉴别。

七、治疗

1. 药物治疗 本病首要治疗是控制血压，β 受体阻断剂、血管紧张素转化酶抑制剂、血管紧张素 II 受体阻断剂均可选择。他汀类药物能否延缓 BAV 的进展尚不明确，不建议 BAV 患者服用他汀类药物延缓瓣膜的退化。

2. 手术治疗 是 BAV 患者的主要治疗方式。儿童由于成长发育不宜行主动脉瓣置换术，对于存在症状的主动脉瓣狭窄可行闭式球囊扩张成形术，对于收缩期主动脉瓣脉压≥50 mmHg 伴平静状态下心电 ST 段或 T 波改变和主动脉瓣脉压≥60 mmHg 而症状不明显者，也应干预治疗。主动脉瓣置换术是成年人主动脉狭窄及主动脉关闭不全的主要干预措施。对于成年主动脉瓣膜狭窄且有相应的临床症状、跨瓣压≥50 mmHg、瓣膜无明显钙化者，应行经皮主动脉瓣切开或瓣膜置换术。对于主动脉瓣膜关闭不全、心脏进行性增大者，应行主动脉瓣膜置换术。二叶主动脉瓣并发感染性心内膜炎，即使感染得以控制，瓣膜损害仍可持续存在，并可导致瓣膜功能进行性恶化，手术是唯一有效的治疗方法，尤其当瓣膜穿孔伴严重反流时，需在抗生素控制基础上尽早手术。

八、预后

主要取决于瓣膜的形态、病变严重程度及并发症等。本病患者易患感染性心内膜炎，病情可急剧恶化。

第六节　法洛四联症

扫码"学一学"

☞案例导入

　　患儿，女，4岁2个月，体重12 kg。气促、乏力3年，再发1周。

　　该患儿3年前较剧烈活动和哭闹时出现呼吸急促、乏力，偶有胸闷不适，休息后减轻，无蹲踞和口唇青紫，起初家长未引起重视。随着年龄增长症状越来越明显，活动后面色苍白、出汗、口唇青紫，常需蹲踞才能缓解。1周前患儿上述症状再次发作，为求进一步诊治入院就诊。

　　查体：T 36.7℃，P 102次/分，R 23次/分，BP 98/60 mmHg。面色苍白，口唇发绀。颈静脉无充盈。双肺呼吸音粗，未闻及干湿性啰音。心前区无异常隆起，心浊音界不扩大，心率102次/分，律齐，$A_2 > P_2$，P_2减弱，胸骨左缘2~4肋间闻及4级喷射性收缩期杂音，无震颤，杂音向颈部传导。双下肢无凹陷性水肿。可见杵状指、甲床青紫。无水冲脉、动脉枪击音。

　　辅助检查：心动图提示电轴右偏，右心室肥厚伴劳损。胸部X线片提示心影轻度扩大，心腰部凹陷，呈"靴形心"。两侧肺血管纹理稀疏，肺野清晰。

　　请思考：

　　1. 该患儿初步诊断及诊断依据是什么？

　　2. 该患儿的治疗原则是什么？

　　法洛四联症（tetralogy of Fallot，TOF）因法国学者法洛于1888年最早描述而被命名，该种疾病包括室间隔缺损、肺动脉狭窄、主动脉骑跨和右心室肥厚四种联合心血管异常。法洛四联症是最常见的发绀型先心病，所占比例为60%~70%，其发病率占各类先心病的10%~15%。

一、病理解剖

　　肺动脉狭窄和室间隔缺损是法洛四联症的两个主要病理解剖改变，肺动脉狭窄以漏斗部狭窄多见，约占2/3，其次为漏斗部和瓣膜合并狭窄，狭窄程度可随年龄而加重。室间隔缺损多为高位膜部缺损，一般较大；主动脉骑跨是主动脉发育过程中，开口不在左心室，而是在左右心室之间，与室间隔缺损的位置有关；右心室肥厚是肺动脉狭窄即右心室流出道阻塞的继发后果。若伴房间隔缺损或卵圆孔未闭者称法洛五联症。

二、病理生理

　　由于肺动脉口狭窄使右心室排血受阻，收缩期压增高而致右心室肥厚。当右室压力超过左室时，右心的静脉血则通过室间隔缺损而分流入左心室及骑跨的主动脉中，使动脉的血氧饱和度降低而出现发绀，并因慢性缺氧继发性红细胞增多。

三、临床表现

1. 临床症状　主要表现为发绀、呼吸困难、易疲劳。发绀多在生后 3～6 个月出现，运动和哭闹时加重，平静时减轻；少数在儿童或成人期才出现发绀。呼吸困难多在生后 6 个月开始出现，由于组织缺氧，活动耐力较差，运动引起呼吸急促，严重缺氧者可有晕厥发作。活动后常取蹲踞位休息，其为该症患儿的一种特征性姿态。

2. 体征　患儿生长发育迟缓，常有杵状指（趾），多在发绀出现数月或数年后发生。典型者 P_2 减弱或消失，胸骨左缘 2～4 肋间闻及粗糙的喷射样收缩期杂音，多不伴有震颤。极严重的右心室流出道梗阻或肺动脉闭锁者可无心脏杂音。

考点提示

　　法洛四联症是最常见的发绀型先心病，活动后蹲踞位休息为其特征性姿态。

四、辅助检查

1. 实验室检查　外周血常规多提示红细胞计数、血红蛋白和血细胞比容升高，血小板计数减少，重症者血红蛋白可达 200～250 g/L。动脉血氧饱和度明显下降，多在 65%～70%。凝血酶原时间延长。尿蛋白可阳性。

2. X 线检查　心影提示轻度扩大，心腰部凹陷，心尖圆钝上翘，主动脉结突出，呈"靴形心"。两侧肺血管纹理稀疏，肺野清晰。

3. 心电图检查　典型病例示电轴右偏，右心室肥厚。狭窄严重者则示心肌劳损，可见右心房肥大的高尖 P 波。

4. 超声心动图检查　对明确诊断和选择手术方法有重要价值，可从不同切面观察到室间隔缺损的类型和大小及主动脉骑跨于室间隔之上、右心室内径增大和肺动脉狭窄部位和程度。彩色多普勒可探查右心室至主动脉的分流情况，测量左心室容积和功能等（图 13-6）。还可显示有无合并其他心血管畸形。如右室流出道狭窄显示不清或怀疑有外周肺血管发育不良，需行心血管造影检查。

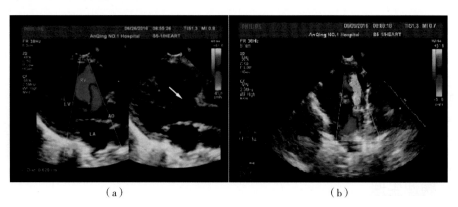

（a）　　　　　　　　　　　　　　　　　　　（b）

图 13-6　法洛四联症

（a）左室长轴切面箭头所指主动脉骑跨；（b）大动脉短轴切面彩色多普勒显示肺动脉狭窄

5. 心导管及心血管造影检查　根据右心导管自肺动脉退至右室过程中所记录的连续压力曲线波形可确定肺动脉狭窄的部位。右室选择性造影可提示肺动脉狭窄类型和程度、室间隔缺损的部位和大小以及外周肺血管发育情况。

五、诊断及鉴别诊断

临床表现、心电图及胸部 X 线片可提示本病，超声心动图检查一般可以明确诊断。如果超声心动图发现肺动脉发育不良或疑有粗大体循环或肺循环侧枝，或当临床表现与客观检查不符时，则需要进行肺动脉及主动脉造影。

本病需与大动脉错位合并肺动脉瓣狭窄、右心室双出口及艾森曼格综合征进行鉴别。

六、治疗

施行外科手术是本病唯一有效的治疗方法，最佳手术年龄为 6 岁以下。绝大部分病例在体外循环直视下行一期根治术，纠治肺动脉口狭窄及缝补室间隔缺损畸形。对部分婴幼儿病例若肺血管发育细小，宜采用分期手术，即先施行体 – 肺循环分流术，以后再行二期根治术。未曾手术成活至成年病例，手术风险高于儿童期，仍应争取尽早外科手术纠正畸形。

七、预后

本症自然预后不佳，自然预后取决于右室流出道狭窄的程度。儿童期未经手术治疗者多在 20 岁前死亡，死亡原因主要为缺氧、心力衰竭、脑血管意外及感染性心内膜炎等。

⊕ 健康教育

> 孕前积极治疗影响胎儿发育的疾病，如糖尿病、红斑狼疮、贫血等。对高龄产妇、有先心病家族史、夫妇一方有严重疾病或缺陷者，应重点监测。

本章小结

本章仅对常见先天性心血管疾病如房间隔缺损、室间隔缺损、肺动脉瓣狭窄、动脉导管未闭及法洛四联症做系统介绍，首先简要概述先心病，各节分别针对上述疾病的病理解剖、病理生理、临床表现、辅助检查、诊断及鉴别诊断和治疗进行系统阐述。使学生具备运用正确的临床思维方法对常见的先心病进行诊断及鉴别诊断，并做出正确处理的能力。工作中应重视先心病的筛查与随访，使其获得及时的介入治疗或外科手术矫治。此外，在妊娠早期加强孕妇保健，积极预防病毒感染、避免接触放射线和特殊药品（抗癌药、降糖药、抗癫痫药）及改变不良生活习惯（如吸烟、酗酒、吸毒）等，对预防先心病具有积极意义。

目标检测

一、选择题

【A1／A2 型题】

1. 先天性心血管病按病理解剖和病理生理特点分为三类，属于右向左分流的先心病是
  A. 室间隔缺损
  B. 动脉导管未闭
  C. 肺动脉瓣狭窄
  D. 右位心
  E. 法洛四联症

2. 房间隔缺损超声心动图的特征是
  A. 左房内径增大
  B. 室间隔矛盾运动
  C. 房间隔回声失落
  D. 左室内径增大
  E. 右室内径变小

3. 关于房间隔缺损，下列说法错误的是
  A. 分为原发孔型和继发孔型两大类
  B. 继发孔型较常见
  C. X 线表现肺野充血，右房、右室增大
  D. 继发孔型左室及主动脉结增大
  E. 继发孔型房间隔缺损分为中央型、上腔型、下腔型和混合型四种类型

4. 房间隔缺损患儿于胸骨左缘 2~3 肋间可闻及收缩期杂音，其机理是
  A. 血流通过缺损口
  B. 主动脉瓣相对狭窄
  C. 肺动脉瓣相对狭窄
  D. 三尖瓣相对狭窄
  E. 二尖瓣相对狭窄

5. 下列有关房间隔缺损介入封堵术适应证的描述，不正确的是
  A. 年龄≥3 岁、继发孔型房间隔缺损直径 5~36 mm
  B. 缺损边缘至冠状静脉窦、上下腔静脉及肺静脉开口距离≥5 mm，至房室瓣距离≥7 mm
  C. 房间隔伸展直径小于所选用封堵器左房侧盘的直径
  D. 合并可行介入治疗的其他先天性心脏畸形，如动脉导管未闭、肺动脉狭窄等
  E. 外科术后或介入术后残余分流

6. 室间隔缺损分流量较大时，心尖区闻及舒张期隆隆样杂音的原因是
  A. 主动脉瓣关闭不全
  B. 肺动脉瓣关闭不全
  C. 相对性三尖瓣狭窄
  D. 相对性二尖瓣狭窄
  E. 相对性肺动脉瓣狭窄

7. 室间隔缺损伴显著肺动脉高压时，下列体征不应出现的是
  A. 右心室显著增大
  B. 肺动脉瓣区第二音显著亢进
  C. 右心室压力显著增高
  D. 原有的心脏杂音显著增强
  E. 胸片示肺动脉段显著突出

8. 室间隔缺损的常见并发症不包括

    A. 支气管肺炎　　　　　　　　　B. 充血性心力衰竭

    C. 急性肺水肿　　　　　　　　　D. 亚急性细菌性心内膜炎

    E. 脑栓塞

9. 下列检查不符合室间隔缺损表现的是

    A. 心导管检查示右室血氧含量明显高于右房

    B. X 线示主动脉弓影较小

    C. X 线示主动脉弓影增大

    D. 心血管造影左室内径增大

    E. 心电图示左室肥厚，可伴有心肌劳损

10. 患儿，6 岁，3 岁时诊断为室间隔缺损，当时未手术治疗，最近检查提示肺动脉高压明显升高，目前主要引起下列哪一方面改变

    A. 肺充血显著　　　　　　　　　B. 右心室增大

    C. 左心室增大　　　　　　　　　D. 右心房增大

    E. 左心房增大

11. 患儿，男，1 岁半，出生后诊断为室间隔缺损，突然出现烦躁不安、青紫。体检：神志清，两肺底可闻及少许湿啰音。心率 180 次/分，肝脏肋下 3.5 cm。可能并发以下何种疾病

    A. 肺炎　　　　　　　　　　　　B. 心力衰竭

    C. 呼吸衰竭　　　　　　　　　　D. 胸腔积液

    E. 法洛四联症

12. 下列对动脉导管未闭与室间隔缺损最有鉴别意义的是

    A. 反复呼吸道感染　　　　　　　B. 生长发育迟缓

    C. 左心室增大　　　　　　　　　D. 胸骨左缘杂音的部位及性质

    E. 胸片提示肺动脉段膨隆

13. 动脉导管未闭，不包括下述哪项体征

    A. 胸骨左缘 2~3 肋间连续性杂音

    B. 舒张压升高　　　　　　　　　C. 脉压增大

    D. 心尖区舒张期杂音　　　　　　E. 水冲脉

14. 下列哪项符合动脉导管未闭的检查所见

    A. 胸部 X 线检查提示主动脉结缩小

    B. 心电图检查提示电轴右偏，右室肥厚

    C. 心导管检查提示肺动脉血氧含量高于右心室

    D. 舒张压正常

    E. 奇脉

15. 肺动脉瓣狭窄最常见的畸形是

    A. 单纯肺动脉瓣狭窄　　　　　　B. 漏斗部狭窄

    C. 肺动脉分支狭窄　　　　　　　D. 肺动脉闭锁

    E. 混合性狭窄

16. 主动脉瓣二叶瓣畸形可能出现的并发症，除外下列哪一项

    A. 主动脉瓣狭窄   B. 主动脉瓣关闭不全

    C. 感染性心内膜炎   D. 主动脉缩窄

    E. 主动脉扩张或夹层

17. 患儿，女，5岁，已确诊房间隔缺损，于胸骨左缘2~3肋间可闻及3级收缩期杂音，胸骨左缘下端短促舒张期杂音，肺动脉第二心音亢进，提示

    A. 产生右向左分流   B. 左向右分流量较大

    C. 左向右分流量较小   D. 合并右心衰竭

    E. 合并主动脉瓣关闭不全

18. 法洛四联症基本畸形病变除外以下哪一项

    A. 室间隔缺损   B. 主动脉骑跨

    C. 右心室肥大   D. 肺动脉狭窄

    E. 房间隔缺损

【A3/A4 型题】

（19~20题共用题干）患儿，女，5岁，反复胸闷、气喘4年余，1周前受凉后症状加重。查体：T 37.8℃，BP 98/65 mmHg。体形瘦弱。口唇无明显发绀。左侧前胸壁稍隆起，心脏浊音界扩大，心率115次/分，律齐，P_2固定分裂，胸骨左缘2~3肋间闻及4/6收缩期喷射性杂音。未见周围血管征。

19. 首选哪种检查明确该患儿诊断

    A. 胸部X线   B. 心电图

    C. 心脏超声   D. 胸部CT

    E. 心导管检查

20. 下列哪一项不支持该患儿诊断

    A. 胸骨左缘2~3肋间闻及杂音

    B. P_2减弱

    C. 肺动脉段突出伴肺门舞蹈

    D. 心动图提示心电轴右偏，完全性右束支传导阻滞图形

    E. 胸部X线片提示右房、右室扩大

（21~23题共用题干）患儿，男，13岁，活动后胸闷、气急、乏力5年，跑步时出现头晕，昏厥发作2次。胸骨左缘2~3肋间闻及收缩期喷射性杂音，杂音向颈部传导，可触及震颤。

21. 该患儿的诊断可能是

    A. 房间隔缺损   B. 室间隔缺损

    C. 主动脉瓣狭窄   D. 肺动脉瓣狭窄

    E. 动脉导管未闭

22. 下列哪项不是该患儿的X线表现

    A. 肺纹理减少   B. 肺动脉脉段突出

    C. 右室增大   D. 右房增大

　　E. 左房增大

23. 首选的治疗方案是

　　A. 预防感染性心内膜炎　　　　　　B. 防治感染

　　C. 经皮球囊瓣膜成形术　　　　　　D. 手术解除狭窄

　　E. 随访观察

（24~25 题共用题干）患儿，女，2 岁，出生 6 个月发现心脏杂音。1 周前受凉后胸闷、呼吸急促加重，乏力明显。查体：T 38.5℃，BP 100/55 mmHg。双肺呼吸音粗糙，双下肺闻及少许细湿啰音。心浊音界向两侧扩大，心率 125 次/分，律齐，P_2亢进，胸骨左缘第 2 肋间闻及 4 级连续性机器样杂音。

24. 该患儿的诊断是

　　A. 房间隔缺损　　　　　　　　　　B. 室间隔缺损

　　C. 动脉导管未闭　　　　　　　　　D. 肺动脉瓣狭窄

　　E. 法洛四联症

25. 下列哪项临床表现不会发生

　　A. 周围血管征　　　　　　　　　　B. 心尖区抬举样搏动

　　C. P_2亢进　　　　　　　　　　　　D. 心尖区闻及 3 级舒张期杂音

　　E. 蹲踞

二、简答题

1. 房间隔缺损的超声心动图特征性表现是什么?

2. 动脉导管未闭的典型体征有哪些?

（彭杰成）

第十四章　静脉、淋巴管疾病

扫码"学一学"

第一节　下肢静脉曲张

案例导入

患者，男，68岁。右下肢浅静脉扩张、迂曲10余年，加重伴右小腿皮肤瘙痒6月。

患者10年前开始出现右下肢浅静脉扩张、迂曲，以小腿后侧为甚，久站后右下肢有酸胀不适和肢体沉重感，偶有胀痛，抬高患肢后减轻，一直未重视。近半年来右下肢浅静脉扭曲成团，久站后右小腿酸痛加重，右下肢皮肤瘙痒、脱屑入院就诊。

查体：T 36.4℃，BP 130/70 mmHg。自主体位。双肺呼吸音粗，未闻及干湿性啰音。心浊音界不大，心率78次/分，律齐，各瓣膜区未闻及病理性杂音。右下肢浅静脉扩张、伸长，迂曲成团，右小腿内侧皮肤呈大片状色素沉着，无溃烂和发红。Perthes试验（－），Trendelenburg试验和Pratt试验（＋）。右下肢轻度凹陷性水肿，左下肢无明显异常。

辅助检查：血常规示正常。彩色多普勒超声提示 Valsalva 试验股－隐静脉瓣环合并股浅静脉瓣环反流，反流持续时间超过1秒。

请思考：

1. 该患者的诊断及诊断依据是什么？
2. 该患者的治疗原则是什么？

下肢静脉曲张是指下肢浅静脉在其内压力增加的情况下发生扩张、迂曲，晚期可并发慢性溃疡的病变。本病是周围血管病中的常见病和多发病，多见于长时间负重或站立工作者。

一、病因及发病机制

静脉壁软弱、静脉瓣膜缺陷及浅静脉内压力持久升高，是引起浅静脉曲张的主要原因。先天性静脉壁薄弱难以承受静脉内的压力而易于扩张，或在静脉瓣膜发育不良或缺失的情况下，导致近端静脉瓣膜关闭不全，产生血液倒流，使静脉压力增高，逐渐破坏远端瓣膜，最终造成静脉曲张。长期站立是造成下肢静脉曲张的重要因素。直立体位下，由于作用于下肢静脉壁的血柱变直，静脉内压力增大；下肢肌肉收缩减少，静脉血液回流相应减少，可致静脉内压力升高而发病。肥胖和腹压增高等增加静脉压力的因素均会影响本病的发生发展。

二、临床表现

1. 酸胀不适、疼痛和沉重感　发病早期大部分患者在久站后，下肢出现酸胀不适感或胀痛，伴有肢体沉重、乏力，平卧位或抬高患肢后可减轻或消失。部分患者可无明显症状。

2. 浅静脉曲张　最常见、最具特征性的临床表现之一。可见程度不同的浅静脉迂曲、扩张、扭曲和成团，站立时尤为明显，多见于小腿内侧或后侧静脉。

3. 肢体肿胀　在较长时间站立、行走后足部可有轻度水肿，晨起时轻微或消失。

4. 下肢皮肤营养性病变　由于患肢静脉压力的持续增高，在小腿下端、踝部出现皮肤脱屑、瘙痒、色素沉着、湿疹及溃疡等改变。溃疡伤口经久不愈、反复发作，甚至发生坏死，常见于踝关节附近或小腿下段，俗称"老烂腿"。曲张静脉容易发生破损、出血，且难以自行止血。

5. 血栓性浅静脉炎　曲张的静脉内血流相对缓慢，轻微外伤后易激发血栓形成，继发感染性静脉炎及静脉周围炎。典型表现为曲张浅静脉局部出现红肿，烧灼样疼痛，沿血管走行可触及硬性条索状或团块，局部压痛，可伴有发热等全身症状。

三、辅助检查

1. 深静脉通畅试验（Perthes 试验）　亦称为踢腿试验，是测定下肢深静脉回流是否通畅的一项辅助检查方法。具体操作方法：患者站立位，于大腿上 1/3 处扎止血带以阻断大腿浅静脉主干，嘱其用力踢腿或下蹲运动连续 10~20 次。由于小腿肌肉收缩迫使浅静脉血流向深静脉回流，使曲张静脉排空。如在活动后浅静脉曲张不减轻，甚至加重，则表明深静脉不通畅（图 14-1a）。Perthes 试验阳性是大隐静脉高位结扎术的禁忌证。

2. 大隐静脉瓣膜功能试验（Trendelenburg 试验）

测定大隐静脉瓣膜功能的一项辅助检查方法，有助于手术方法的选择。具体操作方法：患者平卧位，抬高下肢排空静脉，在大腿根部扎止血带阻断大隐静脉，然后嘱其站立，10 秒内解开止血带。若出现自上而下的静脉逆向充盈，表明大隐静脉瓣膜功能不全。若在未放开止血带前，止血带下方的静脉在 30 s 内迅速充盈，则提示交通静脉瓣膜关闭不全（图 14-1b）。根据同样原理在腘窝部扎止血带，可测定小隐静脉瓣膜功能不全。

考点提示

Trendelenburg 试验和 Pratt 试验的意义。

3. 交通静脉瓣膜功能试验（Pratt 试验） 测定交通静脉瓣膜功能的一项辅助检查方法。本试验于排空曲张的浅静脉后，于近端阻断其血流，然后观察浅静脉充盈情况以判断交通支瓣膜功能状态。具体操作方法：患者仰卧位，抬高患肢，待曲张静脉血液完全排空后，在大腿根部扎上止血带以阻断大隐静脉回流。然后让患者站立，如在 30 秒内浅静脉迅速充盈，其结果为阳性，提示交通支静脉瓣膜功能不全（图 14 – 1c）。

4. 其他检查 静脉测压可间接了解瓣膜功能，常作为筛选检查。超声多普勒血流仪和光电容积扫描仪检查可显示静脉血液有无逆流。超声多普勒显像仪可观察瓣膜关闭活动及有无逆向血流。静脉造影可以准确判断病变性质、部位、范围、程度以及瓣膜形态和功能。

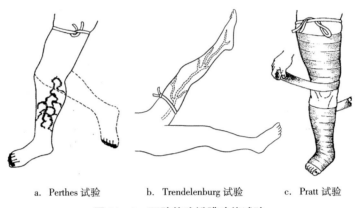

a. Perthes 试验 b. Trendelenburg 试验 c. Pratt 试验

图 14 –1 下肢静脉瓣膜功能试验

四、诊断

根据下肢浅静脉典型的形态特征及临床表现，排除下肢深静脉功能不全及血栓后综合征后，一般可做出诊断。如需全面了解静脉瓣膜功能及深静脉通畅情况，可检查下肢静脉功能试验，并选择超声多普勒或静脉造影等有效检查手段，明确病因后制定不同的治疗方案。

五、鉴别诊断

1. 原发性下肢深静脉瓣膜功能不全 可继发浅静脉曲张，因早期破坏小腿交通支静脉瓣膜，皮肤营养不良性变化出现较早，患肢有较严重的重垂不适及肿胀。下肢活动静脉测压试验，站立活动后压力不能降至正常。鉴别方法首选彩色多普勒，但静脉造影最为可靠。

2. 下肢深静脉血栓形成后综合征 曾有下肢 DVT 病史，下肢一般肿胀明显，浅静脉曲张为代偿性表现。在 DVT 的闭塞期，深静脉通畅试验阳性，静脉压升高且运动后更加明显。鉴别诊断困难时，可行静脉造影明确诊断。

3. 动 – 静脉瘘 多为后天性或先天性继发引起，浅静脉曲张显著。后天性动静脉瘘者常有受伤史，局部可以扪及持续性震颤，听诊可闻及连续性杂音。先天性动静脉瘘者，患肢常较健肢明显增长、粗大。因静脉内有动脉血灌注，故体表温度升高，浅静脉压明显升高，穿刺静脉时为鲜红色氧合血。难以鉴别者，可行动脉造影明确诊断。

六、治疗

1. 非手术疗法　包括适当卧床休息、抬高患肢、避免长时间站立等基础方法，穿弹力袜或用弹力绷带包扎是最主要的防治措施。合并小腿慢性溃疡者，应积极治疗下肢静脉高压、合理处理溃疡创面及控制炎症；加压和高压氧治疗可促进溃疡愈合。非手术疗法仅能延缓病变进展，疗程长，溃疡复发率高，从长远目标看仍需借助外科手术治疗。

2. 硬化剂注射疗法　将泡沫硬化剂注入曲张静脉，使之发生无菌性炎症继而纤维性闭塞，可改善病理性血流动力状态，缓解静脉高压。仅适用于静脉曲张范围小而局限、曲张静脉术后残留或局部复发者。常用硬化剂有 5% 鱼肝油酸钠、5% 油酸 - 乙醇钠及 1% ~ 3% 硫酸十四烷基钠。本疗法无法从根本上治疗下肢静脉曲张，国外报道复发率高达 31.5%。对治疗后复发者，可再次硬化治疗，一般 2 ~ 3 次硬化治疗后曲张静脉可以完全闭塞。

3. 手术疗法　是治疗下肢静脉曲张的根本方法。凡有临床症状、无明显手术禁忌证者，均应积极手术治疗。常用手术方法是高位结扎和剥脱大隐静脉或小隐静脉。对大隐静脉瓣膜功能不全兼有交通支瓣膜功能不全者，尚需结扎功能不全的交通静脉；如小隐静脉进入腘静脉处有反流现象者，可将其入口段结扎切除，远侧段行剥脱术或注射硬化剂。

4. 其他疗法　激光治疗、微波治疗曲张静脉以及静脉刨吸术等微创方法，均有一定的疗效和适应证，可根据病情不同选择适当疗法。

七、预防

本病多在 30 岁左右发病，在青少年时期应勤于运动锻炼，增强体质，加强静脉管壁。长期从事站立工作或重体力劳动者，宜穿弹力袜套保护，做工作体操或经常走动、多做踝关节的伸屈活动。控制体重、戒烟，对妇女经期和孕期等需经常按摩腿部。对已发生下肢静脉曲张者，应尽早诊治，以免发生下肢溃疡等严重并发症。

第二节　血栓闭塞性脉管炎

扫码"学一学"

👉 **案例导入**

患者，男，30 岁。左足怕冷、疼痛 3 年，加重伴皮肤溃烂 1 个月。

该患者 4 年前开始出现左足部怕冷、疼痛，天气寒冷刺激时明显，足趾偶有麻木或烧灼感，左下肢间歇性跛行，休息时无疼痛，曾在外院就诊治疗效果不佳。1 个月来左足部疼痛加重，安静休息时剧痛难忍，左足趾皮肤发黑、破溃入院就诊。曾有吸烟史，20 ~ 30 支 / 天，10 余年。

查体：T 36.8℃，BP 115/78 mmHg。痛苦表情，跛行扶入病房。双肺呼吸音粗，未闻及干湿性啰音。心浊音界不大，心率 85 次 / 分，律齐，各瓣膜区未闻及病理性杂音。左小腿皮肤青紫、皮温发凉、左侧胫后动脉和足背动脉搏动消失；左拇趾局部皮肤发黑，可见大小 2 cm × 1 cm 破溃，少许黏液性分泌物。左侧肢体抬高试验阳性，右侧下肢无明显异常。

辅助检查：超声多普勒显像示左胫后动脉和足背动脉未探及血流信号。
请思考：
1. 该患者的诊断及诊断依据是什么？
2. 该患者的治疗原则是什么？

血栓闭塞性脉管炎（thrombosis angiitis obliterans，TAO）是累及四肢中、小动脉及静脉的一种慢性、复发、节段性炎症性病变，可有血栓形成而使管腔闭塞。本病在我国北方较为多见，绝大多数为男性，好发于青壮年，下肢多见，吸烟者发病率明显增高。典型表现为患肢间歇性跛行、静息痛及游走性表浅静脉炎，严重者肢端出现溃疡和坏死。本病因 Leo Buerger 于 1908 年首先描述而得名，故又称 Buerger's 病，简称脉管炎。

一、病因及发病机制

本病的确切病因尚不十分明确。研究发现患者血清中存在抗核抗体，免疫球蛋白（IGM、IGG、IGA）及 C3 复合物沉积于动脉管壁中，目前认为是一个自身免疫性疾病。大多有长期吸烟史，戒烟后病情缓解或很少复发，再度吸烟病情反复，因而吸烟是本病发生发展的重要因素。烟碱除直接引起血管收缩外，尚可改变血管抗原性，产生自身抗动脉抗体，使易感者的免疫反应紊乱。在寒冷与潮湿环境、慢性损伤和感染等外来因素以及性激素紊乱、前列腺素失调和血管神经调节障碍等内在因素作用下，可使周围血管持久痉挛收缩。以上因素均可能是致病因素，也可能是综合作用的结果。血管持久痉挛收缩直接影响到管壁滋养血管的血供，造成管壁缺血性损害，可导致血管炎症反应和血栓形成，构成本病发生和发展的基础。

二、病理

病理改变首先是受累血管内膜增厚，随后血栓形成，最后管腔完全阻塞。具体特征：①通常起始于四肢中、小动脉，尤以下肢远端血管为主，如胫后、胫前及腓动脉等，可累及伴行静脉。②病变呈节段性分布，相邻病变节段间的血管比较正常。③活动期血管壁全层呈非化脓性血管炎改变，内皮细胞和成纤维细胞增生，淋巴细胞大量浸润，而中性粒细胞浸润较少，偶见巨细胞；血栓形成可致管腔堵塞。④晚期，炎症消退，血栓机化，新生毛细血管形成，血管周围有广泛纤维组织增生、硬化。⑤血管闭塞的同时，可逐渐建立侧支循环，但因不足以代偿而使受累肢体的神经、肌肉和骨骼等出现缺血性改变。

三、临床表现及分期

多见于 20 ~ 40 岁男性吸烟者，女性少见。多在寒冷季节发病，起病隐匿，病情进展缓慢，常呈周期性发作，病情经较长时期演变后逐步加重。病情的轻重因血管阻塞的部位、范围和侧支循环建立程度及局部有无继发感染等而有所不同。

1. 症状

（1）发凉　患肢发凉、怕冷，对外界寒冷刺激敏感是常见的早期症状。伴随发凉程度加重，可出现动脉闭塞远端的肢体皮肤温度降低，尤以指（趾）端明显。因神经末梢受缺血性影响，患肢指（趾）可出现胀胀感、针刺感、麻木或烧灼等感觉异常。

（2）疼痛　本病最突出的早期症状，主要由于病变早期血管壁和周围组织神经末梢受到刺激而使血管痉挛所致，疼痛程度一般不剧烈。

（3）间歇性跛行　因动脉内膜炎和血栓形成，使肢体动脉狭窄逐渐加重而产生的缺血性疼痛。行走一段路程以后，患肢足部或小腿自觉胀痛，休息片刻疼痛能缓解，行走后疼痛又复出现，此现象称为间歇性跛行。病情继续发展，行走距离逐渐缩短，止步休息时间逐渐延长。

（4）静息痛　严重者动脉缺血加重，休息状态下患肢疼痛仍不能缓解，称之为静息痛。此时疼痛剧烈而持续，夜间尤甚，患肢抬高时加重，下垂后可稍减轻。日夜常取屈膝抱足坐位或将患肢下垂于床旁以减轻疼痛。一旦患肢发生溃疡、坏疽或继发感染，则疼痛更为剧烈。

（5）皮肤色泽改变　皮肤苍白是动脉缺血所致，伴有浅层血管张力减弱而皮肤变薄者，尚可出现潮红或青紫。

（6）动脉搏动减弱或消失　根据病变累及的动脉不同可有相应动脉搏动强度的改变，常可发现足背或胫后动脉搏动减弱乃至消失。

（7）营养障碍　患肢长期慢性缺血可引起组织营养障碍，表现为皮肤干燥、脱屑、皲裂、汗毛脱落；指（趾）甲增厚、变形、生长缓慢；肌肉萎缩、肢体变细。缺血严重者终至指（趾）端溃疡或坏疽，起初多为干性坏疽，继发感染后可形成湿性坏疽。

（8）游走性血栓性浅静脉炎　约50%的患者在发病前或发病过程中，在小腿或足部浅静脉部位反复出现游走性血栓性浅静脉炎。急性期受累浅表静脉呈红色条索、结节状，伴轻度疼痛和压痛，持续2~3周红肿疼痛消退，常留有色素沉着，过一段时间又复出现，病情自数月或数年而不被患者注意。

> **考点提示**
>
> TAO最突出的早期症状是四肢末梢疼痛，间歇性跛行、静息痛及游走性表浅静脉炎是其典型临床表现。

2. 体格检查

（1）肢体抬高试验（Buerger试验）　结果阳性提示患肢存在严重供血不足，有助于本病的诊断。具体操作方法：患者取平卧位，下肢抬高45°，3分钟后观察足部皮肤色泽变化，阳性者足部皮肤苍白，自觉麻木或疼痛；待患者坐起，下肢下垂后足部肤色潮红或出现局部紫斑则为阳性。

（2）Allen试验　目的是了解血栓闭塞性脉管炎患者手部动脉的闭塞情况。具体操作方法：压住患者桡动脉，令其反复松拳握拳动作，若原手指缺血区皮色恢复，证明尺动脉来源的侧支血管健全；反之，提示有远端动脉闭塞存在。

（3）皮肤温度测定　在一定室温条件下，患侧肢体温度较对侧的相应部位下降超过2℃，提示患侧肢体血供不足。

3. 临床分期　根据病程进展和病情轻重，临床上分为3期。

第1期（局部缺血期）　早期阶段，以血管痉挛收缩为主，血管内无或少许血栓。患肢麻木、发凉、怕冷、酸胀感、轻度间歇性跛行；患肢皮温降低、色泽较苍白，足背或胫后动脉搏动减弱，可反复出现游走性血栓性浅静脉炎。

第2期（营养障碍期）　以动脉闭塞的器质变化为主，掺杂一些功能性因素，血栓和血管内壁可以分离，侧支循环可保持肢体存活。此期间歇性跛行明显，无痛行走距离逐渐缩短，最后发展为持续性静息痛，夜间更为剧烈。患肢皮温显著下降，苍白显著或潮红、紫斑，足背动脉和胫后动脉搏动消失。皮肤干燥、无汗，指（趾）甲增厚、变形，小腿肌肉萎缩。

第3期（坏疽期）　此期动脉完全闭塞，血栓和血管内壁融合，血管壁纤维化，侧支循环不足以保证指（趾）存活。患肢指（趾）端发黑、干瘪、干性坏疽、溃疡形成。如并发感染可变为湿性坏疽，疼痛剧烈，日夜屈膝抚足而坐，感染严重者可出现高热、畏寒、寒战、烦躁不安等毒血症表现。

四、辅助检查

1. 动脉波形描记　可应用各种容积描记仪或多普勒血流流速仪描记肢体各节段的动脉波形，常表现为单向波、波幅低平、波峰低钝；病变严重时动脉波形呈一直线。如结合超声多普勒显像，尚可显示动脉的形态、直径及血流速度，结果更为可靠（图14－2）。

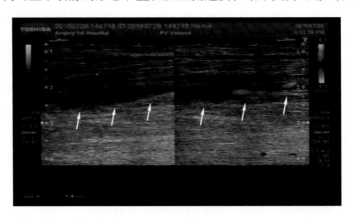

图14－2　血栓闭塞性脉管炎

二维彩超提示左侧胫前静脉血管节段性内膜增厚，彩色多普勒提示左侧胫前静脉血流缓慢。

2. 节段性测压和应激试验　应用多普勒装置在肢体不同动脉供血节段测压，如发现节段间有压力阶差，则提示其间存在动脉狭窄。踝/肱指数（Ankle－Brachial Index，ABI）是临床上认可的评价下肢动脉狭窄病变的节段性血压测量方法，可反映缺血的严重程度。正常 ABI≥1；ABI＜0.9 为异常，诊断敏感性达95％；ABI＜0.5 提示为严重狭窄。节段性测压正常者，可采用应激试验，如运动试验、反应性充血试验，早期应激试验后踝压明显下降，踝压恢复时间延长提示本病。

3. 动脉造影检查　直观地显示动脉闭塞的部位、范围、性质和程度及侧支循环状态，是诊断本病的"金标准"。典型表现为中小动脉节段性狭窄或闭塞，而在两段之间的动脉管壁光滑；可显示出细小的侧支血管。鉴于其可引起动脉痉挛和血管内皮损伤而加重肢体缺血，不宜常规选用。

4. CT 血管成像（CTA）检查　可清晰显示血管走行、形态及管腔粗细，对狭窄部位做出准确判断，敏感性和特异性达90％以上；二者在主干可达100％和98％；尚可显示血管壁动脉硬化斑块、钙化病变。应注意：血管成像可产生假象，导致狭窄评价过度或不足；因造影剂用量偏大，肾功能不全者慎用。

五、诊断

根据患者发病年龄、吸烟史，患肢发作性疼痛、间歇性跛行、受累侧足背动脉搏动减弱或消失，伴游走性表浅静脉炎者即可做出诊断。可选择采用动脉波形描记、多普勒显像、节段性测压、CT 血管成像及动脉造影进一步协助诊断。

六、鉴别诊断

1. 闭塞性动脉硬化症　本病和血栓闭塞性脉管炎均为慢性闭塞性动脉病变，临床表现及病程发展方面较为相似，容易混淆。本病发病年龄常大于 45 岁；多伴有高血压、高血脂、糖尿病等动脉硬化病史；主要累及腹主动脉、髂动脉、股动脉等大中型动脉；X 线或彩色多普勒超声检查可显示动脉壁钙化影；无游走性血栓性浅静脉炎表现。

2. 雷诺（Raynaud）综合征　由血管神经功能紊乱所引起的四肢肢端小动脉痉挛性疾病。多见于青年女性，常在寒冷或情绪紧张等刺激下诱发，手指（足趾）皮肤颜色对称性阵发性发白、发绀和潮红，发作间期皮肤颜色正常。患肢远端动脉搏动正常，指（趾）端一般不会发生坏疽。

3. 多发性大动脉炎　多见于青年女性，病变常累及多处大动脉，可有双侧上、下肢血压不等，活动期常有低热、红细胞沉降率增快，动脉造影显示主动脉及其主要分支开口狭窄或阻塞。

4. 结节性动脉周围炎　本病主要侵犯中、小动脉，受累肢体可出现缺血性表现。临床特点是病变广泛，常累及肾脏、心脏、肝和胃肠道动脉，皮下有循动脉走行排列的结节、紫斑，活动期常有发热、乏力、血沉增快及高球蛋白血症等。临床确诊困难，需行活组织检查。

5. 糖尿病性坏疽　糖尿病与血栓闭塞性脉管炎均可有肢端坏疽发生，糖尿病性坏疽往往有明确的糖尿病病史及繁渴、多饮、多尿等临床表现，尿糖阳性，血糖增高，多为湿性坏疽。

七、治疗

治疗原则主要是防止病变进展，促进侧支循环，重建血流及改进肢体血供。

1. 一般治疗　积极干预发病相关的危险因素，戒烟是防治病变进展的关键，其次患肢保暖，避免受潮和外伤。但不宜使用热疗，避免增加患肢组织需氧量而加重症状。勿穿硬质鞋、袜，以免影响足部血液循环。对早期患者的患肢进行指导并进行有计划的 Buerger 氏运动锻炼，有助于促进侧支循环的建立。疼痛剧烈者，可选择使用止痛剂及镇静剂。

2. 药物治疗　主要适用于早、中期病例。

（1）血管扩张剂　可缓解血管痉挛，促进侧支循环形成，改善缺血肢体的血供。①前列腺素 E_1（PGE_1）：兼有扩张血管和抗血小板聚集作用。取 100~200 mg 加入 5% 葡萄糖溶液中静脉滴注，或 20 μg 加入 20 ml 生理盐水中静脉推注，每日 1 次，10~14 天为 1 个疗程。每 3~6 个月可重复 1 疗程。国外报道此药短期效果明显，4 周后有效率 61.9%，24 周后有效率达 85.3%。但长期疗效不确切且价格较为昂贵。近年来尚有口服的贝前列腺素钠。②α 受体阻断剂：妥拉唑啉（苄唑啉），25~50 mg 口服，每日 3 次；亦可 25~50 mg 肌内注射，每日 2 次。其他血管扩张剂，如硫酸镁、钙通道阻滞剂、地巴唑及烟酸可选用。

（2）抗血小板聚集及改善微循环药物　常用抗血小板聚集药物，如肠溶阿司匹林、双嘧达莫或西洛他唑（培达）。低分子右旋糖酐具有降低血液黏滞度、抑制血小板聚集、改善微循环的作用。用法：500 ml 静脉滴注，每日 1～2 次，1 个疗程 10～15 天。

（3）激素　不宜常规使用，仅在控制病变进展（如血沉较快）时短期应用。可用泼尼松 10 mg 口服，3 次/天，或地塞米松 0.75 mg 口服，3 次/天。

（4）抗生素　存在肢体末端溃疡、坏疽并感染者，经验选用广谱抗生素，宜根据细菌培养及药物敏感试验结果选用抗生素。干性坏疽无菌包扎以防感染，溃疡可外用康复新换药。

（5）高压氧治疗　通过提高血氧含量，增加肢体的血氧弥散，改善患肢供氧量以缓解症状。每日治疗 1 次，每次 3～4 小时，1 疗程 10 次。间隔 5～7 天后可进行第 2 个疗程，一般 2～3 个疗程。

（6）中医药治疗　血栓闭塞性脉管炎中医叫"脱疽""十指零落"等，分虚寒型、湿热型、淤滞型和热毒型，临床上可根据辩证原则施治。

（7）血管内皮生长因子（VEGF）基因治疗　随着分子生物学的发展，基因治疗促进侧支血管再生为本病带来一种全新的治疗手段。但目前 VEGF 基因治疗尚属试验阶段，远期疗效有待于进一步研究观察。

3. 介入及手术治疗　微创介入和外科手术治疗，其目的均是重建动脉血流通道，增加患肢血流供应，改善缺血引起的后果。

（1）介入治疗　在 X 线下介入插管至病变部位实施溶栓术、球囊扩张成形术、支架植入术，可开通闭塞段血管、改善患肢血供并缓解疼痛、加速溃疡愈合、降低截肢平面，据报道，术后近期总有效率达 88.0%。适用于药物治疗或外科手术疗效不佳者及不适于外科手术者。

（2）手术治疗　主要有血管旁路术、腰交感神经节切除术、动脉血栓内膜剥离术和动静脉转流术等方法。血管旁路术是目前最有效的外科治疗方法之一，动脉重建往往缺乏合适的远端流出道，因此手术效果欠理想。国外报道，血管旁路术改善本病症状者不足 10%，术后 1 年、2 年和 3 年血管通畅率分别为 59.2%、48% 和 33.3%，且随时间逐渐降低。对于晚期已形成指（趾）端坏疽和（或）并发感染者，应行截指（趾）手术。

🔖 知识链接

创面处理

第 3 期血栓闭塞性脉管炎患者受累肢体可有不同程度的溃疡和坏疽，由于创面血运差，愈合延缓，故易被细菌感染。对于干性坏疽创面，应保持创面干燥，避免继发细菌感染，可采用医用酒精消毒创面并覆盖无菌纱布保护。对于湿性坏疽创面应去除坏死组织，积极控制感染。如坏死界限清楚要彻底清创；界限较清楚、炎症基本被控制的创面需逐次清除坏死组织直至颜色由灰黑色转变为暗红色；界限不清楚、炎症明显制的创面不宜早期清创，应用敏感的抗生素纱条引流或湿敷以及静脉使用抗生素抗感染。

八、预后

脉管炎很少累及肢体以外的血管，预后与正常人无显著差别。近年来由于诊治手段的进步，脉管炎的临床治愈率较以前有显著提高，截肢率明显下降。

> **⊕健康教育**
>
> 绝对戒烟是防治 TAO 的一项重要措施，截肢后仍需戒烟。防寒保暖，注意避免足部外伤。尽量避免缩血管药物的使用。劳动时应适当变换体位，以利于促进血液循环。

扫码"学一学"

第三节 下肢深静脉血栓形成

> **☞案例导入**
>
> 患者，女，35岁。左下肢肿痛 2 天。
>
> 患者 2 天前无明显诱因下开始出现左侧下肢肿胀，呈进行性加重，左下肢持续性疼痛，活动后略加重，休息或抬高患肢后无明显减轻。为求进一步诊治入院就诊。产后一直服用避孕药史。
>
> 查体：T 36.5℃，BP 100/65 mmHg。自主体位，神志清。双肺呼吸音粗，未闻及干湿性啰音。心浊音界不大，心率 70 次/分，律齐，$A_2 = P_2$，各瓣膜区未闻及病理性杂音。左下肢轻度非凹陷性水肿，皮温正常，无压痛。双侧股动脉、腘动脉、胫后动脉及足背动脉搏动良好。左侧 Homans 征和 Neuhof 征阳性。
>
> 辅助检查：血常规 WBC $12000 \times 10^9/L$，中性粒细胞比例 78%。D – 二聚体 600 μg/L。下肢血管超声提示左胫后静脉管腔内充满实性低回声，彩色多普勒未探及左胫后静脉内彩色血流信号。
>
> **请思考：**
>
> 1. 该患者的诊断及诊断依据是什么？
> 2. 该患者的治疗原则是什么？

深静脉血栓形成（deep venous thrombosis，DVT）又称血栓性深静脉炎，是由于血液在深静脉系统内异常凝结形成血栓，而导致的静脉血液回流障碍性疾病。本病是临床上常见的血管外科疾病之一，好发于下肢，而且位于下肢的血栓相对其他部位更易脱落导致肺动脉栓塞（pulmonary embolism，PE），DVT 与 PE 统称为静脉血栓栓塞症（venous thromboembolism，VTE）。故本节主要阐述下肢 DVT。

一、病因及发病机制

Virchow 早在 1856 年认为，血管壁损伤、血流淤积及血液高凝状态是促发静脉血栓形成的三大主要因素。正常的血管内皮细胞在凝血和防止血栓形成过程中发挥重要作用，当血管内皮在某些情况下不能正常分泌前列腺素、凝血酶辅助因子等抗凝物质，受损内皮细胞产生组织因子、vW 因子和纤维连结蛋白等促凝物质，使内皮细胞从抗凝状态转化为前凝血状态；白细胞黏附于内皮细胞表面，并分泌白介素 - 1（IL - 1）、肿瘤坏死因子（TNF）等炎症因子，对血栓形成起着触发和促进作用。危险因素包括原发性因素和继发性因素。原发性因素常见于基因突变或遗传性抗凝物质缺陷患者，占所有 DVT 患者的 5% ~ 10%，包括抗凝血酶缺乏、先天性异常纤维蛋白原血症、异常纤溶酶原血症、抗心磷脂抗体阳性、凝血因子异常（XII 因子缺乏或Ⅷ、Ⅸ、Ⅺ 因子增高）、纤溶酶原缺乏以及纤溶酶原激活物抑制剂、蛋白 C 缺乏和蛋白 S 缺乏等，均可直接促使血液高凝状态。继发性因素包括手术、创伤、肿瘤、长期使用雌激素、妊娠或产后等，亦可诱导并促进血液高凝状态。手术和外伤后长期制动、卧床或久坐及静脉曲张等，引起血液淤积于小腿腓肠肌静脉丛、静脉瓣袋等血流缓慢的部位，而血流淤滞造成活化的凝血因子积聚，并不断消耗抗凝物质。

二、病理

静脉血栓一旦形成，其表面不断形成新的血栓，并分别向近心端和远心端方向延伸。近心端血栓在早期与静脉管壁之间无明显粘连，新鲜血栓在管腔中飘浮易于脱落造成 PE。另外，在静脉血栓形成的早期，溶栓物质使血栓内形成许多裂隙及血栓内纤维收缩、碎裂，可使大多数被堵塞的静脉再通，再通过程长短不一，一般需要半年至 10 年。后期，未溶解的血栓机化，造成静脉血管腔狭窄或闭塞而使血液回流受阻，导致远端组织水肿及缺氧，最终形成血栓后综合征。

三、临床表现

DVT 多见于大手术或严重创伤后、长期卧床、肢体制动、妊娠及晚期肿瘤患者。突发一侧肢体肿胀是最常见的症状，大部分患者患肢局部产生持续性疼痛，站立和行走时加剧。轻者局部仅有沉重感，或无明显胀痛，而以 PE 为首发表现。根据发病时间长短，DVT 分为急性期（14 天以内）、亚急性期（15 ~ 30 天）和慢性期（30 天以后）。早期 DVT 包括急性期和亚急性期。慢性期可发展为血栓后综合征，一般在急性下肢 DVT 6 个月后出现慢性下肢静脉功能不全，即患肢沉重感、胀痛、静脉曲张、皮肤瘙痒、色素沉着、湿疹等临床表现，严重者下肢高度肿胀，易患脂性硬皮病，溃疡经久不愈。

根据血栓发生部位不同，下肢深静脉血栓形成分为三型。

1. 中央型　也称髂股静脉血栓形成，左侧多于右侧，可能与右髂总动脉跨越左髂总静脉对其产生压迫有关。起病急骤，腹股沟韧带以下整个下肢明显肿胀，沿静脉走行有疼痛感和压痛，浅静脉代偿性扩张，患肢皮温升高；可伴发热，一般不超过 38.5℃。血栓可向近端延伸至下腔静脉，血栓易脱落导致 PE，严重者可危及生命（图 14 - 3a）。

2. 周围型　血栓位于小腿肌肉静脉丛，又称小腿肌肉静脉丛血栓形成。因血栓波及范围较局限，大多临床症状不明显，临床上常被忽视。一侧患肢突然肿胀仅局限在小腿，可有局部疼痛或胀痛感，行走时加重，足踝部轻度肿胀。患肢伸直、足背屈时牵拉腓肠肌引起疼痛（Homans 征阳性）和小腿后侧肌群压痛（Neuhof 征阳性）。经治疗多数可消融或机化，甚至可自溶，PE 不常见，少数可向大腿方向扩展成为混合型（图 14 - 3b）。

3. 混合型　即全下肢深静脉及肌肉静脉丛内均有血栓形成，可通过周围型顺行延伸或中央型逆行扩展而累及整个肢体。临床上以此型最为常见，临床表现与中央型相似；

由周围型发展而来者，发病隐匿，且开始时症状轻微，直至累及髂股静脉时症状明显（图 14 - 3c）。

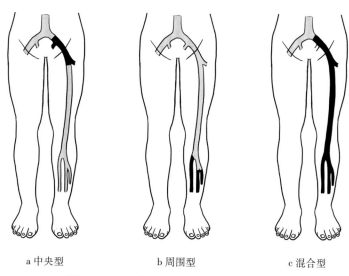

a 中央型　　　　b 周围型　　　　c 混合型

图 14 - 3　下肢深静脉血栓形成的临床类型

四、辅助检查

1. 实验室检查　D - 二聚体是交联纤维蛋白的降解产物，当机体血栓形成的同时其纤溶系统相应被激活，血液中 D - 二聚体浓度会升高，但需注意肿瘤、炎症、感染、坏死、手术亦可引起其值升高。阴性一般可排除下肢 DVT，准确率达 97% ~ 99%。急性期血常规常有白细胞和中性粒细胞增多，纤维蛋白原可升高，凝血酶原时间和活化部分凝血酶原时间异常，但缺乏诊断特异性。

2. 放射性核素检查　利用放射性核素^{99m}Tc 和^{125}I 的人体纤维蛋白原能被正在形成的血栓所摄取而形成放射显像，扫描下肢固定位置并观察放射量来判断有无血栓形成。对急性新鲜血栓敏感，且对小腿深静脉血栓的诊断价值较大。不足之处是注入核素后需滞后 48 ~ 72 小时才显示结果；对陈旧性血栓的敏感度低；不适用于下肢有炎症、血肿、创伤等情况者，因为会造成核素积聚而难以鉴别。此方法已逐渐被彩色超声或 CT 静脉造影所取代。

3. 彩色多普勒超声检查　是诊断下肢 DVT 最常用的检查方法。患者二维超声可直接显示静脉管腔内充满实性低回声，配合彩色多普勒检查静脉内无彩色血流信号，探头加压静脉管腔有无变化可提高本病的诊断敏感性和特异性，尤其对中央型 DVT 的诊断价值最大（图 14 - 4）。

4. 顺行静脉造影检查　诊断下肢 DVT 的金标准。先在近心端使用止血带压迫浅静脉，足背浅静脉内注入的造影剂很快进入深静脉系统。根据造影结果显示深静脉充盈缺损情况，对下肢深静脉主干血栓形成诊断的准确性高，并可

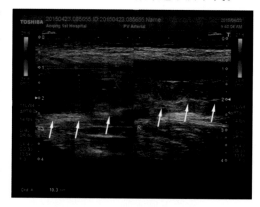

图 14 - 4　下肢深静脉血栓形成

二维超声提示右侧股静脉内中等回声，管壁模糊不清；彩色多普勒可见星点状血流信号

了解血栓的部位、范围以及侧支循环有无建立。

5. MRI 静脉成像检查 能准确诊断近端主干静脉（如髂静脉、股静脉、腘静脉及下腔静脉等）的血栓，且为无创检查，无须使用造影剂，但不能清晰显示小腿静脉血栓，检查费用较昂贵。

6. CT 静脉造影检查 是诊断下肢 DVT 的重要方法，在一定程度上取代了下肢顺行静脉造影，可显示下肢静脉血管病变的部位、范围，同时行三维重建可使图像更加直观，图像分辨率高。

四、诊断

根据确定的血栓危险因素及典型的临床表现，首选彩色多普勒超声检查，基本可以确立诊断；如果诊断不成立，尚需进一步进行顺行静脉造影或 CT 静脉造影等检查明确诊断。对于无明显血栓发生诱因、临床症状不典型者，可行血 D - 二聚体筛查，若阴性可排除血栓，阳性者进一步行彩色多普勒超声检查。疑似 PE 者须行肺动脉增强 CT 或肺动脉造影检查予以证实。

五、鉴别诊断

本病容易与下肢缺血性疾病、静脉回流障碍性疾病等相混淆，需注意鉴别。

1. 下肢急性动脉栓塞 以单侧下肢突发剧烈疼痛为主要表现，与下肢 DVT 较相似。但下肢动脉栓塞多有风心病、房颤、冠心病等病史，一般肢体肿胀不明显，患侧足及小腿皮温低、苍白、麻木、感觉异常甚至丧失，栓塞平面以下的动脉搏动消失，可发生广泛肢体坏疽。彩色多普勒超声或血管造影有助于鉴别诊断。

2. 下肢淋巴水肿 因手术、感染、放射及寄生虫等继发性因素损伤淋巴管或原发性淋巴管发育缺陷造成淋巴回流障碍的病理改变。病变早期多有膝部以下凹陷性水肿，以足背部肿胀较明显，组织张力较静脉血栓引起的下肢肿胀轻，皮温正常；之后皮肤日渐粗糙、变厚、变硬，呈团块状，易伴丹毒感染，一般无下肢静脉血栓后遗症的色素沉着、溃疡等表现。

3. 单纯下肢静脉曲张 多见于持久从事站立工作和体力劳动的男性，病变累及大隐静脉、小隐静脉及其分支。表现为浅静脉伸长、扩张和蜿蜒屈曲，久站或活动后小腿、踝部才出现轻微肿胀，休息后自行缓解。而下肢 DVT 者下肢广泛肿胀、胀痛明显或剧痛，继发的浅静脉曲张在急性期一般不明显。超声多普勒检查基本可以进行鉴别。

4. 其他疾病 急性小腿肌炎、急性小腿纤维组织炎、小腿肌劳损、小腿深静脉破裂出血及跟腱断裂均可有下肢肿痛。结合外伤史，起病急骤，局部剧烈疼痛，小腿尤其踝部可见皮肤瘀血、瘀斑等可协助排除。此外，下肢水肿可能是全身疾病的表现之一，如充血性心力衰竭、慢性肾病、体液过多、贫血、低蛋白血症及盆腔恶性肿瘤等疾病所致者，多为双侧、对称性下肢水肿，无浅静脉怒张与皮肤颜色改变。

六、治疗

治疗目的在于改善血液高凝状态、疏通血管、防止组织缺血坏死及预防肺栓塞的发生。

1. 卧床休息和抬高患肢　起病初期患者应卧床休息，减少因走动使血栓脱落发生 PE 的机会。抬高患肢使之超过心脏平面，有利于静脉血回流，加快肿胀消退。传统认为一般卧床 1～2 周时间，此观点近年来遭到部分学者的质疑。发病 2 周后，穿阶梯压差性弹力袜或用弹力绷带包扎患肢，可促使组织消肿和疼痛减轻。

2. 抗凝疗法　抗凝是最基本的治疗方法，除外有抗凝治疗禁忌者，均需在诊断明确后的 24 小时内开始进行。充分、有效的抗凝可抑制血栓的蔓延、有利于血栓自溶和管腔再通，有效降低 PE 的发生率和死亡率。即便是规范的抗凝治疗，仍有 20%～55% 的下肢 DVT 患者发展为血栓后综合征，其中 5%～10% 发展为严重的血栓后综合征，因此，抗凝是手术或溶栓等治疗的重要辅助疗法。一般急性期常用肝素或低分子肝素抗凝，持续用药 1～2 周。

> 📖 **知识链接**
>
> ### 下肢静脉血栓形成的抗凝药物
>
> 普通肝素是急性期常用的抗凝药物，主要通过增加抗凝血酶Ⅲ（AT Ⅲ）的活性而抑制血栓形成。由于剂量个体差异较大，使用期间必须监测活化部分凝血酶原时间，使其控制在对照值的 1.5～2.5 倍。肝素起效快，半衰期短，可引起血小板减少症。临床上常用低分子肝素代替，优点为出血风险少、一般无须监测凝血功能。肾功能不全者根据肌酐清除率调整剂量，超过 75 岁剂量减半。华法林是口服长期抗凝药物，需根据国际标准化比值评估疗效，使其值在 2.0～3.0 范围。治疗剂量范围窄，个体差异大，对胎儿有害，孕妇禁用。新型抗凝药物出血风险较少、与食物和药物相互作用小、不用烦琐地监测凝血功能，代表药物有直接凝血酶抑制剂（阿加曲班、达比加群酯）和选择性 Xa 因子抑制剂（磺达肝癸钠、利伐沙班等）。

3. 溶栓治疗　溶栓药物使体内纤溶酶原激活成为活性的纤溶酶，溶解新鲜血栓中的纤维蛋白以达到清除血栓的目的。溶栓治疗包括系统溶栓和导管接触性溶栓，临床上常用尿激酶。系统溶栓通过静脉途径注入溶栓药物，随血液循环流遍全身而溶解血栓。而导管接触性溶栓是通过头端带有侧孔的导管向血栓内直接注入溶栓药物的一种技术，显著提高了血栓的溶解效率，且可利用导丝和导管对闭塞的管腔进行物理性开通。

4. 手术取栓　是清除血栓的最有效的治疗方法，可迅速解除静脉梗阻。临床上常用 Fogany 导管经股静脉取出髂静脉血栓。此外，尚有经皮机械性血栓清除术，原理是采用旋转涡轮或流体动力打碎或抽吸血栓，以达到迅速清除或减少血栓负荷、解除静脉阻塞的作用。

5. 下腔静脉滤器置入术　若有抗凝治疗禁忌证或充分抗凝后 DVT 向近心端伸延达下腔静脉可能并发 PE 者，需考虑置入下腔静脉滤器（IVCF）。

6. 长期治疗　长期抗凝治疗有助于减少血栓再发和血栓后综合征的风险，但抗凝持续时间仍存在争议。手术或静止导致的下肢 DVT 者，至少抗凝 3 个月；伴有恶性肿瘤者，推荐应用低分子肝素抗凝治疗 3 个月，并建议延长抗凝时间；对于首次发作的 DVT，但具有抗磷脂抗体或两项以上血栓形成危险因素者，抗凝时间需持续至少 12 个月；而对有反复栓塞发作或血栓形成危险因素不能消除者，应终身抗凝。

7. 血管腔内介入治疗 对于血栓后综合征并发静脉性溃疡者，造影或 CT 提示髂静脉、股总静脉狭窄或闭塞，而下腔静脉通畅、患侧股静脉和腘静脉主干形态正常或血流通畅者可行血管腔内介入治疗。包括球囊扩张术、支架植入术能有效开通闭塞的髂静脉和股静脉，创伤小，近、中期疗效满意，术后溃疡自行愈合率较高，症状明显改善，生活质量明显提高。

七、预防

对具有发生下肢 DVT 的高危者，均应提前采取综合预防措施。脊柱、下肢骨折或盆腔手术及中老年血液黏滞度增高者，可在术前 2 小时使用小剂量肝素，术后 6 小时可开始低分子肝素或术后第 4 天口服华法林预防。邻近四肢或盆腔静脉周围的手术，术中操作应轻巧，避免损伤内膜。术后、产后等长期卧床者，鼓励其在床上主动活动足趾、多做深呼吸及咳嗽动作，尽可能早期下床活动。

⊕ 健康教育

大手术或严重创伤后的制动是导致下肢 DVT 的主要原因，术后应避免使用止血药物和在小腿下垫枕，鼓励患者早期下床活动，主动按摩下肢，必要时下肢穿医用弹力长袜以增加下肢静脉回流。

本章小结

本章节仅对下肢动、静脉疾病（下肢静脉曲张、血栓闭塞性脉管炎及下肢深静脉血栓形成）的病因与发病机制、临床表现、诊断与鉴别诊断及治疗原则进行系统阐述。使学生具备运用正确的临床思维方法对常见的外周血管病进行诊断及鉴别诊断，并做出正确处理的能力。学生学习中应熟练掌握各种外周血管病的典型临床特征及相关辅助检查，熟悉其病因及预防措施。

目标检测

一、选择题

【A1／A2 型题】

1. 下肢静脉曲张的主要原因是
    A. 长时间站立
    B. 静脉壁软弱、静脉瓣膜缺陷和静脉压增高
    C. 髂股静脉血栓形成
    D. 妊娠子宫
    E. 肥胖

扫码"练一练"

2. 原发性下肢静脉曲张的典型表现为

   A. 久立后有酸胀感　　　　　　B. 足背部水肿、色素沉着

   C. 皮肤脱屑、瘙痒　　　　　　D. 游走性浅静脉炎

   E. 下肢浅静脉曲张、蜿蜒扩张、迂曲

3. 下肢静脉曲张患者早期的主要症状是

   A. 下肢沉重感　　　　　　　　B. 溃疡形成

   C. 曲张静脉破裂出血　　　　　D. 血栓静脉炎

   E. 静脉血栓形成

4. 下肢静脉曲张并发溃疡的最好发部位是

   A. 足趾末端　　　　　　　　　B. 足背内侧

   C. 足背外侧　　　　　　　　　D. 小腿下 1/3 内侧

   E. 小腿下 1/3 外侧

5. 下列哪项是下肢静脉曲张的主要并发症

   A. 足部溃疡　　　　　　　　　B. 小腿淋巴管淋巴网炎

   C. 小腿溃疡　　　　　　　　　D. 下肢深静脉血栓形成

   E. 深静脉瓣膜功能不全

6. Trendelenburg 试验的目的是

   A. 下肢浅静脉回流是否通畅

   B. 大隐静脉和交通静脉瓣膜功能是否良好

   C. 交通支静脉有无阻塞

   D. 下肢深静脉有无阻塞

   E. 深静脉瓣膜功能是否良好

7. 下肢静脉曲张行大隐静脉高位结扎和剥脱术的绝对禁忌证是

   A. 浅静脉瓣膜功能不全

   B. 曲张静脉破裂

   C. 交通支瓣膜功能不全

   D. 大隐静脉瓣膜功能不全兼有交通支瓣膜功能不全

   E. 深静脉阻塞

8. 血栓闭塞性脉管炎的主要病变部位是

   A. 股动脉、肱动脉

   B. 足背动脉、胫后动脉、桡动脉

   C. 四肢中小动静脉，以动脉为主

   D. 四肢中小动静脉，以静脉为主

   E. 四肢大中动静脉，以动脉为主

9. 血栓闭塞性脉管炎早期最主要的临床表现是

   A. 间歇性跛行　　　　　　　　B. 持续性静息痛

   C. 足部和小腿酸痛　　　　　　D. 肢端青紫

   E. 患肢萎缩

10. 下列血栓闭塞性脉管炎局部缺血期的临床表现，哪一项除外

    A. 肢体发凉、怕冷，小腿酸痛

    B. 间歇性跛行

    C. 局部红肿、压痛

    D. 足背动脉、胫后动脉搏动明显减弱

    E. 持续性静息痛

11. 血栓闭塞性脉管炎的营养障碍期最主要的临床表现是

    A. 肢端发黑、干性坏疽   B. 间歇性跛行

    C. 持续性静息痛   D. 游走性静脉炎

    E. 患肢末端溃疡经久不愈

12. 下列哪项不是血栓闭塞性脉管炎的临床特点

    A. 好发于吸烟、男性青壮年

    B. 病变主要累及四肢中、小动静脉

    C. 病变呈节段性分布

    D. 周期性发作游走性浅静脉炎

    E. X 线检查可见动脉有钙化斑

13. 下列关于血栓闭塞性脉管炎的治疗措施，不正确的是

    A. 戒烟   B. 扩张血管药物

    C. 局部热敷   D. 高压氧疗

    E. 截肢术

14. 下列关于深静脉血栓形成叙述不正确的是

    A. 周围型最常见

    B. 好发于下肢

    C. 下肢的血栓更易脱落导致肺栓塞

    D. 与血管壁损伤、血流淤积及血液高凝状态有关

    E. 突发一侧肢体肿胀是本病最常见的表现

15. 外科术后最易发生深静脉血栓形成的部位是

    A. 小腿深静脉   B. 大隐静脉

    C. 股浅静脉   D. 髂静脉

    E. 小隐静脉

16. 中央型和混合型下肢深静脉血栓形成最致命的并发症是

    A. 骨筋膜室综合征   B. 肺栓塞

    C. 患肢坏疽   D. 软组织水肿

    E. 血栓性浅静脉炎

17. 下列关于下肢静脉血栓形成的说法，错误的是

    A. 突发单侧下肢胀痛   B. 下肢肿胀

    C. 皮肤颜色可出现青紫   D. 彩色多普勒血流探测仪对诊断价值不大

    E. 顺行静脉造影是诊断本病的金标准

18. 深静脉血栓形成抗凝治疗期间最严重的并发症是

    A. 动脉痉挛   B. 继发性深静脉瓣膜功能不全

    C. 肝素诱导血小板减少   D. 血栓与静脉壁粘连/机化

    E. 出血

19. 关于下肢深静脉血栓形成治疗，错误的是

    A. 抬高患肢体、卧床休息

    B. 所有患者均需抗凝治疗

    C. 早期可使用溶栓药物

    D. 对并发肺栓塞高风险者，可置入下腔静脉滤器

    E. 长期抗凝治疗至少 3 个月以上

20. 男，58 岁，因右下肢剧烈疼痛、麻木、发凉、苍白 6 小时就诊。既往有多年房颤病史。最可能的诊断是

    A. 血管闭塞性脉管炎   B. 动脉硬化性闭塞症

    C. 下肢动脉栓塞   D. 雷诺氏病

    E. 下肢静脉血栓形成

【A3/A4 型题】

（21～22 题共用题干）患者，男，30 岁，左下肢大隐静脉曲张 3 年，左小腿足靴区皮肤色素沉着，可见湿疹，无溃疡坏死。Trendelenburg 试验（＋），Pratt 试验（＋），Perthes 试验（－）。

21. 判断该患者能否手术的关键试验是

    A. Trendelenburg 试验   B. Pratt 试验

    C. Buerger 试验   D. Perthes 试验

    E. Allen 试验

22. 该患者的最佳治疗方案是

    A. 患肢抬高   B. 穿弹力袜

    C. 硬化剂疗法

    D. 左下肢大隐静脉高位结扎术，加剥离大隐静脉

    E. 左下肢大隐静脉高位结扎术，加剥离大隐静脉和结扎交通支静脉

（23～24 题共用题干）患者，男，38 岁，长期大量吸烟。右下肢麻木、发凉 3 年余，每行走 200 米后需停下来休息一段时间，无静息痛。查体：右下肢皮肤温度偏低，右足背动脉搏动减弱，右足趾端未见皮肤破溃、坏死、发黑。动脉造影示右侧下肢中、小动脉多节段性狭窄。

23. 该患者最可能的诊断是

    A. 右下肢动脉硬化性闭塞症   B. 右下肢动脉栓塞

    C. Buerger 病   D. Raynaud 综合征

    E. 多发性大动脉炎

24. 针对该患者的治疗措施，不正确的一项是

    A. 严禁吸烟   B. 扩张血管药物

C. 局部热敷　　　　　　　　　D. 高压氧疗

E. 中医药治疗

二、简答题

1. TAO 最突出的早期症状是什么？

2. 简述深静脉通畅试验的意义。

（彭杰成）

参考答案

第一章

1. D 2. A 3. A 4. D 5. A 6. A 7. C 8. D 9. A 10. B 11. AB
12. ABCE 13. AC 14. ACDE 15. BCD 16. BDE 17. ACE
18. ADE 19. BCE 20. BDE

第二章

1. E 2. D 3. C 4. A 5. B 6. E 7. B 8. D 9. B 10. A 11. A
12. D 13. B 14. D 15. C 16. C 17. B 18. C 19. E 20. E 21. ACE
22. BCD 23. ACE 24. ABCDE 25. BD 26. BDE 27. BCD
28. ABDE 29. ABCD 30. ABCD

第三章

1. E 2. D 3. D 4. E 5. A 6. C 7. A 8. D 9. E 10. A 11. AC
12. ADE 13. BD 14. ABCDE 15. ABCE 16. ABCDE 17. ABCDE
18. ABD 19. BC 20. ABCDE

第四章

1. D 2. A 3. B 4. D 5. C 6. B 7. E 8. D 9. A 10. B 11. ABCDE
12. BCE 13. ACE 14. ABD 15. ABCD 16. ABCD 17. ACDE
18. CDE 19. ABD 20BC

第五章

1. B 2. A 3. C 4. A 5. D 6. C 7. B 8. B 9. C 10. D 11. C
12. E 13. E 14. A 15. D 16. A 17. B 18. A 19. D 20. E 21. E 22. E
23. D

第六章

1. B 2. E 3. D 4. E 5. A 6. A 7. E 8. C 9. D 10. B 11. C
12. C 13. D

第七章

1. C 2. D 3. D 4. E 5. A 6. B 7. E 8. B 9. A 10. C 11. B
12. D 13. C 14. B 15. A 16. ABCDE 17. CDE 18. ABCD 19. ABCDE
20. ABC

第八章

1. B 2. D 3. C 4. B 5. A 6. D 7. C 8. D 9. E 10. C 11. B
12. B 13. D 14. A 15. E 16. D 17. B 18. D

第九章

1. A 2. E 3. A 4. E 5. B 6. D 7. A 8. B 9. E 10. E 11. C
12. D 13. E 14. D 15. B 16. C 17. C 18. C 19. B 20. A 21. ABCD
22. ABCDE 23. ABC 24. ACD

第十章

1. E　2. C　3. D　4. C　5. E　6. E　7. B　8. C　9. B　10. D　11. D

12. D　13. E　14. C　15. B　16. C　17. B　18. E　19. E　20. B　24. ABCE

25. ADE　　26. BCD

第十一章

1. C　2. D　3. A　4. A　5. B　6. A　7. C　8. B　9. A　10. B　11. A

12. D　13. E　14. D　15. E　16. C　17. A　18. B　19. D　20. E

第十二章

1. E　2. C　3. A　4. D　5. D　6. C　7. A　8. A　9. E　10. B　11. B

12. C　13. C　14. D　15. A　16. E　17. B　18. C　19. A

第十三章

1. E　2. C　3. D　4. C　5. C　6. D　7. D　8. E　9. B　10. B　11. B

12. D　13. B　14. C　15. A　16. D　17. B　18. B　19. B　20. C　21. D　22. B

23. C　24. C　25. E

参考文献

[1] 柏树令，应大君. 系统解剖学 [M].8 版. 北京：人民卫生出版社，2013.

[2] 顾晓松. 系统解剖学 [M].2 版. 北京：科学出版社，2012.

[3] 魏启玉，陈向阳. 护理解剖学 [M]. 北京：中国医药科技出版社，2014.

[4] 施相空. 解剖学基础 [M]. 北京：中国医药科技出版社，2016.

[5] 贺伟，吴金英. 人体解剖生理学 [M].2 版. 北京：人民卫生出版社，2013.

[6] 罗建文，谭毅，史铀. 人体解剖学与组织胚胎学 [M].2 版. 北京：中国科学技术出版
    社，2014.

[7] 崔晓军. 人体解剖学学习指导 [M]. 北京：中国科学技术出版社，2016.

[8] 侯勇，郭兵. 生理学 [M]. 北京：人民卫生出版社，2016.

[9] 高明灿，张义伟. 生理学 [M].4 版. 中国科学技术出版社，2016.

[10] 郭兵. 生理学实验指导与习题集 [M]. 中国科学技术出版社，2016.

[11] 李玉林. 病理学 [M].8 版. 北京：人民卫生出版社，2015.

[12] 王娅兰，龙汉安. 病理学 [M]. 北京：科学出版社，2014.

[13] 王建枝，殷莲华. 病理生理学 [M].8 版. 北京：人民卫生保护板社，2013.

[14] 徐云生. 病理学与病理生理学 [M]. 北京：中国医药科技出版社，2015.

[15] 吴和平，王化修. 病理学与病理生理学. [M].3 版. 北京：北京大学医学出版
    社，2015.

[16] 王建中，黄光明. 病理学基础. [M].3 版. 北京：科学出版社，2012.

[17] 王开贞，于天贵. 药理学 [M]. 北京：人民卫生出版社，2014.

[18] 臧伟进，吴立玲. 心血管系统 [M]. 北京：人民卫生出版社，2015.

[19] 张虹，秦红兵. 药理学 [M]. 北京：中国医药科技出版社，2017.

[20] 郑惠，詹学. 循环系统疾病诊疗技术 [M]. 北京：科学出版社，2014.

[21] 陈灏珠，林果为. 实用内科学 [M].13 版. 北京：人民卫生出版社，2009.

[22] 苏定冯，陈丰原. 心血管药理学 [M].4 版. 北京：人民卫生出版社，2011.

[23] 王庸晋，宋国华. 内科学 [M].7 版. 北京：人民卫生出版社，2014.

[24] 马爱群，王建安. 心血管系统疾病 [M]. 北京：人民卫生出版社，2014.

[25] 中华医学会心血管病学分会动脉粥样硬化和冠心病学组.2015 急性 ST 段抬高型心肌
    梗死诊断和治疗指南 [J]. 中华心血管病杂志，2015，43（05）：380－393.

[26] 中共中央国务院. 健康中国 2030 规划纲要 [EB/LO].（2016－10－25）［2017－
    124］http：//www. xuexila. com/zhuanti/qunzhongluxian/jiedu/1362227. html.

[27] 国务院办公厅. 中国防治慢性病中长期规划（2017—2025 年）[EB/LO].（2017－022）
    ［2018 － 022］http：//www. nhfpc. gov. cn/bgt/gwywj2/201702/63b05a3bc7814a3686d5d37f
    0211f88c. shtml.

［28］中华医学会心血管病学分会，中华心血管病杂志编辑委员会．非 ST 段抬高型急性冠状动脉综合征诊断和治疗指南（2016）［J］．中华心血管病杂志，2017，45（5）：3514－376.

［29］陈伟伟，高润霖，刘力生，等．《中国心血管病报告 2017》概要［J］．中国循环杂志，2018，33（01）：8.

［30］中国心血管病预防指南（2017）写作组，中华心血管病杂志编辑委员会．中国心血管病预防指南 2017．中华心血管病杂志［J］．2018，46（1）：21.

［31］中国医师协会胸痛专业委员会，中国医学救援协会心血管急救分会．ST 段抬高型急性心肌梗死院前溶栓治疗中国专家共识［EB/LO］.（2018－4－26）［2018－6－18］http：//www.365heart.com/show/127660.shtml.

［32］〔奥地利〕Eugene Braunwald．陶立坚．哈里森内科学手册．湖南：湖南科技出版社，2009.

［33］2018 ESC/ESH 指南：高血压的管理．欧洲心脏病学会（ESC，European Society of Cardiology），European Heart Journal（2018）00，1－98.

［34］吴先国．人体解剖学［M］.4 版．北京：人民卫生出版社，2002.

［35］邹仲之．组织学与胚胎学［M］.5 版．北京：人民卫生出版社，2002.

［36］樊小力．生理学［M］．北京：人民卫生出版社，2002.

［37］武忠弼．病理学［M］．北京：人民卫生出版社，2003.

［38］〔美〕V·R·林加珀，K·法里．秦晓群，等．医学生理学［M］．北京：科学出版社，2005.

［39］马家骥．内科学［M］.5 版．北京：人民卫生出版社，2006.

［40］葛均波，徐永建．内科学［M］.8 版．北京：人民卫生出版社，2013.

［41］蒋世良，徐仲英，赵世华，等．经导管封堵动脉导管未闭外科及介入治疗术后残余分流［J］．中国介入心脏病学杂志，2008，16（6）：30305.

［42］中华医学会心血管病学分会结构性心脏病学组，中国医师协会心血管内科医师分会结构性心脏病专业委员会．中国动脉导管未闭介入治疗指南 2017［J］．中国介入心脏病学杂志，2017，25（5）：24248.

［43］葛均波，徐永建．内科学［M］.8 版．北京：人民卫生出版社，2013.

［44］王铭义，王峰，纪东华，等．下肢血栓闭塞 l 生脉管炎的介入治疗体会［J］．介入放射学杂志，2012，21（10）：850－854.

［45］徐欣，杨钰，陈斌，等．血栓闭塞性脉管炎的腔内治疗［J］．中华普通外科杂志，2009，26（4）：463－465.

［46］中华医学会外科学分会血管外科学组．深静脉血栓形成的诊断和治疗指南（第三版）［J］．中华普通外科杂志，2017，32（9）：807－812.

［47］Baumgartner H，Bonhoeffer P，De Groot NM，et a1. ESC Guidelines for the management of grown－up congenital heart disease（new version 2010）［J］. Eur Heart J，2010，31（23）：2915－2957.

［48］Charitos EI，Hanke T，Karluss A，et al. New insights into bicuspid aortic valve disease：the elongated anterior mitral leaflet［J］. Eur J Cardiothorac Surg，2013，43（2）：

367 – 370.

[49] Etz CD, Zoli S, Brenner R, et al. When to operate on the bicuspid valve patient with a modestly dilated ascending aorta [J]. Ann Thorac Surg, 2010, 90 (6): 1884 – 1892.

[50] Nishimura RA, OttoCM, Bonow RO, et al. 2014 AHA/ACC Guideline for the Management of Patients With Valvular Heart Disease: Executive Summary: a report of the American College of Cardiology/American Heart Association Task Force on Practice Guidelines [J]. J Am Coil Cardiol, 2014, 63 (22): 2438 – 2488.

[51] Podnar T, Masura J. Percutaneous closure of patent ductus arteriosus using special screwing detachable coils [J]. Cathet Cardiovasc Diagn, 1997, 41 (4): 386 – 391.

[52] Uzun O, Hancock S, Parsons JM, et al. Transcatheter occlusion of the arterial duct with Cook detachable coils: early experience [J]. Heart, 1996, 76 (3): 2614 – 273.

[53] Wames CA, Williams RG, Bashore TM, et al. ACC/AHA 2008 Guide – lines for the Management of Adults with Congenital Heart Disease: a report of the American College of Cardiology/American Heart Association Task Force on Practice Guidelines (writing committee to develop guidelines for the management of adults with congenital heart disease) [J]. Circulation, 2008, 118 (23): 2395 – 2451.

[54] AK Bozkurt, C Köksal, MY Demirbas, et al. A randomized trial of intravenous iloprost (a stable prostacyclin analogue) versus lumbar sympathectomy in the management of Buerger's disease [J]. Int Angiol, 2006, 25 (2): 16168.

[55] Kahn SR, Shrier I, Julian JA, et al. Determinants and time course of the postthrombotic syndrome after acute deep venous thrombosis [J]. Ann Intern Med, 2008, 149 (10): 698 – 707.

[56] Lawaetz M, Serup J, Lawaetz B, et al. Comparison of endovenous radiofrequency ablation, laser ablation, foam sclerotherapy and surgical stripping for great saphenous varicose veins. Extended 5 – Year Follow – up of a RCT [J]. Int Angiol, 2017, 53 (3): 28288.

[57] PC Smith. Chronic venous disease treated by ultrasound guided foam sclerotherapy [J]. Eur J Vasc Endovasc Surg, 2006, 32 (5): 577 – 583.

[58] Righini M, Le GG, Bounameaux H. Venous thromboembolism diagnosis: unresolved issues [J]. Thromb Haemost, 2015, 113 (6): 1184 – 1192.

[59] Rosales A, Sandbaek G, Jørgensen JJ. Stenting for chronic post – thrombotic vena cava and iliofemoral venous occlusions: mid – term patency and clinical outcome [J]. Eur J Vasc Endovasc surg, 2010, 40 (2): 234 – 240.

[60] S Dilege, M Aksoy, M Kayabali, et al. Vascular Reconstruction in Buerger's Disease: Is it Feasible? [J]. Surg Today, 2002, 32 (12): 1041047.

[61] Tick LW, Kramer MHH, Rosendaal FR, et al. Risk factors for post – thrombotic syndrome in patients with a first deep venous thrombosis [J]. J Thromb Haemost, 2008, 6 (12): 2075 – 2081.

[62] T Ohta, H Ishioashi, M Hosaka, et a1. Clinical and social consequences of Buerger disease [J]. J Vasc, 2004, 39 (1): 176 – 180.